TÓPICOS EM GASTROENTEROLOGIA 16

Afecções Menos Freqüentes em Gastroenterologia

TÓPICOS EM GASTROENTEROLOGIA 16

Afecções Menos Freqüentes em Gastroenterologia

Paulo Roberto Savassi-Rocha

Professor Titular do Departamento de Cirurgia da Faculdade de Medicina da UFMG. Chefe do Instituto Alfa de Gastroenterologia do Hospital das Clínicas da UFMG. Pesquisador do CNPq. Belo Horizonte/MG.

Luiz Gonzaga Vaz Coelho

Professor Titular do Departamento de Clínica Médica da Faculdade de Medicina da UFMG. Subchefe do Instituto Alfa de Gastroenterologia do Hospital das Clínicas da UFMG. Pesquisador do CNPq. Belo Horizonte/MG.

Luciana Dias Moretzsohn

Professora Adjunta-Doutora do Departamento de Clínica Médica da Faculdade de Medicina da UFMG. Membro do Grupo de Propedêutica Complementar do Instituto Alfa de Gastroenterologia do Hospital das Clínicas da UFMG. Belo Horizonte/MG.

Maria do Carmo Friche Passos

Professora Adjunta-Doutora do Departamento de Clínica Médica da Faculdade de Medicina da UFMG e da Faculdade de Ciências Médicas de Minas Gerais. Doutora em Medicina pela UFMG. Membro do Grupo de Esôfago, Estômago e Duodeno do Instituto Alfa de Gastroenterologia do Hospital das Clínicas da UFMG. Belo Horizonte/MG.

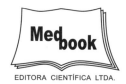

EDITORA CIENTÍFICA LTDA.

Tópicos em Gastroenterologia 16
Afecções Menos Freqüentes em Gastroenterologia

Direitos exclusivos para a língua portuguesa
Copyright © 2007 by
MEDBOOK – Editora Científica Ltda.

Nota da Editora: Os autores desta obra verificaram cuidadosamente os nomes genéricos e comerciais dos medicamentos mencionados; também conferiram os dados referentes à posologia, objetivando informações acuradas e de acordo com os padrões atualmente aceitos. Entretanto, em função do dinamismo da área de saúde, os leitores devem prestar atenção às informações fornecidas pelos fabricantes, a fim de se certificarem de que as doses preconizadas ou as contra-indicações não sofreram modificações, principalmente em relação a substâncias novas ou prescritas com pouca freqüência. Os autores e a editora não podem ser responsabilizados pelo uso impróprio nem pela aplicação incorreta de produto apresentado nesta obra.

Apesar de terem envidado o máximo de esforço para localizar os detentores dos direitos autorais de qualquer material utilizado, os autores e o editor desta obra estão dispostos a acertos posteriores caso, inadvertidamente, a identificação de algum deles tenha sido omitida.

Editoração Eletrônica e Capa:
REDB STYLE – Produções Gráficas e Editorial Ltda.

Reservados todos os direitos. É proibida a duplicação ou reprodução deste volume, no todo ou em parte, sob quaisquer formas ou por quaisquer meios (eletrônico, mecânico, gravação, fotocópia, distribuição na Web, ou outros), sem permissão expressa da Editora.

MEDBOOK – Editora Científica Ltda.
Rua do Ouvidor, 161 – Sala 602
CEP 20040-030 – Centro
Rio de Janeiro – RJ
Tel.: (21) 2221-6089
Fax: (21) 2252-9032
medbook@superig.com.br

Colaboradores

AÉCIO FLÁVIO MEIRELLES DE SOUZA

Mestre em Gastroenterologia pelo Instituto Brasileiro de Estudos e Pesquisas em Gastroenterologia (IBEPEGE) de São Paulo. Professor Adjunto de Gastroenterologia da Faculdade de Medicina da Universidade Federal de Juiz de Fora (UFJF). Chefe do Serviço de Gastroenterologia e Coordenador do Centro de Referência em Hepatites Virais do Hospital Universitário da UFJF. Juiz de Fora/MG.

AGNALDO SOARES LIMA

Professor Adjunto-Doutor do Departamento de Cirurgia da Faculdade de Medicina da Universidade Federal de Minas Gerais (UFMG). Coordenador do Grupo de Transplante e Membro do Grupo de Fígado, Vias Biliares, Pâncreas e Baço do Instituto Alfa de Gastroenterologia do Hospital das Clínicas da UFMG. Belo Horizonte/MG.

ALEXANDER MOL PAPA

Médico Oncologista Assistente do Serviço de Oncologia do Hospital das Clínicas da UFMG e do Instituto de Ciências Oncológicas do Hospital Vera Cruz. Belo Horizonte/MG.

ALEXANDRE PRADO DE RESENDE

Membro dos Grupos de Fígado, Vias Biliares, Pâncreas e Baço e de Transplante do Instituto Alfa de Gastroenterologia do Hospital das Clínicas da UFMG. Chefe do Serviço de Cirurgia Geral do Hospital Vera Cruz. Belo Horizonte/MG.

ALFREDO JOSÉ AFONSO BARBOSA

Professor Titular do Departamento de Anatomia Patológica e Medicina Legal da Faculdade de Medicina da UFMG. Membro do Instituto Alfa de Gastroenterologia do Hospital das Clínicas da UFMG. Belo Horizonte/MG.

ALOÍSIO CARDOSO-JÚNIOR

Mestre e Doutorando pelo Programa de Pós-graduação em Medicina (Área de Concentração – Gastroenterologia) da Faculdade de Medicina da UFMG. Professor de Anatomia Humana e Cirurgia da Faculdade de Medicina da Universidade José do Rosário Vellano (UNIFENAS). Assistente de Clínica Cirúrgica da Santa Casa de Belo Horizonte. Belo Horizonte/MG.

ALOÍSIO SALES DA CUNHA

Professor Titular do Departamento de Clínica Médica da Faculdade de Medicina da UFMG. Membro do Grupo de Coloproctologia e Intestino Delgado e do Grupo de Propedêutica Complementar do Instituto Alfa de Gastroenterologia do Hospital das Clínicas da UFMG. Belo Horizonte/MG.

ANA MARGARIDA MIGUEL FERREIRA NOGUEIRA

Professora Adjunta do Departamento de Anatomia Patológica e Medicina Legal da Faculdade de Medicina da UFMG. Doutora em Anatomia Patológica pela UFMG. Membro Titular da Sociedade Brasileira de Patologia e Membro Internacional da American Society of Gastroenterology. Coordenadora do Laboratório de Patologia do Instituto Alfa de Gastroenterologia do Hospital das Clínicas da UFMG. Belo Horizonte/MG.

ANDRÉ CASTRO LYRA

Professor Adjunto do Departamento de Medicina da Faculdade de Medicina da Universidade Federal da Bahia (UFBA). Membro do Serviço de Gastro-hepatologia do Hospital Universitário da UFBA. Pesquisador Consultor do Hospital São Rafael. Salvador/BA.

ANDRÉ LUIZ TAVARES PINTO

Mestre em Gastroenterologia pela Escola Paulista de Medicina da Universidade Federal de São Paulo (UNIFESP-EPM). Professor Associado da Disciplina de Gastroenterologia da UFJF. Juiz de Fora/MG.

ANDRÉ MÁRCIO MURAD

Professor Adjunto-Doutor do Departamento de Clínica Médica da Faculdade de Medicina da UFMG. Coordenador do Serviço de Oncologia do Hospital das Clínicas da UFMG e do Instituto de Ciências Oncológicas do Hospital Vera Cruz. Belo Horizonte/MG.

ANTHONY J. LEMBO

Professor of Medicine, Harvard Medical School, Department of Gastroenterology – Beth Israel Deaconess Medical Center. Boston/USA.

ANTÔNIO LACERDA FILHO

Professor Adjunto-Doutor do Departamento de Cirurgia da Faculdade de Medicina da UFMG. Coordenador do Grupo de Coloproctologia e Intestino Delgado do Instituto Alfa de Gastroenterologia do Hospital das Clínicas da UFMG e do Serviço de Coloproctologia do Hospital Felício Rocho. Membro Titular da Sociedade Brasileira de Coloproctologia. Belo Horizonte/MG.

BRUNO SQUÁRCIO FERNANDES SANCHES

Membro Titular da Federação Brasileira de Gastroenterologia. Mestrando em Gastroenterologia pela Faculdade de Medicina da UFMG. Belo Horizonte/MG.

CÉLIO JEFFERSON SALGADO

Especialista em Clínica Médica pela Fundação Hospitalar do Estado de Minas Gerais (FHEMIG). Especialista em Gastroenterologia pelo Hospital das Clínicas da UFMG. Membro do Grupo de Coloproctologia e Intestino Delgado do Instituto Alfa de Gastroenterologia do Hospital das Clínicas da UFMG. Gastroenterologista do Hospital da Polícia Civil de Minas Gerais. Belo Horizonte/MG.

CELSO MIRRA DE PAULA E SILVA

Membro do Grupo de Esôfago, Estômago e Duodeno do Instituto Alfa de Gastroenterologia do Hospital das Clínicas da UFMG. Belo Horizonte/MG.

CLARISSA DE CARVALHO RESENDE

Especialista em Clínica Médica pelo Hospital Belo Horizonte. Residente de Gastroenterologia do Instituto Alfa de Gastroenterologia do Hospital das Clínicas da UFMG. Belo Horizonte/MG.

CLÁUDIA ALVES COUTO

Professora Adjunta do Departamento de Clínica Médica da Faculdade de Medicina da UFMG. Doutora em Gastroenterologia pela Faculdade de Medicina da Universidade de São Paulo (USP). Coordenadora do Ambulatório de Fígado do Instituto Alfa de Gastroenterologia do Hospital das Clínicas da UFMG. Belo Horizonte/MG.

DAVID CORRÊA ALVES DE LIMA

Membro do Grupo de Propedêutica Complementar do Instituto Alfa de Gastroenterologia do Hospital das Clínicas da UFMG. Membro Titular da Sociedade Brasileira de Endoscopia Digestiva (SOBED). Membro da Sociedade Francesa de Endoscopia Digestiva (SFED). Membro da American Society of Gastrointestinal Endoscopy (ASGE). Diretor da Clínica BIOGASTRO – Núcleo de Gastroenterologia e Videoendoscopia Digestiva. Belo Horizonte/MG.

DULCE REIS GUARITA

Professora Livre-docente e Chefe do Grupo de Pâncreas da Disciplina de Gastroenterologia da Faculdade de Medicina da USP. Membro da International Association of Pancreatology. Membro da American Gastroenterological Association. São Paulo/SP.

EDIVALDO FRAGA MOREIRA

Coordenador do Serviço de Endoscopia Digestiva do Hospital Felício Rocho. Membro Titular da SOBED. Belo Horizonte/MG.

EDUARDO GARCIA VILELA

Mestre e Doutor em Medicina pela Faculdade de Medicina da UFMG. Médico do Hospital das Clínicas da UFMG. Membro dos Grupos de Coloproctologia e Intestino Delgado e de Transplante do Instituto Alfa de Gastroenterologia do Hospital das Clínicas da UFMG. Belo Horizonte/MG.

EDVALDO FAHEL

Professor Titular da Escola Bahiana de Medicina e Saúde Pública. Professor Adjunto-Doutor da Universidade Federal da Bahia. Chefe da Cirurgia Geral do Hospital São Rafael. Titular do Colégio Brasileiro de Cirurgiões (CBC), do Colégio Brasileiro de Cirurgia Digestiva (CBCD) e da Sociedade Brasileira de Videocirurgia (SOBRACIL). Salvador/BA.

ELIZA MARIA DE BRITO

Mestre em Gastroenterologia pela Faculdade de Medicina da UFMG. Professora Assistente da Faculdade de Medicina da UNIFENAS de Belo Horizonte. Membro do Grupo de Esôfago, Estômago e Duodeno do Instituto Alfa de Gastroenterologia do Hospital das Clínicas da UFMG. Belo Horizonte/MG.

FÁBIO HELENO DE LIMA PACE

Mestre e Doutor em Gastroenterologia pela UNIFESP-EPM. Professor Adjunto de Gastroenterologia da Faculdade de Medicina da UFJF. Juiz de Fora/MG.

FÁBIO LOPES DE QUEIROZ

Membro Efetivo dos Serviços de Coloproctologia do Hospital Felício Rocho e do Hospital Governador Israel Pinheiro (IPSEMG). Mestre em Genética pelo Instituto de Ciências Biológicas (ICB/UFMG). Membro Titular da Sociedade Brasileira de Coloproctologia. Belo Horizonte/MG.

FLÁVIO ROBERTO TAKEDA

Médico Colaborador da Disciplina de Cirurgia do Aparelho Digestivo da Faculdade de Medicina da USP. São Paulo/SP.

GERALDO ROSENDO DE CASTRO JÚNIOR

Médico Residente de Coloproctologia do Hospital das Clínicas da UFMG. Belo Horizonte/MG.

GLÁUCIA CRISTINA DA SILVA

Médica do Hospital das Clínicas da UFMG. Especialista em Clínica Médica pela Faculdade de Medicina da UFMG. Belo Horizonte/MG.

GUILHERME SANTIAGO MENDES

Hepatologista. Coordenador da Residência de Gastroenterologia do IPSEMG. Belo Horizonte/MG.

HERBERT MOTTA DE ALMEIDA

Mestre em Medicina e Saúde pela UFBA. Doutorando em Gastroenterologia pela UFMG. Cirurgião Geral da Universidade Federal da Paraíba. Cirurgião do Aparelho Digestivo da Universidade de Pernambuco. Cirurgião do Grupo de Fígado, Vias Biliares e Pâncreas da Santa Casa de Misericórdia de Maceió. Maceió/AL.

IVAN CECCONELLO

Professor Titular da Disciplina de Cirurgia do Aparelho Digestivo e de Coloproctologia do Departamento de Gastroenterologia da Faculdade de Medicina da USP. São Paulo/SP.

JOÃO BAPTISTA DE REZENDE NETO

Professor Adjunto do Departamento de Cirurgia da Faculdade de Medicina da UFMG. Membro do Grupo de Fígado, Vias Biliares, Pâncreas e Baço do Instituto Alfa de Gastroenterologia do Hospital das Clínicas da UFMG. Belo Horizonte/MG.

JOÃO EDUARDO MARQUES TAVARES DE MENEZES ETTINGER

Titular do CBCD, da SOBRACIL e da Sociedade Brasileira de Cirurgia Bariátrica. Professor da Escola Bahiana de Medicina e Saúde Pública. Salvador/BA.

JOSÉ MAURO MESSIAS FRANCO

Chefe do Serviço de Gastroenterologia do IPSEMG. Membro do Grupo de Esôfago, Estômago e Duodeno do Instituto Alfa de Gastroenterologia do Hospital das Clínicas da UFMG. Sócio Titular da Federação Brasileira de Gastroenterologia. Belo Horizonte/MG.

JOSÉ RENAN DA CUNHA MELO

Professor Titular do Departamento de Cirurgia da Faculdade de Medicina da UFMG. Coordenador do Grupo de Fígado, Vias Biliares, Pâncreas e Baço do Instituto Alfa de Gastroenterologia do Hospital das Clínicas da UFMG. Pesquisador do CNPq. Belo Horizonte/MG.

JULIANO MACHADO DE OLIVEIRA

Mestre em Gastroenterologia pela USP. Médico Assistente do Serviço de Gastroenterologia do Hospital Universitário da UFJF. Juiz de Fora/MG.

JÚLIO MARIA FONSECA CHEBLI

Doutor em Gastroenterologia pela UNIFESP-EPM. Professor Adjunto da Disciplina de Gastroenterologia da UFJF. Juiz de Fora/MG.

KARLA GLAYSIA AZEREDO LOURENÇO

Doutoranda na Área de Gastroenterologia da Faculdade de Medicina de Ribeirão Preto da USP. Especialista em Gastroenterologia pela Federação Brasileira de Gastroenterologia (FBG) Ribeirão Preto/SP.

KÁTIA VALÉRIA BASTOS DIAS BARBOSA

Mestre em Gastroenterologia pela UFMG. Médica Assistente do Serviço de Gastroenterologia do Hospital Universitário da UFJF. Juiz de Fora/MG.

LAÉLIA CRISTINA C. VICENTE

Professora Assistente do Curso de Fonoaudiologia da UFMG. Especialista em Motricidade Oral pelo Conselho Federal de Fonoaudiologia. Mestre em Distúrbios da Comunicação Humana pela Pontifícia Universidade Católica de São Paulo (PUC-SP). Membro do Grupo de Cirurgia de Cabeça e Pescoço do Instituto Alfa de Gastroenterologia do Hospital das Clínicas da UFMG. Belo Horizonte/MG.

LEANDRO RICARDO DE NAVARRO AMADO

Médico Residente de Cirurgia do Aparelho Digestivo do Instituto Alfa de Gastroenterologia do Hospital das Clínicas da UFMG. Belo Horizonte/MG.

LEONARDO MACIEL DA FONSECA

Médico Residente de Coloproctologia do Hospital das Clínicas da UFMG.
Belo Horizonte/MG.

LUCIANA COSTA FARIA

Mestre e Doutoranda em Gastroenterologia pela Faculdade de Medicina da UFMG. Membro dos Grupos de Fígado, Vias Biliares, Pâncreas e Baço e de Transplante do Instituto Alfa de Gastroenterologia do Hospital das Clínicas da UFMG. Belo Horizonte/MG.

LUCIANA DIAS MORETZSOHN

Professora Adjunta-Doutora do Departamento de Clínica Médica da Faculdade de Medicina da UFMG. Membro do Grupo de Propedêutica Complementar do Instituto Alfa de Gastroenterologia do Hospital das Clínicas da UFMG. Belo Horizonte/MG.

LUIZ FERNANDO PENA

Membro Titular da Federação Brasileira de Gastroenterologia e da Sociedade de Gastroenterologia e Nutrição de Minas Gerais. Chefe do Serviço de Clínica Médica e Gastroenterologia do Hospital Socor. Gastroenterologista da Clínica BIOGASTRO.
Belo Horizonte/MG.

LUIZ FERNANDO VELOSO

Mestre e Doutorando em Gastroenterologia pela Faculdade de Medicina da UFMG. Especialista em Transplante de Fígado pela Universidade de Rennes – França. Membro do Grupo de Fígado, Vias Biliares, Pâncreas e Baço e do Grupo de Transplante e do Grupo de Urgência do Instituto Alfa de Gastroenterologia do Hospital das Clínicas da UFMG. Belo Horizonte/MG.

LUIZ GONZAGA VAZ COELHO

Professor Titular do Departamento de Clínica Médica da Faculdade de Medicina da UFMG. Subchefe do Instituto Alfa de Gastroenterologia do Hospital das Clínicas da UFMG. Pesquisador do CNPq. Belo Horizonte/MG.

LUIZ GUILHERME COSTA LYRA

Professor Titular do Departamento de Medicina da Faculdade de Medicina da UFBA. Chefe do Serviço de Gastro-hepatologia do Hospital Universitário da UFBA. Consultor do Hospital São Rafael. Salvador/BA.

MAGDA MARIA PROFETA DA LUZ

Coordenadora da Residência em Coloproctologia do Hospital das Clínicas da UFMG. Membro Titular da Sociedade Brasileira de Coloproctologia. Membro do Grupo de Coloproctologia e Intestino Delgado do Instituto Alfa de Gastroenterologia do Hospital das Clínicas da UFMG e da Santa Casa de Belo Horizonte. Belo Horizonte/MG.

MARCELO DIAS SANCHES

Professor Adjunto do Departamento de Cirurgia da Faculdade de Medicina da UFMG. Doutor em Cirurgia pela UFMG. Membro do Grupo de Transplante do Instituto Alfa de Gastroenterologia do Hospital das Clínicas da UFMG. Titular e Especialista do CBCD. Belo Horizonte/MG.

MARCELO MEDEIROS CHAVES FRANÇA

Membro dos Grupos de Fígado, Vias Biliares, Pâncreas e Baço e de Transplante do Instituto Alfa de Gastroenterologia do Hospital das Clínicas da UFMG. Membro do Serviço de Cirurgia Geral do Hospital Vera Cruz. Belo Horizonte/MG.

MARCO ANTÔNIO CABEZAS ANDRADE

Professor Assistente do Departamento de Cirurgia da Faculdade de Medicina da UFMG. Membro Efetivo do Instituto Alfa de Gastroenterologia do Hospital das Clínicas da UFMG. Titular do CBC, do CBCD e da SOBRACIL. Belo Horizonte/MG.

MARCO ANTÔNIO GONÇALVES RODRIGUES

Professor Adjunto do Departamento de Cirurgia da Faculdade de Medicina da UFMG. Coordenador do Grupo de Esôfago, Estômago e Duodeno do Instituto Alfa de Gastroenterologia do Hospital das Clínicas da UFMG. Professor do Programa de Cirurgia do Curso de Pós-graduação da Faculdade de Medicina da UFMG. Mestre e Doutor em Medicina (Área de Concentração – Cirurgia) pela UFMG. Titular do CBC. Belo Horizonte/MG.

MARIA DE LOURDES ABREU FERRARI

Professora do Departamento de Clínica Médica da Faculdade de Medicina da UFMG. Especialista em Clínica Médica e Gastroenterologia do Hospital das Clínicas da UFMG. Coordenadora do Ambulatório de Intestino do Instituto Alfa de Gastroenterologia do Hospital das Clínicas da UFMG. International Member of the American College of Gastroenterology. Belo Horizonte/MG.

MARIA DO CARMO FRICHE PASSOS

Professora Adjunta-Doutora do Departamento de Clínica Médica da Faculdade de Medicina da UFMG e da Faculdade de Ciências Médicas de Minas Gerais. Doutora em Medicina pela UFMG. Membro do Grupo de Esôfago, Estômago e Duodeno do Instituto Alfa de Gastroenterologia do Hospital das Clínicas da UFMG. Belo Horizonte/MG.

MARISA FONSECA MAGALHÃES

Membro do Grupo de Coloproctologia e Intestino Delgado do Instituto Alfa de Gastroenterologia do Hospital das Clínicas da UFMG. Membro da Clínica Gastroenterológica da Santa Casa de Belo Horizonte. Professora Assistente do Departamento de Clínica Médica da Faculdade de Ciências Médicas de Minas Gerais. Belo Horizonte/MG.

MÔNICA MARIA DEMAS ÁLVARES CABRAL

Professora Adjunta do Departamento de Anatomia Patológica e Medicina Legal da Faculdade de Medicina da UFMG. Doutora em Anatomia Patológica pela UFMG. Membro Titular da Sociedade Brasileira de Patologia. Patologista do Instituto Alfa de Gastroenterologia do Hospital das Clínicas da UFMG. Belo Horizonte/MG.

PATRÍCIA MARQUES DE OLIVEIRA

Mestre em Lingüística pela Faculdade de Letras da UFMG. Especialista em Voz pelo Centro de Especialização em Fonoaudiologia Clínica (CEFAC) e em Distúrbios da Comunicação pela Faculdade Metodista Izabela Hendrix (FAMIH). Docente do Curso de Fonoaudiologia da Pontifícia Universidade Católica de Minas Gerais (PUC – Minas). Fonoaudióloga do Hospital das Clínicas da UFMG. Membro do Grupo de Cirurgia de Cabeça e Pescoço do Instituto Alfa de Gastroenterologia do Hospital das Clínicas da UFMG. Belo Horizonte/MG.

PATRÍCIA VIEIRA SALLES

Mestre em Lingüística pela Faculdade de Letras da UFMG. Especialista em Motricidade Orofacial pela Universidade de Ribeirão Preto. Docente do Curso de Fonoaudiologia da PUC-Minas. Docente dos Cursos de Especialização em Motricidade Orofacial e Audiologia da PUC-Minas. Fonoaudióloga do Hospital das Clínicas da UFMG. Membro do Grupo de Cirurgia de Cabeça e Pescoço do Instituto Alfa de Gastroenterologia do Hospital das Clínicas da UFMG. Belo Horizonte/MG.

PAULO CEZAR GALVÃO DO AMARAL

Professor Adjunto-Doutor da Escola Bahiana de Medicina e Saúde Pública. Coordenador da Cirurgia Geral do Hospital São Rafael. Coordenador do Transplante Hepático do Hospital São Rafael. Titular do CBC, do CBCD e da SOBRACIL. Salvador/BA.

PAULO ROBERTO SAVASSI-ROCHA

Professor Titular do Departamento de Cirurgia da Faculdade de Medicina da UFMG. Chefe do Instituto Alfa de Gastroenterologia do Hospital das Clínicas da UFMG. Doutor em Cirurgia pela UFMG. Pesquisador do CNPq. Belo Horizonte/MG.

RAUL ANDRADE MENDONÇA FILHO

Associado Titular e Especialista da SOBED. Membro Titular e Especialista do CBCD. Belo Horizonte/MG.

RICARDO BRANDT DE OLIVEIRA
Professor Titular do Departamento de Clínica Médica – Divisão de Gastroenterologia da Faculdade de Medicina de Ribeirão Preto da USP. Ribeirão Preto/SP.

RODRIGO RODA RODRIGUES DA SILVA
Mestrando em Medicina (Área de Concentração – Gastroenterologia) da Faculdade de Medicina da UFMG. Membro do Grupo de Propedêutica Complementar do Instituto Alfa de Gastroenterologia do Hospital das Clínicas da UFMG. Membro da SOBED. Membro da SFED. Belo Horizonte/MG

ROSA BRIM
Professora Assistente do Departamento de Diagnóstico da Faculdade de Medicina da UFBA. Membro do Serviço de Radiologia do Hospital UFBA. Médica Radiologista do Hospital São Rafael. Salvador/BA.

SILVIA ZENÓBIO NASCIMENTO
Membro dos Grupos de Parede Abdominal e Retroperitônio e de Urgências do Instituto Alfa de Gastroenterologia do Hospital das Clínicas da UFMG. Membro do Serviço de Cirurgia Geral do Hospital Vera Cruz. Belo Horizonte/MG.

SORAYA RODRIGUES DE ALMEIDA
Professora Adjunta do Departamento de Cirurgia da Faculdade de Medicina da UFMG. Mestre e Doutora em Cirurgia pela UFMG. Membro Titular do Instituto Alfa de Gastroenterologia do Hospital das Clínicas da UFMG. Belo Horizonte/MG.

TERESA CRISTINA DE ABREU FERRARI
Professora Adjunta do Departamento de Clínica Médica da Faculdade de Medicina da UFMG. Membro do Grupo de Fígado, Vias Biliares, Pâncreas e Baço do Instituto Alfa de Gastroenterologia do Hospital das Clínicas da UFMG. Mestre em Medicina (Área de Concentração – Infectologia e Medicina Tropical) e Doutora em Medicina (Área de Concentração – Gastroenterologia) pela UFMG. Belo Horizonte/MG.

THALES DELMONDES GALVÃO
Especialista em Cirurgia Geral pelo CBC. Titular e Especialista em Cirurgia do Aparelho Digestivo pelo CBCD. Salvador/BA.

VITOR NUNES ARANTES
Membro do Setor de Propedêutica Complementar (Endoscopia e Ecoendoscopia) do Instituto Alfa de Gastroenterologia do Hospital das Clínicas da UFMG. Membro Titular da SOBED e Membro Internacional da ASGE. Research Fellow em Ultra-som Endoscópico, University of Texas Medical Branch. Galveston/EUA. Especialista em Endoscopia Terapêutica pela Universidade Autónoma de Barcelona, Espanha. Belo Horizonte/MG.

WALTON ALBUQUERQUE

Doutor em Gastroenterologia pela Faculdade de Medicina da UFMG. Coordenador Médico da Seção de Endoscopia Digestiva do Instituto Alfa de Gastroenterologia do Hospital das Clínicas da UFMG e do Hospital Militar do Estado de Minas Gerais. Endoscopista Assistente do Hospital Felício Rocho. Membro Titular da SOBED e CBC. Membro Internacional da American Society for Gastrointestinal Endoscopy. Especialista em Endoscopia Digestiva em Lyon, França. Belo Horizonte/MG.

WASHINGTON LUIZ DOS SANTOS VIEIRA

Membro do Grupo de Esôfago, Estômago e Duodeno do Instituto Alfa de Gastroenterologia do Hospital das Clínicas da UFMG. Doutor em Gastroenterologia pela Faculdade de Medicina da UFMG. Belo Horizonte/MG.

Prefácio

Afecções Menos Freqüentes em Gastroenterologia (Tópicos em Gastroenterologia 16) é o décimo sétimo livro de uma série organizada pelo Instituto Alfa de Gastroenterologia (IAG) do Hospital das Clínicas da UFMG (antes Serviço GEN-CAD). Dá seqüência a *Controvérsias em Gastroenterologia*, editado em 1988, e aos Tópicos em Gastroenterologia 1 a 15, editados anualmente a partir de 1990 (exceto em 1995).

Neste ano o livro aborda, como tema central, algumas afecções da Gastroenterologia que, apesar de não serem de incidência rotineira nos ambulatórios e enfermarias, são extremamente relevantes e precisam ser conhecidas não só por aqueles que se dedicam à especialidade, como também pelos clínicos, endoscopistas digestivos e cirurgiões.

Assim sendo foram escolhidas afecções que acometem os diferentes órgãos do aparelho digestivo desde o esôfago até o reto.

Em relação às afecções esofágicas, foram incluídos a disfagia orofaríngea (quase sempre de difícil interpretação e conduta), os divertículos esofágicos, a candidíase no paciente imunocompetente, o câncer superficial do esôfago e as hérnias hiatais volumosas. Outro tema polêmico, que merece discussão e reflexão e que foi também incluído, é a displasia no esôfago de Barrett.

Entre as afecções gástricas, algumas situações merecem destaque, entre as quais a gastroparesia, o vólvulo gástrico, a polipose gástrica, as condições e lesões pré-cancerosas e os tumores carcinóides do estômago e duodeno.

A abordagem endoscópica no câncer superficial do estômago foi também destacada, mercê de sua inegável evolução nos últimos anos. A úlcera péptica não relacionada a *H. pylori* e/ou ao uso de antiinflamatórios, por se tratar de situação inusual, foi também abordada.

Afecções intestinais como a isquemia mesentérica aguda, o sangramento gastrointestinal obscuro e o câncer de reto baixo foram também incluídos. Outras situações como intolerância à lactose, supercrescimento bacteriano intestinal, constipação intestinal refratária, rastreamento e seguimento de neoplasias colorretais, embora freqüentes, foram incluídas por serem pouco diagnosticadas e/ou, conduzidas de forma inadequada. As opções terapêuticas não-convencionais dos distúrbios funcionais e a quimioprevenção dos tumores gastrointestinais também mereceram destaque, por não estarem ainda inseridas na prática gastroenterológica.

Quanto ao fígado, as afecções e situações menos freqüentes incluíram os nódulos hepáticos não-hemangiomatosos, a hemocromatose e a trombose de veia porta. Outras situações mais usuais foram também abordadas, como a hepatite por drogas e a esteatoepatite não-alcoólica. O tratamento cirúrgico de metástases hepáticas múltiplas tem evoluído e ampliado suas indicações com o desenvolvimento da cirurgia hepática, razão pela qual foi incluído neste livro.

Pancreatite aguda sem causa aparente, lesões císticas, reposição enzimática e controle da dor na pancreatite crônica foram os temas escolhidos relativos ao pâncreas.

Quanto às vias biliares, mereceram destaque o cisto do colédoco, as lesões iatrogênicas das vias biliares na colecistectomia laparoscópica e a colecistectomia no cirrótico.

Temas como as síndromes eosinofílicas do trato digestório, a DRGE e colecistolitíase na gravidez foram também incluídos.

Agradecemos aos ilustres colaboradores pela inestimável contribuição e afirmamos, sem medo de errar, que o eventual sucesso desta obra deverá ser creditado a eles.

Agradecemos também à Medbook Editora Científica Ltda., por ter confiado em nossa proposta, e à secretaria do IAG, na pessoa da Srta. Rosana Maria Almeida Cruz, pelo incansável trabalho de revisão e organização do livro.

Paulo Roberto Savassi-Rocha
Luiz Gonzaga Vaz Coelho
Luciana Dias Moretzsohn
Maria do Carmo Friche Passos

Sumário

Parte I – ESÔFAGO, 1

1 Disfagia orofaríngea, 3
Laélia Cristina C. Vicente
Patrícia Marques de Oliveira
Patrícia Vieira Salles

2 Divertículos esofágicos dos terços médio e inferior, 18
Marco Antônio Cabezas Andrade
Vitor Nunes Arantes

3 Candidíase esofágica no paciente imunocompetente, 29
Washington Luiz dos Santos Vieira
Eliza Maria de Brito

4 Displasia no esôfago de Barrett, 37
Luciana Dias Moretzsohn

5 Câncer superficial do esôfago, 47
Ivan Cecconello
Flávio Roberto Takeda

6   **Hérnias hiatais volumosas, 59**
    Aloísio Cardoso-Júnior
    Paulo Roberto Savassi-Rocha

Parte II – ESTÔMAGO E DUODENO, 85

7   **Gastroparesia, 87**
    Karla Glaysia Azeredo Lourenço
    Ricardo Brandt de Oliveira

8   **Vólvulo gástrico, 95**
    Marco Antônio Gonçalves Rodrigues

9   **Úlcera péptica não relacionada a *H. pylori* e/ou ao uso de antiinflamatórios, 112**
    Bruno Squárcio Fernandes Sanches
    Luiz Gonzaga Vaz Coelho

10 **Polipose gástrica, 129**
    Celso Mirra de Paula e Silva

11 **Condições e lesões pré-cancerosas, 137**
    Ana Margarida Miguel Ferreira Nogueira
    Mônica Maria Demas Álvares Cabral

12 **Tumores carcinóides do estômago e do duodeno, 150**
    Luiz Gonzaga Vaz Coelho
    Alfredo José Afonso Barbosa

13 **Câncer superficial do estômago: abordagem endoscópica, 164**
    Walton Albuquerque
    Raul Andrade Mendonça Filho
    Edivaldo Fraga Moreira

Parte III – INTESTINOS, 177

14 **Isquemia mesentérica aguda, 179**
    Paulo Roberto Savassi-Rocha
    Luiz Fernando Veloso
    Herbert Motta de Almeida

15 Intolerância à lactose e supercrescimento bacteriano intestinal, 203
Célio Jefferson Salgado
Clarissa de Carvalho Resende
Maria de Lourdes Abreu Ferrari

16 Sangramento gastrointestinal obscuro, 218
David Corrêa Alves de Lima
Luiz Fernando Pena
Rodrigo Roda

17 Constipação refratária, 243
Marisa Fonseca Magalhães

18 Distúrbios gastrointestinais funcionais: opções terapêuticas não-convencionais, 258
Maria do Carmo Friche Passos
Anthony J. Lembo

19 Quimioprevenção de tumores gastrointestinais, 272
André Márcio Murad
Alexander Mol Papa

20 Rastreamento e seguimento das neoplasias colorretais, 288
Magda Maria Profeta da Luz
Geraldo Rosendo de Castro Júnior
Leonardo Maciel da Fonseca

21 Câncer de reto baixo – qual a melhor abordagem?, 305
Fábio Lopes de Queiroz
Antônio Lacerda Filho

Parte IV – FÍGADO, 323

22 Nódulos hepáticos não-hemangiomatosos, 325
André Castro Lyra
Rosa Brim
Luiz Guilherme Costa Lyra

23 Hepatites por drogas, 342
Aécio Flávio Meirelles de Souza
Fábio Heleno de Lima Pace
Juliano Machado de Oliveira
Kátia Valéria Bastos Dias Barbosa

24 Esteatoepatite não-alcoólica, 357
Guilherme Santiago Mendes

25 Hemocromatose, 367
Cláudia Alves Couto
Luciana Costa Faria

26 Trombose de veia porta, 380
Agnaldo Soares Lima
Leandro Ricardo de Navarro Amado

27 Tratamento cirúrgico de metástases hepáticas múltiplas, 400
Alexandre Prado de Resende
Silvia Zenóbio Nascimento
Marcelo Medeiros Chaves França

28 Ascite quilosa, 418
Teresa Cristina de Abreu Ferrari
Gláucia Cristina da Silva

Parte V – PÂNCREAS, 429

29 Pancreatite aguda sem causa aparente, 431
Dulce Reis Guarita

30 Afecções císticas do pâncreas, 440
Paulo Cezar Galvão do Amaral
Thales Delmondes Galvão
João Eduardo Marques Tavares de Menezes Ettinger
Edvaldo Fahel

31 Reposição enzimática e controle da dor na pancreatite crônica, 455
Júlio Maria Fonseca Chebli
André Luiz Tavares Pinto
Fábio Heleno de Lima Pace

Parte VI – VIAS BILIARES, 469

32 Cistos de colédoco, 471
José Renan da Cunha Melo
João Baptista de Rezende Neto

33 Colecistectomia no cirrótico, 483
Marcelo Dias Sanches
Soraya Rodrigues de Almeida
Paulo Roberto Savassi-Rocha

34 Lesões iatrogênicas das vias biliares na colecistectomia laparoscópica: como proceder?, 494
Aloísio Cardoso-Júnior
Soraya Rodrigues de Almeida
Marcelo Dias Sanches
Paulo Roberto Savassi-Rocha

Parte VII – MISCELÂNEA, 531

35 Doença do refluxo gastroesofágico e colecistolitíase na gravidez, 533
José Mauro Messias Franco

36 Síndromes eosinofílicas do trato digestório, 542
Eduardo Garcia Vilela
Aloísio Sales da Cunha

Índice Remissivo, 551

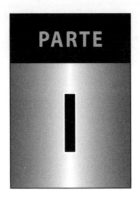

ESÔFAGO

Disfagia Orofaríngea

Capítulo 1

Laélia Cristina C. Vicente
Patrícia Marques de Oliveira
Patrícia Vieira Salles

INTRODUÇÃO

O ato de se alimentar é fundamental para a sobrevivência do ser humano e faz parte da rotina de vida de qualquer pessoa. Quando se estuda o desenvolvimento filogenético das espécies, observa-se diferença marcante nas espécies precursoras do *Homo sapiens*, como o *Homo erectus* e o *Homo abilis*. Nestes, as vias digestiva e aérea são distintas, a laringe é mais alta (acima de C3); estruturas contíguas, como osso hióide e a musculatura dos constritores da faringe, encontram-se em posição cranial; a língua está praticamente contida na cavidade oral, e as regiões aritenóideas e ariepiglóticas são maiores e mais desenvolvidas, protegendo efetivamente a via respiratória. O bolo alimentar, portanto, é transportado diretamente da cavidade oral por canais alimentares laterais até o esôfago, o que é facilitado pela quase inexistência de orofaringe e do pequeno espaço supralaríngeo[7].

Nos seres humanos, há entrecruzamento das vias digestiva e aérea e o posicionamento caudal da laringe (entre C5 e C7) favorece a função fonatória. Com o aparecimento de amplo trato vocal, em que a língua é parte da parede anterior da orofaringe e a região supralaríngea é mais ampla, a deglutição tornou-se mais difícil, sendo necessário o fechamento compensatório da glote e sua excursão anterior e cranial[10].

O trato aerodigestivo também sofre modificações nas várias faixas etárias dos seres humanos. A laringe é mais alta nos bebês, o que permite sucção, deglutição e respiração ao mesmo tempo. Conforme a maturidade ocorre, a laringe assume posição mais baixa. Assim, cabe a todo profissional da área de saúde que trabalha com disfagia conhecer profundamente a anatomia e a fisiologia das estruturas envolvidas na deglutição.

A disfagia é alteração bastante investigada por vários profissionais da área de saúde, e a complexidade da intervenção exige atuação multiprofissional e, por vezes, interdisciplinar. Desde a década de 1980, a deglutição e a disfagia orofaríngea têm sido mais amplamente estudadas por muitos fonoaudiólogos a fim de melhor compreender a fisiologia normal da deglutição e a fisiopatologia da disfagia. Para tal, avanços tecnológicos, como a fibronasolaringoscopia e a videofluoroscopia da deglutição, contribuíram para o aumento desse conhecimento e, conseqüentemente, permitiram atuação mais eficiente.

O campo de atuação do fonoaudiólogo com indivíduos com disfagia vai desde a população pediátrica até a geriátrica, intervindo em hospitais, consultórios, asilos e domicílios. Atualmente, nas UTI neonatais, além dos profissionais obrigatórios nessa unidade, está o fonoaudiólogo, que atua com bebês prematuros que apresentam distúrbio da deglutição.

Estima-se que 12% dos pacientes hospitalizados e 60% das pessoas que se encontram em casas de repouso apresentam dificuldades de alimentação, e a disfagia orofaríngea está associada a aumento significativo da morbidade e da mortalidade[14]. A incidência de disfagia orofaríngea após acidente vascular, em hospital público de São Paulo, foi de 76,5% após avaliação clínica[17].

A disfagia orofaríngea causa impacto pessoal e social bastante importante para o portador desta disfunção e seus familiares. Desse modo, as limitações decorrentes das dificuldades de deglutição podem isolar e/ou interferir no estado emocional do paciente, devendo todo profissional envolvido identificar possíveis causas e possibilidades terapêuticas, sempre procurando buscar melhorar a qualidade de vida.

FASES DA DEGLUTIÇÃO

Descrições da anatomia e da fisiologia das estruturas envolvidas na deglutição não serão abordadas aqui, pois não fazem parte dos objetivos deste capítulo. A fisiologia da deglutição, por sua vez, será mencionada de modo breve, pois a devida compreensão da disfagia orofaríngea e da forma de intervenção fonoaudiológica depende do conhecimento de conceitos e práticas por nós adotados.

A deglutição pode ser dividida em três fases: oral, faríngea e esofágica. No entanto, existem alguns autores que dividem a fase oral em duas outras fases: a oral preparatória e a oral propriamente dita. Adotaremos como referência os autores que dividem a deglutição em quatro fases:

Fase oral preparatória

Esta fase, por vezes, é descrita como restrita à mastigação. Entretanto, vale destacar que ela é mais ampla, sendo responsável pela captação (apreensão) do alimento na cavidade oral, pelo seu reconhecimento (qualificação), pela trituração (mastigação) e pela centralização (concentração) do bolo alimentar no dorso da língua para ser conduzido à faringe.

A fase oral preparatória está presente em todas as consistências alimentares. Para a execução adequada dessa fase são necessárias as integridades sensorial e cognitiva.

Na mastigação, a saliva tem papel fundamental na formação do bolo alimentar. Indivíduos com diminuição na produção de saliva ou xerostomia apresentam dificuldade para tornar coeso o alimento triturado, mantendo-o espalhado na cavidade oral; por isso, é necessário realizar inúmeras deglutições.

Essa fase é extremamente importante para que as demais ocorram de modo harmônico. A fase oral preparatória é voluntária, e o tempo de duração varia conforme a consistência e a viscosidade do alimento.

Fase oral propriamente dita

Esta é a fase responsável pelo transporte do bolo alimentar da cavidade oral à faringe, por meio de ejeção ou propulsão. Constitui fase voluntária e com duração de aproximadamente 1 segundo. Nesse momento, ocorrem o vedamento labial e a contração dos músculos bucinadores, para evitar perda alimentar extra-oral e estase em vestíbulos orais, respectivamente. A língua eleva-se, tocando as bordas alveolares da maxila e, por meio do movimento ântero-posterior, ejeta o bolo alimentar até a orofaringe, iniciando a fase seguinte.

Fase faríngea

Antes de o alimento adentrar a faringe, deve ocorrer o fechamento velofaríngeo (para evitar a regurgitação nasal) e do ádito da laringe (para evitar a aspiração).

Para que ocorra proteção da via aérea inferior, são necessárias a elevação e a anteriorização da laringe, em direção à base de língua, a adução das pregas vocais e vestibulares e a contração das pregas ariepiglóticas. Este complexo mecanismo favorece o abaixamento da epiglote e, conseqüentemente, o fechamento do ádito da laringe e a abertura do segmento faringoesofágico.

Assim, após a oclusão das vias respiratórias, o bolo alimentar é conduzido (propulsão faríngea) até o esôfago pela base da língua e pela ação dos constritores da faringe, passando pelos seios piriformes. Quando o bolo alimentar atinge o segmento faringoesofágico, este relaxa, permitindo sua passagem para o esôfago, dando início à fase seguinte.

A fase faríngea é involuntária, e sua duração varia conforme o volume deglutido, em média, 1 segundo por bolo alimentar.

Fase esofágica

Consiste em movimentos peristálticos automáticos, o qual conduz o bolo alimentar até o estômago, por meio de ondas primárias e secundárias seqüenciais. Nessa fase, a apnéia da deglutição cessa e os mecanismos protetores da via respiratória assumem a posição de repouso. Essa fase é inconsciente e involuntária e dura em torno de 5 a 20 segundos[6,9,11].

FISIOPATOLOGIA DA DEGLUTIÇÃO

A fase oral preparatória pode estar alterada por diminuição na mobilidade dos lábios, da mandíbula, língua e/ou das bochechas, na produção da saliva ou na modifi-

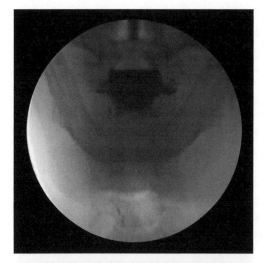

Figura 1.1. Videofluoroscopia: fases preparatória oral e oral com concentração adequada do bolo alimentar.

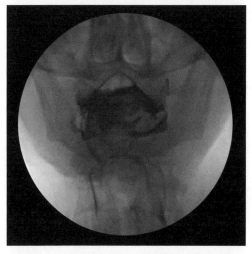

Figura 1.2. Videofluoroscopia: fases preparatória oral e oral com concentração ruim do bolo alimentar.

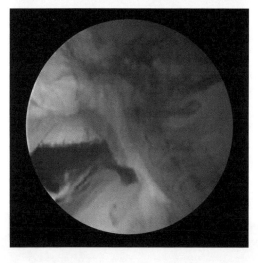

Figura 1.3. Videofluoroscopia: fase preparatória oral com escape alimentar para valécula antes da deglutição.

cação na sensibilidade peri e/ou intra-oral. Tais comprometimentos podem ocasionar incontinência oral, mastigação ineficiente, falta de paladar, estase em vestíbulos orais, dificuldade no controle oral do bolo alimentar e/ou escape precoce para a orofaringe (Figuras 1.1 a 1.3).

Durante a fase oral propriamente dita, pode haver redução da força e incoordenação dos movimentos dos órgãos fonoarticulatórios, assim como diminuição de sua sensibilidade. Estas alterações podem prejudicar a propulsão do bolo, bem como o disparo do reflexo de deglutição, causando disfagia. Nessa fase temos como manifestações clínicas os engasgos, a tosse e a aspiração, *antes* da deglutição. As alterações mais encontradas na fase oral propriamente dita são: falta de vedamento labial, mobilidade de língua não funcional, incompetência velofaríngea, interferência dos reflexos orais exacerbados e/ou alteração da sensibilidade oral[13].

Na fase faríngea, as manifestações clínicas incluem: tosse no momento da deglutição, regurgitação nasal, diminuição da sensibilidade laríngea, reflexo de náusea reduzido ou ausente, sensação de *bolus* e dificuldade na deglutição (principalmente de líquidos), podendo ocorrer aspiração *durante* a deglutição. O fechamento laríngeo estará reduzido e a coordenação da respiração com a deglutição estará prejudicada, havendo dificuldade na apnéia, que é necessária a cada deglutição. As alterações mais encontradas, na fase faríngea, incluem atraso ou ausência no disparo do reflexo da deglutição, movimento de elevação e anteriorização da laringe ineficiente, má coaptação glótica, paralisia/paresia bilateral ou unilateral das pregas vocais e/ou dos constritores da faringe, incoordenação na abertura do esfíncter esofágico superior e/ou alteração da sensibilidade faríngea.

Por fim, na fase esofágica, poderá ocorrer a disfagia devida à disfunção cricofaríngea, o que pode levar a retardo na abertura do esfíncter esofágico superior, abertura incompleta ou fechamento prematuro do referido esfíncter.

Outros fatores podem influenciar a capacidade de deglutição, como rebaixamento do nível de consciência, comportamentos inadequados durante a refeição (como, por exemplo, falar enquanto come), prejuízo da capacidade cognitiva, postura inadequada da cabeça e do pescoço e fatores orais, orofaríngeos e laríngeos locais (como má higiene oral, dentição precária, próteses dentárias mal adaptadas e viscosidade da saliva). Alterações neurológicas, como rigidez, espasticidade e/ou fraqueza, transtornos do movimento, assim como alterações da função gastroesofágica (refluxo gastroesofágico), condições respiratórias ruins e apetite alterado, também podem prejudicar a capacidade de boa alimentação[2].

CAUSAS DA DISFAGIA OROFARÍNGEA

Disfagia neurogênica

Alterações no sistema nervoso central e/ou periférico, como acidente vascular encefálico (AVE), traumatismo craniano, paralisia cerebral, doenças neurodegenerativas, demências, esclerose lateral amiotrófica, neoplasias encefálicas, esclerose múltipla, síndrome de Guillain-Barré, miastenia grave e miopatias[4,16], podem causar disfagia neurológica, a qual poderá ser transitória ou definitiva e de início abrupto ou lento. Com freqüência, as disfagias de causas neurológicas comprometem as fases iniciais da deglutição (oral preparatória, oral propriamente dita e faríngea), podendo causar aspiração da saliva e/ou do alimento ingerido.

Quando avaliam a integridade da deglutição nessa população, profissionais da área da saúde devem estar atentos a duas características marcantes nesse grupo de pacientes: a freqüente necessidade de auxílio de outra pessoa (cuidador) para ajudá-los a se alimentar e a alteração cognitiva que pode mascarar as queixas de disfagia. O modo como a dieta é administrada pode potencializar a dificuldade apresentada pelo paciente. Assim, é importante observar o cuidador oferecendo a refeição ao paciente durante a avaliação.

Disfagia mecânica

A disfagia mecânica é caracterizada por alterações estruturais que interferem em uma ou mais fases da deglutição. Algumas das causas da disfagia mecânica são: as operações de cabeça e pescoço, torácicas e cardíacas, divertículo, osteófito vertebral, inflamações agudas de orofaringe, trauma, queimadura, radioterapia, entubação prolongada e presença de cânulas de traqueostomia.

O controle motor oral e/ou faríngeo do alimento prejudicado interfere na propulsão do bolo alimentar ou nos mecanismos de proteção da via respiratória inferior. Podem-se citar também, como alterações das disfagias mecânicas, a obstrução ou edema em alguma região do trato respiratório alto, ocasionando estase, e possibilidade de aspiração após a deglutição. Em geral, a queixa é coerente com as alterações encontradas na avaliação clínica, já que a integridade neurológica está presente nesses casos.

Disfagia induzida pelo uso de fármacos

Alguns medicamentos podem desencadear disfagia como efeito colateral, podendo agir tanto no sistema nervoso central como no periférico ou muscular. Os sedativos, hipnóticos e anticonvulsivantes podem causar depressão do nível de consciência; os benzodiazepínicos, supressão da regulação central da deglutição; os neurolépticos e a metoclopramida, desordens do movimento; os antidepressivos tricíclicos, os neurolépticos, os anticolinérgicos e os anti-histamínicos, diminuição da saliva; e a clozapina e a fenitoína, sialorréia[2,11,16].

O reconhecimento da disfagia como resultado exclusivo do uso do fármaco deve ser considerado. Desse modo, o médico deverá verificar a possibilidade de substituição do medicamento. Caso contrário, o fonoaudiólogo deverá encontrar meios para minimizar a dificuldade de deglutição.

AVALIAÇÃO FONOAUDIOLÓGICA DA DISFAGIA OROFARÍNGEA

A disfagia compromete ou prejudica o processo de deglutição, determinando o aparecimento de sinais e sintomas específicos, que podem manifestar-se de modo direto ou indireto, como a perda de peso, a modificação no tipo de dieta utilizada, a ingestão de menor quantidade de alimento, o aumento no tempo gasto nas refeições, a diminuição no prazer de se alimentar e o isolamento social[1].

A avaliação fonoaudiológica clínica deve buscar definir, a partir de manifestações clínicas específicas, a fase da deglutição que está comprometida. Desse modo, a dificuldade na preparação e no controle do bolo alimentar, assim como a dificuldade em iniciar a deglutição, sugere comprometimento da fase oral. Por outro lado, a sensação de estase do alimento na altura da região cervical, tosse e engasgos falam a favor de alteração da fase faríngea. Por sua vez, quando o paciente indicar desconforto em região torácica, podemos pensar em disfagia esofágica.

A avaliação clínica do paciente com disfagia deve iniciar-se com anamnese detalhada, pois em cerca de 80% dos casos pode-se chegar ao diagnóstico correto da disfagia apenas pela anamnese[8]. Nesta fase, aproveita-se para estabelecer o vínculo terapêutico e avaliar o nível cognitivo e a capacidade comunicativa do paciente no que se refere à voz, à fala e à linguagem.

O segundo momento da avaliação fonoaudiológica deve constar de avaliação estrutural, iniciando-se pela postura corporal, passando pelo uso de sonda de alimentação e/ou cânula de traqueostomia e finalizando com a inspeção facial. A avaliação das estruturas dos órgãos fonoarticulatórios tem como objetivo verificar alterações quanto à forma, à tonicidade, à mobilidade e à sensibilidade que possam prejudicar a eficiência da deglutição. Na avaliação do sistema sensoriomotor oral, devem ser inspecionadas as regiões extra e intra-orais, incluindo lábios, dentes, língua, mandíbula, gengivas e mucosas orais, palatos duro e mole, assim como a laringe.

Por fim, o fonoaudiólogo passa à avaliação funcional, que possibilita identificar as dificuldades apresentadas no processo da deglutição e a presença ou o risco de penetração e/ou aspiração do alimento deglutido. Procura determinar a causa das dificuldades, a segurança na manutenção ou reintrodução da alimentação por via oral e a melhor consistência a ser utilizada[1]. Quando o paciente ainda recebe alimentação por via oral, o ideal é que esta avaliação seja feita durante a ingestão de uma refeição habitual. Já para a reintrodução por via oral, o utensílio, a consistência e a quantidade a serem testadas serão definidos pelo examinador. Por ser um processo dinâmico, a avaliação funcional deve abordar aspectos como a eficiência de captação e preparação do bolo alimentar, a utilização de manobras posturais e/ou facilitadoras da deglutição, as necessidades de deglutições múltiplas, a elevação e anteriorização da laringe, a presença de tosse e/ou engasgos antes, durante e após a deglutição, a presença de incontinência oral, regurgitação nasal ou escape prematuro do bolo alimentar.

Durante a avaliação instrumental, recomendam-se o uso do oxímetro de pulso, para monitorar a saturação de oxigênio, e a realização da ausculta cervical, para identificar sinais de estase, penetração e/ou aspiração.

Quando a avaliação clínica não esclarece a disfagia, avaliações instrumentais, como a fibronasolaringoscopia e a videofluoroscopia da deglutição, podem contribuir para a complementação diagnóstica[15].

AVALIAÇÃO INSTRUMENTAL DA DISFAGIA OROFARÍNGEA

Para a avaliação instrumental de indivíduos com suspeita de disfagia, há inúmeros métodos que permitem a obtenção de variadas informações sobre a qualidade da deglutição, como a avaliação endoscópica da deglutição ou a fibronasolaringoscopia, a videofluoroscopia, a ausculta cervical, a oximetria de pulso, a cintilografia da deglutição, a endoscopia digestiva alta, a manometria esofágica e a phmetria de esôfago.

A fibronasolaringoscopia e a videofluoroscopia da deglutição serão aqui destacadas por proporcionarem diagnóstico complementar mais preciso e fidedigno na prática fonoaudiológica. Ambas podem ser utilizadas como meio de identificação das alterações da deglutição, assim como de reconhecimento da eficiência das manobras terapêuticas utilizadas.

Fibronasolaringoscopia da deglutição

A fibronasolaringoscopia possibilita o diagnóstico da disfunção orofaríngea, sendo importante para indicar a consistência alimentar mais segura, além de identificar a aspiração traqueal, que se relaciona ao aumento da morbidade[12]. Os seguintes equipamentos são necessários para sua realização: um nasofaringoscópio flexível com diâmetro externo de 2 ou 3mm, uma fonte de luz halógena, uma microcâmera e um monitor de vídeo. A gravação da imagem é feita em videocassete para análise posterior.

A avaliação endoscópica da deglutição inicia-se com observações anatômicas que incluem cavidade nasal, faringe e laringe. O fibronasolaringoscópio é introduzido pela narina, avança pela rinofaringe e, posteriormente, progride pela oro e hipofaringe até a laringe. Nesse momento observam-se a presença de estase salivar em recessos faríngeos, a mobilidade laríngea, a sensibilidade e a presença de reflexos de proteção ao toque do aparelho[9]. Em um segundo momento, observam-se os aspectos funcionais, incluindo postura, mobilidade e sensibilidade das mesmas estruturas avaliadas anatomicamente. Esse exame tem como vantagem a possibilidade de avaliação de pacientes que não podem, por exemplo, ser transportados ao setor de radiologia, sendo possível a sua realização no leito .

Para observação objetiva do ato da deglutição, posiciona-se o aparelho entre a naso e a orofaringe. Alimentos de diferentes consistências são oferecidos (líquido, pastoso e sólido) em quantidades estabelecidas por protocolos específicos. Em nosso serviço são oferecidos 1, 3, 5 e 10ml, de substâncias líquida e pastosa e pequenas porções de pão doce, todos corados com corante inorgânico de anilina azul, cujo objetivo é contrastar a mucosa rosada. Pede-se ao paciente que deglute inicialmente de forma natural e, em seguida, caso o avaliador julgue necessário, que deglute novamente, realizando manobras posturais ou de proteção de via aérea inferior. Nesse momento, observam-se a deglutição de forma dinâmica, se há presença de escape oral precoce, estase em váléculas ou seios piriformes (Figura 1.4), assim como penetração e/ou aspiração (Figura 1.5). Observa-se também se o paciente consegue realizar alguma manobra de limpeza dos recessos faríngeos. É importante salientar que esse exame não permite a visuali-

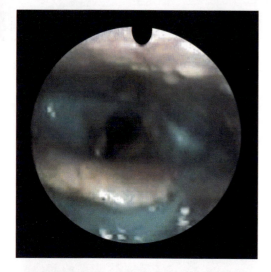

Figura 1.4. Fibronasolaringoscopia: estase alimentar em recessos faríngeos.

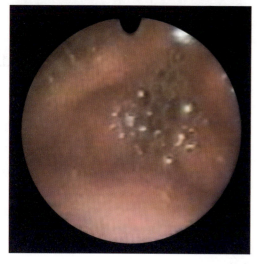

Figura 1.5. Fibronasolaringoscopia: aspiração de saliva.

zação exata do momento da deglutição, uma vez que a luz do fibronasolaringoscópio fecha-se em função da movimentação das estruturas que participam do processo de deglutição. Assim, é possível, por esse exame, analisar apenas parte das fases oral e faríngea da deglutição.

Videofluoroscopia da deglutição (videodeglutograma)

Também chamada videodeglutograma, deglutograma, faringoesofagograma, estudo dinâmico da deglutição por videofluoroscopia e estudo radiológico da deglutição com bário modificado, a videofluoroscopia da deglutição consiste em exame radiológico que permite investigar todas as fases da deglutição, assim como o funcionamento do esfíncter velofaríngeo, tanto na fala como na deglutição.

O exame de videofluoroscopia é método pelo qual as imagens são gravadas em fitas de vídeo, o que favorece a diminuição da exposição do paciente e do examinador à radiação, uma vez que a análise é realizada posteriormente. Outras vantagens incluem a gravação das imagens em tempo real (30 *frames*/s) e a possibilidade de observá-las utilizando funções especiais, como quadro a quadro e pausa. Permite a investigação das fases oral e faríngea de maneira mais precisa, identificação de aspirações silentes, avaliação e teste das manobras terapêuticas para otimizar a deglutição.

O exame deve ser realizado sempre por médico-radiologista, que será responsável pela condução de qualquer intercorrência com o paciente durante o exame, e por fonoaudiólogo, que determinará as consistências, os volumes e as manobras facilitadoras da deglutição a serem utilizadas. O planejamento adequado da avaliação minimiza os riscos de aspiração e o tempo de exposição à radiação.

Para a realização da videofluoroscopia são necessários os equipamentos de fluoroscopia com intensificador de imagem, acoplado a um monitor de TV, um videocassete (Figura 1.6) e um pré-amplificador de som e microfone.

O exame é realizado com o paciente nas posições lateral e ântero-posterior em relação ao aparelho de raio-X, com a primeira posição fornecendo o maior número de informações. Aqueles que não conseguem manter-se em pé podem ser posicionados sentados em uma cadeira ou na base móvel do aparelho, onde ficam apoiados os pés.

Os limites anatômicos observados, no plano lateral, vão dos lábios até a parede posterior da faringe e do palato mole até o esôfago e, na posição ântero-posterior, da orelha direita à orelha esquerda e da cavidade nasal até o primeiro anel traqueal. Desse modo, são examinados todos os movimentos das estruturas da cavidade oral, da faringe, da laringe e do esôfago cervical envolvidas no mecanismo de deglutição.

Inicia-se o exame com a investigação da integridade de todas as estruturas envolvidas na deglutição, incluindo a inspeção dos pulmões. A seguir, é oferecido alimento na consistência e no volume mais fáceis para o paciente, progredindo para os mais difíceis, quando possível.

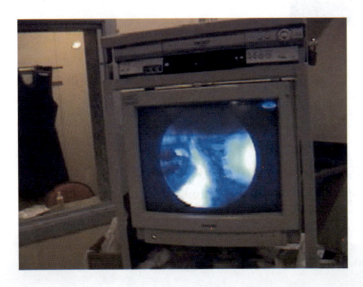

Figura 1.6. Monitor de TV e videocassete para realização da videofluoroscopia.

Em nosso serviço, o protocolo geralmente utilizado consiste em: líquido (água) – 5ml, 10ml e 20ml e volume habitual –, pastoso (banana madura amassada) – uma colher de sobremesa rasa – e sólido (pão francês), todos acrescidos de bário gel. São oferecidos três vezes cada volume e consistência, e, por fim, são testadas as manobras facilitadoras da deglutição. Vale mencionar que este protocolo é utilizado na íntegra ou parcialmente, dependendo do grau de intensidade da disfagia do examinado. Assim, é importante destacar que a videofluoroscopia nas disfagias orofaríngeas deve ser realizada após avaliação fonoaudiológica, pois assim o examinador já terá determinado as consistências, os volumes e as manobras facilitadoras que podem ser realizadas pelo paciente.

A utilização da videofluoroscopia em paciente com disfagia leve ou moderada tem outro objetivo em relação à grave. Nas primeiras, procura-se a *pior deglutição* para compreensão das técnicas que descompensam a deglutição. Nos pacientes com disfagia grave, a preocupação consiste em encontrar a *melhor deglutição* como método de compensação[5].

Assim, os achados das avaliações instrumentais, em conjunto com a história pregressa, a observação e a avaliação clínica da disfagia, contribuem para decisões na conduta e no tratamento dos indivíduos com disfagia, assim como para a definição do prognóstico.

INTERVENÇÃO FONOAUDIOLÓGICA

Após avaliação e classificação da disfagia, passamos à terapia fonoaudiológica propriamente dita. O tratamento depende da etiologia da disfagia, envolvendo, principalmente, modificação na consistência alimentar e uso de técnicas facilitadoras e protetoras de via aérea inferior[14,18]. Nesse momento, o profissional determinará com qual tipo de terapia iniciará sua intervenção – terapia indireta ou terapia direta[3].

O objetivo da terapia indireta é melhorar as condições de força, mobilidade e sensibilidade geral do paciente, sem a apresentação do alimento[6]. É o tipo de terapia indicada para pacientes que aspiram todas as consistências e volumes de alimento, preparando as estruturas do sistema estomatognático até que se possa reintroduzir a via oral com segurança.

O objetivo da terapia direta, por sua vez, visa à reintrodução da dieta por via oral com a utilização do alimento durante a intervenção. Manobras posturais de cabeça, facilitadoras da proteção de via aérea inferior e de limpeza de recessos faríngeos, podem ser utilizadas isoladamente ou combinadas. A consistência, o volume, a temperatura e a viscosidade dos alimentos também devem ser analisados, e deverão ser identificados os mais fáceis para cada caso. Com a evolução do tratamento progride-se na modificação alimentar até conseguir, quando possível, o retorno do indivíduo à sua dieta habitual.

Cabe ao fonoaudiólogo identificar as limitações anatômicas e fisiológicas decorrentes da doença de base e sugerir, quando necessário, vias alternativas de alimentação, como as sondas enterais, discutindo com toda a equipe envolvida no caso a melhor decisão a ser tomada.

Por fim, o trabalho em equipe deve sempre ser buscado e incentivado, valendo lembrar que cada especialidade tem suas atribuições e importância na resolução das alterações da deglutição orofaríngea.

Os casos clínicos descritos a seguir servem como exemplos de intervenções fonoaudiológicas.

CASOS CLÍNICOS

> **Caso 1**: S.F., 45 anos, masculino, fumante há 28 anos. Foi submetido, há 15 dias, à ressecção da região supraglótica da laringe (laringectomia horizontal supraglótica) para tratamento de câncer de laringe.

- **Dados da avaliação fonoaudiológica**: paciente alerta, colaborativo, cognitivo preservado, qualidade vocal molhada (indicativo de estase salivar em pregas vocais), alimentando-se por meio de cateter nasoentérico (CNE) exclusivo, traqueostomia com cânula metálica, mobilidade e sensibilidade das estruturas da cavidade oral adequadas. Durante a avaliação da deglutição, a saliva foi corada com corante inorgânico de anilina azul, e solicitou-se ao paciente que deglutisse com oclusão do traqueostoma com o dedo indicador. Nesse momento, notou-se ocorrência da aspiração durante a deglutição, com presença de tosse e eliminação de saliva corada de azul pelo estoma.

- **Conclusão da avaliação**: proteção de via aérea inferior inadequada.

- **Objetivos e meios terapêuticos da reabilitação fonoaudiológica**: (1) maximizar a proteção da via aérea inferior – exercícios de mobilidade de base de língua a fim de promover fechamento do ádito da laringe remanescente com tal estrutura; (2) reintrodução da dieta por via oral de forma segura – início do treino de deglutição com saliva, posteriormente com pastoso e progressão para as demais consistências. Como manobras facilitadoras da deglutição foram utilizadas manobra super-supraglótica e cabeça baixa.

- **Resultados**: No 62º dia de pós-operatório, o paciente foi decanulado, já estava deglutindo a saliva de modo satisfatório e recebendo pequena parte da dieta (pastosa) por via oral, cinco vezes ao dia. No 78º dia de pós-operatório, foi retirado o CNE. O paciente recebeu alta fonoaudiológica no 118º dia de pós-operatório, alimentando-se exclusivamente por via oral com todas as consistências, utilizando apenas a manobra super-supraglótica.

> **Caso 2**: M.G.S., masculino, 72 anos, portador de doença de Chagas, já submetido a operação colônica 30 anos antes. Chegou ao pronto-atendimento com abdome distendido, tenso, doloroso à palpação, evoluindo há 1 semana com constipação. Radiografia simples do abdome evidenciou penumoperitônio. Foi encaminhado a cirurgia de urgência e submetido a laparotomia exploradora para abdome agudo, que evidenciou peritonite fecal extensa e obstrução de cólon esquerdo. Foram realizadas, então, colectomia esquerda alargada e colostomia, com lavagem rigorosa da cavidade. Os procedimentos ocorreram sem intercorrências e o paciente foi encaminhado ao CTI, entubado. Lá permaneceu sedado e em ventilação mecânica por

20 dias, quando foram realizadas a traqueostomia e a colocação de cânula plástica número 8 com balonete insuflado. Nesse período, várias tentativas de extubação foram feitas, mas o paciente apresentava algum tipo de complicação, sendo necessário retornar ao tubo.

Após 34 dias no CTI, o paciente passou a aceitar progressivamente o desmame da ventilação mecânica, alternando o modo CPAP com o "y". Após 44 dias de suporte intensivo, o paciente recebeu alta do CTI no "y"e em uso de oxigênio a 2 litros por minuto.

- **Dados da avaliação fonoaudiológica**: o pedido de interconsulta para avaliação da via oral pela equipe de fonoaudiologia foi feito após liberação dessa via de alimentação. Nesse momento, o paciente ainda estava traqueostomizado, em uso de cânula plástica com balonete insuflado, o que, por si só, contra-indicava retorno à via oral. Mesmo com a proteção do balonete, evidenciavam-se sinais de aspiração. Foi evidenciado também que a linguagem, a mobilidade, a força e a sensibilidade dos órgãos fonoarticulatórios estavam preservadas. As deglutições automática e voluntária estavam presentes com pequena elevação e anteriorização da laringe.

- **Conclusão da avaliação**: proteção de via aérea inferior ruim e contra-indicação ao retorno à via oral em função da traqueostomia com cânula plástica, balonete insuflado e uso de oxigênio. O paciente em uso de cânula plástica e balonete insuflado mascara o resultado da avaliação de deglutição com alimento, pois a aspiração pode ocorrer e o alimento pode ficar retido acima do balonete, não sendo possível detectar ou descartar microaspirações. Com o uso desse tipo de cânula também não é possível avaliar a função laríngea. Nesse momento, suspendemos a via oral e aguardamos a troca da cânula plástica pela cânula de metal, o que ocorreu no dia seguinte.

- **Objetivos e meios terapêuticos**: após a troca da cânula, o paciente foi reavaliado, encontrando-se com voz com baixa intensidade e qualidade molhada e aspiração do alimento corado de azul, com eliminação deste pela cânula de traqueostomia. Nesse momento, iniciamos terapia indireta com exercícios para melhorar movimentação da base da língua e para melhorar a elevação e a anteriorização da laringe, assim como treino da deglutição com saliva com oclusão do traqueostoma. O uso da comunicação oral foi estimulado. Com 2 dias de terapia indireta, houve melhora significativa da qualidade vocal e mobilidade da base da língua e da laringe. Reavaliamos a deglutição com utilização de manobra facilitadora da deglutição (deglutição dura, deglutições múltiplas e oclusão do traqueostoma) com dieta pastosa firme, pastosa fina e líquida, obtendo boa aceitação por parte do paciente. É importante salientar que essas reavaliações foram feitas ao longo de 3 dias; enquanto isso, o paciente mantinha os exercícios propostos anteriormente.

- **Resultados**: após 5 dias de intervenção intensiva foi liberada dieta pastosa homogênea para o paciente, que manteve administração de via mista de alimentação (VO + CNG) por mais 3 dias, até quantificação da ingestão por via oral, realizada pelo Serviço de Nutrição. Após 8 dias de intervenção, a cânula de traqueostomia e o CNG foram retirados e procedemos à progressão da consistência alimentar.

Houve melhora significativa do padrão de deglutição após retirada da cânula. Com 20 dias de intervenção fonoaudiológica, o paciente alimentava-se exclusivamente pela boca, aceitando todas as consistências alimentares e utilizando somente deglutições múltiplas para limpeza de recessos faríngeos.

➢ **Caso 3**: I.C., masculino, 79 anos, portador de doença de Parkinson há 15 anos. Apresenta quadro de disartria hipocinética e disfagia com queixa de tosse e engasgos, principalmente para as consistências sólida e líquida.

- **Dados de avaliação fonoaudiológica**: paciente cooperativo, apresenta déficit cognitivo leve com prejuízo da memória, incoordenação de movimentos e diminuição na força dos músculos dos órgãos fonoarticulatórios, principalmente língua; uso de prótese dentária superior e inferior; xerostomia, diminuição do olfato. Alimenta-se por via oral exclusiva em todas as consistências, mas relata perda de peso nos últimos meses. Na avaliação da deglutição com alimento nas três consistências, observam-se aumento do tempo do trânsito oral do bolo alimentar, atraso no disparo do reflexo de deglutição e diminuição na elevação da laringe, com tosse e engasgos durante e após a deglutição com líquido.

- Foi solicitado exame complementar, tendo sido realizado exame endoscópico da deglutição (fibronasolaringoscopia), que evidenciou: diminuição de sensibilidade laríngea, diminuição de elevação da laringe e estase de alimentos em recessos faríngeos, sendo necessárias deglutições múltiplas para a retirada do conteúdo.

- **Conclusão da avaliação**: paciente apresenta quadro de disfagia orofaríngea neurogênica

- **Objetivos e meios terapêuticos da reabilitação fonoaudiológica**: (1) promover maior eficiência e coordenação dos movimentos de retropulsão da língua por meio de exercícios de mobilidade; (2) melhorar excursão vertical da laringe com exercícios de mobilidade (sons hiperagudos) e manobra de elevação, como Mendelsohn; (3) otimizar a proteção de vias aéreas inferiores por meio de manobras de mudança da postura da cabeça inclinada para a frente e supraglótica; (4) adequar a consistência e o volume alimentar, sendo proposta consistência pastosa e líquida, associada ao uso de espessante alimentar nesta última.

- **Resultados**: o paciente foi submetido a fonoterapia uma vez por semana em ambulatório durante 3 meses, perfazendo 12 sessões. Observou-se evolução com deglutição eficiente. Atualmente, o paciente está em programa de gerenciamento, onde é reavaliado e orientado mensalmente.

REFERÊNCIAS BIBLIOGRÁFICAS

1. Alves NSG. O fundamental da avaliação fonoaudiológica do paciente disfágico. *In*: Costa M, Castro LP eds. *Tópicos em deglutição e disfagia*. Rio de Janeiro: Guanabara Koogan, 2003: 9-18.

2. Bonorino GC. Neuropsiquiatria & disfagia. *In*: Jacobi JS, Levy DS, Silva LMC eds. *Disfagia – Avaliação e tratamento*. Rio de Janeiro: Revinter, 2003: 301-13.

3. Bulat RS, Orlando RC. Oropharyngeal dysphagia. *Curr Trear Options Gastroenterol* 2005; 8(4):269-74.

4. Chiappetta ALML. *Doenças neuromusculares, Parkinson e Alzheimer.* São Paulo: Pulso Editorial, 2003.

5. Ekberg O. Radiologic evaluation of swallowing. *In:* Groher ME ed. *Dysphagia – Diagnosis and management.* 3 ed. London: Butterworth-Heinemann, 1997: 163-95.

6. Furkin AM. Fonoterapia nas disfagias orofaríngeas neurogênicas. *In:* Furkin AM, Santini CS. Eds. *Disfagias orofaríngeas.* São Paulo: Pró-Fono, 1999: 229-58.

7. Laitman JT, Reidemberg JS. The human aerodigestive tract and gastroesophageal reflux: an evolutionary perspective. *Am J Med* 1997; 103(5A):25-85.

8. Lorens R, Jorysy G, Tornieporth N *et al.* The gastroenterologist's approach to dysphagia. *Dysphagia* 1993; 8:70-82.

9. Macedo Filho ED. Avaliação endoscópica da deglutição com nasofaringolaringoscópio (FEES®) na abordagem da disfagia orofaríngea. *In:* Castro LPC, Savassi-Rocha PR, Melo JRC, Costa MMB eds. *Tópicos em Gastroenterologia 10 – Deglutição e Disfagia.* Rio de Janeiro: MEDSI, 2000: 71-81.

10. Macedo Filho ED. Mecanismos protetores da deglutição. *In:* Jacobi JS, Levy DS, Silva LMC eds. *Disfagia – Avaliação e tratamento.* Rio de Janeiro: Revinter, 2003: 18-25.

11. Macedo Filho ED, Gomes GF, Furkim AM. *Manual de cuidados do paciente com disfagia.* São Paulo: Lovise, 2000: 31.

12. Manrique D, Melo EC, Bühler RB. Alterações fibrolaringoscópicas da deglutição na encefalopatia crônica não-progressiva. *J Pediatria* 2002; 78(1): 67-70.

13. Martinez SO, Furkim AM. Fonoaudiologia – disfagia: conceito, manifestações, avaliação e terapia. *In: Disfagia orofaríngea neurogênica.* São Paulo: Frôntis-Editorial, Caderno de Atualização Científica – Série Medicina e Saúde, 1997.

14. Quera RP, Delfilippi CC. Disfagia orofaríngea. *Gastroenterol Latinoam* 2001; 12(1):26-35.

15. Salles PV, Porcaro Salles JM, Álvares JB. Cirurgia em pacientes com distúrbio de deglutição. *In:* Rodrigues MAG, Correa MITD, Savassi-Rocha PR eds. *Fundamentos em clínica cirúrgica.* Belo Horizonte: Coopmed, 2006: 545-50.

16. Santini CS. Disfagia Neurogênica. *In:* Furkin AM, Santini CS eds. *Disfagias orofaríngeas.* São Paulo: Pró-Fono, 1999: 19-32.

17. Schelp AO, Cola PC, Gatto AR, Silva RG, Carvalho LR. Incidência de disfagia orofaríngea após AVE em hospital público de referência. *Arq Neuropsiquiatr* 2004; 62(2B):503-6.

18. Schindler A, Manassero A, Tiddia C *et al.* Management of oropharyngeal dysphagia: outcomes in um group of 81 adult patients. *Minerva Gastroenterol Dietol* 2001; 47(3):97-101.

Divertículos Esofágicos dos Terços Médio e Inferior

Capítulo 2

Marco Antônio Cabezas Andrade
Vitor Nunes Arantes

INTRODUÇÃO

Divertículos esofágicos são afecções raras que acometem sobretudo pacientes adultos. São divididos em duas categorias principais: pseudodivertículos e divertículos verdadeiros. Os pseudodivertículos, ou falsos divertículos, são também chamados divertículos de pulsão. Resultam de um gradiente de pressão transmural que se desenvolve a partir do lúmen esofágico e ocasiona a herniação da camada mucosa através de ponto de fraqueza na parede muscular esofágica. Os exemplos típicos são o divertículo faringoesofágico (ou de Zenker)[15] e o divertículo epifrênico. O divertículo de tração, ou divertículo verdadeiro, origina-se do envolvimento da parede esofágica por processo inflamatório que acomete linfonodos mediastinais cincunvizinhos ao esôfago, geralmente secundário a doença granulomatosa, e é composto por todas as camadas da parede esofágica. Esses divertículos são mais freqüentes no terço médio do esôfago, próximo à região da carina, sendo também denominados divertículos parabrônquicos ou do medioesôfago. Eles tendem a ser pequenos, raramente são sintomáticos e, usualmente, não exigem intervenção médica. Existe ainda uma quarta entidade, denominada pseudodiverticulose intramural do esôfago, que consiste em múltiplas diminutas dilatações saculares no esôfago secundárias à dilatação de ductos de glândulas mucosas do órgão.

Neste capítulo, enfocaremos os aspectos relacionados ao diagnóstico e ao tratamento do divertículo epifrênico, do divertículo de tração e da pseudodiverticulose intramural do esôfago.

Divertículo epifrênico

O divertículo epifrênico ocorre usualmente após o sexto décimo de vida, predominantemente em mulheres, podendo localizar-se em qualquer segmento do esôfago. No entanto, é mais freqüente no terço distal, precisamente nos 10cm proximais à junção esofagogástrica[4]. É menos freqüente que o divertículo de Zenker, na proporção de 1:5[6]. Apesar de raro, sua real incidência provavelmente é subestimada, visto que costuma não ser descoberto em muitos pacientes assintomáticos. Está freqüentemente associado a distúrbio motor do esôfago (acalasia, dismotilidade do corpo esofágico e pressão de repouso elevada no esfíncter esofágico inferior)[11], em uma incidência variável entre 60% e 100%[20]. Em uma série de 21 pacientes com divertículos epifrênicos descrita por Tedesco e cols.[20], 81% dos pacientes possuíam dismotilidade esofágica (acalasia, 9%; espasmo esofágico, difuso 24%; desordem motora inespecífica, 24%; esôfago em *quebra-nozes*, 24%). Apesar dessas evidências, a relação causa-efeito da associação entre divertículo epifrênico e dismotilidade esofágica ainda não está bem elucidada e não é consensualmente aceita[8], sendo importante mencionar que os divertículos também podem aparecer em indivíduos sem distúrbios motores do esôfago[11]. Na série de Fasano e cols.[8], apenas 51% dos pacientes com divertículos epifrênicos apresentavam evidências de distúrbio motor no estudo radiológico contrastado.

O divertículo epifrênico mais freqüentemente é único (85% dos casos na série de Fasano e cols.[8]), mas em até um quarto dos casos encontram-se dois ou mais divertículos sincrônicos[6]. Em 70% dos pacientes, o divertículo se origina do lado direito do esôfago[6].

As manifestações clínicas são variáveis um amplo espectro, desde o indivíduo totalmente assintomático até queixas de disfagia, regurgitação, pirose e episódios de broncoaspiração. Aproximadamente metade dos pacientes portadores de divertículos epifrênicos são sintomáticos[6]. Os sintomas podem confundir-se com as manifestações de dismotilidade esofágica. Existe ainda correlação duvidosa entre sintoma e tamanho do divertículo. Alguns autores não observaram essa associação[4], ao passo que outros relatam nítida correlação entre a morfologia e o tamanho do divertículo e a presença de sintomas[8]. Na experiência de Fasano e cols.[8], todos os pacientes com divertículos maiores que 5cm de diâmetro eram sintomáticos, enquanto que apenas 41% dos pacientes com divertículos menores que 5cm relatavam sintomas. Outras queixas menos prevalentes são tosse crônica, halitose e emagrecimento. Complicações, como ulceração, perfuração (*Boerhave-like*) e sangramento, são muito raras.

Os métodos diagnósticos empregados para detecção do divertículo epifrênico são o esofagograma, a endoscopia e a manometria. O estudo radiográfico contrastado após ingestão de bário delineia bem o divertículo e seu contorno, mensura seu diâmetro e pode contribuir na avaliação de outras alterações, como desordens motoras, estenoses, hérnias hiatais e neoplasias (Figuras 2.1 e 2.2).

A endoscopia digestiva alta permite igualmente diagnosticar o divertículo, estudar suas dimensões e conteúdo, além de avaliar toda a mucosa esofágica quanto à presença de esofagite ou neoplasias (Figura 2.3).

A manometria é indicada para definir a coexistência de distúrbio motor e, eventualmente, pode tornar necessário o posicionamento endoscópico ou fluoroscópico do *probe*, devido à impossibilidade de o mesmo ultrapassar espontaneamente o divertículo.

Nos pacientes com manifestações de pirose e regurgitação ácida, a pHmetria de 24 horas está indicada para diferenciar doença por refluxo gastroesofágico (DRGE) de refluxo do conteúdo do divertículo para o esôfago. Estes dados podem alterar a conduta, sobretudo em pacientes candidatos ao tratamento cirúrgico.

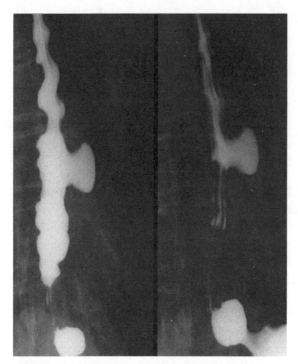

Figura 2.1. Radiografia contrastada de esôfago demonstrando divertículo epifrênico distante da junção esofagogástrica. Presença de ondas terciárias.

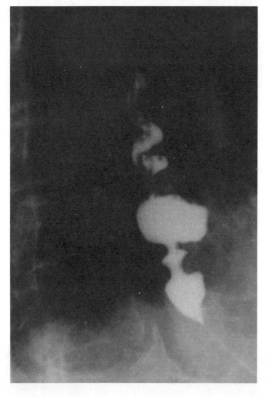

Figura 2.2. Radiografia contrastada do esôfago com divertículo volumoso. Observam-se ondas terciárias com dismotilidade do esôfago.

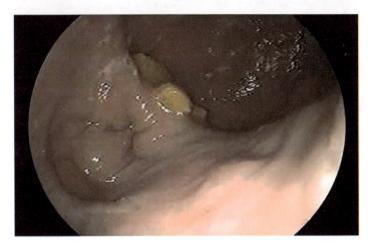

Figura 2.3. Visão endoscópica de grande divertículo epifrênico localizado 2cm acima da transição esofagogástrica. Observar a presença de resíduos alimentares no interior do divertículo. Este paciente apresentava hipertonia do esfíncter esofágico inferior à manometria. (Cortesia do Dr. Vitor Arantes, Instituto Alfa de Gastroenterologia.)

Tratamento

O tratamento de escolha do divertículo epifrênico é o cirúrgico, embora possa ser difícil a decisão de se indicar a operação. O cirurgião deve avaliar com cautela os riscos do procedimento em relação aos benefícios que serão proporcionados aos pacientes. É necessário estudar minuciosamente cada paciente quanto à presença de sintomas, resultados de exames (radiografias contrastadas, endoscopia digestiva, manometria e pHmetria) e presença de afecções associadas, como hérnia hiatal, acalasia etc. Os pacientes assintomáticos ou oligossintomáticos podem ser acompanhados de modo conservador. O tratamento cirúrgico está indicado nos pacientes com manifestações clínicas importante, nos quais o tratamento clínico costuma ser ineficaz.

A técnica cirúrgica vai depender da presença de afecções associadas (hérnia hiatal) e dos achados manométricos. A existência de distúrbios de motilidade determina a extensão da miotomia necessária para o alívio da obstrução funcional.

Quando o tratamento cirúrgico está bem fundamentado, a ressecção do divertículo associada a miotomia extensa do esôfago, geralmente contralateral a ele, é a técnica de escolha. Na presença de hipertonia do esfíncter inferior do esôfago (acalasia), a miotomia deve ser prolongada até o estômago. Quando não há dismotilidade, Cassivi[4] sugere miotomia curta acima do divertículo, usualmente entre a veia pulmonar inferior e o arco da aorta[7,21] (Figura 2.4).

São várias as vias de acesso para o tratamento cirúrgico, e a escolha da mais apropriada depende da localização do divertículo, de doenças associadas, da habilidade e dos recursos do cirurgião.

Por muitos decênios a toracotomia póstero-lateral esquerda foi amplamente utiliza e ainda é recomendada por alguns cirurgiões[4,12,16]. A laparotomia mediana supraumbilical com abertura do hiato na porção membranosa do diafragma, proposta em nosso meio por Pinotti[19], pode ser usada (Figura 2.5).

Com o advento da cirurgia laparoscópica e os benefícios da cirurgia minimamente invasiva, a abordagem a essa doença tem sido realizada, com sucesso, pela via torácica ou abdominal. Existe uma tendência na literatura internacional, assim como

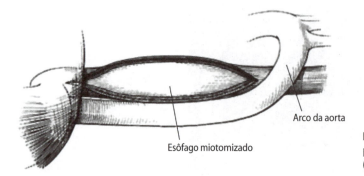

Figura 2.4. Miotomia entre a veia pulmonar inferior e o arco da aorta. (Copiada e modificada de Cassivi SD[4].)

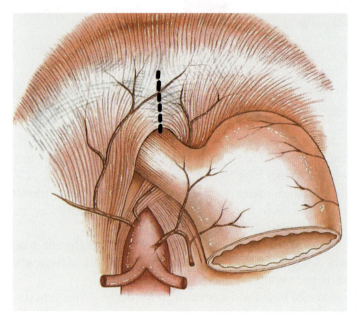

Figura 2.5. Abertura da parte membranosa do diafragma.

no Instituto Alfa de Gastroenterologia (IAG), para considerar este procedimento o *padrão ouro*[3,5,7,16].

Nos divertículos epifrênicos situados no terço médio, distantes da junção esofagogástrica (JEG), a via torácica é a melhor escolha (toracotomia ou toracoscopia). O acesso abdominal (por laparotomia ou laparoscopia) com abertura do hiato esofágico é desejável para aqueles divertículos localizados próximos à JEG. A endoscopia peroperatória pode ser útil para localizar precisamente o divertículo, facilitando sua dissecção, grampeamento e ressecção (Figuras 2.6 e 2.7).

A válvula anti-refluxo não deve ser utilizada rotineiramente, sendo aconselhável nos pacientes portadores de hérnias hiatais sintomáticas com refluxo gastroesofágico comprovado por pHmetria e nos indivíduos portadores de hipertonia do EIE e acalasia, nos quais houve necessidade de miotomia atingindo a JEG. Nesta situação, a escolha deverá ser por válvulas parciais à Belsey, Dor, Pinotti etc., para não aumentar

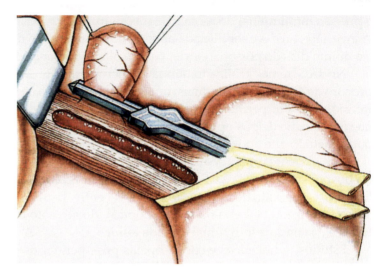

Figura 2.6. Dissecção, grampeamento com endogrampeador do divertículo e miotomia. A falha da musculatura é suturada. A seguir é realizada, de forma contralateral, a miotomia ampla ou supradiverticular, como mencionado no texto.

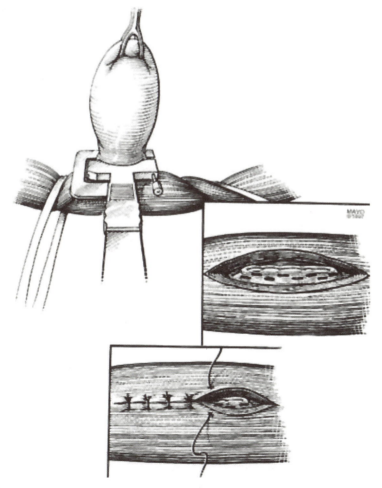

Figura 2.7. Grampeamento e fechamento da camada muscular.

a pressão intraluminal do esôfago, agravando ainda mais a dismotilidade esofágica[4,5]. A ingestão oral deve ser iniciada após estudo contrastado do esôfago, entre o segundo e o quinto dias do pós-operatório, para avaliar a presença de fístulas.

No IAG[3] temos realizado, ainda no peroperatório, teste com azul de metileno à procura de vazamentos, os quais, quando presentes, são corrigidos no mesmo ato operatório. Isso tem permitido realimentar nossos pacientes precocemente no primeiro ou segundo dia de pós-operatório. A endoscopia peroperatória com insuflação de ar é outro método que pode ser empregado com o mesmo objetivo[12].

Nos pacientes operados por laparoscopia em nosso serviço, a média de permanência hospitalar variou de 2 a 5 dias. Não ocorreram complicações em dez pacientes[3]. Na literatura, o período de internação é variável entre 3 e 61 dias[7,9,16,20], dependendo da via de aceso utilizada (aberta ou laparoscópica), do advento de complicações pós-operatórias e da conduta individual de cada autor.

Estudos radiológicos e endoscópicos pós-operatórios são realizados sistematicamente após 3, 6 e 12 meses para avaliar a evolução do paciente, podendo ser antecipados a qualquer momento em razão de sintomas expressivos[7].

Fernando e cols.[9], da Universidade de Pittsburgh, em uma série de 20 pacientes nos quais realizaram diveticulectomia, miotomia e fundoplicatura parcial, tiveram complicações em nove casos (45%), incluindo quatro pacientes com fístula esofágica (20%). Um paciente faleceu nessa série por complicações respiratórias e cardiovasculares devido à fístula esofágica. No seguimento tardio, média de 15 (1-70) meses, a melhora dos sintomas foi excelente em 72% dos casos, muito boa em 11%, boa em 6% e ruim em 11%.

Del Gênio e cols.[7], em uma série de 13 pacientes operados por videolaparoscopia, não tiveram mortalidade perioperatória. No seguimento tardio, em média de 58 (3-96) meses, todos os pacientes encontravam-se livres dos sintomas.

Benacci e cols.[2], da Mayo Clinic, em uma série de 33 pacientes, a maioria operada por cirurgia aberta (toracotomia), tiveram 9,1% de mortalidade e 6% de fístulas. O seguimento tardio foi excelente e muito bom em 66% dos casos. Não houve recorrência nessa série.

Em síntese, em relação ao tratamento cirúrgico, podemos dizer que os pacientes portadores de divertículo epifrênico devem ser selecionados cuidadosamente, analisando-se o risco-benefício da operação, de acordo com a sintomatologia e a presença de afecções associadas. A via de acesso escolhida deve ser considerada individualmente em cada caso. No pós-operatório, deve-se dar atenção ao diagnóstico precoce da fístula, e o acompanhamento deve ser efetuado pelo maior tempo possível.

DIVERTÍCULO DE TRAÇÃO

O divertículo de tração costuma situar-se no terço médio do esôfago e é secundário à reação inflamatória granulomatosa (por histoplasmose ou tuberculose) em linfonodos periesofágicos[4]. Em geral são pequenos e assintomáticos, embora raramente possam ocasionar complicações sérias, como fístulas esofagotraqueais ou massas inflamatórias mediastinais[4]. O diagnóstico costuma ser realizado pelo esofagograma contrastado ou pela esofagoscopia (Figura 2.8).

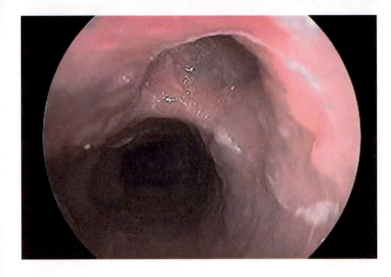

Figura 2.8. Visão endoscópica de divertículo de tração identificado no terço médio do esôfago, em paciente oligossintomático. (Cortesia do Dr. Vitor Arantes, Instituto Alfa de Gastroenterologia.)

Tratamento

O tratamento cirúrgico dos divertículos de tração só é realizado nos casos que evoluem com manifestações clínicas importantes, usualmente secundários a fístulas para a árvore traqueobrônquica ou para grandes vasos, ou na presença de grandes massas inflamatórias.

A via de acesso é a toracotomia ou a toracoscopia. A operação consiste em reparo das fístulas, excisão de massa inflamatória, dissecção do divertículo e fechamento primário do esôfago. Para evitar a recorrência, pode-se interpor a pleura entre a rafia do esôfago e os tecidos inflamatórios[4,9]. O uso de grampeadores no acesso por toracoscopia facilita a remoção do divertículo[14].

PSEUDODIVERTICULOSE INTRAMURAL

Pseudodiverticulose intramural do esôfago é afecção rara, de etiologia desconhecida, que pode ocorrer em qualquer idade. Menos de 200 casos haviam sido descritos na literatura até 2001[10]. Essa condição é caracterizada por múltiplas e diminutas formações minissaculares na parede esofágica, que se comunicam com o lúmen esofágico por um curto colo. Em exames de necropsia, os pseudodivertículos representam ductos excretores dilatados das glândulas mucosas profundas da parede esofágica. Alguns autores postulam que a dilatação ductal resulta da obstrução desses ductos por muco espesso, epitélio descamado ou material inflamatório. Até 80% a 90% dos pacientes apresentam evidências endoscópicas ou histológicas de esofagite, presumindo-se, então, que a pseudodiverticulose intramural do esôfago seja uma seqüela da esofagite crônica (por refluxo ou infecciosa)[10]. Têm sido observadas associações da pseudodiverticulose com DRGE (19%), diabetes melito (21%), esofagites infecciosas (15%) e cirrose etanólica (15%)[7].

Os sintomas mais freqüentes são a odinofagia e a disfagia, presentes em 75% a 100% dos casos. A disfagia pode ser constante, intermitente ou progressiva, manifes-

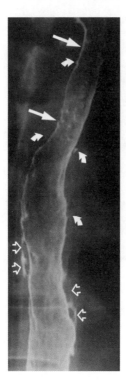

Figura 2.9. Radiografia de esôfago com duplo contraste, mostrando saculações contrastadas observadas na forma difusa da pseudodiverticulose.

tada por longos períodos (meses a anos)[10]. Outras associações com estenoses e membranas esofágicas têm sido descritas[7]. O diagnóstico pode ser demonstrado pelo esofagograma, caracterizando-se como múltiplas formações saculares na parede esofágica. Entretanto, o método de escolha mais recomendado é a endoscopia digestiva alta, que permite identificar os diminutos óstios diverticulares e, simultaneamente, investigar a existência de esofagites, hérnias de hiato e estenoses[10] (Figura 2.9).

Duas formas de apresentação dessa doença podem ser encontradas: segmentar e difusa, sendo esta última mais grave e com maior número de complicações[13,18].

Evolução e tratamento (complicações)

Inicialmente, o quadro clínico pode ser confundido com o observado nas doenças associadas mencionadas anteriormente.

A doença, porém, pode evoluir com estenose esofágica, inflamação e infecção local com superposição de microrganismos (como a *Candida*) hemorragias e perfuração esofágica[13].

O tratamento se restringe às complicações. A dilatação por endoscopia parece ser boa escolha em casos selecionados. Nestes casos, é recomendado uso constante de inibidores da bomba de prótons (IBP) após o procedimento[1,22].

As inflamações e infecções devem ser tratadas com IBP e antibióticos até a melhora dos sintomas. As hemorragias podem ser tratadas de modo conservador, nos casos leves, e/ou por via endoscópica, nos casos de sangramento mais intenso.

As perfurações podem ser espontâneas ou iatrogênicas (devido ao tratamento endoscópico) e são geralmente, associadas com estenoses. Devido à grave mediastinite ou peritonite que provocam, é necessária intervenção cirúrgica rápida[17].

A via de acesso dependerá do local da perfuração. Aquelas ocorridas no esôfago torácico devem ser abordadas por toracotomia, a qual pode ser associada à laparotomia, quando é necessária interposição do estômago, alça em "Y" de Roux ou cólon transverso. Aquelas ocorridas no nível do esôfago abdominal podem ser abordadas por laparotomia mediana supra-umbilical ou laparoscopia[17].

A técnica cirúrgica pode variar desde a simples drenagem em volta da perfuração até esofagectomias com restauração do trânsito com o estômago, o cólon ou intestino delgado[17].

REFERÊNCIAS BIBLIOGRÁFICAS

1. Attila T, Marcon NE. Esophageal intramural pseudodiverticulosis with food impaction. *Can J Gastroenterol* 2006; 20:37-8.

2. Benacci JC, Deschamps C, Trastck VF *et al*. Ephiphrenic diverticulum: results of surgical treatment. *Ann Thorac Surg* 1993; 55:1109-43.

3. Cabezas-Andrade MA, Savassi-Rocha PR, Sanches MD. Tratamento laparoscópico do divertículo epifrênico do esôfago: evolução de dez pacientes. Instituto Alfa de Gastroenterologia, Hospital das Clínicas UFMG (no prelo).

4. Cassivi SD, Deschamps C, Nichols III FC, Allen MS, Pairolero PC. Diverticula of the esophagus. *Surg Clin N Am* 2005; 85:495-503.

5. Ceretti AP, Carzaniga P. Laparoscopic management of oesophageal epiphrenic diverticulum: a case report. *Chir Ital* 2005; 57:261-6.

6. Constantini M, Zaninotto G, Rizzetto C, Narne S, Ancona E. Oesophageal diverticula. *Best Pract Res Clin Gastroenterol* 2004; 18:3-17.

7. Del Genio A, Rosseti G, Maffetton V *et al*. Laparoscopic approach in the treatment of epiphrenic diverticula: long term results. *Surg Endosc* 2004; 18:741-5.

8. Fasano NC, Levine MS, Rubesin SE, Redfern RO, Laufer I. Epiphrenic diverticulum: clinical and radiographic findings in 27 patients. *Dysphagia* 2003; 18:9-15.

9. Fernando HC, Lukeitch JD, Samphire J *et al*. Minimally invasive operation for esophageal diverticula. *Ann Thorac Surg* 2005; 80:2080-1.

10. Hahne M, Schilling D, Arnold JC, Riemann JF. Esophageal intramural pseudodiverticulosis: review of symptoms including upper gastrointestinal bleeding. *J Clin Gastroenterol* 2001; 33:378-82.

11. Klaus A, Hinder RA, Swain J, Achem SR. Management of epiphrenic diverticula. *J Gastrointest Surg* 2003; 7:906-11.

12. Kostic S, Lonroth H, Lundell L. Leakage testing at the time of surgical oesophageal myotomy. *Dig Surg* 2004; 21:223-6.

13. Koyama S, Watanabe M, Lijima T. Esophageal intramural pseudodiverticulosis (diffuse type). *J Gastroenterol* 2002; 37:644-8.

14. Lazar G, Szentpali K, Paszi A. Minimally invasive surgical treatment for mid-esophageal and epiphrenic diverticula. *Magy Seb* 2005; 58:352-6.

15. Moreira EFM, Bittencourt PFS, Mendonça Fº RA, Albuquerque W. Divertículo de Zenker: tratamento cirúrgico ou endoscópico? *In*: Savassi-Rocha PR, Coelho LGV, Sanches MD, Rausch M eds. *Tópicos em gastroenterologia 14 – Controvérsias*. Rio de Janeiro: Guanabara Koogan, 2004:13-30.

16. Muller A, Halbfass HJ. Laparoscopic esophagotomy without diverticular ressection for treating epiphrenic diverticulum in hypertonic lower esophageal sphincter. *Chirurg* 2004; 75:302-6.

17. Murakami M, Tsuchiya K, Ichikawa H et al. Esophageal intramural pseudodiverticulosis associated with esophageal perforation. *J Gastroenterol* 2000; 35:702-5.

18. Pache G, Nadir G, Henning S et al. Intramural pseudodiverticulosis of the esophagus. *J Postgrad Med* 2005; 51:328-9.

19. Pinotti HW, Felix VN. Divertículo do esôfago distal. *In*: Pinotti HW ed. *Acesso ao esôfago torácico por transecção mediana do diafragma*. São Paulo: Atheneu: 1999, 13:105-10.

20. Tedesco P, Fisichella PM, Way LW, Patti MG. Cause and treatment of epiphrenic diverticula. *Am J Surg* 2005; 190:902-5.

21. Valentini M, Pera M, Vidal O et al. Incomplete esophageal myotomy and early recurrence of an epiphrenic diverticulum. *Dis Esophagus* 2005; 18:64-6.

22. Yoneyama F, Kobayashi Y, Miyata K et al. Esophageal intramural pesudodiverticulosis treated by balloon dilatation: report of a case. *Surg Today* 2004; 34:62-4.

Candidíase Esofágica no Paciente Imunocompetente

Capítulo 3

Washington Luiz dos Santos Vieira
Eliza Maria de Brito

INTRODUÇÃO

A espécie *Candida* sp. pode ser freqüentemente encontrada em ambientes hospitalares, alimentos, pisos e outras superfícies. No homem, compõe a microbiota do tubo digestivo, da pele, da vagina e dos brônquios[2]. Dentre os órgãos que compõem o trato digestivo, o esôfago é o local onde mais comumente se isolam diferentes espécies de *Candida*, sendo este microrganismo a principal causa de esofagite infecciosa. Apesar de existirem mais de 200 espécies de *Candida* conhecidas, apenas algumas são patogênicas para os seres humanos[17]. As espécies de *Candida* mais comuns e que mais freqüentemente podem causar candidíase esofágica são apresentadas no Quadro 3.1.

A colonização oral pela *Candida* é mais freqüente em crianças até os 18 meses de idade e em idosos, especialmente naqueles que usam próteses dentárias ou têm higiene oral precária. A *Candida* sp. é isolada em 35% a 50% das culturas de orofaringe e coloniza, aproximadamente, 20% dos esôfagos de indivíduos sadios[10]. Endoscopias

Quadro 3.1. Espécies mais freqüentes de *Candida* causadoras de esofagite

Espécie	Freqüência
C. albicans	70% a 80%
C. glabrata	6% a 12%
C. tropicalis	5% a 8%
C. krusei	1% a 2%
C. parapsilosis	>1%
C. dubiliniensis	>1%

digestivas realizadas na população em geral revelam uma prevalência de 4% a 7% de esofagite por *Candida* [16].

FATORES DE VIRULÊNCIA DA CANDIDÍASE

A patogênese da candidíase resulta da interação entre mecanismos de defesa da mucosa esofágica do hospedeiro e fatores de virulência do fungo. Fatores endógenos do hospedeiro, como temperatura, pH, pressão osmótica e concentrações de cálcio e ferro, são determinantes para a ocorrência dessa infecção[4]. A invasão das células do hospedeiro pelas espécies de *Candida* ocorre inicialmente a partir de sua aderência à superfície epitelial e proliferação. Posteriormente, há invasão celular com liberação de fosfolipídios e proteínas que causam lise da membrana celular, invasão tecidual e até ulceração mucosa[8,14]. Casos de candidíase invasiva com acometimento transmural e perfuração do esôfago são raros e graves, complicando-se, na maioria das vezes, com mediastinite, septicemia e alta taxa de mortalidade.

A *Candida albicans*, espécie mais virulenta conhecida, apresenta transição morfológica de crescimento entre formas de pseudo-hifa e hifa, o que exerce uma influência direta na capacidade de o fungo aderir ao epitélio celular e causar a doença. A *Candida glabrata*, devido ao aumento de sua incidência e à menor susceptibilidade a antifúngicos, tem assumido papel relevante na esofagite infecciosa [5].

FATORES PREDISPONENTES À CANDIDÍASE ESOFÁGICA

A candidíase esofágica não tem sido freqüentemente descrita em pacientes imunocompetentes. Dentre os fatores que protegem o hospedeiro imunologicamente competente da colonização pelo fungo, incluem-se: salivação, motilidade esofágica com depuração do conteúdo luminal, episódios de refluxo ácido, integridade da barreira mucosa e balanço competitivo entre flora bacteriana e fungos na mucosa do esôfago[15].

Fatores exógenos ou do próprio hospedeiro podem contribuir para que a colonização pelo fungo evolua para invasão tecidual e infecção. A associação entre sintomas esofágicos e candidíase oral tem alto valor preditivo positivo para o diagnóstico de monilíase esofágica, visto que em aproximadamente 85% dos casos a infecção coexiste nesses dois sítios.

A candidíase em neonatos parece ser secundária à contaminação no canal de parto. Em idosos, associa-se muitas vezes ao uso de próteses dentárias e à má higiene oral. Diabéticos e portadores de outras endocrinopatias têm maior susceptibilidade a essa infecção por mecanismos não muito claros. Dieta com alto teor de carboidratos pode favorecer a proliferação fúngica, em especial na cavidade oral[16].

Apesar de o uso de medicamentos estar associado à monilíase esofágica, alguns autores sugerem a necessidade da associação de outros fatores predisponentes para o desenvolvimento da infecção. Os antibióticos de largo espectro alteram o equilíbrio da flora bacteriana, permitindo o crescimento de *Candida albicans*. O uso de corticosteróides, tanto por via sistêmica como inalatória, está associado à candidíase orofaríngea

Quadro 3.2. Fatores predisponentes de candidíase esofágica em pacientes imunocompetentes

Fatores do hospedeiro	Fatores exógenos
Idade avançada	Alcoolismo
Desnutrição	Dieta rica em carboidratos
Candidíase mucocutânea	Antimicrobianos
Endocrinopatias	Corticoterapia sistêmica
Diabetes melito	Corticoterapia inalatória
Hipo e hipertireoidismo	Imunossupressores
Insuficiência adrenal	Antagonistas dos receptores H_2
Depressão da função fagocitária	Inibidores da bomba protônica
Neutropenia	Vagotomia prévia
Doença granulomatosa crônica	
Alteração da integridade da mucosa	
Mucosite/ulcerações	
Irradiação/isquemia	
Trauma/cirurgia	
Obstrução funcional ou mecânica do esôfago	
Doença do refluxo gastroesofágico	
Esofagite eosinofílica	
Neoplasias do esôfago	
Idiopática	

e esofágica, provavelmente pelo efeito imunossupressivo[6]. A hipocloridria, resultante do uso de inibidores de bomba de prótons, antagonistas dos receptores H_2 ou de vagotomia gástrica, poderia facilitar a sobrevida da microflora oral deglutida em ambiente menos ácido[15]. No Quadro 3.2 estão listados os fatores predisponentes à ocorrência de candidíase esofágica em pacientes imunocompetentes.

QUADRO CLÍNICO

Ao contrário do que se observa em pacientes imunodeprimidos, a apresentação clínica da candidíase esofágica em imunocompetentes tende a ser oligo ou assintomática. Odinofagia, associada ou não à disfagia, constitui o sintoma mais freqüente. Dor retroesternal, às vezes irradiando-se para a região escapular ou para o dorso, e não relacionada à deglutição, pode ocorrer. Dor epigástrica e hemorragia digestiva alta são apresentações menos freqüentes. A identificação de moníliase oral ao exame físico auxilia o diagnóstico da infecção esofágica, visto que em estudos prospectivos essa associação é observada em 70% a 100% das vezes[1].

DIAGNÓSTICO

O estudo radiográfico do esôfago, coleta de material através de escovado ou biópsia da mucosa e soroaglutinação são os métodos propedêuticos disponíveis para o diagnóstico da moníliase esofágica.

Apesar de o estudo radiográfico do esôfago não evidenciar alterações em 25% dos pacientes com essa afecção, este exame pode ser útil na avaliação da motilidade esofágica e de processos obstrutivos, bem como na pesquisa de perfuração ou fístulas do órgão[2].

A coleta de material através de escovado da mucosa esofágica para estudo citológico pode ser feita às cegas, com o auxílio de sonda nasogástrica ou peroral, ou através de endoscopia digestiva alta. A coleta às cegas apresenta a desvantagem de não quantificar a extensão nem a gravidade da infecção. O material colhido deve ser examinado a fresco, com hidróxido de potássio a 10%, quando será possível a identificação de formas vegetativas ou filamentosas do fungo. Esse método apresenta sensibilidade e especificidade, respectivamente, de 88% e 100%[13].

A endoscopia com coleta de material por escova e/ou biópsia da lesão constitui o padrão ouro para o diagnóstico definitivo da candidíase esofágica. O aspecto endoscópico varia de acordo com a gravidade da infecção. O achado mais comum é de placas branco-amareladas distribuídas, geralmente, na mucosa dos dois terços inferiores do esôfago. Pode ser observado desde enantema discreto até acometimento difuso e intenso da mucosa, que poderá estar recoberta por placas coalescentes, formando pseudomembranas, que podem recobrir toda a mucosa do esôfago. A mucosa da junção escamocolunar é menos comprometida. Existem várias classificações endoscópicas para a candidíase esofágica. Kodsi e cols.[7] classificam os achados endoscópicos em quatro graus (Figura 3.1):

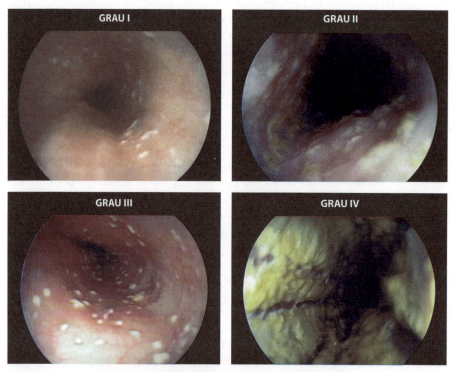

Figura 3.1. Classificação endoscópica da candidíase esofágica.

- **Grau I** — poucas placas brancas aderidas, medindo até 2mm de diâmetro, com hiperemia, sem edema ou ulceração.
- **Grau II** — múltiplas placas brancas, maiores do que 2mm, com hiperemia, sem edema ou ulceração.
- **Grau III** — placas confluentes, elevadas, lineares e nodulares, com hiperemia e ulceração.
- **Grau IV** — achados do grau III somados a friabilidade intensa da mucosa e, ocasionalmente, estreitamento da luz.

O estudo histopatológico é feito utilizando-se colorações de rotina, como PAS, Gram e sais de prata. Na vigência de ulcerações mucosas, formas leveduriformes podem ser identificadas em fragmentos colhidos por biópsia na base das úlceras. A identificação microscópica de micélio com invasão tecidual é muito sugestiva de esofagite por *Candida*. Caso o micélio tenha localização muito superficial ou esteja pouco aderido à mucosa, este pode ser lavado durante o processo de fixação do fragmento, diminuindo a sensibilidade do método[12].

A reação de soroaglutinação é pouco utilizada na prática clínica, mas níveis plasmáticos acima de 1:160 estão presentes em 78% dos casos de esofagite por *Candida albicans*, enquanto que reação negativa exclui esse diagnóstico[7]. As culturas em meio de Sabouraud têm demonstrado sensibilidade de até 80%, mas este método não consegue diferenciar se o microrganismo é um agente comensal ou infeccioso[9].

DIAGNÓSTICO DIFERENCIAL

O diagnóstico diferencial da monilíase esofágica inclui esofagites causadas por substâncias químicas, outros agentes infecciosos, radiação e doença por refluxo gastroesofágico. Dentre os agentes infecciosos mais comuns, destacam-se o citomegalovírus, o herpes simples e o vírus HIV. O citomegalovírus induz a formação de úlceras únicas ou múltiplas, de tamanhos variados, nas porções média e distal do esôfago. Este vírus pode ser identificado em fibroblastos e células endoteliais localizadas na base das úlceras esofágicas, sem, no entanto, atingir o epitélio escamoso do órgão. Na esofagite herpética, o acometimento do esôfago pode ser segmentar ou difuso, apresentando lesões purpúreas ou vesiculares e pequenas úlceras superficiais que podem algumas vezes confluir, sem acometer a muscular da mucosa. Inclusões de eosinófilos intranucleares nas células epiteliais podem ser vistas nos fragmentos colhidos por biópsia. A infecção pelo vírus HIV causa úlceras profundas, únicas ou múltiplas, de tamanho variável, bem delimitadas, principalmente no terço médio do esôfago. Fragmentos colhidos por biópsia revelam presença de HIV RNA em linfócitos e células mononucleares. Outras causas incomuns de esofagite devem ser consideradas no diagnóstico diferencial da candidíase esofágica, como tuberculose, criptococose, histoplasmose, criptosporidíase, pneumocistose, vírus da varicela-zoster e Epstein-Barr e infecção bacteriana do órgão[3].

TRATAMENTO

O tratamento da esofagite por *Candida* depende da gravidade da infecção e do grau de comprometimento imunológico do paciente. Como, de modo geral, essa infecção responde muito bem à terapia antifúngica oral, é desejável confirmação etiológica definitiva. O uso de anti-secretores, antibióticos, corticosteróides e quimioterápicos deve, se possível, ser interrompido. Outras afecções (listadas no Quadro 3.2) que também predispõem à monilíase esofágica devem ser tratadas e compensadas[16].

Como a melhora dos sintomas da esofagite por *Candida* nem sempre se associa à resolução das lesões esofágicas, em casos selecionados pode ser necessário um controle endoscópico após o tratamento. Abordagens não-farmacológicas para tratamento de complicações dessa afecção, como estenose do esôfago, são raramente necessárias[12].

Embora vários antifúngicos estejam disponíveis, poucos estudos compararam a eficácia entre eles para o tratamento da candidíase esofágica em pacientes imunocompetentes. A grande maioria dos estudos comparativos é realizada em portadores da infecção pelo vírus HIV ou em pacientes imunologicamente comprometidos. Por isso, as recomendações terapêuticas da candidíase esofágica em pacientes imunocompetentes são, de modo geral, baseadas em estudos clínicos não controlados.

Pacientes com ausência ou discreto comprometimento da função dos neutrófilos e linfócitos podem ser tratados com antifúngicos de ação tópica. A nistatina, droga não absorvível por via oral, liga-se a esteróis presentes na membrana celular do fungo, alterando sua permeabilidade. A dose recomendada é de 200.000 unidades a cada 2 a 4 horas, por um período de 7 a 14 dias[9].

Pacientes resistentes à nistatina ou com função dos neutrófilos e linfócitos comprometida devem ser tratados com antifúngicos sistêmicos. Os derivados azólicos são os mais utilizados. O *cetoconazol* interfere na síntese dos esteróis da membrana celular do fungo, causando alteração da permeabilidade, injúria e morte celular. É bem absorvido por via oral, devendo ser administrado em dose única diária de 200mg, durante 10 a 14 dias. O *fluconazol* é um fungicida que inibe um dos passos da síntese de ergosterol, um dos constituintes mais importantes das membranas celulares de várias leveduras. Tem uma absorção gástrica superior a 92% e apresenta boa tolerância e resposta clínica rápida ao tratamento. A dose recomendada é de 100 a 200mg diariamente, durante 14 a 21 dias. Esse medicamento ainda apresenta a vantagem de, quando necessário, poder ser usado por via parenteral[16]. O *itraconazol* encontra-se disponível em apresentações líquida e cápsulas, ambas com eficácia e mecanismo de ação semelhantes aos do fluconazol. Sua dose diária recomendada é de 100 a 200mg, quando se empregam cápsulas, e de 10 a 20ml, quando se ministra a solução, durante 14 a 21 dias. O *voriconazole* é um fungicida potente e de largo espectro *in vitro*, com ação semelhante à dos outros azólicos, cujo uso está indicado na candidíase esofágica grave ou refratária aos outros fungicidas. A dose oral ou venosa recomendada é de 4mg/kg duas vezes ao dia, durante 14 a 21 dias[10]. O emprego de *anfotericina B*, na dose de 0,3 a 0,5mg/kg/dia durante 10 dias, deve ser reservado para os casos em que há febre, neutropenia importante e refratariedade ao tratamento com outros agentes antifúngicos. A *flucitosine* e o *caspofungin* são reservados para pacientes que apresentaram falhas terapêuticas com

Quadro 3.3. Tratamento da candidíase esofágica

Antifúngico	Dose	Via de administração	Duração (dias)	Eficácia
Nistatina	200000UI de 4/4h	VO	7 a 14	?
Cetoconazol	200mg/dia	VO	10 a 14	80%
Fluconazol	100 a 200mg/dia 100mg/dia	VO EV	14 a 21 10 a 14	91%
Itraconazol	200mg/dia (cápsula) 10 a 20ml/dia (solução)	VO VO	14 a 21 14 a 21	94%
Voriconazole	200 a 400 mg/dia	VO	14 a 21	95%
Anfotericina	0,3 a 0,5mg/kg/dia	EV	10	?

VO – via oral; EV – via endovenosa.

o uso de qualquer das medicações relacionadas anteriormente[16]. As doses, as vias de administração, a duração de tratamento e a eficácia dos principais antifúngicos são detalhadas no Quadro 3.3.

Na presença da candidíase esofágica refratária, um segundo esquema terapêutico deve ser formulado, aumentando-se a dose do antifúngico ou associando-se dois deles. A dose recomendada, quando se emprega o fluconazol, é de 400 a 800mg/dia, para o itraconazol, 400mg/dia, e para a anfotericina, 0,5 a 1mg/kg/dia. Quanto à associação de antifúngicos, os esquemas mais recomendados são anfotericina e fluconazol, fluconazol e flucitosine ou anfotericina e flucitosine [16].

Na formulação do tratamento da candidíase esofágica, alguns fatores devem ser observados para que não haja falha ou comprometimento da resposta terapêutica esperada. Como a absorção dos azólicos cetoconazol e fluconazol é pH-dependente, deve-se evitar seu uso concomitante com inibidores da bomba protônica ou com antagonistas dos receptores H_2. A resistência da *Candida albicans* aos azólicos fluconazol e itraconazol é incomum, mas resistência *in vitro* tem sido observada, especialmente em pacientes infectados pelo vírus HIV. A *Candida glabrata* tem apresentado aumento de sua prevalência e é menos susceptível ao fluconazol e ao itraconazol. A *Candida krusei*, comum em pacientes neutropênicos com doença maligna, apresenta resistência intrínseca ao fluconazol e susceptibilidade reduzida a todos os antifúngicos[16].

REFERÊNCIAS BIBLIOGRÁFICAS

1. Baehr PH, McDonald GD. Esophageal infections: risk factors, presentation, diagnosis and treatment. *Gastroenterology* 1994; 106:509-32.
2. Bittencourt MFM, Alves JS. Infecções e lesões cáusticas do esôfago não-AIDS. *In*: Castro LP, Coelho LGV eds.*Gastroenterologia*. Rio de Janeiro: MEDSI, 2004: 705-20.
3. Bittencourt PFS, Moreira EF, Albuquerque W. Comprometimento do esôfago por infecções, radiação e agentes químicos. *In*. Dani R ed. *Gastroenterologia essencial* 3. ed., Rio de Janeiro: Guanabara Koogan, 2004: 113-121.

4. De Bernardis F, Muhlschlegel FA, Cassone A et al. The pH of host niche controls gene expression and virulence of Candida albicans. Infect Immun 1998; 66:3317-25.

5. Fidel Jr PL, Vasquez JA, Sobel JD. Candida glabrata: review of epidemiology pathogenesis and clinical disease in comparison to C. albicans. Clin Microbiol Rev 1999; 12:80-96.

6. Kanda N, Yasuba H, Takahashi T et al. Prevalence of esophageal candidiasis among patients treated with inhaled fluticasone propionate. Am J Gastroenterol 2003; 98:2146-8.

7. Kodsi BE, Wickremesinghe PC, Kozin PJ, Iswara K, Goldberg PK. Candida esophagitis: a prospective study of 27 cases. Gastroenterology 1976; 71:715-9.

8. Leidich SD, Ibrahim AS, Fu Y et al. Cloning and disruption of caPLB1, a phospholipase B gene involved in the pathogenicity of Candida albicans. J Biol Chem 1998; 273:2678-86.

9. Mathieson R, Dutta SK. Candida esophagitis. Dig Dis Sci 1983; 28:365-70.

10. Pappas PG, Rex JH, Sobel JD et al. Guidelines for treatment of candidiasis. Clin Infect Dis 2004; 28:161-89.

11. Pfaller MA, Diekema DJ, Jones RN et al. International surveillance of bloodstream infections due Candida species: frequency of occurrence and in vitro susceptibilities to fluconazole, ravuconazole and voriconazole of isolates collected from 1997 through 1999 in the SENTRY Antimirobila Surveillance Program. J Clin Microbiol 2001; 39:3254-9.

12. Raufman JP. Esophageal infections. In: Yamada T, Alpers DH, Owyang C, Powell DW, Silverstein FE. Textbook of gastroenterology. 2. ed., Philadelphia: J.B. Lippincott Company, vol. 1, 1995: 1148-59.

13. Rosário MT, Raso CL, Comer GM, Clain DJ. Transnasal brush cytology for the diagnosis of Candida esophagitis in the acquired immunodeficiency syndrome. Gastrointest Endos 1988; 35:102-3.

14. Sundstrom P. Adhesins in Candida albicans. Curr Opin Microbiol 1999; 2:353-7.

15. Underwood JA, Williams JW, Keate RF. Clinical findings and risk factors for Candida esophagitis in outpatients. Dis of Esophagus 2003; 16:66-9.

16. Vazques JA. Invasive oesophageal candidiasis: current and developing treatment options. Drugs 2003; 63:971-89.

17. Vasquez JA, Sanchez V, Dmuchowski C. Nosocomial acquisition of Candida albicans: an epidemiology study. J Infect Dis 1993; 168:161-89.

Displasia no Esôfago de Barrett

Capítulo 4

Luciana Dias Moretzsohn

INTRODUÇÃO

O esôfago de Barrett, afecção associada à doença por refluxo gastroesofágico de longa duração, traduz condição na qual, o epitélio escamoso estratificado, que habitualmente recobre o esôfago, é substituído por epitélio colunar, associado à metaplasia intestinal[37]. O epitélio de Barrett é, reconhecidamente, o principal fator de risco para o adenocarcinoma de esôfago, devido à predisposição de suas células para alterações genéticas associadas ao desenvolvimento da neoplasia[38].

Evidências obtidas ao longo dos anos sugerem que o aparecimento do câncer no esôfago de Barrett envolve uma seqüência de alterações genéticas em células com capacidade proliferativa. Desse modo, o acúmulo de mutações que ativam protooncogenes e comprometem os genes supressores vai determinar perda do controle de crescimento dessas células, que se tornam neoplásicas. Células neoplásicas são mais susceptíveis a outras mutações genéticas. O acúmulo de anormalidades genéticas determina o surgimento de um clone de células malignas com capacidade de invadir tecidos e metastatizar[34].

Antes que as células neoplásicas se tornem malignas, alterações genéticas associadas a essas anormalidades de crescimento determinarão mudanças morfológicas no tecido, histologicamente reconhecidas como displasia[35]. Os patologistas diagnosticam displasia quando identificam uma variedade de alterações citológicas e estruturais do fragmento de tecido colhido por biópsia, que incluem dilatação nuclear, pleomorfismo, mitoses atípicas, perda da maturação citoplasmática, dentre outras. A displasia é classificada como de baixo ou alto grau, dependendo da intensidade dessas alterações histológicas, que, em última análise, indicam a gravidade das alterações genéticas e predisposição evolutiva para o câncer[6].

Portanto, o diagnóstico de displasia no esôfago de Barrett é um marco para definição de condutas, às vezes agressivas, que previnam a evolução para adenocarcinoma. Todas as abordagens terapêuticas disponíveis para o tratamento da displasia de alto grau (DAG) se associam a alto risco e benefício discutível. Portanto, a opção por um desses métodos deve basear-se na avaliação de riscos, bem como em uma análise crítica do diagnóstico de displasia, sua história natural e possibilidade de metástases linfáticas.

DIFICULDADES NO DIAGNÓSTICO DE DISPLASIA NO ESÔFAGO DE BARRETT

O diagnóstico de displasia nem sempre é fácil, e deve sempre ser confirmado por dois patologistas experientes. Displasia de baixo grau (DBG) pode apresentar-se com alterações histopatológicas, muito semelhantes àquelas observadas em tecidos não-neoplásicos em processo regenerativo, como o que ocorre em resposta à esofagite por refluxo. A concordância interobservadores no diagnóstico da DBG não é boa, não alcançando, em vários estudos, percentual maior que 50%[14,33]. Apesar de a concordância ser melhor no diagnóstico de DAG, girando em torno de 85%, não é infreqüente a dificuldade de distinguir a DAG do carcinoma intramucoso, que tem maior potencial de metástase linfática[18].

Por outro lado, o encontro e a confirmação de displasia não comprovam a ausência de lesões definitivamente malignas no esôfago de Barrett. A presença de displasia ou adenocarcinoma precoce no esôfago de Barrett pode ser focal ou distribuída de modo não uniforme. Conseqüentemente, a coleta de fragmentos de biópsias nos quatro quadrantes do esôfago, a cada 1 ou 2cm, pode não alcançar áreas de displasia ou câncer incipiente[32]. Cameron e cols.[3], analisando peças cirúrgicas de 19 pacientes submetidos à esofagectomia devido à DAG, detectaram a presença de adenocarcinoma em 10,5% dos esôfagos ressecados. Apesar do desenvolvimento de técnicas endoscópicas visando ao melhor direcionamento das biópsias na busca de tecido displásico (cromoendoscopia, magnificação de imagens, ecoendoscopia e tomografia de coerência óptica), os resultados obtidos com a aplicação desses artifícios não têm justificado seu uso rotineiro na pesquisa de alterações neoplásicas no esôfago de Barrett[32].

HISTÓRIA NATURAL DA DISPLASIA NO ESÔFAGO DE BARRETT

Evidências circunstanciais sugerem que o adenocarcinoma no esôfago de Barrett seria o resultado da evolução da DBG para a DAG e desta para o câncer. Entretanto, esta seqüência raramente é observada. Estudos de acompanhamento de portadores de esôfago de Barrett têm demonstrado desde o desaparecimento da displasia até o aparecimento do adenocarcinoma em epitélio com DBG ou mesmo sem displasia[3,14,17,28,33]. Nesses casos, persiste a dúvida se realmente houve regressão da displasia, aparecimento do câncer de evolução muito rápida ou erro no direcionamento da coleta de fragmentos de biópsias.

Há dificuldade na avaliação da história natural da DBG, pois os critérios para o seu diagnóstico variam em diferentes séries. Weston e cols.[41] acompanharam 48 pacientes com diagnóstico de DBG por período médio de 41 meses e observaram a evolução para DAG e adenocarcinoma em, respectivamente, cinco e um deles. Reide e cols.[24] descreveram incidência cumulativa de adenocarcinoma de 12% em uma série de 43 portadores de DBG acompanhados por 5 anos. Esses estudos sugerem também que a concordância entre patologistas no diagnóstico de DBG associa-se com maior risco de progressão neoplásica.

Poucos estudos avaliaram a taxa de evolução da DAG para o adenocarcinoma de esôfago. Reide e cols.[24] descreveram incidência cumulativa de adenocarcinoma de 59% em uma série de 76 portadores de DAG acompanhados por 5 anos. Schnell e cols.[28] acompanharam 75 pacientes com DAG, por período médio de 7,3 anos e observaram a evolução para adenocarcinoma em apenas 16% dos casos. Resultados tão diferentes poderiam ser explicados pelo fato de Schnell ter excluído de sua análise os pacientes que tiveram o diagnóstico de câncer no primeiro ano de acompanhamento, considerando que essas lesões já existiam anteriormente e não foram diagnosticadas devido a erro na coleta de fragmentos de biópsias. Outra crítica a ambos os estudos é que em nenhum deles houve confirmação externa do diagnóstico de DAG.

A DAG pode ser classificada como focal (quando as anormalidades histológicas se restringem a um único foco envolvendo no máximo cinco criptas) ou difusa (quando o comprometimento atinge mais de cinco criptas ou mais de um fragmento de tecido coletado por meio de biópsia). Buttar e cols.[2], acompanhando 100 pacientes com DAG, observaram incidência cumulativa de câncer em portadores de displasia focal e difusa em, respectivamente, 14% e 56% dos casos. Esses resultados sugerem que a extensão da displasia associa-se a maior risco de evolução neoplásica e, desse modo, portadores de DAG difusa deveriam ser tratados de maneira mais agressiva. Entretanto, outros estudos não confirmam esses achados. Weston e cols.[42], acompanhando portadores de DAG focal por 3 anos, observaram incidência de câncer em 27% dos casos. Dar e cols.[4], analisando retrospectivamente o estudo histopatológico de biópsias endoscópicas pré-operatórias e do esôfago ressecado de 42 pacientes submetidos à esofagectomia devido à DAG, observaram a presença de adenocarcinoma em 72% dos pacientes com DAG focal e em 54% daqueles com DAG difusa.

DRENAGEM LINFÁTICA DO ESÔFAGO

O sistema linfático é a principal via de disseminação de células neoplásicas esofágicas e deve sempre ser lembrado quando da escolha do tipo de tratamento para portadores de neoplasia deste órgão. Células neoplásicas que atingem a membrana basal epitelial podem atingir vasos linfáticos da lâmina própria e da muscular própria que drenam, respectivamente, para veias submucosas e veias que atravessam as camadas muscular e adventícia do órgão. A ausência de disseminação linfática é o principal fator determinante de cura de portadores de malignidade esofágica submetidos à esofagectomia[25].

Abordagens terapêuticas superficiais que promovem a ablação ou remoção apenas da mucosa do esôfago podem não ser efetivas, caso já tenha ocorrido disseminação linfática de células neoplásicas. Além disso, patologistas podem ter dificuldade em distinguir a DAG (na qual as células neoplásicas estão confinadas à membrana basal) do carcinoma intramucoso, quando essas células já ultrapassaram a membrana basal e passam a ter grande chance de disseminação linfática[18]. Apesar de a freqüência de metástases linfáticas ser proporcional à profundidade da invasão tumoral, estas podem ocorrer em lesões aparentemente limitadas à mucosa[1,25].

CONDUTAS PROPOSTAS EM PORTADORES DE ESÔFAGO DE BARRETT COM DISPLASIA

Displasia de baixo grau

O diagnóstico histopatológico de DBG deve ser reavaliado por outro patologista, que deve confirmar este achado e excluir a presença de DAG. Visto que, como descrito anteriormente, a evolução da DBG para o adenocarcinoma é pouco freqüente, preconiza-se que esses pacientes sejam submetidos a rigoroso controle do refluxo gastroesofágico por meio de tratamento clínico ou cirúrgico. Após 6 meses, devem ser submetidos a nova endoscopia com realização de biópsias nos quatro quadrantes do órgão, a cada centímetro. Caso haja persistência da DBG, o que ocorre em menos de 25% dos casos, o paciente pode ser mantido em vigilância endoscópica a cada 6 ou 12 meses. Naqueles que obtêm regressão da DBG, a vigilância endoscópica deve ser mantida de modo convencional[32].

Displasia de alto grau

Pacientes com diagnóstico de DAG no esôfago de Barrett podem ser abordados por meio de vigilância endoscópica intensiva, até que se identifique a presença do adenocarcinoma. Terapias endoscópicas, que consistem em ablação ou ressecção da mucosa esofágica ou esofagectomia, são outras opções.

Vigilância endoscópica intensiva

Alguns autores sugerem que portadores de DAG associado ao esôfago de Barrett sejam submetidos a controle rigoroso do refluxo gastroesofágico e mantidos sob vigilância endoscópica intensiva, a cada 3 meses. A opção por terapia mais agressiva deve ser considerada quando for comprovado o aparecimento do adenocarcinoma. Esta opção é endossada pelo American College of Gastroenterology[27], apesar de ser questionada por diversos profissionais. A conduta baseia-se, principalmente, no alto risco da esofagectomia e seus resultados ainda inconclusivos das terapias endoscópicas.

O estudo conduzido por Schnell e cols.[28] mostrou que 11 dos 12 pacientes que evoluíram com adenocarcinoma apresentavam lesões curáveis. O paciente que à época do diagnóstico apresentava lesão irressecável havia abandonado o programa de acompanhamento e retornou apenas 10 anos mais tarde. Na série conduzida por Weston e cols.[41], quatro entre 15 pacientes acompanhados desenvolveram câncer, e em apenas um deles a lesão era incurável. Dentre os 32 pacientes acompanhados por Reide e cols.[24], que evoluíram com adenocarcinoma, apenas um deles não apresentava doença curável quando do diagnóstico.

De acordo com esses resultados, a vigilância endoscópica intensiva não deve ser estimulada como conduta rotineira em portadores de DAG devido ao risco de se perder a possibilidade de cura desses indivíduos. Esta talvez seja uma conduta aceitável para pacientes de alto risco e pequena expectativa de vida.

Tratamentos endoscópicos

A destruição do epitélio esofágico por métodos ablativos e a retirada da mucosa do órgão (mucosectomia) são as duas modalidades terapêuticas endoscópicas disponíveis para o tratamento de DAG no esôfago de Barrett (Quadro 4.1).

Terapia endoscópica ablativa

Trata-se da utilização de energia térmica ou fotoquímica que destrói o epitélio metaplásico do esôfago, permitindo, durante a cicatrização e sob potente terapia antirefluxo, a reepitelização do esôfago com epitélio escamoso. A eficiência deste diretamente é proporcional às complicações, ou seja, quanto mais profunda a lesão provocada na mucosa esofágica, mais completa é a ablação, bem como maiores são os riscos de perfuração e estenose do órgão[26].

Métodos endoscópicos ablativos, com freqüência, não erradicam todas as células com potencial maligno, deixando focos de epitélio metaplásico que podem ser visíveis ou manter-se debaixo do novo epitélio escamoso, tornando-se, neste último caso, inacessíveis à vigilância endoscópica. Além disso, o tecido metaplásico residual é mais susceptível a novas anormalidades genéticas, o que aumenta seu risco de malignização[5,26].

É difícil concluir sobre os resultados da terapia endoscópica ablativa em portadores de esôfago de Barrett com displasia, visto que a maioria dos estudos não é randomizada ou controlada e descreve um período curto de acompanhamento. A maioria dos estudos disponíveis avaliou a terapia fotodinâmica (*Photodynamic Therapy* – PDT) como método endoscópico ablativo. Este método consiste na administração sistêmica de substância química ativada por luz, geralmente a porfirina, que é captada pelas células esofágicas, que são então irradiadas com *laser* de baixa potência. A irradiação

Quadro 4.1. Procedimentos endoscópicos disponíveis para o tratamento da DAG no esôfago de Barrett

Terapias endoscópicas ablativas	Ressecção mucosa endoscópica
Métodos térmicos Eletrocoagulação multipolar *Heater probe* Nd: YAG laser Coagulação com plasma de argônio	**Métodos que utilizam alça diatérmica** Retirada direta com alça (strip biopsy) Aspiração e corte da mucosa (*cap*)
Terapia fotodinâmica Porfirina e seus precursores	***Knife*** Ressecção endoscópica da mucosa por meio de instrumento de corte

provoca liberação de energia pelo tecido fotossensibilizado, a qual é transferida para o oxigênio presente, tornando-o muito reativo com radicais tóxicos que promovem a destruição tecidual. Os métodos endoscópicos ablativos térmicos utilizam substâncias como o plasma de argônio, coagulação multipolar e *laser*, que promovem coagulação térmica do tecido[26].

Estudo multicêntrico internacional randomizado avaliou o uso de terapia fotodinâmica no tratamento de 208 pacientes com DAG associada ao esôfago de Barrett, com acompanhamento de dois a quatro anos e meio. Entre os pacientes submetidos à terapia fotodinâmica, a persistência da DAG e a incidência de adenocarcinoma foram, respectivamente, de 23% e 13%. Não houve relato de mortalidade associado ao procedimento, mas 37% desses indivíduos desenvolveram estenose esofágica[19].

Ragunath e cols.[23] randomizaram, para tratamento endoscópico ablativo com PDT ou coagulação com plasma de argônio (CPA), 26 portadores de esôfago de Barrett com displasia, 23 deles com DBG e três com DAG. Após 12 meses de acompanhamento, 23% dos participantes do grupo PDT e 48% do grupo CPA persistiam com displasia. Um paciente do grupo PDT desenvolveu adenocarcinoma nesse período.

Esses resultados mostram que a terapia endoscópica ablativa pode ser realizada, mas seus reais benefícios são discutíveis. Além de ser procedimento oneroso e sujeito a complicações, a destruição do epitélio (que inviabiliza seu estudo histopatológico), impede conclusões em curto prazo sobre a eficácia do método na cura da DAG ou mesmo do adenocarcinoma no epitélio de Barrett. Até o momento, nenhum estudo mostrou que terapias endoscópicas ablativas sejam capazes, em longo prazo, de diminuir o risco de câncer no esôfago de Barrett[36].

Mucosectomia endoscópica (RME)

Trata-se de técnica endoscópica que consiste na utilização de alça diatérmica ou de instrumento de corte (*knife*) para remoção de segmentos da mucosa esofágica[30]. Portadores de esôfago de Barrett com DAG ou carcinoma intramucoso, potenciais candidatos a essa abordagem terapêutica, devem, inicialmente, ser avaliados por meio de ecoendoscopia para pesquisa de invasão neoplásica submucosa e eventual comprometimento de linfonodos. Neste último caso, pode-se utilizar a biópsia aspirativa com agulha fina dirigida pela ultra-sonografia, para confirmação diagnóstica[31]. Entretanto, estudos mostram que a avaliação ecoendoscópica com esse propósito tem acurácia limitada. Laghdale e cols.[10] observaram invasão submucosa de adenocarcinoma em 40% de 15 pacientes inicialmente estadiados como portadores de lesão intramucosa por ecoendoscopia.

A grande vantagem da (Ressecção Mucosa Endoscópica – RME) em relação às técnicas endoscópicas ablativas é permitir a avaliação da extensão da lesão por meio de estudo histopatológico da mucosa ressecada. Estudos cirúrgicos mostram que menos de 5% das lesões neoplásicas intramucosas do esôfago de Barrett associam-se a metástases linfonodais. Por outro lado, este índice é superior a 20% quando há invasão da submucosa[36].

Diversas publicações mostram que a RME é técnica exeqüível na abordagem da DAG no esôfago de Barrett, com baixa incidência de complicações, como perfuração, sangramento e estenose, além de ausência de relatos de óbito associado ao procedimento[12,13,20]. Entretanto, a ressecção mucosa unifocal, ou seja, restrita apenas à área acometida pela neoplasia, tem-se mostrado ineficiente na erradicação de todo o tecido maligno. Lewis e cols.[9], examinando espécimes retiradas por RME de 88 pacientes com DAG, observaram ausência de margem de segurança em 82% dos casos. Opções para contornar essa limitação incluem a associação de terapia endoscópica ablativa com a RME unifocal ou a realização da RME circunferencial, que consiste na retirada de todo o epitélio de Barrett. A eficácia do uso de terapia ablativa associado à RME é pouco definida. Peters e cols.[21], estudando 20 pacientes submetidos a PDT complementar após RME devido à persistência da DAG ou câncer precoce no esôfago, mostraram recorrência de neoplasia em 20% dos casos após 30 meses de acompanhamento.

A mucosectomia circunferencial nos portadores de DAG parece ser um método promissor. Entretanto, faltam estudos com tempo de acompanhamento suficiente para permitir conclusões sobre sua eficiência e segurança. Seewald e cols.[29] realizaram a RME circunferencial em 12 portadores de DAG ou carcinoma intramucoso associados ao esôfago de Barrett e não observaram recidiva de epitélio metaplásico ou neoplásico após 9 meses de acompanhamento.

Como visto, até o momento não se pode afirmar que a RME constitua método curativo para portadores de DAG no esôfago de Barrett. Entretanto, trata-se de procedimento que pode definir melhor o diagnóstico de lesões potencialmente neoplásicas, permitindo, inclusive, abordagem subseqüente mais agressiva. Nijhawan e cols.[16] realizaram RME em 25 portadores de esôfago de Barrett com DAG ou carcinoma precoce, e em 11% deles o diagnóstico de lesão avançada foi feito após análise dos espécimes de mucosa retirados. Dois desses pacientes foram encaminhados para esofagectomia e sete para PDT adjuvante.

Esofagectomia

Dentre todas as terapias indicadas para o tratamento da DAG no esôfago de Barrett, apenas a esofagectomia é capaz de retirar todo o epitélio neoplásico, inclusive lesões metacrônicas, cujo diagnóstico só é estabelecido por meio do estudo da peça cirúrgica[15,39].

O grande problema da esofagectomia é seu alto índice de mortalidade e morbidade. Os estudos que analisam os resultados da esofagectomia realizada para tratamento da DAG no esôfago de Barrett geralmente incluem pequeno número de participantes e tratam principalmente da descrição de lesões invasivas ou metacrônicas identificadas à operação. Dados sobre mortalidade e morbidade da esofagectomia geralmente estão disponíveis na séries em que o procedimento foi adotado para abordagem do câncer esofágico, condição na qual as dificuldades cirúrgicas e comorbidades dos pacientes podem ser fatores determinantes de piores resultados.

Um aspecto associado ao índice de mortalidade da esofagectomia é a freqüência com que este procedimento é realizado em determinado centro. Estudo de informações colhidas do Dutch National Medical Registry mostrou que centros que realizam de uma a 10, 11 a 20 ou mais de 50 esofagectomias por ano apresentam, respectivamente, índices de mortalidade de 12,1%, 7,5% e 4,9%[40].

Complicações após cirurgias abertas em curto prazo incluem arritmias cardíacas, pneumonia, infarto agudo do miocárdio, infecções de ferida e deiscência de anastomose, ocorrendo em 30% a 50% dos pacientes[8]. Recentes técnicas de esofagectomia menos invasivas parecem associar-se a menores morbidade e mortalidade, porém as publicações disponíveis até o momento são ainda inconclusivas[11].

Disfagia, perda ponderal e refluxo gastroesofágico são as principais complicações observadas em longo prazo nos pacientes submetidos à esofagectomia. De modo surpreendente, estudos que avaliaram a qualidade de vida desses indivíduos encontraram resultados muito semelhantes aos de indivíduos sadios[7,22]. Entre pacientes operados, não é infreqüente o aparecimento de epitélio metaplásico no coto esofágico remanescente, provavelmente secundário ao refluxo gastroesofágico. A ocorrência de displasia ou adenocarcinoma nesses casos parece ser excepcional[36].

CONCLUSÕES

Em portadores de esôfago de Barrett com DAG confirmada, podemos basear a conduta terapêutica nos seguintes aspectos:

- A vigilância endoscópica intensiva é alternativa válida para pacientes de risco cirúrgico inaceitável ou com pequena expectativa de vida, desde que os mesmos sejam informados sobre os riscos dessa abordagem conservadora.

- A esofagectomia é o único procedimento que certamente remove todo o tecido neoplásico esofágico, sendo ainda considerada a melhor opção para pacientes saudáveis e com boa expectativa de vida. A cirurgia deve ser realizada em centros com grande experiência nesse procedimento.

- Terapias endoscópicas ablativas e mucosectomia, técnicas ainda consideradas experimentais, devem ser encorajadas por meio de protocolos de pesquisa.

- A mucosectomia endoscópica circunferencial, por permitir a avaliação da extensão do processo neoplásico e não inviabilizar uma esofagectomia posterior, deve tornar-se a opção de tratamento inicial.

REFERÊNCIAS BIBLIOGRÁFICAS

1. Bollschweiler E, Baldus SE, Schroder W et al. High rate of lymph node metastasis in submucosal esophageal squamous cell carcinomas and adenocarcinomas. *Endoscopy* 2006; 38:149-56.
2. Buttar NS, Wang KK, Sebo TJ et al. Extent of high grade dysplasia in Barrett's esophagus correlates with risk of adenocarcinoma. *Gastroenterology* 2001; 120:1630-9.
3. Cameron AJ, Carpenter HA. Barrett's esophagus, high grade dysplasia and early adenocarcinoma: a pathological study. *Am J Gastroenterol* 1997; 92:586-91.
4. Dar MS, Goldblum JR, Rice TW, Falk GW. Can extent of high grade dysplasia in Barrett's oesophagus predict the presence of adenocarcinoma at oesophagectomy? *Gut* 2003; 52:486-9.

5. Garewal HS, Ramsey L, Sampliner RE et al. Post-ablation biomarker abnormalities in Barrett's esophagus: are you increasing the cancer risk? *Gastroenterology* 2001; 120:A79.

6. Goldblum JR. Barrett's esophagus and Barrett's-related dysplasia. *Mod Pathol* 2003; 16:316-24.

7. Headrick JR, Nichols FC III, Miller DL et al. High grade esophageal dysplasia: long term survival and quality of life after esophagectomy. *Ann Thorac Surg* 2002; 73:1697-703.

8. Karl RC, Schreiber R, Boulware D, Baker S, Copolla D. Factors affecting morbidity, mortality, and survival in patients undergoing Ivor-Lewis esophagogastrectomy. *Ann Surg* 2000; 231:635-43.

9. Lewis J, Lutzke LS, Smyrk T et al. The limitations of mucosal resection in Barrett's esophagus. *Gastrointest Endosc* 2004; 59:AB101.

10. Lighdale CJ, Larghi A, Rotterdum H et al. Endoscopic ultrasonography (EUS) and endoscopic mucosal resection (EMR) for staging and treatment of high grade dysplasia (HGD) and early adenocarcinoma (EAC) in Barrett's esophagus. *Gastrointest Endosc* 2004; 59:AB90.

11. Luketich JD, Alvelo-Rivera M, Buenaventura PO et al. Minimally invasive esophagectomy: outcome in 222 patients. *Ann Surg* 2003; 238:486-94.

12. May A, Grossner L, Pech O et al. Intraepithelial high grade neoplasia and early adenocarcinoma in short segment Barrett's esophagus (SSBE): curative treatment using local endoscopic treatment techniques. *Endoscopy* 2002; 34:604-10.

13. May A, Grossner L, Pech O et al. Local endoscopic therapy for intraepithelial high grade neoplásica and early adenocarcinoma in Barrett's oesophagus: acute phase and intermediate results of a new treatment approach. *Eur J Gastroenterol Hepatol* 2002; 14:1085-91.

14. Montgomery E, Bronner MP, Goldblum JR et al. Reproducibility of the diagnosis of dysplasia in Barrett's esophagus: a reaffirmation. *Hum Pathol* 2001; 32:368-78.

15. Nigro JJ, Hagen JA, DeMeester TR et al. Occult esophageal adenocarcinoma: extent of disease and implications for effective therapy. *Ann Surg* 1999; 230:585-9.

16. Nijhawan PK, Wang KK. Endoscopic mucosal resection for lesions with endoscopic features suggestive of malignancy and high grade dysplasia within Barrett's esophagus. *Gastrointest Endosc* 2000; 52:328-32.

17. O'Connor JB, Falk GW, Richter JE. The incidence of adenocarcinoma and dysplasia in Barrett's esophagus: report on the Cleveland Clinic Barrett's esophagus registry. *Am J Gastroenterol* 1999; 94:2037-42.

18. Ormsby AH, Petras RE, Henricks WH et al. Observer variation in the diagnosis of superficial oesophageal adenocarcinoma. *Gut* 2002; 51:671-6.

19. Overholt BF, Lightdale CJ, Wang KK et al. Photodynamic therapy with porfirmer sodium for ablation of high grade dysplasia in Barrett's esophagus: international, partially blinded, randomized phase III trail. *Gastrointest Endosc* 2005; 62:488-98.

20. Pacifico RJ, Wang KK, Wongkeesong LM, Buttar NS, Lutzke LS. Combined endoscopic mucosal resection and photodynamic therapy versus esophagectomy for management of early adenocarcinoma in Barrett's esophagus. *Clin Gastroenterol Hepatol* 2003; 1:252-7.

21. Peters F, Kara M, Rosmolen W et al. Poor results of 5-aminolevulinic acid- photodynamic therapy for residual high grade dysplasia and early cancer in Barrett's esophagus after endoscopic resection. *Endoscopy* 2005; 37:418-24.

22. Provenzale D, Schmitt C, Wong JB. Barrett's esophagus: a new look at surveillance based on emerging estimates of cancer risk. *Am J Gastroenterol* 1999; 94:2043-53.

23. Ragunath K, Krasner N, Raman VS et al. Endoscopic ablation of dysplastic Barrett's oesophagus comparing plasma coagulation and photodynamic therapy: a randomized prospective trial assessing efficacy and cost-effectiveness. *Scand J Gastroenterol* 2005; 40:750-8.

24. Reid BJ, Blount PL, Feng Z, Levine DS. Optimizing endoscopic biopsy detection of early cancers in Barrett's high grade dysplasia. *Am J Gastroenterol* 2000; 95:3089-96.

25. Rice TW, Zuccaro G, Adelstein DJ et al. Esophageal carcinoma: depth of tumor invasion is predictive of regional lymph node status. *Ann Thorac Surg* 1998; 65:787-92.

26. Sampliner RE. Endoscopic ablative therapy for Barrett's esophagus. *Gastrointest Endosc* 2004; 59:66-9.

27. Sampliner RE and The Practice Parameters Committee of The American College of Gastroenterology. Update Guidelines for the diagnosis, surveillance and therapy of Barrett's esophagus. *Am J Gastroenterol* 2002; 97:1888-95.

28. Schnell TG, Sontag SJ, Cheijfec G et al. Long term non surgical management of Barrett's esophagus with high grade dysplasia. *Gastroenterology* 2001; 120:1607-19.

29. Seewald S, Akaraviputh T, Seitz U et al. Circumferential EMR and complete removal of Barrett's esophagus containing high grade intraepithelial neoplasia and intramucosal carcinoma. *Gastrointest Endosc* 2003; 57:854-9.

30. Shaheen NJ. Advances in Barrett's esophagus and esophageal adenocarcinoma. *Gastroenterology* 2005; 128:1554-66.

31. Shami VM, Villaverde A, Stearns L et al. Clinical impact of conventional endosonography and endoscopic ultrasound-guided fine-needle aspiration in the assessment of patients with Barrett's esophagus and high grade dysplasia or intramucosal carcinoma who have been referred for endoscopic ablation therapy. *Endoscopy* 2006; 38:157-61.

32. Sharma P. Low grade dysplasia in Barrett's esophagus. *Gastroenterology* 2004; 127:1233-8.

33. Skacel M, Petras RE, Gramlich TL et al. The diagnosis of low grade dysplasia in Barrett's esophagus and its implications for disease progression. *Am J Gastroenterol* 2000; 95:3383-7.

34. Souza RF, Meltzer SJ. The molecular basis for carcinogenesis in metaplastic columnar-lined esophagus. *Gastroenterol Clin N Am* 1997; 26:583-97.

35. Spechler SJ. Disputing dysplasia. *Gastroenterology* 2001; 120:1854-8.

36. Spechler SJ. Dysplasia in Barrett's esophagus: limitations of current management strategies. *Am J Gastroenterol* 2005; 100:927-35.

37. Spechler SJ, Goyal RK. Barrett's esophagus. *N Eng J Med* 1986; 315:362-71.

38. Spechler SJ, Goyal RK. The columnar-lined esophagus, intestinal metaplasia, and Norman Barrett. *Gastroenterology* 1996; 110:614-21.

39. Tseng EE, Wu TT, Yeo CJ, Heitmiller RF. Barrett's esophagus with high grade dysplasia: surgical results and long term outcome – an up date. *J Gastrointest Surg* 2003; 7:164-70.

40. van Lanschot JJB, Hulscher JBF, Buskens CJ et al. Hospital volume and hospital mortality for esophagectomy. *Cancer* 2001; 91:1574-8.

41. Weston AP, Banerjee SK, Sharma P et al. p53 protein over expression in low grade dysplasia in Barrett's esophagus: immunohistochemical marker predictive of progression. *Am J Gastroenterol* 2001; 96:1355-62.

42. Weston AP, Sharma P, Topalovski M et al. Long term follow up of Barrett's high grade dysplasia. *Am J Gastroenterol* 2000; 95:1888-93.

Câncer Superficial do Esôfago

Capítulo 5

Ivan Cecconello
Flávio Roberto Takeda

INTRODUÇÃO

O câncer de esôfago representa uma das neoplasias mais importantes e letais do mundo, ocupando a sexta maior causa de morte por câncer (286.000 óbitos-ano)[24]. Nos últimos três decênios, ocorreram mudanças tanto nas características epidemiológicas como no avanço significativo em diferentes aspectos: diagnóstico, estadiamento, tratamento e rastreamento. Estes fatos têm influenciado a sobrevivência desses pacientes. Essas mudanças estão intimamente atreladas à evolução da terapia gênica, aos biomarcadores, à melhora do estado nutricional do paciente, ao aprimoramento de técnicas operatórias, aos cuidados no pós-operatório, à terapia complementar e à experiência de grandes centros de referência.

Nesse contexto, o acúmulo de conhecimento sobre as lesões predisponentes e a evolução de exames subsidiários com maior acurácia permitiram a vigilância de pacientes com alto risco de desenvolvimento de câncer de esôfago, possibilitando aumento significativo de diagnóstico e tratamento precoce dos doentes.

CLASSIFICAÇÕES DOS TUMORES SUPERFICIAIS DO ESÔFAGO

Os tumores malignos do esôfago podem ser classificados de diversas formas: tipo histológico, localização, grau de invasão na parede, disseminação linfática e metástases a distância (estadiamento). Quanto ao tipo histológico, os mais freqüentes são o carcinoma espinocelular (CEC) e o adenocarcinoma. Até o decênio de 1970, o CEC representava aproximadamente 90% dos tumores do esôfago. Nos países ocidentais, ocorreu aumento expressivo do adenocarcinoma, chegando, em algumas estatísticas, a ultrapassar o CEC[27]. Este fato repercutiu na proporção de esofagectomias realizadas por adenocarcinoma do esôfago, que, nos últimos 10 anos, aumentou de 17,1% para 32,7% na Disciplina de Cirurgia do Aparelho Digestivo da FMUSP.

A escola japonesa classifica macroscopicamente os tumores superficiais do esôfago em protrusos, planos e deprimidos (Figura 5.1). Outra classificação empregada refere-se à invasão da parede como: *precoce*, quando a neoplasia maligna é restrita à mucosa (carcinoma intra-epitelial ou pT_{1a}), *superficial*, quando acomete a mucosa e submucosa (pT_{1b}) – (Figura 5.2), ou *avançado* (pT_2 ou mais).

Dividindo-se a mucosa e a submucosa em três níveis, o câncer superficial do esôfago ainda pode ser classificado[8,16] em: m1, carcinoma intra-epitelial, que invade até a membrana basal; m2, lesões que ocupam o terço médio da mucosa; m3, lesões que comprometem o terço inferior da mucosa; sm1, sm2 e sm3, carcinomas restritos, respectivamente, aos terços superior, médio e inferior da submucosa.

Dependendo do nível de invasão do tumor na mucosa e submucosa, há diferentes possibilidades de disseminação linfonodal (Figura 5.3)[16]. Diversos estudos[7,15,19] têm mostrado a relação entre profundidade da invasão da lesão e o grau de acometimento linfático, mostrando que, até a lesão m2, a porcentagem de invasão linfonodal é muito baixa, próxima de zero, justificando o emprego da mucosectomia endoscópica ou da esofagectomia transiatal sem linfadenectomia. A partir da lesão sm2, a porcentagem torna-se alta (35,8% até 62%), justificando terapêutica mais agressiva, ou seja, esofagectomia com linfadenectomia em dois ou três campos. Alguns serviços preferem realizar, nos casos das lesões m3 e sm1, a mucosectomia, enquanto outros optam pela esofagectomia com linfadenectomia. Nestes casos, o acometimento linfonodal é de 12%; a sobrevida em 5 anos é semelhante nos dois grupos, pois o tratamento inadequado por mucosectomia, quando há invasão linfonodal, se contrapõe à mortalidade das esofagectomias.

Estudo realizado por Siewert e cols.[35] mostrou que, nos pacientes com adenocarcinoma, quase não há acometimento linfonodal nas lesões restritas à mucosa (pT_{1a}), e este é muito pequeno nas lesões até a submucosa. Quando comparadas as porcentagens de invasão linfonodal do adenocarcinoma (23%) com o CEC (40%) nas lesões $pT_{1b'}$ o adenocarcinoma apresenta menores porcentagens, resultado confirmado por outros autores[10]. Estes resultados são justificados pela oclusão das glândulas submucosas decorrente de processo inflamatório crônico causado pela doença do refluxo gastroesofágico limitando, portanto, a disseminação pelas cadeias linfonodais do esôfago.

Entretanto, em algumas condições já existem alterações histológicas na mucosa que são consideradas neoplasias intra-epiteliais e que deverão ser acompanhadas com exames periódicos. Recentemente, uma nova classificação histopatológica (Classificação de Viena) foi proposta[6], definindo o conceito de neoplasia gastrointestinal intra-epitelial e a conduta de acordo com o achado histológico dessas alterações (Quadro 5.1).

DIAGNÓSTICO

O diagnóstico do câncer do esôfago na sua fase inicial é o objetivo principal na vigilância dos pacientes com alto risco para seu desenvolvimento. Mesmo nos estágios

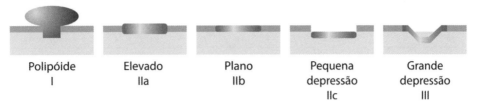

Figura 5.1. Classificação da Sociedade Japonesa das Doenças do Esôfago para o carcinoma superficial.

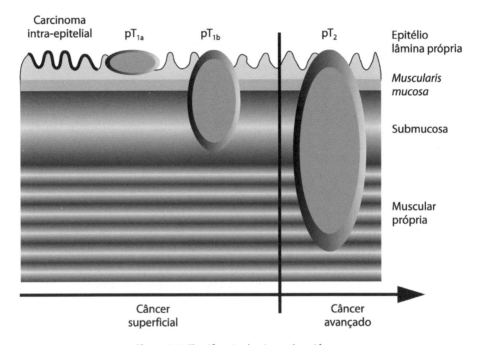

Figura 5.2. Classificação do câncer de esôfago.

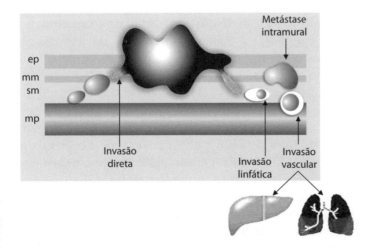

Figura 5.3. Disseminação linfonodal do câncer de esôfago[3].

Quadro 5.1. Classificação internacional de Viena de neoplasia gastrointestinal intra-epitelial

Categoria	Diagnóstico	Conduta
1	Negativo para neoplasia	Seguimento opcional
2	Indefinido para neoplasia	Seguimento
3	Neoplasia mucosa de baixo grau	
	Adenoma	Seguimento ou
	Displasia de baixo grau	Ressecção endoscópica
4	Neoplasia mucosa de alto grau	
	Displasia de alto grau	
	Carcinoma intra-epitelial (*in situ*)	Ressecção endoscópica ou
	Suspeita de carcinoma invasivo	Ressecção cirúrgica local
	Carcinoma intramucoso	
5	Invasão da submucosa por carcinoma	Ressecção cirúrgica

iniciais da doença, podem existir manifestações clínicas. Estudo multicêntrico europeu, incluindo 253 pacientes com câncer superficial do esôfago, mostrou que 82,6% dos pacientes já apresentavam algum sintoma e 65,5% apresentavam disfagia. Este fato é relevante, pois mostra que sintomas discretos devem ser investigados de modo minucioso, especialmente em pacientes de grupo de risco[2] (megaesôfago, estenose cáustica, esôfago de Barrett e tumores da cavidade oral).

A endoscopia está indicada em todos os casos, pois permite a visualização direta da lesão e a aquisição de biópsias para diagnóstico histológico. Os métodos de magnificação, como a cromoscopia com solução de lugol a 2%, facilitam também a avaliação mais minuciosa do epitélio estratificado do esôfago com identificação de áreas não coradas. Estas podem corresponder às neoplasias, facilitando a realização de biópsias dirigidas. De maneira análoga, outros corantes (p. ex., azul de metileno) são utilizados para o estudo mais refinado de epitélio colunar localizado no esôfago de Barrett (EB).

Atualmente, a utilização da ecoendoscopia na avaliação de lesões suspeitas torna-se quase imprescindível durante a avaliação da invasão do tumor na parede do esôfago. Apesar do emprego da ecoendoscopia, especialmente aquela realizada com transdutores de alta freqüência (que permite avaliação detalhada do grau de acometimento das diferentes camadas da parede do órgão), e a melhora progressiva da acurácia de todos os métodos de diagnóstico nos últimos dois decênios, ainda há imprecisão na determinação da invasão tumoral no câncer de esôfago (estimada em 20%, especialmente nas lesões T_{1b}), o que torna inviável a utilização de modalidades não cirúrgicas, como a mucosectomia[18]. Mesmo assim, a ecoendoscopia é, atualmente, o método mais eficaz para definir a profundidade da lesão (T) (acurácia de 85%), sendo especialmente útil para as lesões restritas à parede do órgão e, principalmente, no câncer precoce do esôfago. Permite também a avaliação dos linfonodos periesofágicos por meio de mensuração dos mesmos e análise da sua ecogenicidade e forma (acurácia de 79%).

Outros métodos endoscópicos, como a endoscopia com magnificação de imagem e a tomografia por coerência óptica, vêm sendo aplicados, mais recentemente, para o aprimoramento do diagnóstico de pequenas lesões.

VIGILÂNCIA DOS PACIENTES DE ALTO RISCO

A vigilância dos pacientes de alto risco baseia-se no acompanhamento periódico de doentes que apresentam fatores predisponentes com alto risco para o desenvolvimento de câncer do esôfago. Para cada tipo de tumor existe um perfil diferente de pacientes.

Carcinoma espinocelular

As afecções predisponentes relacionadas ao CEC são: megaesôfago (incidência de CEC de 1/174 a 1/1.203 pacientes-ano e prevalência de 2,8%[22,25]); estenose cáustica (desenvolvimento do CEC em aproximadamente 35 anos após a ingestão de agentes corrosivos na luz do órgão) e outros (tilose, síndrome de Plummer-Vinson e divertículos esofágicos[5]).

Adenocarcinoma

Dois fatores vêm sendo classicamente relacionados ao aumento de incidência do adenocarcinoma do esôfago: obesidade [1,3,21] e EB[17]. Estudo recente[36], aventou a possibilidade de ação de nitratos ingeridos nos alimentos estimular a mutagênese de células da cárdia, propiciando o aparecimento de adenocarcinoma. Este estudo demonstrou que a concentração de óxido nítrico, após ingestão de nitratos, é maior na cárdia em relação ao esôfago e ao estômago. O maior emprego de fertilizantes ricos em nitratos após a II Guerra Mundial, em países desenvolvidos, explicaria o aumento da incidência desses tumores especialmente em caucasianos de classe média alta e bom estado nutricional.

O EB apresenta crescente número de incidência (22,6/100.000 a 376/100.000 habitantes-ano) e prevalência (0,6% a 4,5%) na maior parte dos grandes estudos[4,12,23,28]. A prevalência do adenocarcinoma no EB, que em 1987 era de 16% no Hospital das Clínicas FMUSP, diminuiu para 5,7% em 2004[38]. Entretanto, a incidência de adenocarcinoma aumentou de 0,5 para 1,35 por 100.000 habitantes-ano[31]. Estes números provavelmente estão relacionados ao aumento de exames de endoscopia realizados para diagnóstico de EB.

Assim, no seguimento de pacientes com EB, com ou sem displasia de baixo grau, submetidos a tratamento medicamentoso ou por fundoplicatura, deve-se realizar controle endoscópico com biópsia, pelo menos, a cada 24 meses. Não há, no momento, marcadores moleculares ou genéticos importantes para a identificação da malignização no esôfago de Barrett[18].

Segundo a Associação Americana de Gastroenterologia, os critérios de seguimento deverão ser observados conforme a presença de displasia[29] (Quadro 5.2).

Nos pacientes com displasia de alto grau, o seguimento é recomendado. Estudo prospectivo realizado por Schnell e cols.[30], envolvendo 1.099 pacientes com EB e displasia de alto grau, observou, já de início, a presença de adenocarcinoma em 5% dos pacientes. Durante o acompanhamento do restante dos pacientes, por tempo médio de

Quadro 5.2. Seguimento do esôfago de Barrett

Displasia	Seguimento
Sem	3 anos
Baixo grau	1 ano
Alto grau	3 meses

7 anos, somente 15,3% apresentaram progressão para adenocarcinoma. Portanto, nem todos os pacientes com displasia de alto grau desenvolveram carcinoma.

TRATAMENTO

A melhor modalidade de tratamento com intenção curativa no CEC e no adenocarcinoma da junção esofagogástrica é a ressecção cirúrgica sem doença residual (também chamada R0). Entretanto, existem algumas opções que dependem diretamente do estadiamento da doença, como terapia de ablação (eletrocautério, *laser*, argônio e fotodinâmica), mucosectomia, ressecção limitada do esôfago e esofagectomia sem ou com linfadenectomia. Apesar de promissora, a terapia de ablação ainda não representa opção com resultados consistentes, necessitando ainda de estudos controlados.

Mucosectomia endoscópica

Desde 1988, a mucosectomia tem sido realizada com sucesso no tratamento do câncer superficial do esôfago[11]. Este método consiste na ressecção do tumor, por via endoscópica, de tipo IIa ou IIb menores que 2cm, que acometam em profundidade as camadas m1 ou m2 da mucosa. O método apresenta baixas taxas de complicações (6,8%), como: perfuração, estenose e hemorragias[14].

Essa modalidade é empregada tanto no tratamento do CEC como do adenocarcinoma, mais especificamente no EB. Alguns estudos[26,34] mostraram evidência suficiente do emprego da mucosectomia no CEC em lesões m1 e m2, bem diferenciadas, devendo ser associada a ecoendoscopia na avaliação da profundidade da lesão e acometimento linfonodal. No entanto, quando há lesões maiores que 2cm ou múltiplas e ressecção em fragmentos, pode haver recorrência da neoplasia[13]. Nas lesões m3 e Sm1, a mucosectomia representa somente uma opção, como já assinalado, apresentando sobrevivência em 5 anos semelhante à da esofagectomia (77,4% e 84,5%, respectivamente)[33].

Em relação ao adenocarcinoma, a mucosectomia pode ser empregada para melhorar o diagnóstico da presença de displasia ou neoplasia, quando a biópsia não é esclarecedora. A mucosectomia só deve ser utilizada no EB longo (>3cm) quando não houver condições clínicas para ressecção do esôfago, pois há alta taxa de recidiva da neoplasia, além da ocorrência de lesões metacrônicas[20].

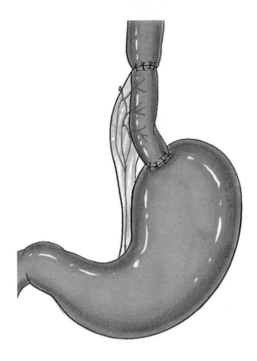

Figura 5.4. Técnica de interposição jejunal após esofagectomia distal (Merendino).

Ressecção limitada

Nos doentes com EB em que já existe evidência de adenocarcinoma superficial (acometimento até a submucosa), uma das opções de tratamento é a realização de ressecção limitada, esofagectomia subtotal, linfadenectomia regional e interposição de alça jejunal (técnica de Merendino – Figura 5.4). Há evidências consistentes de que, nos tumores menores que 2cm, aspecto macroscópico do tipo plano e ausência de metástases intramurais, há baixas taxas de acometimento linfonodal, sendo estes os melhores candidatos a esse tipo de tratamento[32].

Stein e cols., em estudo comparativo entre ressecção limitada e esofagectomia total com gastroplastia em pacientes com EB e neoplasia, observaram sobrevida igual nos dois grupos. Entretanto, nos pacientes submetidos à ressecção limitada, o índice de complicações pós-operatórias foi menor[37].

Esofagectomia sem toracotomia

Esta modalidade é o tratamento de escolha nas lesões da mucosa maiores que 2cm ou superficiais mais avançadas em pacientes sem condições clínicas, especialmente nos doentes com adenocarcinoma superficial em EB longo. É realizada por via transiatal, sendo o trânsito reconstruído por gastroplastia (Figura 5.5).

Esofagectomia radical com linfadenectomia

Nas lesões que invadem a parede, tipo m1 a sm3, em pacientes com condições clínicas adequadas, está indicada a ressecção esofágica com linfadenectomia. Gotohda

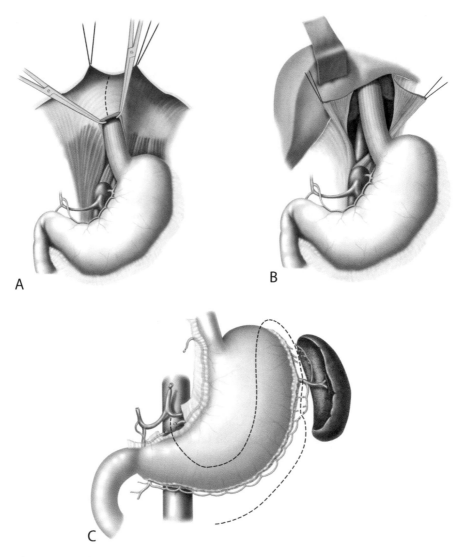

Figura 5.5. Esofagectomia sem toracotomia. **A.** Frenotomia mediana. **B.** Acesso ao mediastino. **C.** Preparação do estômago para gastroplastia cervical.

e cols.[9], em estudo com 65 pacientes com câncer superficial do esôfago submetidos a esofagectomia radical com linfadenectomia por toracotomia (três campos), observaram que nenhum paciente com tumor no terço torácico superior apresentava metástase mediastinal e abdominal, que os pacientes com tumores dos terços torácicos médio e inferior raramente apresentavam metástases para linfonodos mediastinais inferiores (2% a 5%), que os pacientes com tumores de terço inferior raramente apresentavam metástase cervical e que nenhum paciente apresentou metástase para linfonodos subcarinais (Quadro 5.3).

Quadro 5.3. Distribuição de metástases linfonodais em tumores superficiais do esôfago de acordo com a localização

Esôfago torácico	Número de pacientes	Número de linfonodos positivos cervicais	Número de linfonodos positivos mediastinais	Número de linfonodos positivos abdominais
Superior	4	25%	0	0
Médio	42	19%	4%	14%
Inferior	19	5%	10%	49%

Assim, a linfadenectomia de três campos está indicada nas lesões localizadas no terço torácico superior. Na Disciplina de Cirurgia do Aparelho Digestivo da FMSUP, tem sido empregada a linfadenectomia em dois campos ampliada para a região cervical, junto aos nervos laríngeos recorrentes. O acesso é realizado por toracotomia ou toracoscopia, laparotomia e cervicotomia em U.

Na Figura 5.6 está representada a curva atuarial de sobrevivência dos pacientes com CEC e adenocarcinoma tratados por esofagectomia transiatal, de acordo com o estádio. Na Figura 5.7 observam-se as curvas de sobrevivência do CEC após esofagectomia com linfadenectomia. Observa-se que a sobrevida em 5 anos nos tumores mais superficiais é bastante elevada para qualquer tipo de procedimento (estádio I).

CONCLUSÕES

Em relação aos tumores superficiais do esôfago pode-se dizer que:

- O fato mais importante para a sobrevivência é a presença ou não de acometimento linfonodal.
- Os métodos de estadiamento, em especial a ultra-sonografia endoscópica, mesmo com transdutores de alta freqüência (20mgHz) ainda têm acurácia de apenas 80% em relação à invasão de profundidade da lesão na parede esofágica (mucosa × sub-

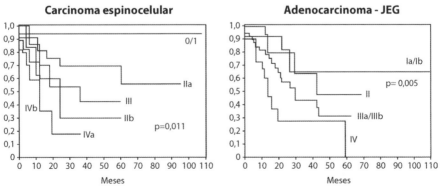

Figura 5.6. Curvas de sobrevivência dos pacientes com câncer de esôfago – Disciplina de Cirurgia do Aparelho Digestivo HCFMUSP.

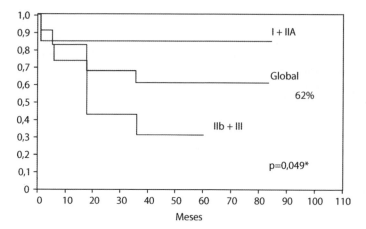

Figura 5.7. Curvas de sobrevivência dos pacientes submetidos à esofagectomia com linfadenectomia – Disciplina de Cirurgia do Aparelho Digestivo HCFMUSP.

mucosa). O método apresenta ainda dificuldades para definir acometimento linfonodal (acurácia de 79%).

- A mucosectomia deve ser utilizada com cuidado, observando-se critérios rígidos para sua indicação e evitando-se, assim, a recidiva, especialmente no EB longo.
- A esofagectomia transiatal é uma boa opção para as lesões restritas à mucosa, não tratáveis por mucosectomia, ou para tumores mais profundos, em pacientes sem condições clínicas para linfadenectomia.
- A esofagectomia por toracotomia com linfadenectomia em dois ou três campos está indicada nos tumores m3 e naquelas com invasão da submucosa, desde que haja condições clínicas para o procedimento.

REFERÊNCIAS BIBLIOGRÁFICAS

1. Blot WJ, McLaughlin JK. The changing epidemiology of esophageal cancer. Semin Oncol 1999; 26(5 Suppl 15):2-8.
2. Bonavina L. Early oesophageal cancer: results of a European multicentre survey. Group Europeen pour l'Etude des Maladies de l'Oesophage. *Br J Surg* 1995; 82(1):98-101.
3. Brown LM, Devesa SS. Epidemiologic trends in esophageal and gastric cancer in the United States. *Surg Oncol Clin N Am* 2002; 11(2):235-56.
4. Cameron AJ, Zinsmeister AR, Ballard DJ, Carney JA. Prevalence of columnar-lined (Barrett's) esophagus. Comparison of population-based clinical and autopsy findings. *Gastroenterology* 1990; 99(4):918-22.
5. Cecconello I, Pinotti HW, Zilberstein B, Nasi A. Esofagite de refluxo – etiopatogenia, diagnóstico e tratamento clínico. *In*: Pinotti HW ed. *Tratado de clínica cirúrgica do aparelho digestivo*. São Paulo: Atheneu Editora, 1994:354-73.
6. Dixon MF. Gastrointestinal epithelial neoplasia: Vienna revisited. *Gut* 2002; 51(1):130-1.
7. Endo M, Kawano T, Nagai K. Operative procedures of T1 cancer of the lower thoracic esophagus. *Nippon Geka Gakkai Zasshi* 1997; 98(9):737-41.

8. Endo T, Awakawa T, Takahashi H et al. Classification of Barrett's epithelium by magnifying endoscopy. *Gastrointest Endosc* 2002; 55(6):641-7.

9. Gotohda N, Nishimura M, Yoshida J, Nagai K, Tanaka N. The pattern of lymphatic metastases in superficial squamous cell carcinoma of the esophagus. *Hepatogastroenterology* 2005; 52(61):105-7.

10. Holscher AH, Bollschweiler E, Schneider PM, Siewert JR. Prognosis of early esophageal cancer. Comparison between adeno- and squamous cell carcinoma. *Cancer* 1995; 76(2):178-86.

11. Inoue H, Endo M. Endoscopic esophageal mucosal resection using a transparent tube. *Surg Endosc* 1990; 4(4):198-201.

12. Irani S, Parkman HP, Thomas R et al. Increased Barrett's esophagus for the decade between 1991 and 2000 at a single university medical center. *Dig Dis Sci* 2005; 50(11):2141-6.

13. Katada C, Muto M, Manabe T, Ohtsu A, Yoshida S. Local recurrence of squamous-cell carcinoma of the esophagus after EMR. *Gastrointest Endosc* 2005; 61(2):219-25.

14. Kodama M, Kakegawa T. Treatment of superficial cancer of the esophagus: a summary of responses to a questionnaire on superficial cancer of the esophagus in Japan. *Surgery* 1998; 123(4):432-9.

15. Kodama M, Kakegawa T. Treatment of superficial carcinoma of the esophagus – a review of responses to questionnaire on superficial carcinoma of the esophagus collected at the 49th Conference of Japanese Society for Esophageal Diseases. *Nippon Geka Gakkai Zasshi* 1996; 97(8):683-90.

16. Kuwano H, Masuda N, Kato H, Sugimachi K. The subepithelial extension of esophageal carcinoma for determining the resection margin during esophagectomy: a serial histopathologic investigation. *Surgery* 2002; 131(1 Suppl):S14-21.

17. Lagergren J, Bergstrom R, Lindgren A, Nyren O. Symptomatic gastroesophageal reflux as a risk factor for esophageal adenocarcinoma. *N Engl J Med* 1999; 340(11):825-31.

18. Lerut T, Coosemans W, Decker G et al. Cancer of the esophagus and gastro-esophageal junction: potentially curative therapies. *Surg Oncol* 2001 Nov; 10(3):113-22.

19. Makuuchi H. Endoscopic mucosal resection for mucosal cancer in the esophagus. *Gastrointest Endosc Clin N Am* 2001; 11(3):445-58.

20. May A, Gossner L, Pech O et al. Local endoscopic therapy for intraepithelial high-grade neoplasia and early adenocarcinoma in Barrett's oesophagus: acute-phase and intermediate results of a new treatment approach. *Eur J Gastroenterol Hepatol* 2002; 14(10):1085-91.

21. Mayne ST, Navarro SA. Diet, obesity and reflux in the etiology of adenocarcinomas of the esophagus and gastric cardia in humans. *J Nutr* 2002; 132(11 Suppl):3467S-3470S.

22. Meijssen MA, Tilanus HW, van Blankenstein M, Hop WC, Ong GL. Achalasia complicated by oesophageal squamous cell carcinoma: a prospective study in 195 patients. *Gut* 1992 Feb; 33(2):155-8.

23. Niemcryk SJ, Joshua-Gotlib S, Levine DS. Outpatient experience of patients with GERD in the United States: analysis of the 1998-2001 National Ambulatory Medical Care Survey. *Dig Dis Sci* 2005; 50(10):1904-8.

24. Parkin DM, Pisani P, Ferlay J. Estimates of the worldwide incidence of 25 major cancers in 1990. *Int J Cancer* 1999; 80(6):827-41.

25. Peracchia A, Segalin A, Bardini R et al. Esophageal carcinoma and achalasia: prevalence, incidence and results of treatment. *Hepatogastroenterology* 1991 Dec; 38(6):514-6.

26. Pesko P, Rakic S, Milicevic M, Bulajic P, Gerzic Z. Prevalence and clinicopathologic features of multiple squamous cell carcinoma of the esophagus. *Cancer* 1994; 73(11):2687-90.

27. Pohl H; Welch HG. The role of overdiagnosis and reclassification in the marked increase of esophageal adenocarcinoma incidence. *J Natl Cancer Inst* 2005; 97(2):142-6.

28. Sampliner RE. A population prevalence of Barrett's esophagus – finally. *Gastroenterology* 2005; 129(6):2101-3.

29. Sampliner RE, Practice Parameters Committee of the American College of Gastroenterology. Updated guidelines for the diagnosis, surveillance, and therapy of Barrett's esophagus. *Am J Gastroenterol* 2002; 97(8):1888-95.

30. Schnell TG, Sontag SJ, Chejfec G et al. Long-term nonsurgical management of Barrett's esophagus with high-grade dysplasia. *Gastroenterology* 2001; 120(7):1607-19.

31. Sharma P. Barrett's esophagus: from process to outcomes. *Am J Gastroenterol* 2001; 96(3):624-6.

32. Shimada H, Nabeya Y, Matsubara H et al. Prediction of lymph node status in patients with superficial esophageal carcinoma: analysis of 160 surgically resected cancers. *Am J Surg* 2006; 191(2):250-4.

33. Shimizu Y, Tsukagoshi H, Fujita M et al. Long-term outcome after endoscopic mucosal resection in patients with esophageal squamous cell carcinoma invading the muscularis mucosae or deeper. *Gastrointest Endosc* 2002; 56(3):387-90.

34. Shimizu Y, Tukagoshi H, Fujita M et al. Metachronous squamous cell carcinoma of the esophagus arising after endoscopic mucosal resection. *Gastrointest Endosc* 2001; 54(2):190-4.

35. Siewert JR, Stein HJ, Feith M et al. Histologic tumor type is an independent prognostic parameter in esophageal cancer: lessons from more than 1,000 consecutive resections at a single center in the Western world. *Ann Surg* 2001; 234(3):360-7; discussion 368-9.

36. Spechler SJ. Carcinogenesis at the gastroesophageal junction: free radicals at the frontier. *Gastroenterology* May 2002; 5:1518-20.

37. Stein HJ, Feith M, Mueller J, Werner M, Siewert JR. Limited resection for early adenocarcinoma in Barrett's esophagus. *Ann Surg* 2000; 232(6):733-42.

38. Szachnowicz S, Cecconello I, Iriya K et al. Origin of adenocarcinoma in Barrett's esophagus: p53 and Ki67 expression and histopathologic background. *Clinics* 2005; 60(2):103-12.

Capítulo 6

Hérnias Hiatais Volumosas

Aloísio Cardoso-Júnior
Paulo Roberto Savassi-Rocha

INTRODUÇÃO

Hérnia hiatal (HH) é um tipo de hérnia diafragmática definido como prolapso de parte ou de todo o estômago, eventualmente acompanhado de outros órgãos, através do hiato esofágico. As HH foram consideradas, durante muitos anos, sinônimo de doença do refluxo gastroesofágico (DRGE). Entretanto, observou-se que número significativo de pacientes com DRGE não apresentava HH, ao passo que muitos pacientes com HH não padeciam da DRGE. Além disso, pacientes submetidos a operações que visavam apenas ao tratamento da HH não obtinham alívio dos sintomas, em grande parte dos casos. Então, a partir dos anos 1980, a atenção voltou-se para alterações do tônus e, principalmente, dos relaxamentos transitórios do esfíncter esofágico inferior (EEI), como mecanismos centrais na patogênese da DRGE. Mais adiante, no decênio de 1990, em contexto onde se estabeleceu a patogênese multifatorial da DRGE, o papel das HH teve interesse renovado. Isso se deveu à constatação de que fibras musculares do hiato esofágico formam mecanismo esfinctérico na parte distal do esôfago e, também, ao fato de que a maioria dos pacientes (> 90%) com esofagite endoscópica apresenta HH.

As hérnias hiatais volumosas (HHV) apresentam-se como desafio ao cirurgião devido, principalmente, ao alto índice de recorrência. O presente capítulo fará análise crítica dos mecanismos envolvidos na patogênese dessas hérnias, do estado atual de seu tratamento e das controvérsias ainda existentes.

ASPECTOS HISTÓRICOS

Os primeiros relatos a respeito das hérnias diafragmáticas, datados do século XVI, enfocaram aquelas de origens traumática e congênita. Ambroise Paré (1959), Rivierius Lazari (1689), Giovanni Batista Morgagni (1761) e Vincent Alexander Bochdalek (1848) foram os pioneiros a descrever estas hérnias[63].

As HH só se tornaram conhecidas após o advento e a disseminação dos exames radiográficos, porque os estudos de necropsia realizados até então não eram capazes de detectar tal alteração devido à técnica que se utilizava na dissecação dos corpos. Nela, o esôfago era seccionado acima do diafragma e rebatido em monobloco com as estruturas mediastinais e pulmões perdendo, assim, sua conexão com o estômago[9].

Bowditch, em 1846, revisou os casos de hérnia diafragmática publicados entre 1610 e 1846, totalizando 88 casos diagnosticados em necropsias[11]. Nesta casuística, o autor observou que havia, em três cadáveres, dilatação da *abertura esofágica* (hiato esofágico), que *curiosamente* dava passagem a parte do estômago a qual, por sua vez, unia-se ao esôfago no tórax. Essa descrição, mesmo que desavisadamente, foi o primeiro relato do que atualmente denominamos hérnia hiatal paraesofágica.

Enquanto o conhecimento sobre as hérnias hiatais somente avançou após o advento da radiologia, na primeira metade do século XX, a lesão causada no esôfago pelo refluxo gastroesofágico foi postulada, na literatura médica, em 1828, por Billard[10]. Posteriormente, Rokitansky demonstrou, em 1855, que a esofagite do esôfago distal era causada pelo refluxo gastroesofágico[58]. Controvérsias surgiram, e somente cerca de 80 anos após a descoberta de Rokitansky o termo esofagite péptica foi incorporado à literatura médica inglesa[70].

Já na primeira metade do século XX, Hedblom (1925), em extensa revisão, reportou 33 casos de hérnias envolvendo a região do hiato esofágico[35]. Naquele mesmo ano, a correlação entre a presença de hérnia diafragmática na região do hiato esofágico e pirose foi estabelecida, pela primeira vez, por Friedenwald e Feldman[29]. Esses autores acreditavam que a causa de tal hérnia era a falha do músculo diafragma em circundar o esôfago. Um ano depois, Akerlund descreveu 30 casos dessa entidade e a denominou hérnia hiatal, descrevendo três tipos: hérnias hiatais com esôfago encurtado congenitamente (*estômago torácico*), hérnias paraesofágicas e hérnias não classificadas nos padrões anteriores[2].

A primeira publicação a respeito do tratamento cirúrgico das hérnias diafragmáticas que acometem o hiato esofágico foi realizada, em 1919, por Soresi[62]. Sua técnica consistia na redução do conteúdo herniado, seguida do fechamento das aberturas do diafragma, ajustando-as aos órgãos que as atravessavam (esôfago, artéria aorta e veia cava inferior). Posteriormente, em 1928, Harrington[34], da Clínica Mayo, publicou sua experiência no tratamento de 27 pacientes com HH, na qual não houve mortalidade. A taxa de recorrência foi de 12,5%. Por sua vez, Sweet[64,65] publicou, em 1950, a abordagem transtorácica das hérnias hiatais. As operações realizadas naquela época baseavam-se apenas na redução do estômago para a cavidade peritoneal e na correção anatômica do alargamento do hiato esofágico. Alguns cirurgiões acreditavam que as manifestações clínicas encontradas em pacientes com hérnias hiatais decorriam do pinçamento do estômago pelas bordas do hiato. Tal pensamento levou alguns cirurgiões a alargarem o hiato para aliviar a pressão sobre o estômago herniado, na tentativa de aliviar os sintomas daqueles pacientes.

Apesar de a correção anatômica das hérnias hiatais ter sido bem-sucedida nas operações praticadas na primeira metade do século XX, muitos pacientes permaneciam sintomáticos. Nesse contexto surgiu, na segunda metade do referido século, a percepção de que o refluxo gastroesofágico não era desencadeado por fatores puramente anatômicos, mas que alterações fisiológicas estariam associadas à patogênese dessa doença. Neste sentido, Allison[3] publicou, em 1951, artigo enfatizando a relação entre a fisiologia alterada da cárdia e uma forma comum de indigestão que se manifestava com pirose, eructações e regurgitações posturais. Tais manifestações clínicas foram atribuídas à esofagite de refluxo secundária à incompetência da junção gastroesofágica. Esta, por sua vez, deveria ser causada por HH de deslizamento, na qual o estômago entraria através do hiato esofágico em direção ao mediastino posterior.

Barrett (1954)[8] por sua vez, preconizou que a reconstrução do ângulo cardioesofágico (ângulo de His) era passo fundamental para a correção do refluxo gastroesofágico. Além disso, esse autor descreveu a presença de epitélio colunar no esôfago de pacientes com esofagite secundária ao refluxo gastroesofágico. Seus trabalhos estimularam os cirurgiões a buscarem procedimentos que melhorassem a função da cárdia em vez de, simplesmente, dirigirem o procedimento para a redução da hérnia. Assim, Nissen publicou, em 1956, dois casos de pacientes submetidos a procedimento no qual o ligamento frenoesofágico era seccionado e, após mobilização do esôfago e hiatoplastia, o esôfago abdominal era envolvido, circunferencialmente, pelo fundo do estômago, por cerca de 6 cm de extensão. Os resultados desse procedimento foram excelentes, e a operação foi denominada gastroplicatura[51,52]. A partir daí surgiram outras técnicas que visavam, além de tratar a HH, restaurar a competência do EEI como barreira anti-refluxo – Belsey (1952), Collis (1957), Thal (1965) e Hill (1967). Modificações dessas técnicas foram introduzidas por Pearson e Henderson, Orringer e Sloan, Rossetti, Dor e Toupet.

Dentre todas as técnicas e modificações descritas, a fundoplicatura proposta por Nissen tornou-se, a partir do decênio de 1970, a operação anti-refluxo mais realizada no mundo. Rossetti, seguidor de Nissen, sugeriu a realização da fundoplicatura utilizando-se a parede anterior do fundo gástrico. Estudos conduzidos por DeMeester e Johnson[21] e Donahue e cols.[22] aprofundaram o conhecimento a respeito dos mecanismos fisiológicos envolvidos na operação de Nissen e propuseram a ligadura dos vasos esplenogástricos para possibilitar a confecção de válvula frouxa, minimizando a ocorrência de disfagia pós-operatória[21,22]. DeMeester e Johnson concluíram, também, que a extensão de 2 cm da válvula, confeccionada com o fundo do estômago, era suficiente para evitar o refluxo e reduzia a ocorrência de disfagia[20].

Posteriormente, no decênio de 1990, as operações anti-refluxo, que incluem a hiatoplastia nos casos de HH associada, começaram a ser realizadas por via laparoscópica. Isso reduziu, sobremaneira, a morbidade dos procedimentos e aumentou, consideravelmente, o número de pacientes submetidos ao tratamento cirúrgico da DRGE, sendo a operação de Nissen-Rossetti a mais freqüentemente realizada.

O desenvolvimento técnico obtido pelos cirurgiões, a partir das operações laparoscópicas para tratamento da DRGE, possibilitou, *a posteriori*, a abordagem das HHV por via minimamente invasiva. Cuschieri e cols. (1992)[19] publicaram uma das primeiras séries de pacientes submetidos ao tratamento laparoscópico das hérnias paraesofágicas volumosas (HPEV). Nesta casuística, oito pacientes foram submetidos ao fechamento do defeito diafragmático, com sutura contínua de seda 2.0, associado à fundoplicatura (Nissen), com excelentes resultados funcionais no seguimento de 3 meses. A partir de então, novos estudos surgiram e evidenciaram algumas controvérsias a respeito do tratamento das HHV, como: a via de acesso mais adequada (torácica ou abdominal), o índice de recorrência da hérnia no tratamento minimamente invasivo em comparação ao tratamento convencional, a necessidade de fundoplicatura de rotina ou seletivamente; a utilização de material sintético para reforço da hiatoplastia (e suas possíveis complicações)[5,13,30,32,38,42,45,49,54,56,57].

ANATOMIA APLICADA

A compreensão da anatomia das HH e de sua fisiopatologia está intimamente relacionada ao conhecimento da anatomia normal da região esofagogástrica, bem como dos aspectos anatômicos do hiato esofágico.

O esôfago distal atravessa o músculo diafragma em seu hiato esofágico para adentrar a cavidade peritoneal maior e juntar-se ao estômago, em ângulo agudo (ângulo esofagogástrico ou ângulo de His). Essa disposição contribui para a barreira anti-refluxo, como primeiramente observado por Barrett, em 1954[8]. Na junção esofagogástrica (JEG), a túnica muscular circular do esôfago torna-se espessada, constituindo área de elevada pressão que caracteriza a barreira anti-refluxo funcional denominada EEI. A extensão desse esfíncter é de aproximadamente 4 cm, sendo 2 cm intra-abdominais e 2 cm ao nível do hiato esofágico[31,48]. A Figura 6.1 mostra a anatomia da junção esofagogástrica.

Além do ângulo de His e do EEI, constituem barreiras ao refluxo gastroesofágico: os braços do pilar direito diafragmático que compõem o hiato esofágico, os quais for-

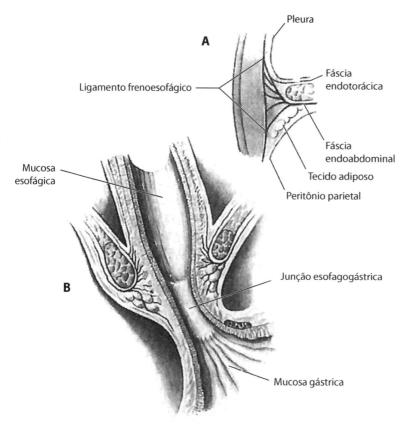

Figura 6.1. Anatomia da junção esofagogástrica. **A.** Detalhe da origem e inserção do ligamento frenoesofágico. **B.** Secção coronal da junção esofagogástrica. (Retirada e modificada de Pairolero P, Trastek VF, Payne WS. Esophagus and diaphragmatic hernias. In: Schwartz SI eds. *Principles of surgery*. New York: McGraw-Hill, 1989:1103-56.)

mam anel ao redor da JEG, funcionando como esfíncter cuja ação se agrega àquela do EEI; o comprimento abdominal do esôfago – aproximadamente 2 cm – que está sujeito aos aumentos da pressão intra-abdominal, funcionando como válvula anti-refluxo; a inserção do ligamento frenoesofágico junto à região da junção escamocolunar (JEC).

O hiato esofágico é uma abertura elíptica na porção muscular do diafragma. Suas margens ântero-laterais são formadas pela porção muscular dos braços que constituem o pilar diafragmático. Posteriormente, as margens do hiato são formadas pelo ligamento arqueado mediano. Os pilares diafragmáticos originam-se na superfície anterior das vértebras L1 a L4 (pilar direito) e na superfície anterior das vértebras L1 e L2 (pilar esquerdo) inserindo-se, anteriormente, no ligamento transverso do centro tendíneo do diafragma. A configuração anatômica do hiato esofágico é variável; em mais da metade dos indivíduos, no entanto, os braços direito e esquerdo do hiato esofágico originam-se no pilar direito do diafragma[23]. A Figura 6.2 mostra as configurações anatômicas mais comuns do hiato esofágico.

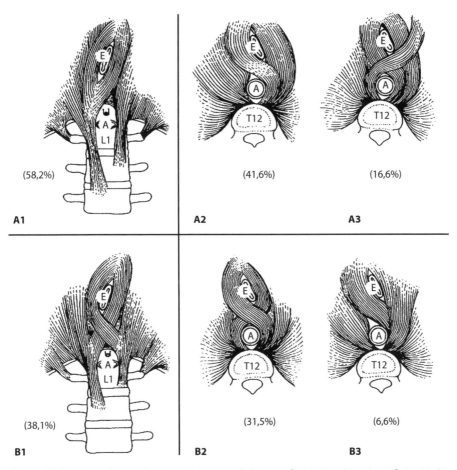

Figura 6.2. Configurações anatômicas mais comuns do hiato esofágico. **A1** e **B1** – vista inferior. **A2, A3, B2, B3** – vista superior. (**E** – esôfago; **A** – artéria aorta). (Retirada de: Pataro VA. Anatomic aspects of the esophageal hiatus: distribution of the crura in its formation. *J Int Coll Surg* 1961;35:154.)

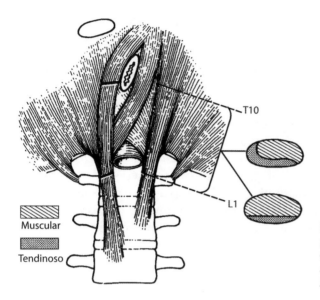

Figura 6.3. Composição musculotendinosa dos pilares diafragmáticos. (Retirada e modificada de Gray SW, Rowe Jr JS, Skandalakis JE. Surgical anatomy of the gastroesophageal junction. *Am Surg* 1979; 45:575.)

A estrutura dos pilares diafragmáticos é musculotendinosa, com acentuação da porção tendinosa junto à suas origens, nas vértebras lombares. Essa disposição tem importante implicação técnica porque as suturas, para reparo do hiato esofágico alargado, devem ser profundamente aplicadas, para incluírem a porção tendinosa – mais resistente – evitando a deiscência. A Figura 6.3 mostra a composição musculotendinosa dos pilares diafragmáticos.

Vê-se, a partir dos mecanismos anatomofuncionais de contenção do refluxo gastroesofágico, que o posicionamento anatômico normal da JEG é importante fator anti-refluxo por sofrer ação do mecanismo esfincteriano exercido pelo hiato esofágico e, também, pela preservação da extensão adequada do segmento abdominal do esôfago.

A principal estrutura responsável pela manutenção da posição anatômica da JEG é o ligamento frenoesofágico. Este ligamento origina-se na porção inferior do diafragma, a partir da condensação de tecido areolar frouxo e da fáscia subperitoneal (fáscia endoabdominal), inserindo-se, circunferencialmente, na adventícia e nos tecidos conjuntivos da musculatura lisa do esôfago. Acredita-se que tal ligamento seja composto de dois segmentos: um deles estendendo-se cranialmente e unindo-se ao esôfago cerca de 2 a 3 cm acima da junção escamocolunar e o outro, unindo-se ao nível da própria JEC, do esôfago abdominal e da cárdia[23,48,60]. A Figura 6.4 representa a disposição anatômica do ligamento frenoesofágico.

TIPOS DE HÉRNIAS HIATAIS

As hérnias hiatais são divididas em quatro tipos:
- *Tipo I (deslizamento)* – é uma hérnia de deslizamento na qual a parte posterior do saco herniário é formada pela parede posterior do estômago proximal. O hiato

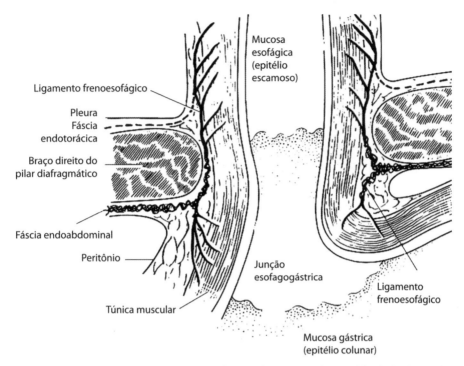

Figura 6.4. Disposição anatômica do ligamento frenoesofágico. (Retirada e modificada de Skandalakis JE, Gray SW, Rowe Jr JS eds. *Anatomical complications in general surgery*. New York: McGraw-Hill, 1983.)

esofágico pode estar alargado, e as paredes ântero-laterais do saco herniário são formadas pelo ligamento frenoesofágico e por peritônio. O mecanismo de desenvolvimento desse tipo de HH envolve o enfraquecimento do ligamento frenoesofágico que, normalmente, mantém a JEG em sua posição intra-abdominal. Assim, graus variáveis de migração cefálica da JEG através do hiato esofágico podem ocorrer, o que justifica a elevada incidência de DRGE associada a esse tipo de HH.

- *Tipo II (paraesofágica)* – ocorre o deslocamento cranial do fundo gástrico, através do hiato esofágico ântero-lateralmente à JEG, que se encontra fixada, pela fáscia pré-aórtica e pelo ligamento arqueado. Pode estar relacionada a aumentos da pressão intra-abdominal e resulta de defeito localizado no ligamento frenoesofágico. Devido ao posicionamento intra-abdominal da JEG, a associação com DRGE é pequena e relacionada a outros mecanismos.

- *Tipo III (mista)* – resulta da combinação dos tipos I e II. Neste caso, ocorre migração cranial da JEG através do hiato esofágico associada ao deslocamento anterior do fundo gástrico. Portanto, a DRGE pode estar associada.

- *Tipo IV (gigante)* – ocorre herniação de outras vísceras para o mediastino anterior, além do estômago.

A Figura 6.5 ilustra os tipos de HH.

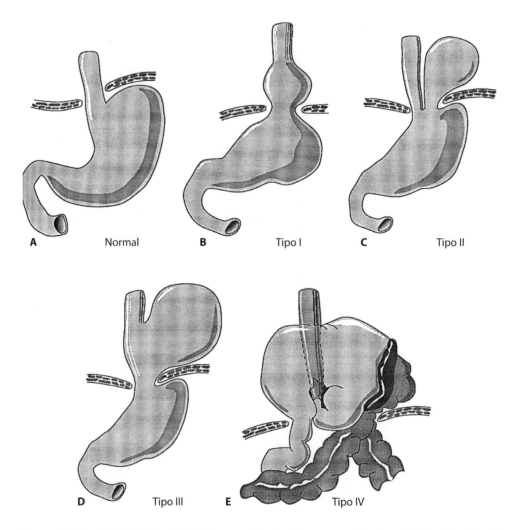

Figura 6.5. Tipos de hérnias hiatais. (Retirada e modificada de Duranceau A, Jamieson GG. Hiatal hernia and gastroesophageal reflux. *In*: Sabinston Jr DC, Lyerly HK eds. *Textbook of surgery*. Philadelphia: WB Saunders Company, 1997:767-84.)

HÉRNIAS HIATAIS VOLUMOSAS: DEFINIÇÃO

As HHV são definidas de acordo com os seguintes critérios:
- comprimento ≥ 6 cm diagnosticado pela endoscopia digestiva alta (EDA);
- herniação ≥ 50% do estômago para o tórax diagnosticada ao exame radiológico contrastado do esôfago, do estômago e do duodeno (REED);
- distância entre os braços do pilar diafragmático > 5 cm diagnosticada durante avaliação peroperatória.

EPIDEMIOLOGIA

A incidência real das HH é difícil de ser estabelecida, devido ao grande número de pacientes assintomáticos. As HH sintomáticas são estimadas em 5 por 1.000, das quais 90% a 95% são pequenas hérnias de deslizamento (tipo I)[56]. A maior parte dos 5% a 10% restantes é composta por HHV[5,49,54,56,].

As HPEV, quando não tratadas cirurgicamente, estão associadas com a progressão dos sintomas em 45% dos pacientes[66]. Em estudo clássico, 27 pacientes foram acompanhados longitudinalmente, sem tratamento cirúrgico, ocorrendo mortalidade de 27% devido a complicações como torção, necrose, perfuração e hemorragia[61].

Morino e cols.[49] encontraram 65 (13%) casos de HHV em população de 502 pacientes consecutivos submetidos a tratamento laparoscópico eletivo da DRGE. Houve ligeiro predomínio no sexo feminino (36 casos – 55%), e a média de idade foi de 59 anos (44 a 82 anos). A distribuição, de acordo com o tipo de HH, foi a seguinte: tipo I, 25%; tipo II, 12%; tipo III, 63%.

DIAGNÓSTICO

As HH são freqüentemente assintomáticas e, muitas vezes, diagnosticadas incidentalmente. Os sintomas conseqüentes às HH diferem de acordo com o tipo de hérnia. Pacientes com hérnias do tipo I apresentam sintomas secundários ao refluxo gastroesofágico, predominando a pirose e as regurgitações ácidas. Nos casos de hérnias do tipo II, os sintomas mais comuns são dor torácica, vômitos, empachamento pós-prandial e disfagia, decorrentes dos efeitos mecânicos causados pelo posiciona-

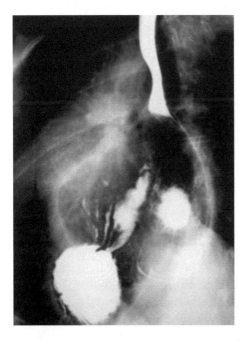

Figura 6.6. REED mostrando hérnia hiatal volumosa tipo II.

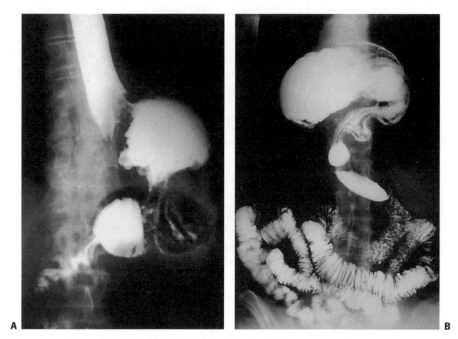

Figura 6.7. REED mostrando hérnias hiatais volumosas. **A.** Tipo III. **B.** Tipo IV.

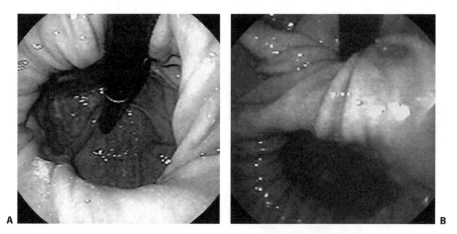

Figura 6.8. EDA mostrando hérnias hiatais volumosas. **A.** Tipo I. **B.** Tipo II.

mento intratorácico do estômago. As hérnias dos tipos III e IV cursam com diferentes combinações de manifestações clínicas, desencadeadas pelo refluxo gastroesofágico e pelo estômago intratorácico.

As HHV, além das manifestações clínicas referidas, podem apresentar-se com anemia secundária ao sangramento de úlceras gástricas isquêmicas. Além disso, tosse crônica, asma e dispnéia são causadas por aspiração crônica, pneumonia e compressão pulmonar[49]. Em geral, quanto maior for a HH, mais intensos serão as manifestações clínicas.

O REED (Figuras 6.6 e 6.7), a endoscopia digestiva alta (Figura 6.8) e a manometria esofágica são úteis no diagnóstico e na classificação das hérnias hiatais. No entanto, especialmente nas HH pequenas, todos eles apresentam limitações. O REED é o método mais utilizado quando o objetivo é avaliar a HH. Nesse exame, a demonstração da cárdia posicionada a 2 cm craniais ou mais ao hiato esofágico constitui critério para diagnóstico de HH. Em relação à EDA, a situação da junção escamocolunar (linha Z) a mais de 2 cm craniais ao hiato esofágico evidencia a presença de HH. Por sua vez, a manometria é exame menos sensível para o diagnóstico das HH. O achado de duas zonas de pressão elevada, correspondentes ao EEI e ao esfíncter diafragmático do hiato esofágico, sugere a presença de HH.

HÉRNIA HIATAL VOLUMOSA E DRGE

As hérnias hiatais nas quais ocorre migração torácica da JEG (tipos I e III) ressurgiram, nos últimos anos, como importante fator implicado na patogênese da DRGE, estando associadas à maior exposição ácida do esôfago e, conseqüentemente, às formas mais graves e complicadas dessa doença[1,37,71]. Apesar de não ser condição *sine qua non* para o desenvolvimento da DRGE, devido à sua característica multicausal, a contribuição da HH para a fisiopatologia de tal doença reside nos seguintes fatores[31]:

- encurtamento do segmento do EEI exposto à pressão intra-abdominal. A redução da pressão basal deste esfíncter é proporcional ao tamanho da HH;
- comprometimento do esfíncter diafragmático sobre a JEG;
- redução do peristaltismo do esôfago distal associado às HHV;
- maior número de relaxamentos transitórios do EEI em resposta à distensão do fundo gástrico;
- maior número de episódios de refluxo durante relaxamentos de deglutição do EEI;
- lentificação do clareamento esofágico;
- re-refluxo do conteúdo retido na HH durante o relaxamento de deglutição do EEI.

As manifestações da DRGE são mais comuns em indivíduos com HH, mesmo quando não há esofagite à EDA, como nas formas não-erosivas[31]. Em relação ao tamanho da HH e sua influência no tempo de exposição ácida esofágica, na DRGE, parece que as HHV aumentam esse tempo[1,71]. Jones e cols.[37] mostraram que incrementos no tamanho da HH correlacionaram-se, significativamente, com a exposição ácida total, com o tempo de clareamento esofágico e com a gravidade da esofagite. Por sua vez, Cameron[12] observou que havia HH em 96% dos pacientes com esôfago de Barrett. Ainda nesse estudo, dos pacientes com HH, aqueles que apresentavam esôfago de Barrett tinham orifícios hiatais mais alargados e HH mais volumosas do que os pacientes que não apresentavam essa condição.

TRATAMENTO

A indicação cirúrgica nas HH por deslizamento (tipo I) está condicionada à presença de sintomas e/ou DRGE. No entanto, nos demais tipos, existe alto risco de com-

Quadro 6.1. Principais controvérsias no tratamento das hérnias hiatais volumosas

Via de acesso: convencional × minimamente invasiva
Sítio de acesso: abdominal × torácico × combinado
Fundoplicatura HHV tipos I, III: Belsey × Nissen-Rossetti × outras técnicas
Fundoplicatura HHV tipo II: rotina × seletiva baseada na propedêutica pré-operatória
Gastrostomia: realizar ou não realizar?
Incidência de esôfago curto: alta × baixa
Necessidade de procedimento para alongamento do esôfago: freqüente ou ocasional
Hiatoplastia: sutura simples × inserção de tela × sutura simples + inserção de tela
Hiatoplastia: posterior × anterior × anterior e posterior
Composição da tela: polipropileno × politetrafluoretileno (PTFE) × mista

plicações (volvo, gangrena, perfuração, sangramento), havendo a tendência, entre a maioria dos autores, de indicar o tratamento cirúrgico, mesmo nos assintomáticos, desde que o paciente tenha risco operatório aceitável. Em várias publicações, atenção especial tem sido dada à alta recorrência observada após tratamento cirúrgico das HHV, especialmente por via laparoscópica[57]. Nesse sentido, o emprego de telas para reforço da hiatoplastia tem sido utilizado com resultados iniciais animadores[32,38,54].

A prevalência, relativamente baixa, das HHV talvez seja responsável pelas várias questões que ainda pairam sobre muitos aspectos de seu tratamento, motivo de bastante controvérsia na literatura médica. Poucos estudos controlados, amostras pequenas e, conseqüentemente, escassa evidência grau A subsidiam as questões que ainda persistem em relação ao manejo dessas hérnias. O Quadro 6.1 apresenta as principais controvérsias no tratamento das HHV.

A tática operatória nas HHV, após redução de seu conteúdo e excisão completa do saco herniário, envolve a abordagem ao hiato esofágico, a restauração do segmento abdominal do esôfago e a definição pela realização ou não de fundoplicatura e gastropexia (gastrostomia). Obviamente, nas hérnias em que a JEG estiver deslocada do seu sítio anatômico intra-abdominal (tipos I e III), a fundoplicatura deve ser realizada de rotina, devido à alta prevalência de DRGE associada. Aliás, na maioria das vezes, esses pacientes procuram atendimento médico devido aos sintomas da DRGE, e é durante a propedêutica que se diagnostica a HHV. Obviamente, nos pacientes com HHV do tipo III, sintomas obstrutivos podem estar associados. A técnica mais utilizada para fundoplicatura tem sido a descrita por Nissen, por via laparoscópica.

Enquanto nas HHV dos tipos I e III a indicação de fundoplicatura é formal, nas HPEV (tipo II) existe controvérsia em relação à sua realização rotineira ou baseada em propedêutica pré-operatória para DRGE. Isso porque, nessas hérnias, a incidência de DRGE é baixa, devido ao posicionamento anatômico da JEG. No entanto, sabe-se que esta doença é multifatorial e a HH representa apenas uma vertente de sua patogenia.

Então, aqueles que defendem a indicação seletiva da fundoplicatura devem realizar exames pré-operatórios como o objetivo de diagnosticar os casos que tenham refluxo patológico associado. Nesse sentido, vale lembrar que certa parcela dos doentes com refluxo patológico é assintomática e, portanto, não se pode prescindir de propedêutica armada. Geha e cols.[30] e Myers e cols.[50] publicaram suas experiências no manejo das HPEV, utilizando a tática seletiva para indicação de cirurgia anti-refluxo, com ótimos resultados. Outros autores advogam a realização rotineira de fundoplicatura devido à extensa mobilização da JEG, necessária para exposição adequada do hiato esofágico e hiatoplastia, que altera os mecanismos anti-refluxo anatomofisiológicos[4,46]. Além disso, argumentam que a fundoplicatura é capaz de fixar o estômago em posição intra-abdominal, reduzindo a recorrência das HHV. Controvérsias à parte, naqueles casos operados em situação de urgência, nos quais não há tempo hábil para propedêutica, a realização profilática de fundoplicatura pode ser boa conduta, se a condição clínica assim o permitir.

Alguns autores defendem a realização de gastrostomia em pacientes submetidos a tratamento cirúrgico de HPEV (tipo II) para que não ocorra volvo gástrico durante o período de reacomodação do estômago em sua posição abdominal. Entretanto, não há consenso, e alguns defendem formas alternativas de gastropexia na parede abdominal anterior ou no diafragma[30].

A ocorrência de esôfago curto em pacientes com HHV também tem sido motivo de debate entre os autores e tem implicação direta em seu tratamento. Primeiramente descrita por Lotart-Jacob, em 1957, essa condição é considerada uma complicação de várias doenças, dentre as quais figuram as HHV e a DRGE[43]. Tamanho é o dilema em torno de sua existência que a incidência reportada na literatura varia de 0% a 60%[18,36,55]. Postula-se que, em casos avançados de esofagite, a inflamação transmural esofágica resulte em fibrose cicatricial e retração da camada muscular longitudinal do esôfago, levando ao encurtamento do órgão[7].

O diagnóstico pré-operatório do esôfago curto é bastante falho, mesmo porque, devido à falta de consenso sobre sua existência, ainda não foi possível definir, adequadamente, os critérios diagnósticos. A maior parte dos artigos pontua que o momento de maior precisão para diagnosticá-lo é o intra-operatório. Considera-se que, após mobilização adequada do esôfago distal, o fato de não se conseguir, pelo menos, 2,5 a 3,0cm de esôfago abdominal favorece o diagnóstico de esôfago curto[43]. A importância de seu reconhecimento reside na indicação de procedimentos de alongamento (Collis, Collis-Nissen, Collis-Belsey) do esôfago. Além da falência da hiatoplastia, a não realização desses procedimentos, em pacientes com esôfago curto, é considerada importante causa de recorrência da HHV. No entanto, esses procedimentos devem ser indicados com parcimônia porque estão relacionados a até 10% de complicações, aumentando, assim, a morbimortalidade operatória[44].

Madan e cols.[43] analisaram série de 628 pacientes consecutivos submetidos à fundoplicatura laparoscópica, entre 1991 e 2000, não encontrando nenhum caso de esôfago curto, tampouco recorrências relacionadas à ausência de diagnóstico dessa condição. Eles ressaltaram que a alta incidência de esôfago curto encontrada na literatura estaria relacionada à presença de HHV e poderia resultar dos seguintes fatores: mobilização inadequada do esôfago, dando a falsa impressão de esôfago curto; falha na realização de hiatoplastia adequada em pacientes com grandes defeitos hiatais, levando à recorrência da HH e imputando, inadequadamente, a causa da recorrência à provável existência de esôfago curto não diagnosticado na operação inicial; e excisão inadequada do saco herniário.

Diante dos estudos disponíveis, não há como afirmar a inexistência do esôfago curto. No entanto, é possível que, além dos fatores discutidos aqui, os quais podem contribuir para que sua incidência seja superestimada, o tratamento precoce da DRGE, tenha diminuído a ocorrência de esôfago curto. Todavia, a falha na sua identificação cria ambiente de tensão da JEG e do fundo gástrico sobre o reparo do hiato esofágico, levando a altos índices de recorrência da HH. Nesse sentido, parece prudente afirmar que a mobilização apropriada do esôfago e a excisão completa do saco herniário diminuem, sobremaneira, a necessidade de procedimentos para seu alongamento. Além disso, naqueles casos em que há necessidade, a opção pela operação de Collis-Nissen parece apresentar melhores resultados anti-refluxo[25].

A cirurgia laparoscópica constitui opção terapêutica bem estabelecida no tratamento da DRGE. Entretanto, o manejo laparoscópico das HHV ainda é motivo de controvérsia. Se por um lado a operação laparoscópica proporciona melhor visualização da região hiatal – possibilitando melhor dissecção das estruturas anatômicas – e apresenta menor morbimortalidade do que a cirurgia aberta por outro, a literatura tem discutido a eficácia, a longo prazo, da abordagem da crura diafragmática nas HHV por via minimamente invasiva. Athanasakis e cols.[6] mostraram que o reparo laparoscópico das hérnias paraesofágicas está associado a menor morbidade, internação mais curta e recuperação mais rápida, comparadas ao procedimento convencional. No entanto, enquanto a incidência de recorrência da HH após seu reparo primário, durante operações laparoscópicas anti-refluxo, varia de 1% a 7%, nos casos de HHV pode atingir até 50%, especialmente nas HPEV[13,32,38,40]. Além disso, a abordagem dessas hérnias por via aberta está associada a baixas taxas de recorrência[59,69]. Na verdade, os estudos disponíveis não conseguiram estabelecer a incidência real de recorrência das HH, independente da via utilizada, porque carecem de seguimento adequadamente longo e com propedêutica armada padronizada. O Quadro 6.2 mostra os fatores relacionados à recorrência das HH.

Vários aspectos técnicos têm sido discutidos em face da elevada recorrência das HH após tratamento laparoscópico das HHV. Atualmente, a questão central avaliada relaciona-se a quando e como utilizar material protético na hiatoplastia.

Hiatoplastia com prótese

Os princípios do reparo da crura diafragmática nas HHV utilizados na cirurgia laparoscópica são os mesmos da cirurgia convencional e foram anteriormente salientados. No entanto, a situação fragilizada das estruturas anatômicas que constituem o hiato esofágico é ponto fundamental para o insucesso de seu reparo. Hérnias volumosas causam arrombamento do hiato e adelgaçamento dos braços do pilar diafragmático que constituem suas margens. Com isso, não se consegue reparo livre de tensão, e os pontos aplicados aos frágeis braços do pilar diafragmático tendem à deiscência.

Quadro 6.2. Principais fatores relacionados à recorrência das hérnias hiatais

Fatores associados	
Vias convencional e laparoscópica	**Via laparoscópica**
Vômitos pós-operatórios*	Retorno precoce ao trabalho (esforço físico)*
Tosse pós-operatória*	Menor formação de aderências
Tabagismo	Menor quantidade de tecido incluído na hiatoplastia
Levantamento de peso*	Dificuldade na aplicação dos pontos na hiatoplastia
Esôfago curto	
Mobilização inadequada do esôfago	
Hiato esofágico > 5cm (HHV)	
Inexperiência do cirurgião	

*Fatores que causam aumento da pressão intra-abdominal. HHV – Hérnia hiatal volumosa.

A utilização de telas sintéticas tem sido defendida para reduzir a tensão no reparo das HHV e reforçá-lo, uma vez que as condições das estruturas anatômicas encontram-se impróprias, diminuindo a recorrência. Desde a primeira descrição de sua utilização, por Kuster e Gilroy[40], em 1993, numerosas técnicas foram publicadas[32]. Conseqüentemente, acirrado debate tem sido travado a respeito da forma e do material mais adequado para confecção da tela, de sua colocação (anterior, posterior ou circunferencialmente em relação ao esôfago) e de sua indicação rotineira ou baseada na percepção intra-operatória da suficiência do fechamento por sutura primária do hiato esofágico.

Apesar da existência de vários artigos publicados a respeito do uso de tela na hiatoplastia esofágica, identificamos apenas três estudos prospectivos randomizados que compararam a sutura primária e o reparo com tela em pacientes portadores de HPEV (tipo II)[13,27,28] e um estudo em pacientes portadores de HH tipo I (Quadro 6.3)[33].

Diante da escassa evidência grau A acerca do uso de tela na hiatoplastia esofágica e da necessidade de avaliarmos, criticamente, a literatura disponível, duas questões fundamentais precisam ser discutidas:

- A colocação de telas reduz a recorrência após reparo de HHV? Os dados mostrados no Quadro 6.3 revelam que, apesar de as amostras serem pequenas, houve grande tendência a melhores resultados nos grupos em que se utilizou tela em relação aos grupos que foram submetidos à sutura primária. É possível que maiores amostras tragam a robustez necessária ao afloramento de evidência mais sólida em prol da utilização de tela no reparo das HHV.

- Existe segurança para utilização de tela na hiatoplastia esofágica? A complicação mais temida, em relação ao uso de tela no reparo das HH, é a possibilidade de erosão do esôfago e/ou do estômago ou, ainda, de estenose esofágica causada pela reação inflamatória desencadeada por corpo estranho na região hiatal. Numerosos relatos de erosão podem ser encontrados na literatura quando material protético, especialmente o polipropileno, foi deixado em contato com o intestino[26,41]. Entretanto, é baixa a incidência dessa complicação relatada na hernioplastia hiatal com tela (Quadro 6.4).

Quadro 6.3. Hiatoplastia esofágica: sutura simples × reforço com tela (estudos prospectivos randomizados)

Autor	Ano	Tipo de HH	n (total)	Sutura simples n	Recorrência	Uso de tela n	Recorrência	Seguimento (meses)	Tipo de tela
Frantzides e cols.[27]	2002	II	72	36	8(22,2%)	36	0(0,0%)	39,6	PTFE DualMesh®
Frantzides e cols.[28]	1999	II	35	18	3(16,7%)	17	0(0,0%)	36	PTFE/MycroMesh®
Carlson e cols.[13]	1999	II	31	16	3(18,7%)	15	0(0,0%)	24	PTFE Gore-Tex®
Granderath e cols.[33]	2005	I	100	50	13(26,0%)	50	4(8,0%)	12	Polipropileno
Total			238	120	27(22,5%)	118	4(3,4%)	27,9	

HH – hérnia hiatal; PTFE – politetrafluoretileno.

Quadro 6.4. Complicações do uso de tela na hiatoplastia esofágica

Autor	Ano	Número (%)	Tipo de tela	Complicação	Resolução
Edelman e cols.[24]	1995	1(20%)	Polipropileno	Estenose esofágica	Revisão laparoscópica
Trus e cols.[67]	1997	1(1,3%)	ND	Estenose esofágica	Relaparotomia e miotomia
Carlson e cols.[13]	1998	1(2,3%)	Polipropileno	Erosão esofágica (assintomático)	Esofagectomia por neoplasia*
Kempainem e cols.[39]	2000	1	PTFE	Tamponamento cardíaco POI†	Óbito
Van der Peet e cols.[68]	2000	1(4,5%)	Poliéster	Fibrose hiatal	Relaparotomia e retirada da tela
Casabella e cols.[15]	1996	2(13%)	ND	Fibrose hiatal/erosão esofágica	Relaparotomia e retirada da tela
Coluccio e cols.[17]	2000	1	PTFE	Penetração gástrica	Relaparotomia e retirada da tela

ND – não disponível; PTFE – politetrafluoretileno.
POI – pós-operatório imediato.
*Adenocarcinoma 41 meses após hiatoplastia.
† Lesão cardíaca pelo grampo de fixação da tela.

Aspectos técnicos da hiatoplastia com prótese

Várias técnicas foram descritas para realização da hiatoplastia com tela, objetivando o reforço da sutura primária ou o reparo sem tensão[13,32,38,49,54]. A maioria dos autores tem realizado a inserção da tela sobre a sutura primária para reforçá-la (Figura 6.9).

Esse procedimento tem sido denominado *enxerto*, em contrapartida ao que se convencionou chamar *reparo sem tensão*. Nos reparos sem tensão, a tela é interposta entre as margens do defeito no hiato esofágico, sem que haja aproximação prévia dos braços do pilar diafragmático (Figura 6.10). Nos casos em que a aproximação não seja possível devido ao amplo orifício hiatal, deve-se utilizar o reparo sem tensão, em vez de realizar sutura de estruturas enfraquecidas sob grande tensão (Figura 6.11).

A maioria dos autores prefere a hiatoplastia posterior e, nos casos em que persistir brecha anterior, podem-se adicionar dois a três pontos na porção anterior do hiato esofágico[32]. O tipo de material e a forma da tela variam muito entre as diversas publi-

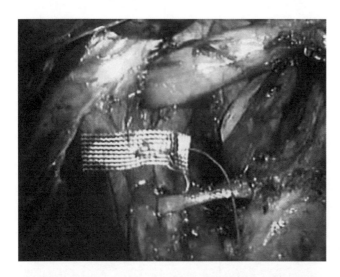

Figura 6.9. Fotografia de hiatoplastia esofágica posterior laparoscópica (sutura primária reforçada com enxerto de tela de marlex).

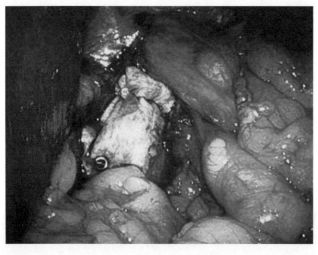

Figura 6.10. Fotografia de hiatoplastia esofágica posterior laparoscópica (reparo sem tensão).

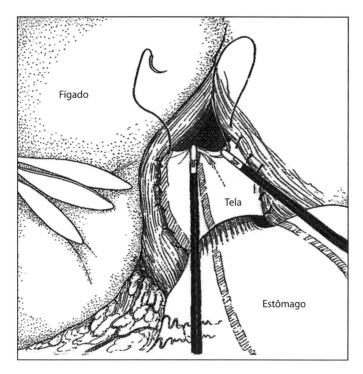

Figura 6.11. Desenho esquemático de hiatoplastia anterior sem tensão por via laparoscópica. (Retirada e modificada de Paul MG, DeRosa RP, Petrucci PE, Palmer ML, Danovitch SH. Laparoscopic tension-free repair of large paraesophageal hernias. *Surg Endosc* 1997; 11:303-7.)

cações. Os materiais mais utilizados são o polipropileno, o PTFE e, em menor escala, o pericárdio bovino.

O polipropileno é material de custo menor, rapidamente incorporado aos tecidos, cuja textura facilita sua manipulação durante a hiatoplastia. No entanto, teme-se que seu contato com o esôfago e/ou o estômago possa causar erosão ou estenose desses órgãos. Já o PTFE apresenta menor risco de erosão, apesar do custo mais elevado. Além disso, sua incorporação aos tecidos é inferior à do polipropileno e mais difícil seu manejo intra-operatório. Para resolver essa questão, a partir da combinação das qualidades de ambos os materiais, surgiram telas duplas, nas quais a face voltada para o hiato é composta de polipropileno e a face voltada para as vísceras, de PTFE (DualMesh®). Por sua vez, o pericárdio bovino foi proposto, mas tem sido pouco utilizado devido à possibilidade de sofrer contratura ao longo do tempo e levar à estenose do esôfago. Não há como optar por nenhum dos materiais descritos a partir dos estudos encontrados na literatura. Ultimamente, parece que os autores estão optando pelo polipropileno e cuidando para que a tela seja posicionada e fixada, pelo menos, 1 cm abaixo do ponto mais anterior da hiatoplastia, evitando seu contato com o esôfago. Champion e Rock[16] acreditam que a face da tela voltada para as vísceras deve ser protegida pela fundoplicatura, porque eventual erosão para o fundo gástrico seria de abordagem tecnicamente mais fácil que sua erosão para o esôfago.

Vários formatos de tela têm sido mostrados nas diversas publicações, como em *U*; em *colar*; *enxerto* e *livre de tensão* (Figuras 6.12 a 6.16). Acentua-se que, nos casos de enxerto, a tela deve cobrir todo o reparo e que suas bordas devem ultrapassar as margens da hiatoplastia[32].

A fixação da tela nas estruturas anatômicas do hiato esofágico pode ser realizada por meio de sutura com fio inabsorvível ou grampeador mecânico. Deve-se ter cuidado especial no disparo dos grampos, devido à proximidade com o saco pericárdico. A pressão exercida no grampeador deve ser suficiente para garantir a penetração ade-

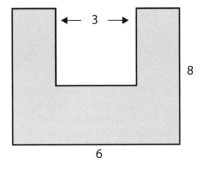

Figura 6.12. Desenho esquemático de tela em formato de *U*.

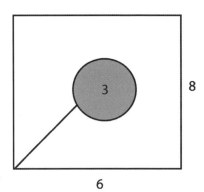

Figura 6.13. Desenho esquemático de tela em formato de *colar*.

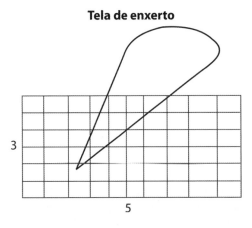

Figura 6.14. Desenho esquemático de tela em formato retangular para enxerto sobre sutura primária.

Reparo sem tensão

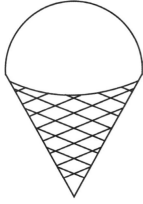

Figura 6.15. Desenho esquemático de tela em reparo sem tensão.

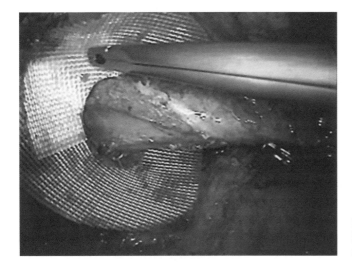

Figura 6.16. Fotografia de hiatoplastia laparoscópica por sutura primária reforçada com tela em *colar*.

quada dos grampos na prótese e nos tecidos subjacentes, sem que haja violação do pericárdio parietal diafragmático. Kemppainem e Kiviluoto[39] relataram, 2000, um caso de lesão cardíaca pelo grampeador mecânico que evoluiu com tamponamento cardíaco no pós-operatório imediato e óbito.

Considerações sobre a hernioplastia hiatal com tela

- Apesar da falta de solidez científica dos estudos disponíveis, a hernioplastia hiatal com tela tem demonstrado ser procedimento seguro e efetivo contra a alta recorrência observada nos pacientes com HHV submetidos à sutura primária do defeito herniário.
- As taxas de complicações relatadas são baixas e, apesar de alguns pacientes sofrerem disfagia e/ou dor torácica pós-operatória, esses sintomas são transitórios e de resolução espontânea.

- Apesar de não haver consenso na indicação de tela em pacientes com hérnias hiatais pequenas submetidos à cirurgia anti-refluxo laparoscópica, sua indicação deve ser bastante liberal nos casos de HHV, devido ao enfraquecimento das estruturas que margeiam o orifício hiatal e à tensão proporcionada pela sutura primária.
- O tipo ideal de tela seria aquele de fácil manipulação durante a laparoscopia, capaz de aderir à superfície do diafragma e ser inerte às vísceras adjacentes. Este propósito está sendo avaliado com uso de telas mistas como anteriormente salientado.
- Não há como selecionar o formato mais adequado da tela com base nos estudos disponíveis na literatura. Muitos autores preferem os enxertos posteriores, enquanto outros defendem o uso de formas que também reforcem a região anterior da crura diafragmática, como as circulares.
- Estudos com maiores amostras e com a comparação das diversas técnicas são necessários para definição da melhor abordagem. Devido à baixa incidência de HHV na população em geral, é provável que esses estudos sejam multicêntricos.

CONCLUSÃO

A abordagem laparoscópica apresenta-se como alternativa válida para o tratamento das HHV, com as vantagens inerentes à via minimamente invasiva. As altas taxas de recorrência encontradas em estudos preliminares estão em queda, provavelmente, devido à superação da curva de aprendizado e ao melhor conhecimento dos fatores responsáveis pelas falhas na hiatoplastia.

Alguns aspectos, como a indicação rotineira ou seletiva de fundoplicatura e gastrostomia, não podem ser respondidos cientificamente com os estudos atualmente disponíveis.

O esforço para redução das recorrências deve centrar-se no reconhecimento dos casos em que coexista esôfago curto e na liberalização do uso de tela na hiatoplastia das HHV.

O impacto real dessas medidas e suas possíveis complicações só serão conhecidos após seguimento a longo prazo de pacientes tratados em estudos comparativos randomizados. No entanto, os dados já disponíveis autorizam a condução nesse sentido.

Finalmente, as desordens do hiato esofágico compreendem amplo espectro da doença denominada HH. Neste sentido, a HHV apresenta-se como condição na qual a abordagem terapêutica deve ser individualizada de acordo com as condições anatômicas, fisiopatológicas e clínicas próprias de cada paciente.

REFERÊNCIAS BIBLIOGRÁFICAS

1. Abrahão Jr LJ, Lemme EMO, Carvalho BB et al. Relação entre o tamanho de hérnia hiatal e o tempo de exposição ácida esofágica nas doenças do refluxo erosiva e não erosiva. *Arq Gastroenterol* 2006; 43:37-43.

2. Akerlund A, Onnell H, Key E. Hernia diaphragmatica hiatus oesophagei vom anastomischen und roentgenologischen gesichtspunkt. *Acta Radiol* 1926; 6:3-22.

3. Allison PR. Reflux esophagitis, sliding hiatal hernia and anatomy of repair. *Surg Gynecol Obstet* 1951; 92:419-31.

4. Altorki NK, Yankelevitz D, Skinner DB. Massive hiatal hernias: the anatomic basis of repair. *J Thorac Cardiovasc Surg* 1998; 115:828-35.

5. Andujar JJ, Papasavas PK, Birdas T et al. Laparoscopic repair of large paraesophageal hernia is associated with a low incidence of recurrence and reoperation. *Surg Endosc* 2004; 18:444-7.

6. Athanasakis H, Tzortzinis A, Tsiaoussis J, Vassilakis JS, Xynos E. Laparoscopic repair of paraesophageal hernia. *Endoscopy* 2001; 33:590-4.

7. Awad ZT, Filipi CJ. The short esophagus: pathogenesis, diagnosis, and current surgical options. *Arch Surg* 2001; 136:113-4.

8. Barrett NR. Hiatus hernia. *Br J Surg* 1954; 42:231-43.

9. Bettex M, Oesch I. The hiatus hernia saga: ups and downs in gastroesophageal reflux: past, present and future perspectives. *J Pediatr Surg* 1983; 18:670-80.

10. Billard CM. *Traitpé des Maladies des Enfants Nouveaux-Nes et a la Mamelle: Fonde a l□Hopital des Enfants-Trouves de Paris, dans lê Service de M. Baron*. Paris: J.B. Bailliere, 1828.

11. Bowditch HI. *A treatise on diafragmatic hernia*. Buffalo: Jewett Tomas, 1853.

12. Cameron AJ. Barrett's esophagus: prevalence and size of hiatal hernia. *Am J Gastroenterol* 1999; 94:2054-9.

13. Carlson MA, Condon RE, Ludwig KA. Management of intrathoracic stomach with polypropylene mesh prosthesis reinforced transabdominal hiatus hernia repair. *J Am Coll Surg* 1998; 187:227-30.

14. Carlson MA, Richards CG, Frantzides CT. Laparoscopic reinforcement of hiatal herniorraphy. *Diag Surg* 1999; 16:407-10.

15. Casabella F, Sinanan M, Horgan S, Pellegrini CA. Systematic use of gastric fundoplication in laparoscopic repair of paraesophageal hernias. *Am J Surg* 1996; 171:485-9.

16. Champion JK, Rock D. Laparoscopic mesh cruroplastia for large paraesophageal hernias. *Surg Endosc* 2003; 17:551-3.

17. Coluccio G, Ponzio S, Ambu V, Tramontano R, Cuomo G. Dislocation into the cardinal lumen of a PTFE prosthesis used in the treatment of voluminous hiatal sliding hernia, a case report. *Minerva Chir* 2000; 55:341-5.

18. Coster DD, Bower W, Wilson VT. Laparoscopic partial fundoplication vc laparoscopic Nissen-Rossetti fundoplication: short-term results of 231 cases. *Surg Endosc* 1997; 11:625-31.

19. Cuschieri A, Shimi S, Nathanson LK. Laparoscopic reduction, crural repair, and fundoplication of large hiatal hernia. *Am J Surg* 1992; 163:425-30.

20. DeMeester TR, Bonavina L, Albertucci M. Nissen fundoplication for gastroesophageal reflux disease: evaluation of primary repair in 100 consecutive patients. *Ann Surg* 1986; 204:9-20.

21. DeMeester TR, Johnson LF. Evaluation of Nissen antireflux procedure by esophageal manometry and 24 hour pH monitoring. *Am J Surg* 1975; 129:94-100.

22. Donahue PE, Larson GM, Stewardson RH et al. Floppy Nissen fundoplication. *Rev Surg* 1977; 34:223-4.

23. Duranceau A, Jamieson GG. Hiatal hernia and gastroesophageal reflux. In: Sabinston Jr. DC, Lyerly HK eds. *Textbook of surgery*. Philadelphia: WB Saunders Company, 1997:767-84.

24. Edelman DS. Laparoscopic paraesophageal hernia repair with mesh. *Surg Laparosc Endosc* 1995; 5:32-7.
25. Ellis FH, Leonardi HK, Dabuzhsky L, Crozier RE. Surgery for short esophagus with stricture: an experimental and clinical manometric study. *Ann Surg* 1978; 188:341-50.
26. Fernandez LR, Martinez SC, Ortega DP et al. Colocutaneous fistula due to polypropilene mesh. *Hernia* 2001; 5:107-9.
27. Frantzides CT, Madan AK, Carlson MA, Stavrapoulos GP. A prospective, randomized trial of laparoscopic polytetrafluorethylene (PTFE) patch repair vs simple cruroplasty for large hiatal hernia. *Ann Surg* 2002; 137:649-52.
28. Frantzides CT, Richards CG, Carlson MA. Laparoscopic repair of large hiatal hernia with polytetrafluorethylene. *Surg Endosc* 1999; 13:906-8.
29. Friedenwald J, Feldman M. Report of an interesting type of diaphragmatic hernia of the cardia of the stomach through the esophageal orifice. *Am Med Sci* 1925; 170:26-30.
30. Geha AS, Massad MG, Snow NJ, Baue AE. A 32-year experience in 100 patients with giant paraesophageal hernia: the case for abdominal approach and selective antireflux repair. *Surgery* 2000; 128:623-30.
31. Gordon C, Kang JY, Neild PJ, Maxwell JD. Review article: the role of the hiatus in gastro-oesophageal reflux disease. *Aliment Pharmacol Ther* 2004; 20:719-32.
32. Granderath FA, Carlson MA, Champion JK et al. Prosthetic closure of the esophageal hiatus in large hiatal hernia repair and laparoscopic antireflux surgery. *Surg Endosc* 2006; 20:367-79.
33. Granderath FA, Schweiger UM, Kamolz T, Asche KU, Pointer R. Laparoscopic Nissen fundoplication with prosthetic hiatal closure reduces postoperative intrathoracic wrap herniation. *Arch Surg* 2005; 140:40-8.
34. Harrington SW. Diaphragmatic hernia. *Arch Surg* 1928; 16:386-415.
35. Hedblom CA. Diaphragmatic hernia: a study of three hundred and seventy eight cases in which operation was performed. *JAMA* 1925; 85:94-7.
36. Hill LD, Gelfand M, Bauermeister D. Simplified management of reflux esophagitis with stricture. *Ann Surg* 1970; 172:638-51.
37. Jones MP, Sloan SS, Jovanovic B, Kahrilas PJ. Impaired egress rather than increased acess an important independent predictor of erosive oesophagitis. *Neurogastroenterol Motil* 2002; 14:625-31.
38. Jonhson JM, Carbonell AM, Carmody BJ et al. Laparoscopic mesh hiatoplasty for paraesophageal hernias and fundoplications. *Surg Endosc* 2006; 20:362-6.
39. Kemppainem E, Kiviluoto T. Fatal cardiac tamponade after emergency tension-free repair of a large paraesophageal hernia. *Surg Endosc* 2000; 14:592-5.
40. Kuster GG, Gilroy S. Laparoscopic technique for repair of paraesophageal hiatal hernias. *J Laparoendosc Surg* 1993; 3:331-8.
41. Losanoff JE, Richman BW, Jones JW. Entero-colocutaneous fistula: a late consequence of polypropylene mesh abdominal wall repair: case report and review of literature. *Hernia* 2002; 6:144-7.
42. Luketich JD, Raja S, Fernando HC et al. Laparoscopic repair of giant paraesophageal hernia: 100 consecutive cases. *Ann Surg* 2000; 232:608-18.
43. Madan AK, Frantzides CT, Patsavas KL. The myth of short esophagus. *Surg Endosc* 2004; 18:31-4.

44. Martin CJ, Cox MR, Cade RJ. Collis-Nissen gastroplasty fundoplication for complicated gastro-oesophageal reflux disease. *Aust NZ J Surg* 1992; 62:126-9.

45. Mattar SG, Bowers SP, Galloway KD, Hunter JG, Smith CD. Long-term outcome of laparoscopic repair of paraesophageal hernia. *Surg Endosc* 2002; 16:75-9.

46. Maziak DE, Todd TR, Pearson FG. Massive hiatus hernia: evaluation and surgical management. *J Thorac Cardiovasc Surg* 1998; 115:53-60.

47. Miller K, Junger W. Ileocutaneous fistula formation following laparoscopic polypropylene mesh hernia repair. *Surg Endosc* 1997; 11:772-3.

48. Mittal RK. Hiatal hernia: myth or reality? *Am J Med* 1997; 103:33S-9S.

49. Morino M, Giaccone C, Pellegrino L, Rebecchi F. Laparoscopic management of giant hiatal hernia: factors influencing long-term outcome. *Surg Endosc* 2006; June: published online.

50. Myers GA, Harms BA, Starling JR. Management of paraesophageal hernia with selective approach to antireflux surgery. *Am J Surg* 1995; 170:375-80.

51. Nissen R. Eine einfache operation zur Beeinflussung der refluxeosophagitis. *Schweiz Med Wochenschr* 1956; 86:590-2.

52. Nissen R. Reminiscences: reflux esophagitis and hiatal hernia. *Rev Surg* 1970; 27:307-14.

53. Ott DJ, Glauser SJ, Ledbetter MS et al. Association of hiatal hernia and gastroesophageal reflux: correlation between presence and size of hiatal hernia and 24-hour pH monitoring of the esophagus. *Am J Roentgenol* 1995; 165:557-9.

54. Paul MG, DeRosa RP, Petrucci PE, Palmer ML, Danovitch SH. Laparoscopic tension-free repair of large paraesophageal hernias. *Surg Endosc* 1977; 11:303-7.

55. Pearson FG, Cooper J, Patterson GA. Gastroplasty and fundoplication for complex reflux problems: long term results. *Ann Surg* 1987; 206:473-8.

56. Pierre AF, Luketich JD, Fernando HC et al. Results of laparoscopic repair of giant paraesophageal hernias: 200 consecutive patients. *Ann Thorac Surg* 2002; 74:1909-16.

57. Puri V, Kakarlapudi GV, Awad ZT, Filipi CJ. Hiatal hernia recurrence: 2004. *Hernia* 2004; 8:311-7.

58. Rokitansky C. Citado por Nissen R. In: *Fundoplication und Gastropexie Bei Refluxkrankheit und Hiatushernie*. New York: Thieme Verlag Stutgart, 1981.

59. Schauer PR, Ikramuddin S, McLaughlin RH et al. Comparison of laparoscopic versus open repair of paraesophageal hernia. *Am J Surg* 1998; 176:659-65.

60. Skandalakis LJ, Colborn GL, Skandalakis JE. Surgical anatomy of the diaphragm. In: Nyhus LM, Baker RJ, Fischer JE eds. *Mastery of surgery*. Boston: Little, Brown and Company, 1997:649-70.

61. Skinner DB, Belsey RH. Surgical management of esophageal reflux and hiatus hernia: long-term results with 1030 patients. *J Thorac Cardiovasc Surg* 1967; 53:33-54.

62. Soresi AL. Diaphragmatic hernia: its unsuspected frequency: diagnosis and technique for radical cure. *Ann Surg* 1919; 69:254-70.

63. Stylopoulos N, Rattner DW. The history of hiatal hernia surgery – from bowditch to laparoscopy. *Ann Surg* 2005; 241:185-93.

64. Sweet RH. Diaphragmatic hernia. In: Sweet RH eds. *Thoracic surgery*. Philadelphia: WB Saunders, 1950:316-34.

65. Sweet RH. Esophageal hiatus hernia of the diaphragm: anatomical characteristics, technique of repair, results of treatment in 111 consecutive cases. *Ann Surg* 1952; 135:1-13.

66. Treacy PJ, Jamielson GG. An approach to the management of paraoesophageal hiatus hernias. *Aust NZ J Surg* 1987; 57:813-7.
67. Trus TL, Bax T, Richardson WS *et al*. Complications of laparoscopic paraesophageal hernia repair. *J Gastrointest Surg* 1997; 1:221-8.
68. Van der Peet DL, Klinkerberg-Knol EC, Alonso Poza A *et al*. Laparoscopic treatment of large paraesophageal hernias: both excision of the sac and gastropexy are imperative for adequate surgical treatment. *Surg Endosc* 2000; 14:1015-8.
69. Wichterman K, Geha AS, Cahow CE, Baue AE. Giant paraesophageal hiatus hernia with intrathoracic stomach and colon: the case for early repair. *Surgery* 1979; 86:497-506.
70. Winklestein A. Peptic esophagitis: a new clinical entity. *JAMA* 1935; 104:90-6.
71. Zhu H, Pace F, Trape E, Sangaletti O, Bianchi-Porro G. Prevalence of hiatal hernia and its influence on gastroesophageal reflux. *Eur J Gastroenterol Hepatol* 1994; 6:393-7.

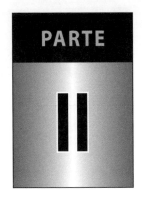

ESTÔMAGO E DUODENO

Capítulo 7

Gastroparesia

Karla Glaysia Azeredo Lourenço
Ricardo Brandt de Oliveira

DEFINIÇÃO E GENERALIDADES

Gastroparesia é a designação genérica das condições em que o esvaziamento do estômago encontra-se retardado, em conseqüência de motilidade gástrica anormal. É a entidade clínica mais comum decorrente de alterações motoras do estômago. Em suas formas mais graves, pode levar a desnutrição, hospitalizações freqüentes e prejuízo da qualidade de vida.

A sua prevalência na população em geral não é conhecida. É possível que os casos com manifestações leves e inespecíficas, que permanecem sem diagnóstico, constituam um contingente expressivo, tão grande ou mesmo maior do que o dos casos comprovados[5].

FISIOPATOLOGIA E ETIOPATOGENIA

As condições associadas à gastroparesia e que são consideradas causas dela encontram-se no Quadro 7.1.

A causa mais comum de gastroparesia é o diabete melito[5]. Aproximadamente 20% dos diabéticos apresentam algum grau de retardo do esvaziamento gástrico, embora muitos se mantenham assintomáticos e tenham essa condição reconhecida apenas casualmente. As cirurgias do esôfago e do estômago que envolvem lesão dos nervos vagos constituem, coletivamente, outra causa comum. A freqüência da gastroparesia idiopática é incerta, mas em centros de referência terciário sua prevalência é igual ou maior que a da gastroparesia diabética[7]. O uso de drogas que deprimem a motilidade gástrica deve ser sempre cogitado diante de um quadro de gastroparesia sem causa aparente (Quadro 7.2)[5].

A contratilidade gástrica anormal pode ser o resultado final de vários processos patológicos que alteram cronicamente a musculatura lisa, a inervação intrínseca ou extrínseca, ou as células intersticiais de Cajal do tubo digestório[2]. Vários desses meca-

Quadro 7.1. Causas de gastroparesia

Diabetes melito
Idiopática
Doenças ácido-pépticas (DRGE, úlceras gástricas, gastrites)
Síndromes virais (p. ex., citomegalovírus)
Anorexia nervosa
Cirurgias do estômago e vagotomias
Medicações (ver Quadro 7.2)
Miopatias viscerais (amiloidose, esclerose sistêmica, miopatias viscerais primárias)
Doenças do SNC: doença de Parkinson
Doenças metabólicas: hipotireoidismo, hipoparatireoidismo, uremia, hepatopatias
Gravidez
Trauma do SNC (lesões cerebrais e do cordão espinhal)

Quadro 7.2. Medicações e substâncias que retardam o esvaziamento gástrico.

Analgésicos opióides
Anticolinérgicos
Antidepressivos tricíclicos
Bloqueadores de canais de cálcio
Progesterona
Octreotida
Inibidores de bomba protônica
Antagonistas de receptor H_2
Alfa-interferon
L-dopa
Sucralfato
Hidróxido de alumínio
Agonista β-adrenérgico
Glucagon
Calcitonina
Álcool
Tabaco/nicotina

nismos são reconhecidos, embora seja difícil identificar quais deles são responsáveis em casos individuais de gastroparesia.

Entre os diabéticos, a neuropatia autonômica pode causar disritmias gástricas, hipomotilidade e dilatação antral, além de diminuição do tônus gástrico. Cada um desses mecanismos pode retardar o esvaziamento gástrico de sólidos. A neuropatia pode ser causada por lesão estrutural irreversível, resultante de anormalidades metabólicas crônicas, e por alteração funcional reversível dependente da hiperglicemia[5].

Em um subgrupo de pacientes com gastroparesia idiopática, há evidências de que infecções virais causariam danos irreversíveis às terminações nervosas do estômago[2].

A gastroparesia pós-cirúrgica decorre de lesão deliberada (vagotomia ou gastrectomia para tratamento de doença péptica) ou inadvertida do nervo vago[2].

Mulheres são mais freqüentemente acometidas pela gastroparesia de qualquer etiologia. Isso talvez se deva à ação da progesterona, naturalmente elevada nas mulheres. Por ser este hormônio um inibidor da atividade contrátil da musculatura lisa, ele potencializaria a ação de outros fatores eventualmente presentes, causadores de gastroparesia[2].

MANIFESTAÇÕES CLÍNICAS

Os pacientes com gastroparesia podem apresentar qualquer das combinações possíveis dos sintomas relacionados no Quadro 7.3. Em certos casos predominam dor ou desconforto, enquanto em outros náuseas e vômitos são as manifestações mais importantes[5]. Entretanto, é preciso não esquecer que o portador de gastroparesia pode ser completamente assintomático ou apresentar manifestações leves ou intermitentes. No caso de pacientes diabéticos, a gastroparesia pode causar dificuldades no controle glicêmico, por tornar errático o fluxo de nutrientes para a superfície absortiva do intestino delgado[2].

AVALIAÇÃO DIAGNÓSTICA

A primeira etapa para se estabelecer o diagnóstico da gastroparesia é constituída por anamnese e exame físico completos. Além da caracterização precisa dos sintomas, é importante avaliar a possibilidade de outras doenças do trato gastrointestinal potencialmente causadoras de obstruções mecânicas e obter informações a respeito de medicações que podem afetar a motilidade do estômago.

A confirmação do diagnóstico de gastroparesia é obtida pela comprovação objetiva de esvaziamento gástrico anormalmente lento.

Radiografia contrastada do TGI alto (seriografia)

Teste simples, barato e francamente disponível, é útil na detecção de lesões mucosas e obstruções mecânicas[5]. Apesar de ter baixa sensibilidade na avaliação do esvaziamento gástrico e associar-se a exposição moderada de radiação ionizante, o exame radiológico pode ser útil no diagnóstico da gastroparesia em locais destituídos de re-

Quadro 7.3. Manifestações clínicas da gastroparesia

Náusea
Vômitos
Saciedade precoce
Anorexia
Perda de peso
Distensão abdominal
Pirose e regurgitação
Dor epigástrica

cursos. A presença de restos alimentares no exame realizado pela manhã (após jejum noturno) e/ou retenção de sulfato de bário no estômago 4 horas após a sua ingestão sugerem gastroparesia[5].

Cintilografia gástrica com tecnécio[99m]

Considerada o padrão ouro para avaliação do esvaziamento gástrico, trata-se de exame com alta sensibilidade, fisiológico, quantitativo (avalia as fases sólida e líquida) e não invasivo[6]. Entretanto, tem alto custo, encontra-se disponível apenas em grandes centros, e expõe o paciente a radiação, mesmo que em pequenas doses.

Ultra-sonografia

Método não-invasivo, livre de radiação, bastante disponível e de baixo custo, permite avaliar, além do esvaziamento gástrico, outros parâmetros da motilidade gástrica (fluxo transpilórico, contrações antrais e duodenais e, indiretamente, a acomodação gástrica). É pouco usado na prática por exigir grande experiência do examinador para interpretação dos achados[6].

Teste respiratório com carbono 13 ou 14

Teste não-invasivo, com sensibilidade semelhante à da cintilografia, pode ser utilizado para o estudo de esvaziamento de líquidos e sólidos. Entretanto, esse teste necessita de absorção intestinal, metabolismo hepático e excreção pulmonar normais para ser confiável[5].

Ressonância magnética

Permite avaliar o esvaziamento de líquidos e sólidos e, simultaneamente, a anatomia e a motilidade gástrica. Entretanto, é exame de alto custo e baixa disponibilidade, sendo utilizado apenas em centros de pesquisa[6].

Outros testes

Existem recursos diagnósticos que, apesar de não medirem diretamente o esvaziamento gástrico, fornecem informações complementares para refinar o entendimento da gastroparesia.

A *manometria antroduodenal* registra pressões no antro e no duodeno, fornecendo informações a respeito das contrações da musculatura lisa nos pontos estudados[5]. Depende da tubagem do estômago e do duodeno, o que causa desconforto ao paciente.

A *eletrogastrografia* consiste no registro da atividade gástrica mioelétrica, por meio de eletrodos cutâneos na parede abdominal, sobre a região epigástrica[5].

O *barostato* é a técnica utilizada para avaliar a acomodação gástrica. Baseia-se na medida das variações de volume de um balão intragástrico sob pressão constante. Tem o inconveniente de causar grande desconforto ao paciente[6].

O SPECT (*Single Photon Emission Computed Tomography*), técnica cintilográfica nova, permite avaliar a acomodação gástrica de forma não-invasiva[6]. Esses testes têm baixa aplicabilidade na prática clínica, sendo restritos à pesquisa clínica.

TRATAMENTO

Os objetivos do tratamento da gastroparesia incluem o controle dos sintomas, equilíbrio nutricional e melhora da qualidade de vida dos pacientes[4]. Ele inclui modificações dietéticas, controle das glicemias, nos pacientes diabéticos, e terapia farmacológica, por meio do uso judicioso de agentes procinéticos e antieméticos (Figura 7.1)[4].

Dieta

A dieta deve ser modificada de modo a tornar o esvaziamento gástrico mais rápido e completo. A proporção de nutrientes líquidos deve ser aumentada, já que o esvaziamento de líquidos é geralmente menos afetado que o de sólidos. Além disso, a dieta deve conter o mínimo de resíduos vegetais indigeríveis, particularmente verduras de folha, que podem favorecer a formação de bezoar. Álcool e derivados de carbonatos devem ser evitados[4].

Nos pacientes com manifestações graves e de longa duração, os cuidados com o estado nutricional assumem grande importância. Podem ser necessárias avaliações de parâmetros bioquímicos freqüentes para detecção de carências específicas, bem como o emprego de vias de aporte nutricional alternativas à oral. Por outro lado, durante episódios de hiperêmese, cuidados com equilíbrio hidroeletrolítico e com detecção de carência aguda (como a de tiamina), não devem ser negligenciadas. O suporte nutricional torna-se necessário sempre que a persistência dos sintomas leva à desnutrição. A alimentação enteral é preferida em relação à nutrição parenteral total.

Nos pacientes diabéticos, a regulação da glicemia deve merecer atenção especial, já que a dificuldade para seu controle é maior.

Farmacoterapia

A terapia farmacológica é outro aspecto importante no tratamento da gastroparesia. Os medicamentos disponíveis incluem procinéticos, antieméticos e drogas que associam ambos os efeitos. Os mecanismos de ação de cada medicamento podem ser vistos no Quadro 7.4[4].

A *metoclopramida* é o único medicamento aprovado pela Food and Drug Administration para o tratamento da gastroparesia nos EUA. Como seu limiar de toxicidade é próximo dos níveis terapêuticos, os efeitos colaterais muitas vezes limitam o seu emprego. Os efeitos adversos mais comuns são sonolência, ansiedade e reações extrapiramidais (alterações da fala, agitação, movimentos involuntários). Além das formulações para uso oral, é disponível na forma injetável (endovenosa ou intramuscular), útil no manejo de casos que cursam com muitos vômitos. A administração por via subcutânea pode ser usada em casos crônicos de gastroparesia[3,4].

Quadro 7.4. Medicamentos freqüentemente usados para tratamento da gastroparesia.

Medicamentos	Procinético	Antiemético	Mecanismo de ação
Metoclopramida	+	+	Colinérgico periférico; antagonismo dopaminérgico central e periférico
Eritromicina	+		Agonista do receptor de motilina
Tegaserode	+		Agonista do receptor 5-HT$_4$
Domperidona	+	+	Antagonismo dopaminérgico periférico seletivo
Meclizina		+	Potente anti-histamínico, anticolinérgico
Prometazina		+	Potente anticolinérgico e anti-histamínico, antidopaminérgico fraco
Ondasetron		+	Antagonista do receptor 5-HT$_3$
Bromoprida	+	+	Antagonismo dopaminérgico central e periférico, ação colinérgica indireta

A *domperidona* é antagonista dopaminérgico periférico seletivo que, em estudos controlados, mostrou ser efetivo na redução das náuseas e dos vômitos. A dose usual é 20 mg antes das refeições. Os efeitos adversos são incomuns e, quando presentes, são geralmente relacionados à hiperprolactinemia[4].

A *eritromicina* é potente estimulante da motilidade gástrica que age em receptores de motilina (procinético de ação motilinomimética). Pode ser usado como agente de segunda linha em pacientes com gastroparesia[3,4]. No Brasil, não há disponibilidade da apresentação endovenosa, que pode ser útil em pacientes que tem a via oral gravemente afetada pela própria gastroparesia. O desenvolvimento de tolerância é comum após a administração oral, o que limita o seu emprego. Motilinomiméticos com estrutura química semelhante à da eritromicina, embora destituídos de ação antibiótica, foram desenvolvidos, mas associam-se também à taquifilaxia.

A *prometazina* pode ser usada por via oral, parenteral ou retal, para controle de náuseas. Efeitos adversos, como sedação, boca seca, visão turva e retenção urinária, podem limitar seu uso[4].

O *ondasetron* é antiemético usado principalmente na prevenção de náuseas e vômitos causados por rádio e quimioterapia em pacientes com câncer. O seu efeito é limitado em outras causas de êmese, e seu custo é elevado se comparado a outras medicações. Entretanto, pode ser tentado em pacientes com gastroparesia que não respondem a outros agentes farmacológicos[4].

O *tegaserode* acelera o esvaziamento gástrico em voluntários assintomáticos e em pacientes com gastroparesia. Entretanto, ainda não foi demonstrada sua eficácia na melhora dos sintomas da gastroparesia[4].

Outras modalidades terapêuticas

Estudos incluindo pequeno número de pacientes sugerem que a *toxina botulínica*, injetada no piloro, melhora os sintomas da gastroparesia e acelera o esvaziamento gás-

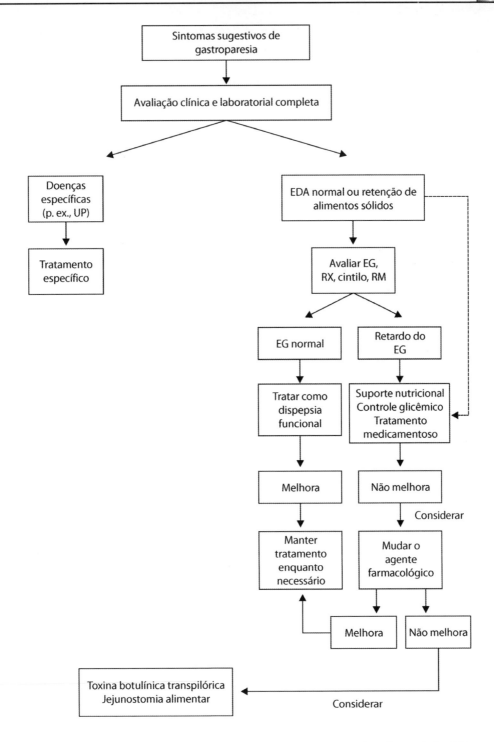

Figura 7.1. Fluxograma para o manejo de pacientes com gastroparesia (*UP*: úlcera péptica; *EDA*: endoscopia digestiva alta; *EG*: esvaziamento gástrico; *cintilo*: cintilografia gástrica, *RM*: ressonância magnética; *RX*: radiografia).

trico. O procedimento é realizado durante endoscopia, com injeções circunferenciais de 100 a 200UI da toxina[4]. É terapia de alto custo e deve ser considerada experimental.

A *estimulação elétrica* do estômago, por meio de estimulador de alta freqüência e baixa energia, é nova modalidade de tratamento proposta para os pacientes não-responsivos à terapia medicamentosa, ainda em fase experimental. O estimulador é fixado na parede gástrica (grande curvatura) por meio de laparotomia ou laparoscopia[2]. Estudo duplo-cego, envolvendo 33 pacientes com gastroparesia (16 idiopáticos e 17 diabéticos), mostrou redução de 50% da freqüência de náuseas e vômitos naqueles tratados pela estimulação elétrica; entretanto, a melhora global foi discreta e não relacionada à aceleração do esvaziamento gástrico[1]. As complicações do procedimento incluem infecção da parede abdominal, expulsão do gerador de pulso através da pele e perfuração gástrica[2].

REFERÊNCIAS BIBLIOGRÁFICAS

1. Abell TR, McCallum RW, Hocking M *et al*. Gastric electrical stimulation for medically refractory gastroparesis. *Gastroenterology* 2003; 125:421-28.

2. Buckles D, Forster J, McCallum W. The treatment of gastroparesis in the age of the gastric pacemaker: A review. Medscape General Medicine 5(4), 2003. Disponível em: *http://www.medscape.com/viewarticle/460632*, acesso em 15/11/2003.

3. Camilleri M. Pharmacotherapy of prokinetic agents. *In*: Cohen S, Davis GL, Gianella RA *et al*. *Therapy of digestive disorders*. Philadelphia, USA: W.B. Saunders Company, 2000: 467-76.

4. Friedenberg FK, Parkman HP. Management of delayed gastric emptying. *Clin Gastroenterol Hepatol* 2005; 3:642-6.

5. Parkman HP, Fisher RS. Disorders of gastric emptying. *In*: Yamada T, Alpers DH, Kaplowitz N *et al*. *Textbook of gastroenterology*. Philadelphia, USA: Lippincott Willians & Wilkins, 2003:1292-320.

6. Schwizer W, Steingotter A, Fox M *et al*. Non-invasive measurement of gastric accommodation in humans. *Gut* 2002; 51(suppl II):59-62.

7. Soykan I, Sivri B, Sarosiek I *et al*. Demography, clinical characteristics, psychological abuse profiles, treatment, and long-term follow-up of patients with gastroparesis. *Dig Dis Sci* 1998; 43:2398-404.

Capítulo 8

Vólvulo Gástrico

Marco Antônio Gonçalves Rodrigues

INTRODUÇÃO

O termo vólvulo é derivado da palavra latina *volvere*, que significa rodar, girar[61]. Denomina-se vólvulo a rotação axial de uma víscera e seu pedículo vascular. Os órgãos mais acometidos são cólon, intestino delgado e estômago, mas existem relatos de torção de vesícula biliar, do baço e dos anexos uterinos. O vólvulo gástrico – a torção de mais de 180 graus do estômago em torno de um de seus eixos, criando obstrução em alça fechada[3,61,65,66] – apesar de ser condição rara, precisa ser prontamente diagnosticada para que sejam evitadas complicações fatais, como necrose, hemorragia e perfuração gástrica.

HISTÓRICO

O primeiro caso de vólvulo gástrico foi descrito por Pare, em 1579[53]. Em 1866, Berti descreveu essa afecção em material de autópsia[9]. Berg, em 1896, foi quem primeiro realizou, com sucesso, procedimento cirúrgico em paciente com vólvulo gástrico[3]. Von Harberer e, posteriormente, Singleton propuseram classificações topográficas para o vólvulo do estômago, ainda hoje empregadas[64].

EPIDEMIOLOGIA

O vólvulo gástrico é considerado afecção rara. Teague e cols.[66] estimam incidência média de 2,6 novos casos para cada 1 milhão de pessoas por ano. No entanto, como muitos casos de vólvulo crônico não chegam a ser diagnosticados, sua real incidência é desconhecida.

Parece não haver diferença na distribuição do vólvulo gástrico quanto ao sexo[3,11]. Ele tem ocorrido, com maior freqüência, no quinto decênio de vida[16,61,71]. Contudo, alguns estudos observaram predomínio em pessoas idosas[66]. Existem também, na literatura, vários relatos de vólvulo do estômago em crianças e adolescentes[5,36,44,46,56].

Estima-se que 10% a 20% dos casos ocorrem em crianças antes de 1 ano de idade e, nestes casos, está relacionado, principalmente, a defeitos diafragmáticos congênitos[3].

CLASSIFICAÇÃO

O vólvulo gástrico pode ser classificado quanto ao eixo de rotação do estômago (organoaxial, mesenterioaxial ou combinado), quanto à extensão (total ou parcial), quanto à direção (anterior ou posterior), quanto à gravidade (agudo ou crônico) e quanto à etiologia (primário ou secundário)[64,71].

Quanto ao eixo de rotação do estômago

Singleton[64] propôs, em 1940, a classificação topográfica ainda empregada nos nossos dias e que considera, na dependência do eixo de rotação do estômago, a existência de três tipos de vólvulo gástrico: organoaxial, mesenterioaxial e combinado.

Organoaxial

O vólvulo é denominado organoaxial quando o estômago roda sobre seu eixo longitudinal, ou seja, quando ele gira tendo como eixo uma linha que vai da cárdia ao piloro (Figuras 8.1 e 8.2). Este é o tipo mais comum, ocorrendo em cerca de 60% dos casos[47]. Costuma ser o tipo mais comum também em crianças, apesar de existirem opiniões contrárias[45,46]. Em geral, a rotação gástrica faz-se no sentido anterior; outras vezes, o antro roda em direção oposta à do fundo gástrico[3]. Está freqüentemente associado a hérnias hiatais paraesofágicas[72,75], mas pode surgir nos casos de ausência ou enfraquecimento dos ligamentos gastrocólico, gastroepático ou gastroesplênico[5].

Mesenterioaxial

O vólvulo é denominado mesenterioaxial quando o estômago gira em torno de seu eixo transversal, ou seja, aquele que divide ao meio as curvaturas menor e

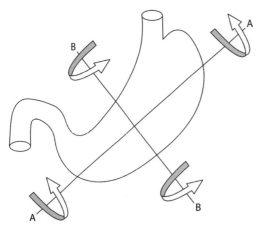

Figura 8.1. Eixos de rotação dos vólvulos do estômago: organoaxial (**A**); mesenterioaxial (**B**)

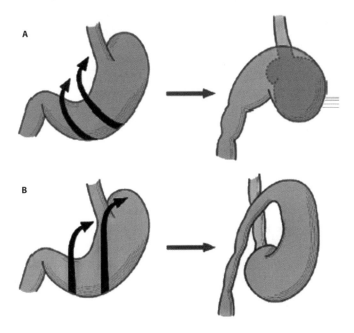

Figura 8.2. Representação esquemática do vólvulo gástrico organoaxial (**A**) e do vólvulo gástrico mesenterioaxial (**B**)

maior[72] (Figuras 8.1 e 8.2). Neste tipo de vólvulo, o antro tende a girar anterior e superiormente[3]. Corresponde a cerca de 30% dos casos e geralmente provoca manifestações abdominais crônicas, pois a rotação é usualmente do tipo incompleta e ocorre de modo intermitente[47]. O comprometimento vascular é incomum, e geralmente o paciente não apresenta defeitos diafragmáticos[61]. Anormalidades dos ligamentos frenogástrico e gastroesplênico e da fixação duodenal são alguns dos fatores que favorecem a rotação do estômago em torno de seu eixo transversal.

Combinado

Constitui ocorrência ainda menos comum a forma mista, que resultaria da combinação dos dois tipos anteriores. Tem sido observada em pouco mais de 10% dos casos[47].

Quanto à extensão

De acordo com o grau ou extensão da torção, as manifestações clínicas podem ser exuberantes e o paciente pode apresentar quadro de abdome agudo cirúrgico. Sabe-se que a intensidade do comprometimento vascular do estômago depende da extensão da rotação gástrica surgindo, principalmente, quando ela é completa (ou total), o que geralmente ocorre no vólvulo gástrico organoaxial agudo[19].

Quanto à direção

No vólvulo gástrico, a rotação pode acontecer na direção anterior e/ou posterior. No vólvulo gástrico organoaxial, a curvatura maior roda mais freqüentemente na direção anterior[67]. Também pode ocorrer a rotação da parte superior do estômago em uma direção e a da parte inferior em direção oposta[3]. No vólvulo mesenterioaxial, observa-se mais freqüentemente a rotação do antro em direção anterior e superior, de modo que a superfície posterior do estômago fica quase sempre anteriorizada.

Quanto à gravidade

O que define se um vólvulo gástrico é agudo ou crônico é sua apresentação clínica e a gravidade do quadro. Esta depende tanto da extensão da torção gástrica como do eixo de rotação do estômago, sendo mais comumente agudo e grave nos casos de vólvulos organoaxiais totais. Como as manifestações do vólvulo gástrico, em alguns casos, são discretas e/ou inespecíficas, as torções crônicas e parciais podem nem ser diagnosticadas.

Quanto à etiologia

Em 70% a 90% dos casos, observa-se forte associação entre o vólvulo gástrico e uma afecção, anomalia ou condição prévia, incluindo má rotação, hérnia ou eventração diafragmática, hérnia hiatal paraesofágica, aderências e asplenia[36,66,70]. Em 10% a 30% dos pacientes, os vólvulos são considerados idiopáticos, pois ocorrem como evento primário[30,71]. No Quadro 8.1 estão assinalados os principais defeitos congênitos associados ao vólvulo gástrico.

Quadro 8.1. Defeitos congênitos ou adquiridos associados ao vólvulo gástrico*

Defeito	Incidência (%)
Defeitos diafragmáticos	43%
Ligamentos gástricos	32%
Bridas e aderências	9%
Asplenismo	5%
Malformações do intestino delgado ou do intestino grosso	4%
Estenose pilórica	2%
Distensão colônica	1%
Atresia retal	1%

*Modificado de Miller e cols.[46].

Idiopático (primário)

Habitualmente, o estômago é mantido em sua posição anatômica pelos ligamentos gastroepático, frenogástrico, gastroesplênico e pela fixação do duodeno ao retroperitônio. O ligamento gastrocólico fornece estabilização adicional. Contudo, o estômago, para cumprir sua função deve apresentar relativa mobilidade. Como resultado, rotações gástricas parciais assintomáticas podem ocorrer, mas sem ocasionar problemas ao paciente[71]. Dalggard[21] demonstrou, em modelo-cadáver, que é mais fácil a torção do estômago quando ele está cheio de líquido do que quando está vazio, e que o estômago normal não pode rodar mais de 180 graus, a menos que sejam seccionados seus ligamentos gastroesplênico ou gastrocólico.

Algumas anormalidades primárias ou congênitas de fixação do estômago no peritônio posterior podem predispor ao aparecimento do vólvulo gástrico. Dentre elas, destaca-se a ausência de fusão do *mesogastrium* dorsal[7]. Todavia, a patogênese do vólvulo primário tem sido explicada mais freqüentemente com base no relaxamento adquirido de um ou mais desses ligamentos que sustentam ou estabilizam o estômago[5,14]. Os pacientes que apresentam cascata gástrica ou síndrome da bolha de gás (síndrome de Magenblase) têm maior possibilidade de distender esses ligamentos e, por isso, esta condição pode ser considerada importante fator predisponente ao vólvulo primário[14]. O aumento da pressão abdominal observado nas grávidas tem sido também reconhecido como fator relacionado a esse tipo de vólvulo[54].

A existência de espaços celômicos, especialmente em idosos, em decorrência do relaxamento progressivo dos ligamentos sustentadores do estômago, pode ser responsável pela compressão do estômago e a ocorrência do vólvulo idiopático que, apesar de ser mais comum em adultos, pode ser observado também em crianças[3].

Secundário

O vólvulo gástrico secundário pode ocorrer pela migração do estômago através do diafragma[43,45,53] (hérnia diafragmática congênita, traumática ou iatrogênica) ou do hiato esofágico (devido a hérnia hiatal paraesofágica[19,28,66] ou de deslizamento[17,42]), ou ainda pela tração e torção do estômago em decorrência de eventração do diafragma, decorrente de pneumectomia esquerda, aderências pleurais ou lesão do nervo frênico[58,65,71]. O vólvulo gástrico constitui a principal complicação das hérnias paraesofágicas, que caracteristicamente cursam com migração do estômago para o tórax, mas com a junção esofagogástrica permanecendo no abdome, o que favoreceria o surgimento de complicações.

As hérnias podem ocorrer em três locais: (a) póstero-lateralmente através do forame de Bochdalek (78% a 90%); (b) retroesternamente via forame de Morgagni (1,5% a 6%); (c) através do hiato esofágico (14% a 24%)[10,15,24,32,73]. As hérnias diafragmáticas acontecem principalmente à esquerda, pois a presença do fígado evita essa ocorrência à direita.

São relatados ainda, na literatura, casos de vólvulos secundários à realização de procedimentos cirúrgicos sobre o estômago (gastrostomia endoscópica percutânea) e a junção esofagogástrica (operação de Nissen)[6,33,40,66]. Estes casos mostram que fundopli-

Quadro 8.2. Fatores etiológicos relacionados ao vólvulo gástrico secundário em adultos*

Defeitos diafragmáticos	Operações gastroesofágicas	Desordens neuromusculares	Aumento da pressão abdominal	Condições que propiciam a elevação diafragmática
Hérnia hiatal	Fundoplicatura à Nissen	Doença do neurônio motor	Tumores abdominais	Paralisia do nervo frênico
Pós-traumáticos	Gastrostomias	Poliomielite		Resseção do pulmão esquerdo
	Esofagectomia total	Distrofia miotônica		Aderências pleurais
	Vagotomia gástrica proximal			
	Bypass da artéria coronária			

*Modificado de Akoad e Golub[3].

catura e gastrostomia, ambas recomendadas no tratamento do vólvulo gástrico, nem sempre evitam sua ocorrência, mesmo quando realizadas pelo acesso laparoscópico[6,40]. Válvulas muito apertadas, presença de aderências e local da gastrostomia têm sido associados à ocorrência do vólvulo gástrico[6,35,40].

Distensão gástrica e ausência congênita ou iatrogênica de órgãos abdominais (p. ex., do lobo esquerdo do fígado ou do baço) têm sido consideradas possíveis fatores etiológicos[1,12,49]. Existem também relatos de vólvulo gástrico em doadores vivos para transplante hepático[2].

A pressão que impulsiona o estômago é exercida, em parte, pelas vísceras intra-abdominais e pela pressão negativa dos movimentos respiratórios. Assim, visceromegalias, massas localizadas em órgãos adjacentes (pâncreas), além de lesões intrínsecas (úlceras ou tumores gástricos), podem também alterar a anatomia e/ou obstruir o estômago e predispor ao aparecimento de vólvulo gástrico[11,23,48].

O hiperperistaltismo também tem sido considerado fator desencadeante do vólvulo gástrico, especialmente quando o estômago está distendido e o esôfago apresenta inserção baixa[11]. A literatura relata caso de vólvulo mesenterioaxial agudo em paciente com estrongiloidíase que apresentava aumento intenso do peristaltismo após ingestão alimentar mais volumosa[11]. Há ainda relato de dois casos de vólvulo gástrico em pacientes submetidos previamente a tratamento de vólvulo do sigmóide e, nestes casos, a aerocolia foi a justificativa para a torção do estômago[62].

Os principais fatores etiológicos do vólvulo gástrico secundário estão apresentados no Quadro 8.2.

DIAGNÓSTICO

O vólvulo gástrico pode manifestar-se como emergência abdominal ou como problema crônico intermitente. No vólvulo, a história tende a ser mais aguda nos jovens e mais insidiosa nos idosos. Em crianças muito novas, as manifestações clínicas podem ser menos importantes; conseqüentemente, o diagnóstico pode ser mais difícil e tardio. Ao contrário, o diagnóstico pode ser mais fácil em pacientes que já possuem, em sua história pregressa, diagnóstico de possíveis fatores etiológicos, como hérnias hiatais paraesofágicas, paralisia do diafragma esquerdo, esplenectomia ou hepatectomia prévias etc.

Manifestações clínicas

As manifestações clínicas variam na dependência do grau e da velocidade da torção, da idade do paciente e da existência de estrangulamento ou obstrução. Em última análise, varia enormemente com a gravidade do quadro, ou seja, se agudo ou crônico. Em alguns casos, pode ser muito difícil reconhecer clinicamente um vólvulo gástrico.

Vólvulo agudo

O vólvulo gástrico agudo, geralmente organoaxial, é acompanhado pela tríade clássica, descrita em 1904, conhecida como tríade de Borchardt[13]: (1) náusea intensa e intratável, com esforço recorrente para vomitar, mas com produção de pouco vômito; (2) dor súbita, intensa e constante no andar superior do abdome; (3) dificuldade ou impossibilidade em introduzir cateter nasogástrico além do esôfago. Ocasionalmente, surge hematêmese secundária a isquemia da mucosa. Esta complicação pode evoluir progressivamente para o choque hipovolêmico. Em alguns casos, pode haver superposição de quadro de obstrução arterial mesentérica por tração do duodeno[58].

Ao exame físico, o epigástrio encontra-se distendido, timpânico, tenso e doloroso, enquanto o restante do abdome apresenta-se flácido e indolor.

Pacientes com vólvulo intratorácico manifestam com dor torácica que pode irradiar-se para o lado esquerdo do pescoço, ombro, braço e dorso; nestes casos, a dispnéia é também freqüentemente observada.

Vólvulo crônico (ou subagudo)

Pode ser assintomático, ou cursar com quadro benigno e intermitente de mal-estar, cólicas no epigástrio, náuseas, intolerância alimentar, saciedade precoce, sensação de plenitude pós-prandial e distensão epigástrica que não é aliviada pela eructação[66]. Podem surgir palpitações, dispnéia e pirose. A disfagia, presente em até um terço dos doentes, está geralmente relacionada com a torção da junção esofagogástrica[3,20,65]. Por vezes ocorre intenso borborigmo intestinal, que chega a ser constrangedor para o paciente[55,69].

Apesar de os vólvulos mesenterioaxiais evoluírem mais comumente de forma crônica ou subaguda, os vólvulos crônicos não são exclusivamente mesenterioaxiais.

Pacientes idosos com hérnia paraesofágica de grande tamanho podem experimentar dor torácica induzida pela ocorrência de vólvulos recorrentes. Nos casos que cursam com comprometimento cardiorrespiratório, em especial, pode ser difícil fazer o diagnóstico diferencial com angina de peito, com freqüência pelo fato de a dor irradiar-se para o membro superior esquerdo e a região dorsal[11] e por surgirem alterações eletrocardiográficas compatíveis com este diagnóstico[30].

Exames complementares

O diagnóstico do vólvulo gástrico é principalmente radiográfico, tanto na forma aguda como na crônica. Na aguda, o exame ajuda a fazer o diagnóstico e a diferenciá-lo de outras urgências abdominais; na crônica, auxilia o diagnóstico diferencial com colecistopatia, úlcera péptica, doença por refluxo gastroesofágico ou distúrbios funcionais.

Estudo radiológico

O vólvulo organoaxial é difícil de ser identificado, especialmente se não há defeito diafragmático[61]. A radiografia simples de abdome pode sugerir a presença do vólvulo (Figura 8.3), ou evidenciar apenas estômago dilatado, com presença de nível hidroaéreo, além de pobreza de gases distais[29,36]. No vólvulo mesenterioaxial, o estômago aparece esférico nas radiografias em decúbito. Observa-se, freqüentemente, presença de duplo nível hidroaéreo, sendo um inferior e esquerdo (representando a situação normal do fundo) e um superior e direito (correspondendo ao antro rodado)[29,36] (Figura 8.4).

A radiografia de tórax pode revelar elevação do hemitórax esquerdo e deslocamento do mediastino para a direita[12]. Pode-se observar, ainda, derrame pleural e, nos casos de vólvulo gástrico intratorácico, nível hidroaéreo retrocardíaco[60].

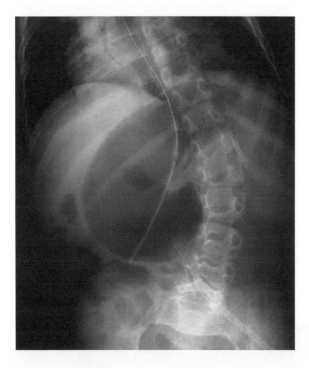

Figura 8.3. Radiografia simples do abdome evidenciando vólvulo gástrico organoaxial após fundoplicatura à Nissen e gastrostomia.

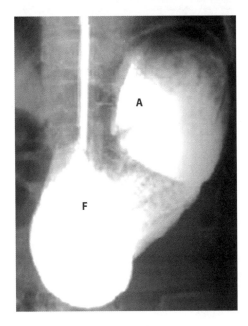

Figura 8.4. Radiografia contrastada do esôfago e do estômago evidenciando vólvulo gástrico mesenterioaxial (*F*– fundo gástrico; *A*– antro gástrico).

O estudo radiológico contrastado pode ser bastante esclarecedor e tem sido considerado, pela maioria dos autores, o exame padrão ouro[45,74]. Ele pode revelar interrupção abrupta do contraste, no nível do estômago (ou da junção esofagogástrica), que se encontra dilatado e com nível hidroaéreo. Pode ainda evidenciar estômago horizontalizado ou invertido com a cárdia e o piloro no mesmo nível. Outras alterações observadas nos estudos radiológicos são: estômago em cascata, estreitamento no nível do corpo, torção de pregas, rotação da curvatura maior sobre a menor e projeção do bulbo duodenal para baixo e para direita[11].

Em pacientes com vólvulo gástrico crônico ou intermitente, a radiografia contrastada do tubo digestivo alto pode ser diagnóstica durante ataque agudo[3]. Nos vólvulos organoaxiais, dependendo do grau de torção, as radiografias simples ou contrastadas podem mostrar-se falsamente negativas[61].

Estudo endoscópico

Em alguns casos, o diagnóstico endoscópico de vólvulo gástrico pode ser difícil[74]. Em outros se percebe, logo após a introdução do aparelho no estômago, a rotação convergente de pregas gástricas, mas geralmente não se consegue ultrapassar a região do fundo gástrico[26]. As limitações da endoscopia digestiva alta no diagnóstico dessa afecção se devem, em alguns casos, à dificuldade na introdução do aparelho; em outros porque, quando a introdução é possível, a torção pode desfazer-se rapidamente. Além disso, para alguns autores, a endoscopia deveria ser evitada (contra-indicação relativa) nos casos de vólvulo agudo, sobretudo naqueles pacientes com febre ou mau estado geral[11]. Nos casos em que se opte pelo exame, é consenso que a insuflação deva ser feita de maneira cuidadosa, para evitar perfuração e hemorragia[19].

Outros exames

Embora a tomografia computadorizada não seja necessária no diagnóstico do vólvulo gástrico, alguns achados tomográficos têm sido descritos e podem confirmar a suspeita clínica. Entre eles, destacam-se: (1) dilatação gástrica com nível(is) hidroaéreo(s); (2) estômago em posição mais alta do que a habitual; (3) estômago com eixo anormal, apresentando antro e junção esofagogástrica no mesmo nível transversal; (4) sinais de torção do estômago e de congestão vascular[18,27].

Apesar dos vários relatos de exame ultra-sonográfico normal em pacientes com vólvulo do estômago, Matsuzaki e cols.[44] observaram a presença de alterações compatíveis com o diagnóstico (região de estreitamento, com duas partes dilatadas, uma acima e outra abaixo do estreitamento), que denominaram *sinal do amendoim*. Os exames de imagem (ultra-sonografia ou tomografia computadorizada) podem ser úteis também nos casos em que a ausência de um órgão ou de parte dele é a causa do vólvulo gástrico[1,49].

A angiografia seletiva do tronco celíaco pode auxiliar o diagnóstico, uma vez que a rotação do estômago acarreta mudanças no padrão vascular, desviando superiormente as artérias gastromentais direita e esquerda, resultando em imagem com a aparência de um "8".

COMPLICAÇÕES

O vólvulo gástrico pode apresentar como complicações: obstrução parcial ou completa, estrangulamento, úlcera gástrica, hemorragia, choque hipovolêmico, perfuração, ruptura esplênica e complicações pulmonares[4]. Outras complicações, menos freqüentes, incluem: compressão cardíaca com dissociação eletromecânica (em casos de hérnia hiatal ou diafragmática)[34] e colestase secundária a obstrução extrínseca das vias biliares extra-hepáticas[41,43].

O risco de complicações depende da extensão do vólvulo (parcial ou total) e é mais comum nos vólvulos organoaxiais. Nestes, o estrangulamento ocorre em 5% a 28% dos casos[3,16]. Esta freqüência só não é maior em decorrência da grande irrigação do estômago.

TERAPÊUTICA

A terapêutica do vólvulo gástrico pode ser cirúrgica ou não-cirúrgica (tratamento conservador), cada uma delas com papel bem definido na abordagem dos pacientes com esta afecção.

Tratamento conservador

A resolução incruenta do vólvulo gástrico pode ser obtida por meio da endoscopia ou da introdução de cateter nasogástrico, preferencialmente sob visão endoscópica[4,26,75]. O tratamento conservador pode ser a melhor opção em paciente com grande risco cirúrgico e/ou com vólvulo crônico, ou pode fazer parte da estratégia terapêutica em paciente com vólvulo agudo.

Vólvulo agudo

O vólvulo gástrico agudo é por princípio uma emergência cirúrgica. Ressuscitação volêmica, analgésico, antiemético e descompressão gástrica são algumas das medidas clínicas iniciais de valor. A introdução do cateter nasogástrico para descompressão pode ser manobra difícil pela própria natureza da doença. Todavia, quando se torna possível, além de aliviar os sintomas e reduzir o risco de complicações, pode ocasionar a distorção do estômago. Com freqüência, esse tratamento é insuficiente, devendo ser considerado apenas opção terapêutica inicial na fase aguda. No preparo do paciente para cateterismo, podem-se empregar ansiolíticos e anticolinérgicos, pois comumente ele está agitado e tenso, e procedimentos conturbados cursam com maior risco de complicações. O risco de perfuração durante o cateterismo parece ser maior em crianças[46].

Após o cateterismo, caso haja melhora do quadro clínico e seja possível documentar o retorno do estômago à posição normal, deve-se optar por permanecer com a descompressão gástrica por 48 a 72 horas, mantendo vigilância clínica constante. Caso o quadro não se modifique rapidamente, estaria classicamente indicada a laparotomia exploradora de urgência, para prevenir complicações que sabidamente aumentam a mortalidade[62]. Atualmente, constitui alternativa à abordagem cirúrgica laparotômica a realização, também na urgência, de: (1) distorção endoscópica do vólvulo, seguida de gastrostomia endoscópica percutânea[31,38]; (2) laparoscopia com redução do vólvulo, seguida de gastropexia anterior[39,50,66]; (3) abordagem combinada (endoscópica e laparoscópica), que se tem mostrado boa opção para avaliar a condição intraluminal e intraperitoneal do estômago, bem como para verificar sua posição antes, durante e após a gastropexia. A abordagem combinada associa as vantagens e reduz as limitações dos dois métodos, quando usados isoladamente[8,51].

Vólvulo crônico

As formas crônicas, comumente do tipo mesenterioaxial ou do tipo organoaxial parcial e sem defeito diafragmático, também podem ser tratadas por meio de descompressão e redução com cateter nasogástrico ou com endoscópio. Nestes casos, em particular na população de idosos, o tratamento conservador tem sido preferido, apesar de o advento de técnicas menos invasivas (endoscópica e/ou laparoscópica) estar favorecendo o emprego mais freqüente da abordagem cirúrgica que previne a recorrência[66].

Optando-se pelo tratamento conservador exclusivo nas formas crônicas intermitentes, uma vez afastadas as causas orgânicas, devem-se corrigir os vícios da alimentação, como os excessos de alimentos e líquidos ingeridos, a rapidez da ingestão e a pouca mastigação dos alimentos[11]. Nesses casos, além da orientação alimentar, tem sido advogado o uso de anticolinérgicos ou procinéticos no período pós-prandial imediato, para evitar o aparecimento de sintomatologia dolorosa[11].

Tratamento cirúrgico

O tratamento cirúrgico pode ser realizado de urgência para solucionar vólvulos gástricos agudos pela presença ou pelo risco de complicações graves ou, de modo programado, para evitar a recorrência de vólvulo gástrico agudo ou crônico. Em particular nas abordagens de urgência, a condução anestésica pode complicar-se com instabilidade cardiovascular, insuficiência respiratória, inexplicável dificuldade para entubação orotraqueal e aspiração do conteúdo digestivo para as vias respiratórias[73].

Urgência

Nos casos de insucesso da abordagem conservadora do vólvulo gástrico agudo ou em face da suspeita de comprometimento vascular e/ou perfuração gástrica, a laparotomia imediata se impõe como modo de evitar a morte por necrose gástrica aguda, sepse e choque[72]. Neste caso, o tratamento cirúrgico consiste inicialmente na redução do vólvulo, seguida do esvaziamento do estômago através de cateter nasogástrico. Quando a distensão for tão grande que não permita esta manobra, deve-se realizar gastrotomia para aspiração do conteúdo gástrico[28]. Sempre que necessário, deve-se fazer a correção cirúrgica dos fatores predisponentes[70]. A fixação do estômago por meio de gastropexia anterior (na qual a parede anterior do estômago, junto à curvatura maior, é fixada na parede abdominal anterior[61]) ou de gastrostomia constitui um dos principais tempos cirúrgicos. No primeiro caso, sugere-se manter, no pós-operatório, a descompressão nasogástrica; no segundo, é necessário permanecer com a gastrostomia aberta, por cerca de 48 horas, ou até que retorne a motilidade gastrointestinal[3].

Áreas de necrose e perfuração devem ser cuidadosamente pesquisadas e, se identificadas, prontamente ressecadas, por meio de gastrectomias parciais, subtotais ou totais, na dependência da extensão do acometimento gástrico[75]. O uso de grampeadores mecânicos pode favorecer a realização de procedimento rápido e seguro. Na reconstrução do trânsito digestivo, pode-se optar por gastrojejunostomia ou esofagojejunostomia em "Y" de Roux. Havendo interesse em manter o trânsito duodenal, pode-se realizar anastomose gastroduodenal ou interposição de alça jejunal[57].

Eletivo

Caso tenha sido possível a redução não-cirúrgica do vólvulo gástrico agudo e não haja suspeita de complicações, o tratamento cirúrgico definitivo pode ser programado para quando o paciente se encontrar em melhores condições clínicas, o que ainda possibilita melhor avaliação dos fatores etiológicos envolvidos. Contudo, não é prudente adiar por demais o procedimento, que pode incluir: (1) fixação do fundo do estômago (p. ex., através de esofagocardiopexia e frenofundopexia – Figura 8.5); (2); fixação do estômago na parede anterior do abdome por meio de gastropexia ou de gastrostomia; (3) se necessário e possível, correção de eventuais fatores predisponentes e desencadeantes, incluindo hérnia hiatal, eventração diafragmática, bridas, aderências e estenose pilórica[19,26]. Estes procedimentos têm se mostrado factíveis e seguros também pelo acesso laparoscópico, que cursa com menor morbidade cirúrgica e menor permanência hospitalar[66]. Essas vantagens parecem ser particularmente interessantes no tratamento de pacientes idosos, por apresentarem freqüentemente comorbidades[66].

Pacientes com história de vólvulo gástrico recorrente são candidatos a tratamento cirúrgico, quase sempre em caráter eletivo. Como opção, sobretudo em pacientes com grande risco cirúrgico, podemos realizar gastrostomia endoscópica ou gastrope-

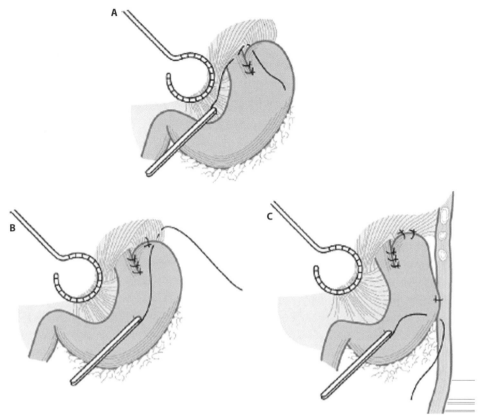

Figura 8.5. Procedimento cirúrgico no tratamento de vólvulo gástrico: esofagocardiopexia (**A**); frenofundopexia (**B**); gastropexia anterior (**C**).

xia e/ou fundopexia laparoscópica, com o objetivo de manter o estômago em posição fixa, prevenindo a recorrência[8,25,68]. A gastrostomia endoscópica percutânea pode ser realizada com a inserção de dois tubos, em locais diferentes[25]. A realização de esofagogastrofundoplicatura (válvula anti-refluxo tipo Nissen) pode ser indicada em paciente com vólvulo gástrico e hérnia hiatal de deslizamento pois, além de reduzir o risco de recorrência do vólvulo, trata a doença por refluxo gastroesofágico associada[17,37,66]. Apesar de a disfagia pós-operatória ser observada com relativa freqüência, ela tende a ser temporária e é habitualmente tratada com sucesso de modo conservador[66].

Os casos de vólvulos crônicos intratorácicos, freqüentemente associados a hérnias hiatais paraesofágicas, poderiam ser abordados com reparo da hérnia e gastropexia anterior[52,72]. Contudo, esses casos também têm sido atualmente tratados com hiatoplastia e esofagogastrofundoplicatura[22,37,66]. Para alguns autores, esses procedimentos poderiam ser realizados tanto pelo acesso laparoscópico como pelo toracoscópico[37,66], desde que fosse realizado estudo esofágico completo, incluindo manometria do esôfago, para avaliar a presença de distúrbio motor, encurtamento e estreitamento esofágico associados[37]. Para outros autores, a mobilização do estômago volvulado, herniado e encarcerado cronicamente exigiria sempre abordagem laparotômica, com a realização de válvula tipo Thal, visando reforçar a parede do esôfago, que pode ficar friável e isquêmica, e prevenir a ocorrência de fístulas esofágicas[22].

A identificação anatômica das anomalias de posição do estômago pode ser difícil. Contudo, pode tornar-se mais fácil por meio de dissecção meticulosa e cuidadosa. Nos casos de vólvulos gástricos secundários a grandes hérnias diafragmáticas, podem ser mais fáceis a exposição, a dissecção e a liberação do estômago através de toracotomia[59].

Considerando que um dos fatores para a ocorrência do vólvulo organoaxial é a mobilidade do omento maior e do ligamento gastrocólico, alguns autores salientam que, nessa situação, é essencial fazer o reposicionamento do cólon transverso e associar a colopexia[22,52]. Entre os procedimentos cirúrgicos empregados com essa finalidade destaca-se a operação de Tanner, que consiste na secção do omento maior junto ao estômago e na colocação do omento maior e do cólon transverso no espaço subdiafragmático esquerdo, seguida da sutura da curvatura menor à borda livre do lobo esquerdo do fígado[63,65,66]. Indicada particularmente nos pacientes com eventração do diafragma, a operação de Tanner possibilita que o estômago reassuma sua posição normal, podendo ser fixado também por gastropexia anterior[59,72].

PROGNÓSTICO

A gravidade do vólvulo gástrico depende de seu tipo, grau da torção e existência de estrangulamento ou obstrução. A mortalidade do vólvulo agudo organoaxial é elevada, variando de 30% a 56%[66,71]. Contudo, seu tratamento precoce pode reduzir este índice para 15% a 20%[3,55]. A mortalidade do vólvulo gástrico crônico, por outro lado, varia de 0% a 13%[3]. A recorrência pós-operatória do vólvulo gástrico, apesar de possível, é rara.

REFERÊNCIAS BIBLIOGRÁFICAS

1. Ahmed AF, Bediako AK, Raí D. Agenesia of the left hepatic love with gastric volvulus. *New York State J Med* 1988; 88:327-8.

2. Akamatsu T, Nakamura N, Kiyosawa K et al. Gastric volvulus in living, related liver transplantation donors and usefulness of endoscopic correction. *Gastrointest Endosc* 2002; 55:55-7.

3. Akoad M, Golub RW. Gastric volvulus. Medicine from Webmed. http://www.emedicine.com/med/topic2714.htm.

4. Alwan MH, Said BA. Acute gastric volvulus. *Dig Dis Sci* 1989; 34:1309-10.

5. Basaran UN, Mustafa I, Ayhan S et al. Acute gastric volvulus due to deficiency of the gastrocolic ligament in a newborn. *Eur J Pediatr* 2002; 161:288-90.

6. Baty V, Rocca P, Fontaumard E. Acute gastric volvulus related to adhesions after laparoscopic fundoplication. *Surg Endosc* 2002; 16:538.

7. Benoit L, Goudet P, Cougard P. Acute intra-abdominal gastric volvulus in adults. Defect of dorsal mesogastrium fusion. *Ann Chir* 1997; 51:379-81.

8. Beqiri A, VanderKolk WE, Scheeres D. Combined endoscopic and laparoscopic management of chronic gastric volvulus. *Gastroint Endosc* 1997; 46:450-2.

9. Berti A. Singolare attortiglamento dell´esofagocol duodeno segitto da rapida morte. *Gazz Med Ital Prov* 1866; 9:139-41.

10. Bhasin DK, Nagi B, Gupta NM, Singh K. Chronic intermittent gastric volvulus within the foramen of Morgagni. *Am J Gastroenterol* 1989; 84:1106-8.

11. Bicalho AS, Alfredo MGL, Alfredo CL. Divertículos, vólvulo, dilatação gástrica aguda, corpos estranhos (bezoares), infecções crônicas e outras doenças raras. In: Castro LP, Coelho LGV eds. *Gastroenterologia*. 1 ed. Rio de Janeiro: Editora Medsi, vol. 1, 2004:937-69.

12. Blanco FJP, Delayo FN, Morales AR, Montero AM. Vólvulo gástrico y relajacion diafragmática. *Rev Esp Enf Ap Digest* 1989; 75:625-32.

13. Borchardt M. Zur pathologie und Therapie des Mangevolvulus. *Arch Klin Chir* 1904; 74:243-60.

14. Camblos JFB. Acute volvulus of the stomach. *Am Surg* 1969; 35:505-9.

15. Carreno G, Sanchez R, Alonso RA et al. Laparoscopic repair of Bochdalek's hernia with gastric volvulus. *Surg Endosc* 2001; 15:1359.

16. Carter R, Brewer LA, Hinshaw DB. Acute gastric volvulus: study of 25 cases. *Am J Surg* 1980; 140:99-106.

17. Channer LT, Squires GT, Price PD. Laparoscopic repair of gastric volvulus. *JSLS* 2000; 4:225-30.

18. Cherian P, Khoury J, Albornoz A. Acute epigastric pain and recurrent vomiting in an elderly man. *Postgrad Med J* 1999; 75:305-7.

19. Chiba EK, Miyajima NT, Cenatti A. Variações anatômicas do estômago e duodeno. In: Sakai P, Ishioka S, Maluf F eds. *Tratado de endoscopia digestiva diagnóstica e terapêutica – estômago e duodeno*. São Paulo: Atheneu, 2001:261-71.

20. Cozart JC, Clouse RE. Gastric volvulus as a cause of intermittent dysphagia. *Dig Dis Sci* 1998; 43:1057-60.

21. Dalggard JB. Volvulus of the stomach. *Acta Clin Scand* 1952; 103:131-6.

22. Daniels I, Chisholm EM. Changing patterns in the management of gastric volvulus over 14 years. *Brit J Surg* 2000; 87:1251-2.

23. Deevaguntla CR, Prabhakar B, Prasad GR, Bhaskaran S, Venkateswarlu K. Gastric leiomyoma presenting as gastric volvulus. *Indian J Gastroenterol* 2003; 22:230-1.

24. Estefano Rodriguez JJ, Tubia Landaberea J, Esteban Aldezabal L, Carbajal Cervino C, Berdejo de Lambarri L. Hernias of Morgagni. Presentation of 2 cases which presented with gastric volvulus. *Rev Esp Enferm Dig* 1990; 77:217-20.

25. Ghosh S, Palmer KR. Double percutaneous endoscopic gastrostomy fixation: an effective treatment for recurrent gastric volvulus. *Am J Gastroenterol* 1993; 88:1271-2.

26. González JJG, Álvares GG, Perez JA et al. Volvulo gástrico. Aportación de um nuevo caso y revisión de la literature. *Rev Esp Enf Ap Digest* 1989; 75:159-62.

27. Grignon B, Sebbag H, Reibel N et al. CT diagnosis of acute gastric volvulus. *J Radiol* 2004; 85:1070-3.

28. Guernsey JN, Connoly JE. Acute, complete gastric volvulus. *Arch Surg* 1963; 86:423-9.

29. Gurney JW, Olson D. The gastric bubble: roentgen observations. *Radiographs* 1989; 9:467-85.

30. Haas O, Rat P. Surgical results of intrathoracic gastric volvulus complicating hiatal hérnia. *Br J Surg* 1990; 77:1379-81.

31. Haddad JK, Doherty C, Clark RE. Acute gastric volvulus: endoscopic derotation. *West J Med* 1977; 127:341-6.

32. Harinath G, Senapati PS, Pollitt MJ, Ammori BJ. Laparoscopic reduction of an acute gastric volvulus and repair of a hernia of Bochdalek. *Surg Laparosc Endosc Percutan Tech* 2002; 12:180-3.

33. Jamieson GG, Watson DI, Britten-Jones R, Mitchell PC, Anvari M. Laparoscopic Nissen fundoplication. *Ann Surg* 1994; 220:137-45.

34. Kalra PR, Frymann R, Allen DR. Strangulated gastric volvulus: an unusual cause of cardiac compression resulting in electromechanical dissociation. *Heart* 2000; 83:550-1.

35. Kam PF. Gastric volvulus complicating Nissen´s fundoplication. *J Pediatr Surg* 1990; 25:1242-3.

36. Karande TP, Oak SN, Karmarkar SJ, Kulkarni BK, Deshmukh SS. Gastric volvulus in childhood. *J Postgrad Med* 1997; 43:46-7.

37. Katkhouda N, Mavor E, Achanta K et al. Laparoscopic repair of chronic intrathoracic gastric volvulus. *Surgery* 2000; 128:784-90.

38. Kodali VP, Maas LC. Endoscopic reduction of acute gastric volvulus. *J Clin Gastroenterol* 1995; 21:331-2.

39. Koger KE, Stone JM. Laparoscopic reduction of acute gastric volvulus. *Am Surg* 1993; 59:325-8.

40. Kuenzler KA, Wolfson PJ, Murphy SG. Gastric volvulus after laparoscopic Nissen fundoplication with gastrostomy. *J Pediatr Surg* 2003; 38:1241-3.

41. Lamouliatte H, Bernard PH, Lefebvre P et al. Hiatal hernia with intrathoracic gastric volvulus as a rare cause of biliary obstruction. *Gastroenterol Clin Biol* 1992; 16:89-91.

42. Le Blanc I, Scotte M, Michot F, Teniere P. Gastric volvulus secondary to para-esophageal and sliding hiatal hernias. *Ann Chir* 1991; 45:42-5.

43. Llaneza PP, Salt WB 2nd, Partyka EK. Extrahepatic biliary obstruction complicating a diaphragmatic hiatal hernia with intrathoracic gastric volvulus. *Am J Gastroenterol* 1986; 81:292-4.

44. Matsuzaki Y, Asai M, Ocurra T, Tamura R. Ultrasonography of gastric volvulus: peanut sign. *Int Med* 2001; 40:23-7.

45. Menuck L. Plain film findings of gastric volvulus herniating into the chest. *Am J Roentgenol* 1976; 126:1169-74.

46. Miller DL, Pasquale MD, Seneca RP, Hodin E. Gastric volvulus in the pediatric population. *Arch Surg* 1991; 126:1146-9.

47. Milne LN, Hunter JJ. Gastric volvulus: 2 cases and review of the literature. *J Emerg Med* 1994; 12:299-306.

48. Mosca F, Consoli A, Vecchio R et al. A rare association: antral neurinoma with gastric volvulus. *Minerva Chir* 1997; 52:93-6.

49. Mosnier H, Martineau C, Outters F, Roullet-Audy JC, Guivarch M. Volvulus gastrique – Apport de l´examen tomodensitométrique. *Ann Gastroentérol Hépatol* 1988; 24:123.

50. Naim HJ, Smith R, Gorecki PJ. Emergent laparoscopic reduction of acute gastric volvulus with anterior gastropexy. *Surg Laparosc Endosc Percutan Tech* 2003; 13:389-91.

51. Newman RM, Newman E, Kogan Z et al. A combined laparoscopic and endoscopic approach to acute primary gastric volvulus. *J Laparoendosc Adv Surg Tech A* 1997; 8:177-81.

52. Odaka A, Shimomura K, Fujioka M et al. Laparoscopic gastropexia for acute gastric volvulus: a case report. *J Pediat Surg* 1999; 34:477-8.
53. Paré apud McArthur KE. Hernias and volvulus of the gastrointestinal tract. *In*: Sleisenger MH, Fordtran JS eds. *Gastrointestinal disease*. Philadelphia: WB Saunders, 1998:317-30.
54. Qublan HS, Malkawi HY, Smadi AZ, Fraywan N. Gastric volvulus caused by paraesophageal hernia complicating mid-trimester pregnancy. *Indian J Chest Dis Allied Sci* 2005; 47:285-7.
55. Raffin SB. Divertículo, ruptura e volvo. *In*: Sleisenger MF, Fordtran JS eds. *Doenças gastrointestinais*. 4 ed. Rio de Janeiro: Guanabara-Koogan, 1991:624-9.
56. Rantomalala HYH, Rajaonarivony T, Rakototiana AF et al. Un cas de volvulus aigu de l'estomac chez l'enfant. *Arch Pédiatr* 2005; 12:1726-8.
57. Rausch M, Conceição SA. Tipos especiais de obstrução intestinal. *In*: Savassi-Rocha PR, Andrade JI, Souza C eds. *Abdômen agudo. Diagnóstico e tratamento*. 2 ed. Rio de Janeiro: Medsi, 1993:667-94.
58. Russel JYW. Volvulus of the stomach. *Br J Surg* 1951; 38:17-20.
59. Schreiber HW. Surgical treatment of positional abnormalities. *In*: Becker HD, Herfarth CH, Lierse W, Schreiber HW eds. *Surgery of the stomach. Indications, methods, complications*. 1 ed. New York: Springer-Verlag, 1988:19-20.
60. Scott RL, Felker R, Winer-Muram H, Pinstein ML. The differential retrocardiac air-fluid level: a sign of intrathoracic gastric volvulus. *Can Assoc Radiol J* 1986; 37:119-21.
61. Sevcik WE, Steiner IP. Acute gastric volvulus: case report and review of the literature. *J Can Méd D'Urgence* 1999; 1:3-7.
62. Sharp JF, Tudor RW. Coexisting organo-axial gastric volvulus and volvulus of the sigmoid colon. *J Roy Soc Med* 1986; 79:240-1.
63. Singh J, Garg P. Gastrojejunal hitch in gastric volvulus. *Am J Gastroenterol* 1989; 84:693-4.
64. Singleton AC. Chronic gastric volvulus. *Radiology* 1940; 34:53-61.
65. Tanner NC. Chronic and recurrence volvulus of the stomach with late results of "colonic displacement". *Am J Surg* 1968; 115:505-15.
66. Teague WJ, Ackroyd R, Watson DI, Devitt PG. Changing patterns in the management of gastric volvulus over 14 years. *Brit J Surg* 2000; 87:358-61.
67. Teplick G, Haskin M. *Surgical radiology*. 3 ed. Philadelphia: WB Sauders, 1980: pp. 482.
68. Tsang TK, Walker R, Yu DJ. Endoscopic reduction of volvulus: the alpha-loop manoeuver. *Gastrointest Endosc* 1995; 42:244-8.
69. Wanderley G. Volvo parcial do estômago. *O Hospital* 1966; 70:1413-9.
70. Wasselle JA, Norman J. Acute gastric volvulus: pathogenesis, diagnosis, and treatment. *Am J Gastroenterol* 1993; 88:1780-4.
71. Wastell C, Ellis H. Volvulus of the stomach. A review with a report of 8 cases. *Br J Surg* 1971; 58:557-62.
72. Way LW. Vólvulo gástrico. *In*: Way LW ed. *Cirurgia. Diagnóstico e tratamento*. 9 ed. Rio de Janeiro: Editora Guanabara Koogan, 1993: p.357.
73. Williams DJ, Sandby-Thomas MG. Anaesthetic management of acute gastric volvulus in an adult. *Br J Anaesth* 2003; 90:96-8.
74. Willsher PC, White RC, Dumbrell P. Idiopathic chronic gastric volvulus: case report. *Aust N Z J Surg* 1996; 66:647-9.
75. Yin RL, Nowak TV. Familial occurrence of intrathoracic gastric volvulus. *Dig Dis Sci* 1988; 33:1483-7.

Úlcera Péptica Não Relacionada a *H. pylori* e/ou ao Uso de Antiinflamatórios

Capítulo 9

Bruno Squárcio Fernandes Sanches
Luiz Gonzaga Vaz Coelho

INTRODUÇÃO

Desde épocas remotas, os problemas gástricos têm intrigado a humanidade. Achados arqueológicos, antigos trabalhos de arte e textos de uma medicina embrionária mostram que as civilizações dos sumérios, babilônios, chineses e egípcios, assim como etruscos, gregos e romanos, buscaram elucidar as moléstias gástricas e desenvolver tratamentos ainda que empíricos. Há mais de um século, a doença ulcerosa péptica é a principal causa de morbidade e mortalidade entre as afecções. Embora os conhecimentos acumulados acerca da fisiopatologia da úlcera péptica não consigam responder todas as indagações, os fatores causais, na grande maioria dos casos, podem ser identificados. Desde o decênio de 1980, após a divulgação dos resultados de Warren e Marshall[41], sabe-se que a infecção por *Helicobacter pylori* (HP) é reconhecida como a principal etiologia, estando presente em mais de 95% das úlceras duodenais e em 70% das úlceras gástricas. Vários estudos clínicos comprovaram essa associação e a recorrência das úlceras, até então o apanágio da doença – *uma vez ulceroso, sempre ulceroso* –, com a erradicação de *H. pylori* foi reduzida para menos de 2% ao ano[17]. O uso de antiinflamatórios não-esteróides (AINE) e derivados do ácido salicílico constituem a segunda causa mais comumente relacionada às úlceras gastroduodenais. Assim, à luz dos conhecimentos atuais, considera-se que mais de 95% das úlceras sejam causadas por *H. pylori* e/ou uso de antiinflamatórios. Mais raramente, outras etiologias podem estar associadas, como os estados hipersecretórios, síndromes genéticas e infecções por outros agentes[12].

Entretanto, em muitas regiões do mundo, vem ocorrendo redução da prevalência da infecção por *H. pylori* como conseqüência de políticas de saneamento, investimento em saúde pública e menores taxas de infecção na infância[51]. Nesse processo, causas menos comuns de úlcera tornam-se evidentes, crescendo o número de pacientes sem causa identificável. Essa mudança epidemiológica poderá causar impacto no diagnóstico e no tratamento das úlceras pépticas no futuro. As estratégias terapêuticas poderão mudar, já que as úlceras não relacionadas à infecção por *H. pylori* não seriam curadas com antibióticos, necessitando, possivelmente, de outras abordagens terapêuticas.

PREVALÊNCIA

A prevalência das úlceras não associadas à infecção por *H. pylori* varia consideravelmente em diferentes regiões do mundo. Parte dessa diversidade pode ser explicada pelas diferenças de sensibilidade dos métodos de diagnóstico da infecção, pelo uso dos AINE e outras infecções e condições, embora a prevalência da infecção constitua o principal fator de impacto envolvido. Circunstâncias relacionadas à aquisição da bactéria, fatores étnicos, condições socioeconômicas, condições de vida na infância, entre outros, podem também interferir no percentual de úlceras relacionadas ou não à infecção[53].

Imaginemos que o número absoluto das úlceras não relacionadas à infecção por *H. pylori* permaneça constante ao longo do tempo (o que pode não ser verdade devido ao uso crescente dos AINE) e que o número das úlceras associadas à infecção por *H. pylori* decline no mesmo período, refletindo a melhoria das condições de vida da população. Nesse contexto, observaríamos redução no número total de úlceras, mas incremento na proporção das úlceras não associadas à infecção por *H. pylori*, como ocorre nos dias de hoje (Figura 9.1).

Graham[21] elaborou modelo hipotético para ilustrar a prevalência das úlceras associadas ou não à infecção por *H. pylori*. Nesse modelo, se a prevalência da infecção por *H. pylori* na população cai de 80% para 40% e o número total de úlceras duodenais por outras causas permanece estável, como, por exemplo, 250 por 100.000 pessoas, o número total de úlceras irá declinar de 1.050 para 650 por 100.000, enquanto a proporção das lesões não associadas à infecção por *H. pylori* aumentará de 24% para 38%. Dessa maneira, maior proporção de úlceras não associadas à infecção por *H. pylori* será diagnosticada.

No decênio de 1990, a expressiva consistência dos resultados sobre a associação de *H. pylori* e úlcera péptica, sobretudo as duodenais, permitiu que alguns estudiosos questionassem a necessidade de comprovar a infecção diante de exame endoscópico

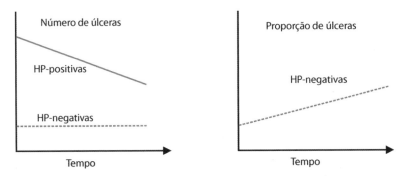

Figura 9.1. Aumento da proporção das úlceras não associadas à infecção por *H. pylori*. (Modificada de Peura[53].)

com o achado de úlcera[14]. Entretanto, como já citado, mais recentemente, registra-se o aumento das úlceras não-infecciosas. Alguns desses trabalhos utilizam dados retrospectivos – passíveis, portanto, de críticas pelas falhas metodológicas, especialmente nos métodos de diagnóstico da infecção e de aferição do uso de antiinflamatórios e outras medicações. Porém, outras fontes de dados coletados em diferentes países apontam nessa mesma direção.

Em dois ensaios clínicos multicêntricos[35,52], o envolvimento de HP e/ou AINE não foi comprovado em 20% e 30%, respectivamente, dos pacientes com úlcera duodenal. Os autores presumem que esses pacientes sejam portadores de úlcera péptica idiopática, já que outras causas de úlcera péptica, como uso de antiinflamatórios e estados hipersecretórios, foram excluídas. Outro estudo norte-americano[11], que envolveu 2.394 pacientes, encontrou 27% de úlceras não relacionadas a *H. pylori* ou AINE. Apesar do número impressionante de participantes, o estudo não foi poupado de críticas, especialmente pela suspeita de que, pelo menos 20% dos pacientes tenham usado AINE, mesmo com testes negativos para salicilatos.

Jyotheeswaran e cols.[27] estudaram 1.272 pacientes, dos quais 160 eram portadores de úlcera duodenal e 145 apresentavam úlcera gástrica. Excluídos 16 pacientes que haviam usado AINE, somente 61% dos 144 pacientes com úlcera duodenal estavam infectados por HP. Os autores tentaram estabelecer relação entre a etnia dos pacientes, a prevalência da infecção por HP e as úlceras associadas à bactéria. Entre os 39% de participantes com úlceras não associadas à infecção por *H. pylori*, 47% eram brancos e 22% não-brancos. A prevalência de *H. pylori* nos participantes sem úlcera foi de 24% nos brancos e de 54% nos não-brancos. Todavia, esse trabalho é alvo de críticas por ser retrospectivo e devido à possibilidade de ter sido subestimada a população de usuários de AINE.

Estudos realizados em outros países mostram resultados semelhantes aos norte-americanos quanto ao aumento na prevalência das úlceras não associadas à infecção por *H. pylori*. Em 1993, McColl e cols.[42] identificaram 12 portadores de úlcera péptica não relacionada à infecção por *H. pylori* dentre 435 pacientes com úlcera duodenal atendidos em centro de referência na Escócia. Entre eles, quatro haviam usado AINE, um possivelmente tinha doença de Crohn no duodeno e outro preenchia critérios para o diagnóstico de síndrome de Zollinger-Ellison. Portanto, apenas seis pacientes, no universo de mais de 400 pacientes, foram considerados portadores de úlcera idiopática. Na Austrália, análise retrospectiva de 125 pacientes com úlcera duodenal encontrou 56 (45%) casos de úlceras não associadas à infecção por *H. pylori*[23]. Todavia, os autores reconhecem que o uso de antiinflamatórios poderia explicar grande parcela desses casos.

No Japão, onde a prevalência da infecção ainda é alta, as úlceras não associadas à bactéria também parecem aumentar, mas ainda são muito raras. Em 2000, Aoyama e cols.[5] relataram 11 pacientes com úlceras não associadas à infecção por *H. pylori* (3,6% de 302 pacientes). Destes, dois eram sabidamente usuários de AINE. Revisões recentes mostram mudança clara na prevalência da infecção no país nos últimos 20 anos, com redução de 73% para 39% na população em geral[18]. Curiosamente, apesar dessa diminuição, o risco atribuível da infecção por *H. pylori* na doença ulcerosa não se alterou[57].

Portanto, o aparente aumento na freqüência de úlceras não associadas à infecção por *H. pylori* não pode ser inteiramente explicado pela redução na prevalência da infecção.

Diferentemente das tendências relatadas em trabalhos dos EUA e da Austrália, estudos provenientes do continente europeu não têm descrito aumento na prevalência das úlceras não associadas à infecção por *H. pylori*. Recente trabalho prospectivo espanhol,[7] no qual foram confrontadas diferentes regiões do país, não registrou aumento nas úlceras não associadas à infecção por *H. pylori*. Dentre mais de 700 pacientes, apenas em 2,1% não se detectou a infecção por HP ou consumo de AINE. Uma possível explicação para essa divergência é que a infecção por HP tem declinado mais rapidamente nos EUA e na Austrália do que na Europa.

Estudos prospectivos têm demonstrado que número substancial de ulcerosos infectados por HP desenvolve recidiva da úlcera após erradicação da bactéria. Hirschowitz e cols.[24] relataram que 45% dos pacientes com úlcera duodenal associada à infecção por *H. pylori* e não usuários de AINE submetidos com sucesso à erradicação de HP tiveram recorrência da úlcera em período de até 6 meses após o término do tratamento. Uma metanálise norte-americana demonstrou recorrência de úlcera duodenal de 20% em 6 meses, a despeito da erradicação de *H. pylori* e da exclusão de AINE[32]. Uma possível explicação seria o enfraquecimento da mucosa atingida pela úlcera que, apesar da erradicação da bactéria, estaria susceptível a novas lesões. Outra hipótese é que esses pacientes sejam, na verdade, portadores de úlceras idiopáticas coincidentemente infectados por HP. Tais achados reforçam as teorias sobre a participação de outros fatores etiológicos além da infecção por *H. pylori*[55].

Contudo, esses achados se contrapõem aos encontrados pelos japoneses. Em grande estudo muticêntrico realizado no Japão[44], que envolveu 4.940 portadores de úlcera acompanhados por 48 meses após a erradicação de HP, a taxa de recorrência foi de apenas 3,02%, ou 1,6% ao ano. Este índice foi ainda menor ao se excluir o uso de AINE, reduzindo para 1,3% ao ano. A recorrência foi significativamente maior entre etilistas, tabagistas e portadores de lesões gástricas. Quanto às úlceras recidivadas, 83,9% acometiam o mesmo sítio previamente lesado ou áreas adjacentes. Na opinião dos autores, a recorrência das lesões após a erradicação da bactéria é rara, tendendo a ocorrer sobre o mesmo sítio da úlcera original.

Outra questão intrigante refere-se à menor prevalência de HP entre pacientes com úlceras complicadas por hemorragia ou perfuração. Em trabalho escocês envolvendo pacientes com úlcera perfurada, a prevalência da infecção foi de apenas 47%. Os autores questionam uma patogênese distinta da descrita para a doença crônica recorrente[54]. Embora 44% dos pacientes relatassem uso crônico de AINE, os autores concluem que outros fatores patogênicos possam estar relacionados. Entre nós, Mendes e cols.[43], ao estudarem prospectivamente 31 casos de úlcera perfurada em pacientes não usuários de AINE e empregando seis métodos diagnósticos para infecção por *H. pylori*, detectaram a presença do microrganismo em 100% dos casos.

Alguns estudos têm sugerido diferenças de prevalência da infecção por *H. pylori* a partir da comparação de úlceras de manifestação hemorrágica com úlceras crônicas. Hosking e cols. relataram 29% de pacientes com úlceras sem positividade para *H. pylori* com apresentação hemorrágica, com somente 19% estando em uso de AINE[25]. No grupo das úlceras duodenais sem sangramento, apenas 7% dos pacientes não albergavam a bactéria. Porém, publicação italiana recente analisou 41 pacientes admitidos com úlcera hemorrágica: 16 (39%) estavam infectados por HP, 12 (29%) eram usuários de AINE e 13 (32%) tinham ambos os fatores de risco[45]. A diferença entre os dois trabalhos pode ser explicada pelo emprego de mais de um método de diagnóstico da infecção no trabalho italiano, que incluiu sorologia, pesquisa histológica, teste respiratório e pesquisa de antígeno fecal. Entre os 41 pacientes incluídos nesse trabalho, nenhum foi incluído no grupo das úlceras idiopáticas.

CAUSAS

As úlceras pépticas, gástricas ou duodenais, podem não estar associadas à infecção por *H. pylori* por muitas razões. A mais comum é decorrente de falha na detecção do microrganismo. Os testes que identificam infecção ativa, como histologia, cultura, teste da urease e teste respiratório, são negativamente influenciados pelo uso prévio de bismuto, antibióticos e inibidores da secreção ácida, sejam inibidores da bomba protônica (IBP), sejam antagonistas de receptores H_2[10,31]. O teste da urease e a histologia podem ainda ser falseados por problemas de amostragem do microrganismo no segmento biopsiado. O uso recente de IBP ou de altas doses de antagonistas de receptores H_2 permite a migração proximal de *H. pylori*, e biópsias antrais isoladas não conseguem detectar a presença da bactéria[37]. Gastrite atrófica e metaplasia podem também associar-se a erros de diagnóstico devido à densidade reduzida de *H. pylori* nessas áreas[3]. A úlcera péptica hemorrágica pode produzir até 25% de resultados falso-negativos no teste da urease, pois a presença de sangue no antro compromete a detecção de mudança no pH do tecido biopsiado[36]. Portanto, antes de concluir que se trata de úlcera não associada à presença de *H. pylori*, recomenda-se a realização de dois ou mais testes simultâneos para aumentar a sensibilidade e o valor preditivo negativo.

Para fins práticos, deve-se retardar por 4 semanas, no mínimo, a realização de testes diagnósticos para detecção de *H. pylori* após o uso de antimicrobianos e preparações com bismuto. Anti-secretores, como inibidores de bomba protônica e bloqueadores dos receptores H_2, devem também ter seu uso suspenso por, no mínimo, 7 dias antes dos exames. Casos duvidosos podem exigir dois ou mais testes diagnósticos, incluindo teste respiratório com ^{13}C-uréia, pesquisa de antígenos fecais, sorologia e cultura, além daqueles classicamente utilizados (teste da urease e pesquisa histológica).

Na ausência de infecção, o uso de antiinflamatórios e salicilatos constitui a principal causa de úlcera péptica, podendo ocorrer após administração oral ou sistêmica. As estatísticas mostram que 30% a 75% das úlceras não associadas à infecção por *H. pylori* são secundárias ao uso de AINE[42], porém o uso não reconhecido dessas drogas pode subestimar esses dados. Lanas e cols.[33] estudando pacientes com úlcera perfurada, encontraram alterações na atividade da cicloxigenase plaquetária em 13% dos casos, sugerindo uso recente de salicilato, embora todos negassem o uso prévio de aspirina. Em outro estudo[34], o uso não reconhecido de AINE foi suspeitado na maioria dos casos de úlcera péptica intratável (57%). Além disso, ervas medicinais chinesas e produtos de terapias alternativas podem conter compostos antiinflamatórios que não são reconhecidos pelos pacientes[19]. Por essas razões, alguns autores defendem a dosagem sérica de salicilatos nos casos de suspeita de uso não reconhecido de aspirina. Na suspeita de uso de AINE, as dificuldades são maiores, pois os exames laboratoriais são complexos, mais caros e específicos para cada tipo de antiinflamatório. Os inibidores específicos da cicloxigenase-2 despontam como drogas mais seguras, bem toleradas e com menos efeitos gastrointestinais. Porém, foram disponibilizados recentemente, necessitando de tempo para confirmar se são mesmo isentos de risco para úlcera péptica.

Outras causas menos comuns estão agrupadas no Quadro 9.1.

Afastada a possibilidade de erro diagnóstico de *H. pylori* e envolvimento de aspirina ou AINE, causas menos comuns devem ser pesquisadas, com destaque para os estados hipersecretórios, como a síndrome de Zollinger-Ellison (SZE), responsável por cerca de 0,1% das úlceras duodenais e até 0,3% das gástricas. A referida síndrome é marcada pela hiperacidez gástrica decorrente da produção excessiva de gastrina por tumor secretante – por isso, a sinonímia de gastrinoma. O método mais sensível e espe-

Quadro 9.1. Causas de úlcera gastroduodenal *H. pylori*-negativa

Causas comuns
    Erros diagnósticos
    Uso de aspirina e AINE

Causas raras
    Síndromes hipersecretoras
        Gastrinoma
        Mastocitose sistêmica
        Síndromes carcinóide
        Desordens mieloproliferativas
        Policitemia vera
        Ressecções extensas de intestino delgado
        Hiperplasia de células G do antro
        Síndrome do antro retido
        Obstruções duodenais
    Drogas
    Radioterapia
    Doenças granulomatosas
        Crohn
        Sarcoidose
        Sífilis
        Tuberculose
    Infecções
        Citomegalovírus
        Vírus herpes simples
        H. heilmanni
    Neoplasias
    Síndrome hipercalcêmicas
    Isquemia
    Pancreatite crônica
    Idiopática

Adaptado de Sanches e cols.[55]

cífico para o diagnóstico da SZE é a dosagem sérica de gastrina em jejum, considerada normal até 200pg/ml[47]. Níveis acima de 1.000pg/ml são típicos de gastrinoma, sugerindo doença metastática quando acima de 1.500pg/ml. O gastroacidograma pode ser utilizado para diferenciar estados de hiper ou hipocloridria (Quadro 9.2). Uma medida de pH gástrico acima de 3 implica hipocloridria, e o diagnóstico de SZE pode ser excluído.

Quadro 9.2. Causas de hipergastrinemia

Normo/Hipercloridria	Hipocloridria
Síndrome de Zollinger-Ellison	Anemia perniciosa
	Gastrite atrófica
Hiperplasia de células G do antro	Neoplasia gástrica
Obstrução ao esvaziamento gástrico	Pós-vagotomia

Adaptado de Neto AP e cols.[47]

Como citado no Quadro 9.2, estados de hipercloridria com valores intermediários de gastrina (200 a 1.000pg/ml) podem ocorrer em outras situações, como na hiperplasia das células G do antro. Cerca de 40% dos pacientes com a síndrome apresentam valores intermediários de gastrina, impondo-se a realização de testes provocativos, ou seja, dosagem de gastrina sérica após estímulo. O mais recomendado é a infusão venosa de secretina, considerado positivo quando ocorre elevação da gastrina de, no mínimo, 200pg/ml sobre os valores basais, estabelecendo-se o diagnóstico da síndrome. Outros testes provocativos descritos são a gastrinemia pós-prandial, após estímulo endovenoso de gluconato de cálcio e após infusão de glucagon[46].

No diagnóstico diferencial da SZE, outra condição marcada por hipercloridria é a hiperfunção ou hiperplasia da célula G do antro. Descrita na era pré-*Helicobacter pylori*, a hiperplasia das células G do antro tende a ser, atualmente, considerada uma resposta à hipergastrinemia induzida pelo microrganismo e, portanto, seria parte do espectro das úlceras associadas à infecção por *H. pylori*[4]. De fato, Kwan e Tytgat[30] mostraram a supressão dos níveis elevados de gastrina e a cicatrização das úlceras em pacientes enquadrados nessa síndrome e portadores da bactéria, quando curados da infecção por HP. Por outro lado, embora controversos, estudos recentes descrevem casos de portadores da hiperplasia da célula G sem a infecção por HP. Nesses casos, a patogênese da hipergastrinemia não pôde ser explicada. O diagnóstico é feito por imuno-histoquímica, que revela a hiperplasia das células G em biópsias do antro. O achado laboratorial é a hipergastrinemia em jejum de níveis moderadamente elevados, mas com exagerada elevação pós-prandial, o que pode simular a SZE. Todavia, ao contrário do que ocorre no gastrinoma, o teste da secretina é negativo.

Síndrome rara associada à úlcera péptica recorrente é a síndrome do antro retido. Desenvolve-se após antrectomia e gastrojejunostomia à Billroth II, quando glândulas antrais distais e pilóricas não são completamente ressecadas. Localizadas próximo à alça aferente, as glândulas retidas são expostas à secreção alcalina de forma continuada e, estimuladas, promovem a liberação de gastrina. Ocorre a hipersecreção ácida pelas células parietais, e há a possibilidade de úlceras de difícil manejo clínico. No diagnóstico diferencial com gastrinoma, o teste da secretina é negativo. A cintilografia com pertecnetato é positiva, demonstrando persistência da atividade glandular no antro. Os pacientes podem necessitar de nova intervenção cirúrgica e, quando possível, conversão da reconstrução para gastroduodenoanastomose (Billroth I). O Quadro 9.3 aborda os principais diagnósticos diferenciais nos estados de hipergastrinemia e hipercloridria.

Ainda pelo mecanismo da hipersecreção, outra causa rara é a mastocitose sistêmica. Neste caso, o estímulo secretagogo provém da histamina. A infiltração de mastócitos em diferentes tecidos e órgãos gera um quadro sistêmico de *rash* cutâneo, prurido, dor abdominal e diarréia, além de dispepsia e úlcera duodenal[9]. A concentração sérica de histamina é elevada, particularmente na doença ulcerosa. A síndrome carcinóide também se pode manifestar com úlcera péptica pela produção ectópica de histamina[58], assim como outras desordens mieloproliferativas relacionadas à basofilia, como leucemia basofílica e leucemia mielóide crônica[2]. Na policitemia vera, os níveis circulantes de histamina são considerados baixos para induzirem a formação de úlceras. Provavelmente, o mecanismo é a relativa isquemia da mucosa em decorrência da hiperviscosidade sanguínea.

A úlcera péptica por hipersecreção ácida é também descrita em pacientes submetidos a extensas ressecções do intestino delgado, como ocorre, por exemplo, na isquemia intestinal. Nessas situações, o mecanismo exato ainda é desconhecido. Acredita-se que decorra da falta de inibição da secreção ácida e liberação da gastrina normalmente controladas pelos peptídeos intestinais.

Alguns casos de úlcera duodenal têm sido relacionados a obstruções duodenais, incluindo membranas congênitas de duodeno, estenose hipertrófica de piloro e pâncreas anular. Nesses casos, a úlcera duodenal pode apresentar se na infância, podendo também incidir em adolescentes e adultos. As lesões são geralmente pós-bulbares e parecem associar-se à hipersecreção ácida basal, embora o mecanismo exato seja desconhecido.

Além dos antiinflamatórios não-esteróides e da aspirina, outras drogas apresentam potencial ulcerogênico. Embora motivo de controvérsia, os corticóides não são considerados, atualmente, fatores de risco independentes para úlcera péptica[13]. Contudo, podem potencializar o efeito nocivo dos AINE sobre a mucosa gastroduodenal. Existe ainda o risco das úlceras provocadas por cloreto de potássio, inclusive casos complicados com perfuração[56]. Os bifosfonatos são notoriamente associados a lesões digestivas. Postula-se que o mecanismo seja a reação da mucosa ao contato com a droga. Graham e Malaty[20] descreveram 8% de úlceras antrais em voluntários saudáveis em uso de 10 mg de alendronato.

O uso de anfetaminas e cocaína pode causar úlceras duodenais e perfurações por isquemia tecidual local. Medicações imunossupressoras, como o micofenolato, também podem provocar úlceras gastroduodenais. Radioterapia com foco em abdome constitui outra causa rara de úlcera, que se situa, preferencialmente, na segunda porção do duodeno[29].

Quadro 9.3. Diagnóstico diferencial da hipergastrinemia e hipercloridia

Diagnóstico	Freqüência	Sinais e sintomas	Achados clínicos	Comentários
Síndrome de Zollinger-Ellison	Incomum 1:1.000.000/ano	Dor abdominal Diarréia Pirose	Úlcera péptica	Teste da secretina positivo Exames de imagem: 50% positivo
Hiperplasia de células G do antro	Desconhecida	Dor abdominal Hipergastrinemia moderada	Úlcera péptica Teste da secretina negativo	Teste da secretina negativo Maior número de células G Freqüentemente associada a *H. pylori*
Síndrome do antro retido	Rara	Dor abdominal	Úlcera péptica	Teste da secretina negativo Cintilografia positiva História de ressecção gástrica
Obstrução pilórica	2% a 5% dos pacientes com úlcera péptica	Vômitos Dor abdominal	Secundária a cânceres ou úlcera péptica	Teste da secretina negativo
Infecção por *H. pylori*	Comum	Assintomática Dor Abdominal	Úlcera péptica Hipergastrinemia discreta	Teste da secretina negativo

Adaptado de Jensen RT[26].

As doenças granulomatosas com acometimento gastroduodenal constituem um subgrupo que raramente cursa com úlceras nos segmentos atingidos. Dentre os representantes desse grupo, encontra-se a doença de Crohn, que excepcionalmente atinge porções altas do trato digestório, em geral acompanhando a doença intestinal. O exame histopatológico das lesões endoscópicas quase sempre revelará infiltrado inflamatório crônico, porém somente o achado de granuloma epitelióide não-caseoso permitirá a confirmação da doença de Crohn. São encontrados em 7% a 22% dos casos, com relatos recentes de até 68% a 83% ao se coletar maior número de fragmentos. Outros achados sugestivos são linfangiectasias e folículos linfóides na profundidade da mucosa, inflamação transmural, abscesso de criptas e displasia epitelial[59]. Devido à diversidade dos critérios diagnósticos da doença de Crohn proximal, Nugent e Roy[48] propuseram, em 1989, os seguintes critérios, adotados desde então:

1. Presença histológica de granulomas não-caseosos no trato gastrointestinal superior, sem evidência de doença sistêmica granulomatosa e/ou

2. Doença de Crohn de intestino delgado ou grosso e achados radiológicos e/ou endoscópicos de inflamação difusa do trato gastrointestinal superior consistentes com a doença.

A sarcoidose é outra condição que se pode apresentar com úlceras e granulomas não-caseosos. Trata-se de doença sistêmica com acometimento pulmonar em 90% dos casos. O estômago é o órgão mais comumente envolvido nas lesões do trato gastrointestinal. O diagnóstico baseia-se nos granulomas não-caseosos à biópsia de pacientes com evidência clínica de doença sistêmica.

Úlceras gástricas sifilíticas devem ser suspeitadas em todo paciente portador de sífilis não-tratada, com lesões de antro sem resposta ao tratamento convencional. A biópsia da lesão revela inflamação granulomatosa, e testes sorológicos treponêmicos e não-treponêmicos confirmam o diagnóstico. O exame microscópico de campo escuro é geralmente negativo nessa fase da doença (secundária ou terciária).

Tuberculose gástrica ou duodenal pode cursar com úlceras nesses sítios. Apesar de ser raro o acometimento gástrico pela doença, espera-se aumento na incidência desta apresentação devido ao aumento na prevalência da infecção em imunossuprimidos. A porção mais acometida é o antro, que alberga as úlceras em 80% dos casos, exceto em pacientes com AIDS, nos quais a principal localização é a cárdia. Dos pontos de vista topográfico e endoscópico, assemelha-se à doença de Crohn[1]. O diagnóstico deve ser considerado em indivíduos com lesões gástricas não-responsivas a tratamento clínico convencional e que apresentem uma ou mais das seguintes condições:

1. Tuberculose em outro sítio.

2. PPD fortemente reator.

3. Envolvimento simultâneo de estômago e duodeno.

4. Presença de fístulas.

O diagnóstico definitivo é feito pela demonstração do bacilo álcool-ácido-resistente ou de granulomas caseosos em biópsias endoscópicas. Porém, a positividade das biópsias é baixa, de apenas 30%, pois os granulomas concentram-se na camada submucosa, não estando acessíveis às biópsias superficiais. Muitas vezes, o diagnóstico só é estabelecido após a ressecção cirúrgica.

Outras causas infecciosas que não *H. pylori* podem raramente associar-se a úlceras. A associação com citomegalovirose, inicialmente descrita em transplantados, já foi relatada em pacientes infectados pelo HIV e mesmo em indivíduos imunocompetentes[6]. As úlceras por citomegalovírus são geralmente múltiplas e de localização gástrica. O diagnóstico é feito por meio de biópsias da base da úlcera, pois o vírus se localiza no epitélio submucoso e vascular. Métodos sorológicos e reação em cadeia da polimerase podem ser úteis. O possível envolvimento do vírus herpes simples (HSV) do tipo 1 com as úlceras pépticas deve-se ao aumento nos títulos de anticorpos anti-HSV-1 e detecção de DNA e proteínas virais em material coletado da borda de úlceras tidas como ordinárias[38]. Nesses casos, as úlceras parecem concentrar-se na região pré-pilórica e, em trabalho de relato de casos, nenhum paciente com marcador do HSV-1 evidenciava infecção sistêmica ou sinais de comprometimento imunológico. Raramente, outras espécies de *Helicobacter* têm sido associadas à úlcera gastroduodenal. Debongnie e cols.[15] descreveram possível associação entre *H. heilmannii* e úlcera gástrica em 14 pacientes negativos para infecção por *H. pylori*. Contudo, trata-se de infecção mais rara e de menor patogenicidade do que a causada por *H. pylori*. Embora seja reconhecidamente implicada na patogênese da úlcera péptica em animais, mais estudos são necessários para se estabelecer o significado da infecção por *H. heilmannii* em homens.

A maior preocupação diante de uma lesão ulcerada, sobretudo das lesões gástricas, consiste em afastar a possibilidade de neoplasia. As biópsias devem ser obtidas tanto da base como da borda da úlcera, diminuindo o risco de amostras falso-negativas. Nos casos de úlceras gástricas aparentemente benignas, faz-se necessária a repetição da endoscopia digestiva 8 a 12 semanas após seu diagnóstico, para comprovar a cicatrização da lesão e confirmar a natureza benigna da úlcera. Além dos adenocarcinomas gástricos, principal neoplasia maligna do estômago, há que se fazer o diagnóstico diferencial de linfoma, tumor carcinóide e sarcomas.

Questiona-se o papel das síndromes hipercalcêmicas no desenvolvimento das úlceras pépticas. O efeito estimulador do cálcio sobre a liberação da gastrina é bem conhecido, porém a importância clínica desse efeito ainda é desconhecida. Dentre tais síndromes, a incidência de úlcera péptica é maior em pacientes com hiperparatireoidismo primário, mas, exceto nos casos de associação com gastrinoma, configurando a síndrome da neoplasia endócrina múltipla, não há evidência convincente de nenhuma relação causal entre úlcera péptica e hiperparatireoidismo.

Em idosos, especula-se que o reduzido fluxo sanguíneo mucoso decorrente de alterações próprias da idade seja fator de risco para úlcera péptica. Em trabalho finlandês, cerca de 35% das úlceras de pacientes geriátricos não resultaram positivas para HP e sem associação com AINE ou salicilatos[28]. Os autores especulam que a redução dos mecanismos de defesa da mucosa pela menor perfusão tecidual tornam-na vulnerável ao ataque ácido.

Em pacientes com pancreatite crônica (PC), observa-se maior prevalência de úlcera duodenal. Atribuíam-se, como causa, alterações na secreção pancreática secundária à doença, com menor liberação de bicarbonato e, portanto, menor efeito neutralizador sobre o ácido gástrico. Porém, resultados de estudos refutaram essa hipótese. Ovensen e cols.[50] demonstraram não haver diferenças significativas na acidez duodenal e jejunal entre portadores de pancreatite crônica e indivíduos controles normais. Em recente trabalho realizado em nosso meio, Lucca e cols.[39] demonstraram que o principal fator patogênico envolvido na úlcera duodenal dos portadores de PC é a infecção por HP. Dos 15 pacientes com pancreatite crônica alcoólica e úlcera duodenal, apenas um (6,7%) não tinha a infecção por *H. pylori*.

Por fim, excluindo-se a participação de HP, o uso de antiinflamatórios e/ou aspirina e as raras condições já citadas, a úlcera péptica pode ser classificada como idiopática, assunto de crescentes pesquisas e inúmeras dúvidas. No estudo de McColl e cols.[42], seis casos de portadores de úlcera idiopática foram encontrados em grupo de 435 ulcerosos. Comparando estudos de fisiologia, constataram que os níveis de gastrina sérica e secreção máxima de ácido ao gastroacidograma eram similares aos encontrados nos portadores de úlceras HP-positivas, sendo superiores aos encontrados em sadios. Contudo, os pacientes com lesão idiopática apresentavam esvaziamento gástrico mais acelerado, sugerindo que a ulceração fosse resultado da hipersecreção ácida, rápido esvaziamento gástrico e exposição ácida aumentada no duodeno.

Harris e cols.[22] estudaram a recorrência da úlcera após, pelo menos, 6 meses da terapia de erradicação de HP. Excluídos os AINE e as outras causas raras, um grupo de sete homens foi estudado. Os autores encontraram as mesmas alterações descritas por McColl e cols. Comparados a voluntários sadios não infectados e a portadores de úlcera duodenal associada à infecção por HP antes e 6 meses após a erradicação, os pacientes com úlcera e não infectados exibiam hipersecreção ácida gástrica. A especulação dos autores é que o mecanismo dessa hipersecreção seja a hiperplasia das células parietais e que, talvez, a infecção por HP não seja a causa das úlceras duodenais desses pacientes. Nesses casos, já que a úlcera não pode ser curada com antimicrobianos, discute-se a necessidade de algum tratamento de manutenção com o uso de drogas anti-secretoras ou tratamento cirúrgico na prevenção de recorrências.

As evidências apontam a provável influência de fatores genéticos na patogênese da úlcera péptica. Sabe-se, por exemplo, que o grupo sanguíneo O está, por algum mecanismo, associado às úlceras. No estudo de McColl e cols.[42], quatro dos seis pacientes (66%) com úlcera idiopática eram do grupo O, enquanto apenas 36% dos controles sadios eram O-positivo. Nenhum dos seis pacientes apresentava genes do grupo sanguíneo A1. A maior prevalência do grupo sanguíneo O e a menor prevalência do grupo A foram igualmente observadas nos portadores de úlcera associada à infecção por *H. pylori* em relação aos sadios. Esse provável componente genético parece atuar independentemente da influência genética para a aquisição da infecção por *H. pylori*[40].

A EQUAÇÃO DA ACIDEZ DUODENAL

A equação que determina a carga ácida presente no duodeno tem dois lados: a secreção ácida pelo estômago e a capacidade do duodeno em neutralizá-la. Diversos fatores influenciam os elementos dessa equação, facilitando ou dificultando o desenvolvimento das úlceras. O tabagismo, por exemplo, exerce forte influência nesse binômio, favorecendo a colonização de *H. pylori* no bulbo duodenal. Ao estimular a secreção ácida e inibir a de bicarbonato pelo pâncreas, pode comprometer a capacidade de o duodeno neutralizar a carga ácida recebida. Porém, após a cura da infecção, a persistência do tabagismo não mais representa fator de risco para recorrência da úlcera, na demonstração de que a infecção pelo microrganismo é o fator crítico para a ocorrência da lesão[8].

Diversos trabalhos relataram a ação lítica da bile sobre *H. pylori*, o que, teoricamente, tornaria o bulbo duodenal ambiente hostil à bactéria. Contudo, a infecção por HP no antro gástrico induz a hipersecreção gástrica ao bloquear mecanismos fisiológicos inibitórios entre as células produtoras de gastrina e as células parietais, resultando no aumento da liberação de gastrina e, conseqüentemente, da acidez gástrica[49]. Dore e Graham[16] têm postulado que a presença de secreção ácida aumentada no bulbo duodenal torna insolúveis os ácidos biliares conjugados (pK_a entre 4,3 e 5,2), permitindo que o microrganismo sobreviva no ambiente duodenal.

Todo fator relacionado à patogênese da úlcera duodenal pode ser compreendido pelo efeito que exerce nos termos da equação da acidez duodenal. Fatores que aumentam a secreção ácida, seja direta (em resposta à gastrina ou ao tabagismo), seja indiretamente (perda do *feedback* negativo da acidificação antral sobre a secreção ácida), vão exercer seu efeito no primeiro termo da equação. Fatores que diminuem a capacidade do duodeno em neutralizar a acidez local vão agir no lado duodenal da equação. Assim, a úlcera duodenal parece ser mais freqüente em pacientes infectados por *H. pylori* e com cirrose ou com pancreatite crônica, condições associadas a menor secreção de bile ou de bicarbonato para o duodeno, respectivamente. Por outro lado, a inibição da secreção ácida pelo uso de drogas anti-secretoras, por vagotomia superseletiva, pela cessação do hábito de fumar, ou por qualquer mecanismo que resulte em elevação do pH duodenal, tenderia a inibir o crescimento de HP, favorecendo a cicatrização da úlcera.

A úlcera duodenal pode ser encontrada em vários pontos do espectro da secreção ácida. O limite extremo da hipersecreção ácida é a síndrome de Zollinger-Ellison, com elevada carga ácida no duodeno de forma permanente. Na gastrite crônica pela infecção por HP, o comprometimento dos mecanismos de *feedback* negativo gera hiperacidez gástrica, mas em intensidade muito menor do que a observada no gastrinoma. A hiperacidez da úlcera duodenal relacionada ao HP estaria entre essas duas condições. Pacientes com úlcera duodenal associada à infecção por HP exibem aumento no número de células parietais que não regride após a erradicação do microrganismo, sugerindo que esse aumento celular possa ser geneticamente predeterminado e anterior à infecção por HP. Quando a grande massa de células parietais associa-se a mínima gastrite de corpo gástrico, ocorre hiperacidez superior à observada na gastrite crônica, mas inferior à da SZE. No extremo final do espectro, contrapondo-se à SZE, encontra-se o paciente com gastrite de corpo e secreção ácida pouco acima do limiar para úlcera duodenal. Neste caso, a ulceração somente ocorrerá se houver acentuado comprometimento da neutralização da carga ácida no duodeno, (p. ex., pelo tabagismo).

O aumento da carga ácida oferecida ao duodeno induz a formação de metaplasia gástrica, mas essa adaptação tecidual somente se converterá em úlcera se a carga ácida for excessiva, como na SZE, superando a capacidade de neutralização do duodeno, ou se houver a infecção por HP, que coloniza e inflama a área metaplásica, podendo culminar com a ulceração.

No caso das úlceras idiopáticas, os trabalhos de McColl e cols.[42] e Harris e cols.[22] sugerem hiperacidez semelhante à dos pacientes com úlcera associada à infecção por HP, além do esvaziamento gástrico acelerado. Harris e cols.[22] defendem que essa hipersecreção seja causada pelo aumento idiopático das células parietais.

CONCLUSÃO

As úlceras não associadas à infecção por *H. pylori* e também não associadas ao uso de AINE constituem algumas das múltiplas questões ainda sem resposta na doença ulcerosa péptica. Ainda não está claro se, de fato, ocorre aumento dessas úlceras ou se, em virtude do controle da infecção, as úlceras por outras etiologias estão aumentando. A introdução dos inibidores de COX-2 e a menor utilização dos antigos AINE devem acelerar o reconhecimento das úlceras idiopáticas. Espera-se que as pesquisas clínicas consigam desvendar essa entidade e definir o tratamento ideal.

REFERÊNCIAS BIBLIOGRÁFICAS

1. Almeida JR, Almeida RC, Almeida TC, Oliveira Filho JT, Cordeiro FTM. Duodenites. *In*: Galvão-Alves J, Dani R eds. *Terapêutica em gastroenterologia*. Rio de Janeiro: Guanabara Koogan, 2004:159-64.
2. Anderson W, Helman CA, Hirschowitz B. Basophilic leukemia and the hypersecretion of gastric acid and pepsin. *Gastroenterology* 1988; 95:195-8.
3. Annibale B, Marignani M, Azzoni C *et al*. Atrophic body gastritis: distinct features associated with *Helicobacter pylori* infection. *Helicobacter* 1997; 2:57-64.
4. Annibale B, Rindi G, D'ambra G *et al*. Antral gastrin cell hyperfunction and *Helicobacter pylori* infection. *Aliment Pharmacol Ther* 1996; 10:607-15.
5. Aoyama N, Shinoda Y, Matsushima Y *et al*. *Helicobacter pylori*-negative peptic ulcer in Japan: Which contributes most to peptic ulcer development, *Helicobacter pylori*, NSAIDs or stress? *J Gastroenterol* 2000; 35(Suppl XII):33-7.
6. Arnar DO, Gudmundsson G, Theodors A *et al*. Primary cytomegalovirus infection and gastric ulcers in normal hosts. *Dig Dis Sci* 1991; 36:108-11.
7. Arroyo MT, Gisbert JP, Lanas A *et al*. The prevalence of peptic ulcer not related to *Helicobacter pylori* or non-steroidal anti-inflammatory drug use is negligible in southern Europe. *Helicobacter* 2004; 9:249-54.
8. Borody TJ, George LL, Brandl S *et al*. Smoking does not contribute to duodenal ulcer relapse after *Helicobacter pylori* eradication. *Am J Gastroenterol* 1992; 87:1390-3.
9. Cherner JA, Jensen RT, Dubois A *et al*. Gastrointestinal dysfunction in systemic mastocytosis. A prospective study. *Gastroenterology* 1988; 95:657-67.
10. Chey WD, Fey D, Scheiman JM *et al*. Lansoprazole and ranitidine affect the accuracy of the ^{14}C-urea breath test by a pH-dependent mechanism. *Am J Gastroenterol* 1997; 92:446-50.
11. Ciociola AA, McSorley DJ, Turner K *et al*. *Helicobacter pylori* infection rates in duodenal ulcer patients in the United States may be lower than previously estimated. *Am J Gastroenterol* 1999; 94:1834-40.

12. Coelho LGV. Úlcera péptica gastroduodenal. *In*: Dani R ed. *Gastroenterologia essencial*. 3 ed. Rio de Janeiro: Guanabara Koogan, 2006:176-82.

13. Conn HO, Poynard T. Corticosteroids and peptic ulcer. Meta-analysis of adverse events during steroid therapy. *J Intern Med* 1994; 236:619-32.

14. Cutler AF. Testing for *Helicobacter pylori* in clinical practice. *Am J Med* 1996; 100:35S-41S.

15. Debongnie JC, Donnay M, Mairesse J et al. Gastric ulcer and *Helicobacter heilmannii*. *Eur J Gastroenterol Hepatol* 1998; 49:398-402.

16. Dore MP, Graham DY. Pathogenesis of duodenal ulcer disease: the rest of the story. *Baillière Clin Gastroenterol* 2000; 14:97-107.

17. Forbes GM, Glaser ME, Cullen DJE et al. Duodenal ulcer treated with *Helicobacter pylori* eradication: seven year follow-up. *Lancet* 1994; 343:258-60.

18. Fujisawa T, Kumagai T, Akamatsu T et al. Changes in seroepidemiological pattern of *Helicobacter pylori* and hepatitis A virus over the last 20 years in Japan. *Am J Gastroenterol* 1999; 94:2094-9.

19. Graf J. Herbal anti-inflamatory agents for skin disease. *Skin Ther Letter* 2000; 5:3-5.

20. Graham DY, Malaty HM. Alendronate gastric ulcers. *Aliment Pharmacol Ther* 1999; 13:515-9.

21. Graham GY. Large U.S. clinical trial report a high proportion of *H. pylori* negative duodenal ulcers at study entry as well as a high recurrence rate after cure of the infection: Have we all been wrong? *Gastroenterology* 1998;114:A17.

22. Harris AW, Gummett PA, Phull PS et al. Recurrence of duodenal ulcer after *Helicobacter pylori* eradication is related to high acid output. *Aliment Pharmacol Ther* 1997; 11:331-4.

23. Henry A, Batey RG. Low prevalence of *Helicobacter pylori* in an Australian duodenal ulcer population: NSAIDitis or the effect of ten years of *H. pylori* treatment? *Aust N Z J Med* 1998; 28:345.

24. Hirschowitz BI, Mohnen J, Shaw S. High recurrence rate of duodenal ulcer despite *H. pylori* eradication in a clinical subset-rapidly recurring peptic ulcer. *Gastroenterology* 1994; 106:A94.

25. Hosking SW, Yung MY, Chung SC et al. Differing prevalence of *Helicobacter pylori* in bleeding and nonbleeding ulcers. *Gastroenterology* 1992; 102:A85.

26. Jensen RT. Zollinger-Ellison syndrome. *In*: Bennett JC, Plum F eds. *Cecil textbook of medicine*. 20 ed. WB Saunders Co, 1996:674-6.

27. Jyotheeswaran S, Shah AN, Jin HO et al. Prevalence of *Helicobacter pylori* in peptic ulcer patients in greater Rochester, NY: Is empirical triple therapy justified? *Am J Gastroenterol* 1998; 93:574-8.

28. Kemppainem H, Raiha I, Sourander L. Clinical presentation of peptic ulcer in the elderly. *Gerontology* 1997; 43:283-8.

29. Koop H, Koop I, Klein M et al. Irradiation-induced duodenal ulcer disease refractory to ranitidine: healing by omeprazole. *J Clin Gastroenterol* 1989; 11:631-4.

30. Kwan CP, Tytgat GN. Antral G-cell hyperplasia: a vanishing disease? *Eur J Gastroenterol Hepatol* 1995; 7:1099-113.

31. Laine L, Estrada R, Trujillo M et al. Effect of proton-pump inhibitor therapy on diagnostic testing for *Helicobacter pylori*. *Ann Intern Med* 1998; 129:547-50.

32. Laine L, Hopkins RJ, Girardi LS. Has the impact of *Helicobacter pylori* therapy on ulcer recurrence in the United States been overstated? *Am J Gastroenterol* 1998; 93:1409-15.

33. Lanas A, Serrano P, Bajador E et al. Evidence of aspirin use in both upper and lower gastrointestinal perforation. *Gastroenterology* 1997; 112:683-9.

34. Lanas AI, Remacha B, Esteva F et al. Risk factors associated with refractory peptic ulcers. *Gastroenterology* 1995; 109:1124-33.

35. Lanza F, Ciociola AA, Sykes D et al. Ranitidine bismuth citrate plus clarithromycin is effective in eradicating *H. pylori*, healing duodenal ulcers, and preventing ulcer relapse. *Gastroenterology* 1996; 110:A172.

36. Lee JM, Breslin NP, Fallon C et al. Rapid urease tests lack sensitivity in *Helicobacter pylori* diagnosis when peptic ulcers disease presents with bleeding. *Am J Gastroenterol* 2000; 95:1166-70.

37. Logan RPH, Walker MM, Misiewicz WJJ et al. Changes in the intragastric distribution of *Helicobacter pylori* during treatment with omeprazole. *Gut* 1995; 36:12-6.

38. Lohr JM, Nelson JA, Oldsone MBA. Is herpes simplex virus associated with ulcer peptic disease? *J Virol* 1990; 64:2168-74.

39. Lucca FA, Chebli JMF, Souza AFM et al. Alcoholic chronic pancreatitis, duodenal ulcer and *H. pylori* infection. *Helicobacter* 2004; 9(5):512-3.

40. Malaty H, Graham DY, Isaksson I et al. Are genetic influences on peptic ulcer dependent or independent of genetic influences for *Helicobacter pylori* infection? *Arch Intern Med* 2000; 160:105-9.

41. Marshall BJ, Warren JR. Unidentified curved bacilli in the stomach of patients with gastritis and peptic ulceration. *Lancet* 1984; 1:1311-5.

42. McColl KE, El-Nujumi AM, Chittajallu RS et al. A study of the pathogenesis of *Helicobacter pylori* negative chronic duodenal ulceration. *Gut* 1993; 34:762-8.

43. Mendes CMC, Coelho LGV, Queiroz DMM et al. A prospective study of non-NSAIDs perforated ulcer disease: the role of *Helicobacter pylori* infection and other risk factors. *Gastroenterology* 2001; 120(5):A737.

44. Miwa H, Sakaki N, Sugano K et al. Recurrent peptic ulcers in patients following successful *Helicobacter pylori* eradication: a multicenter study of 4940 patients. *Helicobacter* 2004; 9(1):9-16.

45. Morgando A, Giordanino C, Rizzetto M et al. Role of *Helicobacter pylori* infection in peptic ulcer hemorrhage. *Minerva Med* 2006; 97(1):47-50.

46. Nakanome C, Ishimori A, Komatsu K et al. Clinical significance of glucagon's provocation test in the diagnosis of hypergastrinemia. *Gastroenterol Jpn* 1981; 16(3):213-22.

47. Netto AP, Alves JG, Galvão MC et al. Tumores neuroendócrinos do pâncreas. In: Dani R ed. *Gastroenterologia essencial*. Rio de Janeiro: Guanabara Koogan, 2006:965-72.

48. Nugent FW, Roy MA. Duodenal Crohn's disease: an analysis of 80 cases. *Am J Gastroenterol* 1989; 84:249-54.

49. Olbe L, Hamlet A, Dalenbãch J, Fãndriks L. A mechanism by which *Helicobacter pylori* infection of the antrum contributes to the development of duodenal ulcer. *Gastroenterology* 1996; 110:1386-94.

50. Ovensen L, Bendtsen F, Tage JV et al. Intraluminal pH in the stomach, duodenum and proximal jejunum in normal subjects and patients with exocrine pancreatic insufficiency. *Gastroenterology* 1986; 90:958-62.

51. Parsonnet J. The incidence of *Helicobacter pylori* infection. *Aliment Pharmacol Ther* 1995; 9(suppl. 2):45-51.

52. Peterson WL, Ciociola AA, Sykes DL *et al*. Ranitidine bismuth citrate plus clarithromycin is effective for healing duodenal ulcers, eradication *H. pylori* and reducing ulcer recurrence. *Aliment Pharmacol Ther* 1996; 10:251-61.

53. Peura, AD. The problem of *Helicobacter pylori*-negative idiopathic ulcer disease. *Baillière´s Clin Gastroenterol* 2000; 14:109-17.

54. Reinbach DH, Cruishank G, McColl KEL. Acute perforated duodenal ulcer is not associated with *Helicobacter pylori* infection. *Gut* 1993; 34:1344-7.

55. Sanches BSF, Alvarenga GMV, Dani R. Úlcera péptica *Helicobacter pylori* negativa. *In*: Dani R ed. *Gastroenterologia essencial*. 3 ed. Rio de Janeiro: Guanabara Koogan, 2006: 183-93.

56. Sinar DR, Bozymski EM, Blackshear JL. Effects of oral potassium supplements on supper gastrointestinal mucosa: multicenter clinical comparison of three formulations and placebo. *Clin Ther* 1986; 8:157-63.

57. Sugiyama T, Nishikawa K, Akamatsu T *et al*. Attributable risk of *H. pylori* in peptic ulcer disease: does declining prevalence of infection in general population explain increasing frequency of non-*H. pylori* ulcers? *Dig Dis Sci* 2001; 46:307-10.

58. Wareing TH, Sawyers JL. Carcinoids and the carcinoid syndrome. *Am J Surg* 1983; 145:769-72.

59. Wise L, Kyriakos M, McCown A, Ballinger WF. Crohn's disease of the duodenum: a report and analysis of eleven new cases. *Am J Surg* 1971; 121:184-94.

Polipose Gástrica

Capítulo 10

Celso Mirra de Paula e Silva

INTRODUÇÃO

Pólipos gástricos são tumores mucosos ou epiteliais benignos, circunscritos, podendo ser sésseis, pedunculados ou semipedunculados. Estão presentes em 1% a 2% da população em geral, sendo mais freqüentes em pessoas com mais de 50 anos. São representados, principalmente, pelos pólipos hiperplásicos e adenomatosos.

Os pólipos gástricos podem ser classificados, macroscopicamente, em quatro subtipos, segundo Yamada[23]. O potencial de malignidade pode ser avaliado pelo subtipo macroscópico e pelo tamanho do pólipo (Figura 10.1).

Classificação segundo Yamada	Tamanho	
	Até 19mm	Acima de 20mm
Ligeiramente elevado	Geralmente benigno	Geralmente benigno
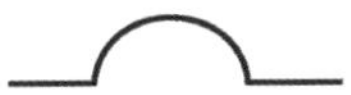 Séssil	Maligno abaixo de 50%	Freqüentemente maligno
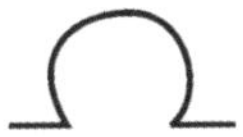 Subpedunculado	Maligno abaixo de 50%	Freqüentemente maligno
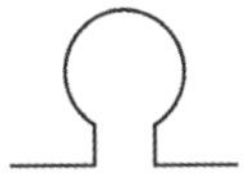 Pedunculado	Geralmente benigno	Maligno abaixo de 50%

Figura 10.1. Classificação e potencial de malignidade dos pólipos gástricos, segundo Yamada[23].

PÓLIPOS HIPERPLÁSICOS

Os pólipos hiperplásicos representam mais de 85% dos pólipos gástricos benignos. Em geral são múltiplos, sésseis ou pedunculados, com tamanho variando entre 5 e 15mm, e acometem principalmente o antro gástrico.

Podem ser considerados marcadores de mucosa gástrica anormal, o que ocorre em 85% dos casos[1].

As várias condições associadas ao aparecimento de pólipos gástricos hiperplásicos estão relacionadas no Quadro 10.1.

Há expressiva associação entre as várias formas de gastrite e o desenvolvimento de pólipos hiperplásicos. Particularmente forte é a associação com formas de gastrite que evoluem com atrofia e metaplasia intestinal, como ocorre com a gastrite pelo *Helicobacter pylori* e a gastrite atrófica, em especial a auto-imune[1,10].

O tabagismo aumenta o risco para polipose gástrica epitelial benigna em pacientes com gastrite atrófica de corpo[8].

Há relatos de casos de pacientes que desenvolvem pólipos gástricos hiperplásicos após transplantes de órgãos sólidos. Surgem, geralmente, 1 ano após o transplante, principalmente de coração ou fígado. São pólipos múltiplos, na maioria das vezes sésseis e localizados no antro[3].

Quando associados à gastrite auto-imune, os pólipos hiperplásicos tendem a ser múltiplos, acometendo principalmente o corpo gástrico.

Metaplasia intestinal focal do pólipo pode ocorrer em 16% e displasia, em 4% dos casos. Raramente, em 0,6% dos casos, pode-se detectar adenocarcinoma no pólipo hiperplásico e no estômago não-polipóide circunjacente, o que torna difícil definir o ponto de origem do carcinoma.

O estudo da mucosa gástrica ao redor do pólipo pode evidenciar metaplasia intestinal em 37% das vezes, displasia em 2% e adenocarcinoma metacrônico ou sincrônico em 4% dos casos[1].

Estudo de Muehldorfer e cols.[15], comparando a acurácia diagnóstica de biópsia *versus* polipectomia para pólipos gástricos, observou risco de 3% de adenocarcinoma em pólipos hiperplásicos.

Em presença de pólipos hiperplásicos do estômago, devem-se obter biópsias da mucosa não-poliposa no antro e no corpo gástrico, devido ao risco de carcinoma nas áreas adjacentes aos pólipos[9,18].

Quadro 10.1. Condições associadas ao desenvolvimento de pólipos gástricos hiperplásicos

Gastrite crônica pelo *H. pylori*
Gastropatia química ou reativa
Gastrite atrófica auto-imune
Estômago pós-antrectomia
Pós-terapia laser (*watermelon*)
Pós-transplante de órgãos sólidos

PÓLIPOS DE GLÂNDULAS FÚNDICAS

Os pólipos de glândulas fúndicas são sésseis, com tamanho variando de 1 a 5mm de diâmetro. Acometem o corpo ou fundo gástrico e têm o aspecto da mucosa que os circunda. Podem ocorrer de modo esporádico ou em associação com polipose adenomatosa familial.

Quando em associação com polipose adenomatosa familial, ocorrem às centenas, podendo cobrir toda a superfície do fundo e corpo gástrico, coalescendo e dando aspecto de tapete à superfície mucosa.

São considerados hamartomas, mas até 25% dos pólipos de glândulas fúndicas associados à polipose adenomatosa familial e 1% dos pólipos de glândulas fúndicas esporádicos podem apresentar displasia epitelial foveolar[8].

Os do tipo esporádico são usualmente causados por mutações do gene beta-catenina, enquanto aqueles associados à polipose adenomatosa familial surgem de inativação mutacional do gene *APC*. A displasia, em pólipos de glândulas fúndicas, pode ser observada quando ocorre em pólipos com mutações do gene *APC*[20]. Tal fato justifica a raridade da displasia nos pólipos de glândulas fúndicas esporádicos.

Contudo, o risco de câncer gástrico na polipose adenomatosa familial é da ordem de apenas 0,6%[17].

Helicobacter pylori e pólipos de glândulas fúndicas guardam uma relação inversa: a bactéria raramente é identificada nestes pacientes e, por outro lado, a infecção pelo *Helicobacter pylori* leva à regressão dos pólipos fúndicos[7,22].

Tem sido observada correlação entre terapia prolongada com inibidores de bomba de prótons e a presença de pólipos de glândulas fúndicas. Nestes casos, os pólipos são múltiplos e podem desaparecer com a suspensão da terapia[5]. Alguns autores, contudo, questionam esta associação[21].

PÓLIPO INFLAMATÓRIO FIBRÓIDE

O pólipo inflamatório fibróide é uma lesão que se origina na submucosa do trato gastrointestinal, principalmente na região antral e pré-pilórica do estômago. É composto por tecido fibrótico e estruturas vasculares, com estroma que mostra infiltrado inflamatório proeminente, onde se destaca a presença importante de inúmeros eosinófilos.

Em geral, é um pólipo semipedunculado único, recoberto por mucosa de aspecto normal.

Estudos imuno-histoquímicos desses pólipos afastam a hipótese de natureza neural ou vascular da lesão, indicando, possivelmente, fases evolutivas de reação inflamatória local[19]. O pólipo inflamatório fibróide não apresenta tendência para evolução neoplásica.

PÓLIPOS ADENOMATOSOS

Representam cerca de 10% dos pólipos gástricos e são classificados histologicamente em adenomas tubulares, vilosos e tubulovilosos. Podem ser sésseis ou pedunculados. Normalmente, são únicos ou pouco numerosos e ocorrem mais freqüentemente no antro gástrico. O tipo mais comum é o adenoma tubular.

O risco de degeneração maligna é maior nos adenomas tubulovilosos, podendo atingir cerca de 60% dos casos, especialmente nos pólipos com diâmetro superior a 2cm[12].

O adenocarcinoma focal ocorre em 33% dos adenomas vilosos e tubulovilosos. É muito importante salientar a importância do estudo histológico do pólipo por inteiro, já que o diagnóstico endoscópico de adenoma não exclui a presença de adenocarcinoma na mesma lesão.

PÓLIPOS ASSOCIADOS A SÍNDROMES POLIPÓIDES

São várias as síndromes polipóides nas quais pode haver acometimento do estômago (Quadro 10.2).

A polipose juvenil gastrointestinal difusa afeta o estômago em até 13% dos casos. Os pólipos são hamartomatosos, podendo, contudo, apresentar focos adenomatosos. O risco de malignização chega a superar 15% dos casos.

A síndrome de Cronkhite-Canada é uma desordem não-familial que acomete, principalmente, pessoas de meia-idade ou idosos e é caracterizada por polipose gastrointestinal, alopecia, distrofia das unhas e hiperpigmentação cutânea. Podem ocorrer, também, diarréia crônica e enteropatia perdedora de proteínas, com má absorção intestinal.

O risco de malignização dos pólipos nessa síndrome é mínimo.

Há relato isolado de caso mostrando resolução completa da polipose gástrica, da hipoalbuminemia, da anemia e da onicodistrofia após a erradicação do *H. pylori*[14].

Na síndrome de Peutz-Jeghers, entidade autossômica dominante, observam-se múltiplos pólipos hamartomatosos no estômago, no intestino delgado e no intestino grosso, associados a pigmentação mucocutânea em lábios, cavidade bucal, língua e pele. O potencial de malignização desses pólipos hamartomatosos é baixo. Casos de degeneração maligna parecem ocorrer quando há pólipos adenomatosos associados.

A polipose adenomatosa familiar é doença hereditária, autossômica dominante, caracterizada por desenvolvimento progressivo de centenas a milhares de pólipos adenomatosos no intestino grosso. Nestes pacientes, é comum a ocorrência de pólipos gástricos, que pode ser observada em 30% a 50% dos casos.

Quadro 10.2. Síndromes polipóides do trato gastrointestinal com envolvimento do estômago

Polipose juvenil gastrointestinal difusa
Síndrome de Cronkhite-Canada[5]
Síndrome de Peutz-Jeghers
Polipose adenomatosa familiar
Síndrome de Cowden
Síndrome de Gardner

Na maioria das vezes, os pólipos gástricos não são adenomatosos, e sim pólipos de glândulas fúndicas. São sésseis, com tamanho variando de 1 a 5mm. Aproximadamente 5% dos pacientes com polipose adenomatosa familiar podem apresentar pólipos adenomatosos em região do antro gástrico, os quais podem sofrer transformação maligna[16].

A síndrome de Cowden, ou síndrome hamartomatosa múltipla, é uma doença autossômica dominante caracterizada por inúmeros pólipos hamartomatosos do estômago, do intestino delgado e do intestino grosso associados a hamartomas orocutâneos e câncer da mama e da tireóide. Pode haver regressão importante da polipose gástrica com a erradicação do *H. pylori*[13].

A síndrome de Gardner é uma polipose adenomatosa familiar autossômica dominante, caracterizada por centenas de pólipos adenomatosos no intestino grosso e múltiplos pólipos de glândulas fúndicas no estômago. Difere da polipose adenomatosa familiar pela presença de osteomas, principalmente de mandíbula, e tumores de partes moles, como lipomas e fibrossarcomas.

MANIFESTAÇÕES CLÍNICAS

Os pólipos gástricos na, maioria das vezes, são assintomáticos, sendo detectados incidentalmente em endoscopias realizadas para avaliação de sintomas dispépticos inespecíficos.

Quando sintomáticos, manifestam-se por meio de hemorragia digestiva, anemia e, ocasionalmente, dor abdominal. A dor abdominal seria devida a obstrução pilórica intermitente, por pólipo grande e com pedículo longo[2,4,11]. Pode ocorrer dor retroesternal, assim como disfagia intermitente, como conseqüência do prolapso gastroesofágico de pólipo pediculado da região do fundo gástrico[6].

A maioria dos pólipos, quando sangra, o faz através de hemorragia leve, secundária a erosões da mucosa. O sangramento mais intenso é bem menos freqüente e secundário à ulceração do pólipo ou de tumor submucoso[6].

O exame físico não apresenta sinais que despertem a atenção para a presença de pólipos gástricos, a não ser quando associados a síndromes polipóides.

CARACTERÍSTICAS ENDOSCÓPICAS

À endoscopia, os pólipos são muito parecidos. É muito importante descrição pormenorizada, destacando-se o número de pólipos, sua localização anatômica no estômago, sua forma e tamanho, além do aspecto da mucosa que o recobre e da mucosa adjacente.

Pólipos hiperplásicos são geralmente pequenos, entre 5 e 15mm de diâmetro, múltiplos, sésseis ou pedunculados, localizados principalmente no antro gástrico. As erosões superficiais são freqüentes.

Pólipos de glândulas fúndicas são numerosos, ocorrem no corpo e fundo gástricos, são sésseis, de superfície lisa e com diâmetro variando entre 1 e 5mm. A mucosa que os recobre tem a mesma cor e o mesmo aspecto da mucosa gástrica normal.

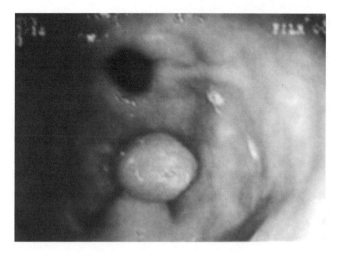

Figura 10.2. Pólipo pedunculado de antro.

Em geral, os pólipos adenomatosos são únicos ou em pequeno número, sésseis ou pedunculados. São pólipos maiores, atingindo 2cm ou mais de diâmetro e ocorrem preferencialmente na região do antro. Apresentam superfície ligeiramente nodular e eritematosa (Figura 10.2).

Pólipo inflamatório fibróide é geralmente único, ocorrendo no antro gástrico e na região pré-pilórica. É semipedunculado, e a mucosa que o recobre tem aspecto normal.

CONDUTA NOS PÓLIPOS GÁSTRICOS

Os pólipos gástricos devem ser retirados e analisados histologicamente. Quando a quantidade de pólipos é muito grande, podem ser necessárias várias sessões endoscópicas para a remoção de todos eles. Quando seu número é tão grande que não é possível a remoção de todos, deve-se proceder à polipectomia dos pólipos maiores e biopsiar o maior número possível das lesões menores para estudo histológico.

Pólipos com diâmetro acima de 2cm, sejam eles sésseis, pedunculados ou semipedunculados, devem ser removidos totalmente, devido ao alto risco de malignização.

Pólipos adenomatosos, normalmente em pequeno número, devem ser sempre integralmente removidos.

Alguns serviços recomendam a coleta de material para estudo histológico e só então realizam a polipectomia, especialmente em casos suspeitos de lesões pré-malignas ou malignas. Isto porque, ao ser removido, o pólipo pode desprender-se, passar pelo piloro e não mais ser recuperado. Em casos de pólipos gástricos adenomatosos e pólipos de glândulas fúndicas não-esporádicos, é recomendável a realização de colonoscopia, devido à frequente associação com polipose colônica.

Ainda não há posição definida quanto ao acompanhamento endoscópico na polipose gástrica. Em se tratando de pólipo gástrico adenomatoso, é recomendável o acompanhamento, dado seu alto potencial de malignização. Quanto ao pólipo hiperplásico, após vários autores terem relatado alterações displásicas e focos de adenocarcinoma no pólipo ou na mucosa adjacente[1,9,15], é também aconselhável o acompanhamento endoscópico. O primeiro controle endoscópico deve ser feito após 1 ano, e controles subseqüentes realizados a intervalos de 2 a 5 anos, dependendo de sinais de alarme e de fatores de risco. Já os pólipos de glândulas fúndicas são benignos em praticamente todos os casos e dispensam o seguimento endoscópico[17].

REFERÊNCIAS BIBLIOGRÁFICAS

1. Abraham SC, Singh VK, Yardley JH, Wu TT. Hyperplastic polyps of the stomach: associations with histologic patterns of gastritis and gastric atrophy. *Am J Surg Pathol* 2001; 25:500-7.
2. Aguirre PA, Iglesias JLV. Pólipos gástricos. *Rev Gastroenterol* 2000; 4:213-22.
3. Amaro R, Neff GW, Karnam US, Tzakis AG, Raskin JB. Acquired hyperplastic gastric polyps in solid organ transplant patients. *Am J Gastroenterol* 2002; 97:2220-4.
4. Chen HN, Lu CH, Shun CT, Lin MT, Tsang YM. Gastric outlet obstruction due to giant hyperplastic polyp. *J Formos Med Assoc* 2005; 104:852-5.
5. Choudhry U, Boyce Jr HW, Coppola D. Proton pump inhibitor-associated gastric polyps: a retrospective analysis of their frequency and endoscopic, histologic, and ultrastructural characteristics. *Am J Clin Pathol* 1998; 110:615-21.
6. Dean PG, Davis PM, Nascimento AG. Hyperplastic gastric polyp causing gastric outlet obstruction. *Mayo Clin Proc* 1998; 73:964-7.
7. Declich P, Tavani E, Ferrara A, Caruso S, Bellone S. Sporadic fundic gland polyps: clinicopathologic features and associated diseases. *Pol J Pathol* 2005; 56:131-7.
8. Di Giulio E, Lahner E, Micheletti A et al. Occurrence and risk factors for benign epithelial gastric polyps in atrophic body gastritis on diagnosis and follow-up. *Aliment Pharmacol Ther* 2005; 21:567-74.
9. Dirschmid K Platz-Baudin C, Stolte M. Why is the hyperplastic polyp a marker for the precancerous condition of the gastric mucosa? *Virchows Arch* 2006; 448:80-4.
10. Espejo RLH, Navarrete SJ. Gastric epithelial polyps. *Rev Gastroenterol Peru* 2004; 24:50-74.
11. Freeman HJ. Endoscopic excision of a prolapsing malignant polyp which caused intermitent gastric outlet obstruction. *World J Gastroenterol* 2005; 11:5245-7.
12. Ginsberg GG, Al-Kavas FH, Fleischer DE, Reilly HF, Benjamin SB. Gastric polyposis: relationship of size and histology to cancer risk. *Am J Gastroenterol* 1996; 91:714-7.
13. Isomoto H, Furusu H, Ohnita K et al. Effect of *Helicobacter pylori* eradication on gastric hyperplastic polyposis in Cowden's disease. *World J Gastroenterol* 2005; 11:1567-9.
14. Kim MS, Jung HK, Jung HS et al. A case of Cronkhite-Canada syndrome showing resolution with *Helicobacter pylori* eradication and omeprazole. *Korean J Gastroenterol* 2006; 47:59-64.
15. Muehldorfer SM, Stolte M, Martus P et al. Diagnostic accuracy of forceps biopsy versus polipectomy for gastric polyps. A prospective multicentre study. *Gut* 2002; 50:465-70.
16. Offerhaus GJA, Giardello FM, Krush AJ. The risk of upper gastrointestinal cancer in familial adenomatous polyposis. *Gastroenterology* 1992; 102:1980-3.
17. Randall WB. Gastric fundic gland polyps. *Gastroenterology* 2003; 125:1462-9.
18. Rodrigues MAG, Nogueira AMMF. Tumores benignos do estômago. *In*: Castro LP, Coelho LGV eds. *Gastroenterologia*. Rio de Janeiro: MEDSI, 2004:891-922.

19. Santos Gda C, Alves VAF, Wakamatsu A, Zucoloto S. Inflamatory fibroid polyp: an immunohistochemical study. *Arq Gastroenterol* 2004; 41:104-7.

20. Sekine S, Shimoda T, Nimura S et al. High-grade dysplasia associated with fundic gland polyposis in a familial adenomatous polyposis patient, with special reference to APC mutation profiles. *Mod Pathol* 2004; 17:1421-6.

21. Vieth M, Stolte M. Fundic gland polyps are not induced by proton pump inhibitor therapy. *Am J Clin Pathol* 2001; 116:716-20.

22. Watanabe N, Seno H, Nakajima T et al. Regression of fundic gland polyps following acquisition of *Helicobacter pylori*. *Gut* 2002; 51:742-5.

23. Yamada T, Ichikawa H. X-Ray diagnosis of elevated lesions of the stomach. *Radiology* 1974; 110:79-83.

Condições e Lesões Pré-cancerosas

Capítulo 11

Ana Margarida Miguel Ferreira Nogueira
Mônica Maria Demas Álvares Cabral

INTRODUÇÃO

O carcinoma gástrico, neoplasia mais freqüente e importante do estômago, figura entre as neoplasias malignas com uma das mais altas taxas de prevalência mundial[16,28]. O tumor é mais freqüente nos países de baixo nível socioeconômico, e nos últimos decênios tem-se verificado redução expressiva nas suas taxas de incidência e mortalidade na maioria dos países desenvolvidos[16,28]. Isto pode ser devido, em parte, à menor exposição dessas populações a fatores de risco para carcinoma gástrico, particularmente à diminuição das taxas de infecção por *Helicobacter pylori*, além de mudanças no padrão de dieta. Ressalta-se também o grande avanço tecnológico dos métodos propedêuticos disponíveis, que possibilitam o diagnóstico do tumor em suas fases iniciais ou, ainda mais precocemente, a detecção de condições e lesões pré-cancerosas do estômago. Porém, apesar de todo o inegável progresso, o carcinoma gástrico ainda representa a segunda causa mais freqüente de óbito por câncer no mundo[16]. No Brasil há diferenças regionais, com taxas mais altas nas regiões Norte e Nordeste, onde o câncer gástrico é a segunda neoplasia visceral maligna mais freqüente em homens. Seguem-se as demais regiões, nas quais esse é o terceiro tumor mais freqüente[28]. Estima-se que, em 2006, serão diagnosticados 16 novos casos para cada 100.000 homens e nove para cada 100.000 mulheres[28].

O conhecimento das condições e lesões pré-cancerosas do estômago, sua conceituação, natureza, comportamento biológico e, sobretudo, sua interpretação e aplicação prática na abordagem dos pacientes são de importância fundamental na definição de estratégias mais eficazes para prevenção do carcinoma gástrico.

CONDIÇÕES PRÉ-CANCEROSAS

São consideradas condições pré-cancerosas da mucosa gástrica doenças cujos portadores têm maior risco de desenvolvimento de carcinoma gástrico do que indivíduos não acometidos[42]. São reconhecidas cinco condições pré-cancerosas gástricas[42], detalhadas adiante.

Gastrite crônica atrófica multifocal

Acomete o antro e o corpo gástricos, está associada à infecção por *H. pylori* e é considerada a condição de risco mais importante para o carcinoma gástrico[5,6]. A atrofia da mucosa gástrica é definida como perda gradual e progressiva das glândulas antrais e/ou oxínticas e resulta na rarefação do componente glandular com conseqüente redução da espessura da mucosa e da secreção cloridropéptica.

Úlcera péptica gástrica

É fator de risco para o carcinoma gástrico, embora os mecanismos envolvidos não estejam esclarecidos. Acredita-se que o risco de desenvolvimento do câncer se relacione, entre outras causas, com o aumento da proliferação celular observado no processo reparativo-regenerativo da lesão ulcerada. Quando a proliferação celular está aumentada, em processo de longa duração, há maiores chances de ocorrerem erros endógenos de replicação e de potenciação da ação de carcinógenos sobre o DNA das células epiteliais, favorecendo a carcinogênese. No nosso meio, a freqüência de associação entre úlcera péptica e carcinoma gástrico é de 10%[36], registrando-se grande variação nos valores relatados para as diversas populações.

Pólipos adenomatosos ou adenomas

São neoplasias intra-epiteliais com risco de malignização. A transformação maligna está relacionada com o tamanho e a multiplicidade dos adenomas e a presença de displasia de alto grau[32].

Estômago operado

O coto gástrico de operações realizadas para remoção de lesões benignas do estômago, principalmente com reconstrução à Billroth II, apresenta risco três a cinco vezes maior para desenvolver carcinoma gástrico do que o da população em geral[42]. Embora os mecanismos não sejam conhecidos, supõe-se que o refluxo intestinal alcalino e de sais biliares favoreça a formação de compostos mutagênicos que, associados ao aumento da taxa de proliferação celular, geralmente observado na mucosa do coto gástrico, podem desencadear o processo de carcinogênese[15,42].

Doença de Menétrier

Consiste em gastropatia hipertrófica de natureza idiopática, caracterizada por atrofia glandular e hiperplasia acentuada das fovéolas gástricas, nas quais raramente pode ocorrer transformação maligna.

LESÕES PRÉ-CANCEROSAS

As lesões pré-cancerosas são aquelas em que o risco de transformação maligna é maior que na mucosa gástrica normal[42,54]. De acordo com este conceito, a displasia epitelial gástrica é a única lesão pré-cancerosa reconhecida[54]. Entretanto, a alta freqüência de metaplasia intestinal em casos de carcinoma gástrico[6,8,10,11,36,52] e os relatos de aumento de risco de associação com câncer em portadores de metaplasia intestinal de tipo III[18,19] implicaram a amplificação deste conceito. Assim, são consideradas lesões pré-cancerosas gástricas a metaplasia intestinal e a displasia, definidas e caracterizadas a seguir.

Metaplasia intestinal

A metaplasia intestinal consiste na substituição do epitélio gástrico de revestimento e glandular por epitélio do tipo intestinal que reproduz aspectos fenotípicos encontrados no intestino delgado e/ou no cólon[15]. A metaplasia intestinal quase sempre está associada à gastrite atrófica[3,8,10,11,24,43]. Acredita-se que seja conseqüência da agressão prolongada à mucosa gástrica por vários fatores que implicam mudanças do microambiente gástrico (pH e microflora), como atrofia da mucosa gástrica e infecção por *H. pylori*[3,5,6,24,43,55]. O processo metaplásico é heterogêneo no que diz respeito à diferenciação celular, à expressão antigênica e aos aspectos morfológicos[50]. A análise dessas características permite a classificação da metaplasia intestinal em tipos completo e incompleto, ou tipos I, II e III[18].

Metaplasia intestinal completa ou tipo I

Caracteriza-se pela presença de criptas regulares, retilíneas, revestidas por epitélio colunar com borda em escova (células absortivas), células caliciformes que secretam predominantemente sialomucinas e expressam MUC2 (mucina intestinal) e por células de Paneth na base das glândulas. Quando está plenamente definida, substitui integralmente (por completo) as glândulas gástricas, reproduzindo quase fielmente a mucosa do intestino delgado (Figura 11.1A). É o tipo de metaplasia intestinal mais comum, e sua freqüência aumenta com a idade em pacientes com gastrite crônica associada a *H. pylori*[2,24,55].

Metaplasia intestinal incompleta

Apresenta distorção arquitetural variável com criptas irregulares, revestidas por epitélio híbrido de células mucossecretoras e caliciformes com fenótipo gástrico e intestinal (Figura 11.1B). As células caliciformes secretam sialo e sulfomucinas e expressam MUC2. As células colunares mucossecretoras têm fenótipo híbrido, expressam fortemente MUC5AC (mucina gástrica) e rara e focalmente MUC2 e MUC6[50]. Se os carboidratos destas mucinas são ácidos não-sulfatados (sialomucinas) e neutros, a metaplasia intestinal é classificada como *tipo II* e, se são sulfatados, a metaplasia intestinal é classificada como *tipo III*[18]. Eventualmente, pode haver borda em escova rudimentar e descontínua, mas não há células de Paneth. É menos comum do que a metaplasia intestinal do tipo completo, e ambos os tipos, II e III, estão freqüentemente associados[52].

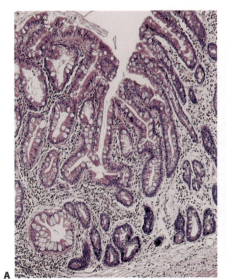 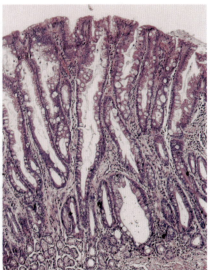

Figura 11.1. A. Metaplasia intestinal de tipo completo ou tipo I: glândulas retas revestidas por células absortivas e caliciformes (fenótipo de intestino delgado), sem atipias, substituindo integralmente as glândulas gástricas (HE, aumento original 100×). **B.** Metaplasia intestinal de tipo incompleto: glândulas de padrão arborescente, revestidas por epitélio híbrido de células colunares mucossecretoras e células caliciformes intercaladas (HE, aumento original 100×).

Displasia epitelial

A displasia epitelial, ou *neoplasia intra-epitelial*, segundo denominação da OMS[15], corresponde ao espectro morfológico de lesões consideradas precursoras do carcinoma gástrico[42,54]. Pode surgir a partir do epitélio gástrico original, mas, na maioria dos casos, origina-se em áreas de metaplasia intestinal incompleta (tipos II e III)[42,54]. É lesão plana em que são observadas atipias citológicas e distúrbios da proliferação e diferenciação celulares no epitélio foveolar e superficial. As atipias celulares caracterizam-se por pleomorfismo, hipercromasia e pseudo-estratificação nucleares, aumento da relação núcleo/citoplasma, aumento da basofilia do citoplasma e perda da polaridade celular. Os distúrbios de diferenciação celular manifestam-se por alteração, redução ou abolição da secreção de muco. O aumento da proliferação celular e a desorganização arquitetural expressam-se por: (a) núcleos contendo macronucléolos, (b) figuras de mitose, por vezes atípicas, (c) pseudo-estratificação epitelial, (d) irregularidades, projeções ou ramificações das criptas, (e) crescimento papilar, intraluminal e superficial do epitélio e (f) despolarização e justaposição de criptas.

Classificadas inicialmente em graus discreto, moderado e acentuado[42], a experiência prática e estudos conduzidos por especialistas em patologia gastrointestinal, reconhecendo o caráter espectral das lesões, levaram à modificação e atualização dessa classificação. Assim, a classificação de Padova[54] considera as displasias epiteliais gástricas dentro de um espectro que engloba cinco categorias, desde lesão não-displásica até adenocarcinoma invasor (Quadro 11.1).

Quadro 11.1. Displasia gástrica e lesões relacionadas – Classificação de Pádua [55]

1. Negativo para displasia
    1.0 Normal
    1.1 Hiperplasia foveolar reativa
    1.2 Metaplasia intestinal (MI)
        1.2.1 MI tipo completo
        1.2.2 MI tipo incompleto
2. Indefinido para displasia
    2.1 Hiperproliferação foveolar
    2.2 MI hiperproliferativa
3. Neoplasia não-invasiva (plana ou elevada [adenoma])
    3.1 Baixo grau
    3.2 Alto grau
        3.2.1 inclui suspeita de carcinoma sem invasão (intraglandular)
        3.2.2 inclui carcinoma sem invasão (intraglandular)
4. Suspeito para carcinoma invasor
5. Adenocarcinoma invasor

As displasias são classificadas como de *baixo* ou *alto grau* de acordo com a intensidade das atipias citológicas e dos distúrbios da proliferação e diferenciação celulares.

Displasia de baixo grau

As alterações são de pequena intensidade e caracterizam-se por aumento discreto da proliferação celular, hipercromasia e despolarização nucleares, núcleos contendo nucléolos, ausência de pseudo-estratificação, discreta redução da secreção de muco e ausência de alterações arquiteturais expressivas. Pode ser difícil o diagnóstico diferencial com alterações regenerativas do epitélio (hiperproliferação foveolar) em resposta a agressões diversas, ou com metaplasia intestinal incompleta de padrão hiperproliferativo. Nesta situação, considera-se a lesão *indefinida para displasia* e recomenda-se reavaliação posterior.

Displasia de alto grau

Caracteriza-se por alterações citológicas intensas, com hipercromasia nuclear, macronucléolos e mitoses freqüentemente atípicas e superficiais, pseudo-estratificação e núcleos ocupando toda a espessura do epitélio (Figura 11.2). Verificam-se alterações arquiteturais expressivas, como justaposição de criptas, conferindo à lesão aspecto cribriforme. Há redução ou abolição da secreção de muco. Em alguns casos, há dúvida a respeito da invasão da lâmina própria, o que é relatado como *lesão suspeita para carcinoma invasor*.

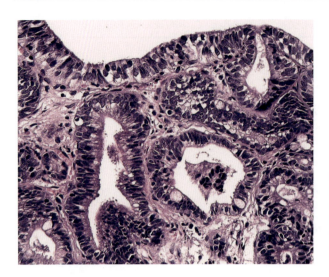

Figura 11.2. Displasia de alto grau: glândulas justapostas e despolarizadas, revestidas por epitélio acentuadamente atípico, com pseudo-estratificação e hipercromasia nucleares e perda da diferenciação com raras células caliciformes e mucossecretoras (HE, aumento original 400×).

CONDIÇÕES E LESÕES PRÉ-CANCEROSAS NO PROCESSO DE CARCINOGÊNESE GÁSTRICA

O carcinoma gástrico é classificado, de acordo com características morfológicas, epidemiológicas e etiopatogenéticas, em tipos intestinal e difuso[35]. O primeiro é mais freqüente nas populações de alto risco para carcinoma gástrico[6]. O tumor resulta da interação de fatores ambientais, como infecção por *H. pylori* e tipo de dieta, e fatores relacionados ao indivíduo (constitucionais ou genéticos)[5,6,12,30].

O *H. pylori* é considerado carcinógeno do tipo I pela OMS[27], e a infecção é fator de risco para ambos os tipos de carcinoma gástrico[20,44,46]. Amostras de *H. pylori* que expressam o gene *cag*A estão associadas a respostas inflamatórias acentuadas[48], com maior intensidade de atrofia e metaplasia intestinal[33,43], e geralmente determinam evoluções mais graves, que podem culminar no desenvolvimento do carcinoma[1,47,49,51]. Embora o papel do microrganismo na carcinogênese gástrica não esteja estabelecido, acredita-se que esteja relacionado com: (a) atividade da reação inflamatória por liberação de compostos nitrosos (mutagênicos) pelos polimorfonucleares neutrófilos[5,14,34,40]; (b) indução à apoptose[29,58] com conseqüente desenvolvimento de gastrite crônica atrófica multifocal e metaplasia intestinal[33,55]; (c) aumento da proliferação celular como resposta à apoptose e reparo do dano celular[29,40]; (d) diminuição da secreção de ácido ascórbico (antioxidante)[5,40] e secreção pela mucosa gástrica inflamada de isoformas de interleucinas que bloqueiam a secreção ácida gástrica, favorecendo a atrofia[12,17,39,51]. Dietas com altos teores de sal e de compostos potencialmente mutagênicos e deficientes em compostos antioxidantes (vitaminas C e E) podem permitir mutações no epitélio gástrico, potenciando o efeito da infecção[5].

Segundo modelo proposto por Correa, a carcinogênese gástrica incluiria processo multifatorial que se desenvolveria em etapas sucessivas, ao longo de decênios, a partir da gastrite por *H. pylori*[5,6]. As lesões evoluiriam progressivamente por duas vias etio-

Carcinogênese gástrica

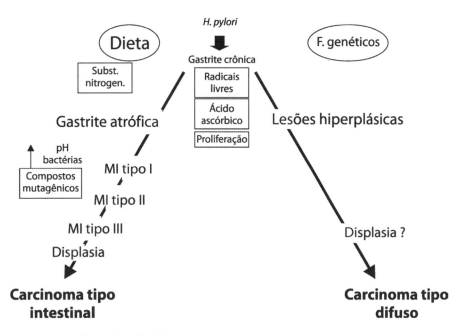

Figura 11.3. Modelo da carcinogênese gástrica proposto por Correa[5].

patogenéticas distintas, culminando no carcinoma de tipo intestinal ou difuso (Figura 11.3). No primeiro, a gastrite crônica por *H. pylori*, associada a fatores da dieta, evoluiria com o desenvolvimento de atrofia (gastrite crônica atrófica multifocal), metaplasia intestinal de tipo I, seguida de metaplasia intestinal dos tipos II e III, posteriormente displasia e, finalmente, carcinoma de tipo intestinal. O alto pH decorrente da atrofia permitiria a atuação de microrganismos e a modificação de substâncias da dieta (nitratos) em compostos com maior potencial carcinogênico (nitritos e nitrosaminas), que atuariam nas etapas finais do processo. Quanto ao carcinoma do tipo difuso, o único fator de risco reconhecido é a gastrite crônica por *H. pylori*[5,46], eventualmente sob a modulação de fatores constitucionais e/ou genéticos[17,39,51]. Supõe-se que se origine do epitélio gástrico aparentemente normal, e questiona-se o papel de lesões hiperplásicas e a presença de displasia[15]. O desenvolvimento do carcinoma de tipo difuso parece estar mais ligado ao forte estímulo proliferativo associado à presença de radicais livres decorrente da infecção, além de fatores genéticos e constitucionais.

Recentemente, a teoria epitelial foi desafiada pela proposta de novo mecanismo patogenético[26]. A mucosa gástrica infectada por *H. pylori* evoluiria para atrofia mediada por apoptose e seria, posteriormente, colonizada por células-tronco da medula óssea, que seriam responsáveis pela progressão do processo. O ambiente gástrico de atrofia e pH alto, colonizado por microrganismos da flora intestinal, poderia modular a diferenciação celular das células enxertadas na direção de um epitélio híbrido, com fenótipo intestinal e muito mais sensível aos estímulos proliferativos e susceptível a sofrer mutações [26].

SIGNIFICADO BIOLÓGICO DAS LESÕES PRÉ-CANCEROSAS E SUAS IMPLICAÇÕES PRÁTICAS

A avaliação do significado biológico das condições e lesões pré-cancerosas engloba estudos histológicos e moleculares de peças de gastrectomia por câncer e de biópsias endoscópicas de pacientes infectados por *H. pylori*, com ou sem lesões pré-cancerosas associadas[3,4,8,10,11,13,21,25,30,31,37,52], e estudos de acompanhamento e de intervenção nesses pacientes [9,18,19,38,41,45,57,59-61].

A análise da mucosa gástrica em peças cirúrgicas de câncer permitiu caracterizar a associação de gastrite atrófica e metaplasia intestinal com o carcinoma gástrico de tipo intestinal[35]. A hipótese da seqüência de eventos na carcinogênese gástrica lançada por Correa[6,8] baseou-se no estudo da gastrite crônica em populações de risco com alta freqüência de câncer gástrico[8,10,11]. Entretanto, não está claro se há evolução de metaplasia intestinal de tipo I para o tipo II e, posteriormente, tipo III. Há evidências de que o tipo I representa um programa de diferenciação final e diferente da metaplasia incompleta dos tipos II e III[50]. Além disso, diversos estudos em peças de gastrectomia por câncer têm demonstrado relação entre o carcinoma de tipo intestinal e a metaplasia intestinal de tipo incompleto de intensidade moderada ou acentuada[3,52]. Em contrapartida, a metaplasia intestinal associada ao tumor do tipo difuso é geralmente completa e de grau discreto, sem relação aparente com o processo de carcinogênese[3,52]. De acordo com os resultados de algumas pesquisas, o surgimento de metaplasia intestinal incompleta, freqüentemente observada nas adjacências de focos de displasia ou de câncer[52], parece estar relacionado à intensidade do processo[3,13,52,60] e não à evolução de um tipo para o outro, como sugerido por Correa[6]. Além disso, há evidências de que a metaplasia intestinal de tipo III não é obrigatória, podendo ser observada em até 50% de todos os casos de câncer[4,52], o que reforça a natureza multifatorial do câncer gástrico. Os dados corroboram, em parte, os raros estudos de acompanhamento sobre metaplasia intestinal e risco para câncer gástrico, que demonstraram que a metaplasia completa é o tipo mais freqüente e não está associada ao aumento de risco para câncer[18,19]. Nessas pesquisas, a metaplasia intestinal de tipo II estava associada a pequeno aumento de risco para carcinoma (RR = 2,14), enquanto a metaplasia de tipo III era significativamente mais freqüente no grupo de alto risco para carcinoma do que no de baixo risco (RR = 4,58)[19]. Esses indivíduos, submetidos a controle endoscópico e biópsias por longo período, apresentaram displasia e aumento da freqüência de carcinoma.

Estudos de patologia molecular demonstraram a existência de mutações semelhantes às descritas no carcinoma gástrico do tipo intestinal, particularmente instabilidade de microssatélites, em áreas de metaplasia intestinal incompleta e displasia[25,37]. Todavia, estes resultados não são corroborados por outros estudos, não só quanto à presença de alterações moleculares na metaplasia intestinal em geral, como à relação entre a presença de mutações e o tipo de metaplasia[21,31].

O acompanhamento das lesões por decênios, e em grande número de pacientes, é virtualmente impossível. Assim, a maioria dos estudos é limitada a períodos de acompanhamento relativamente curtos para avaliação do processo e obtenção de informações úteis para o estabelecimento de condutas adequadas[7,22]. Os primeiros resultados de acompanhamento avaliaram gastrite atrófica e metaplasia intestinal após o tratamento da infecção por *H. pylori*[45,57]. Os dados demonstraram que a erradicação da infecção reduzia ou abolia a inflamação e impedia a progressão da atrofia, ou reduzia a intensidade do processo, enquanto a metaplasia não regredia. Entretanto, após maior tempo de acompanhamento dos pacientes, foi demonstrada regressão da atrofia e, eventualmente, da metaplasia[9,38]. Inversamente, a persistência da infecção, gênero masculino, idade acima de 45 anos e uso de álcool foram fatores associados à progressão de metaplasia intestinal[38]. Recentemente, o grupo de Correa demonstrou, após 12 anos de acompanhamento de pacientes tratados, que a atrofia e a metaplasia intestinal regrediram a uma taxa igual ao dobro do quadrado do tempo de erradicação da infecção[41]. Os resultados foram mais pronunciados nos pacientes nos quais as lesões eram menos intensas. Os estudos de intervenção, com administração de antioxidantes, além do tratamento da infecção, são poucos e têm resultados contraditórios ou pouco informativos[9,41,59,61]. Os dados mostraram que as lesões não progrediram e se mantiveram inalteradas em pacientes que receberam micronutrientes e que a erradicação da infecção foi o principal fator de melhora do quadro[9]. Tanto estudos de acompanhamento como de intervenção dependem de peculiaridades do diagnóstico. Além de eventuais erros de avaliação, as lesões são focais e freqüentemente não detectáveis ao exame endoscópico de extensão ampla de mucosa gástrica. Desse modo, não há como garantir se uma lesão focal, não mais diagnosticada em exame de acompanhamento, foi retirada, superdiagnosticada inicialmente, ou não é detectada por deficiência de amostragem. Algum esforço tem sido feito no sentido de determinar as áreas de risco[2,3,23,24,56], e há consenso de que o risco é maior em processos mais extensos[13,19,24,52], que por isso têm maior probabilidade de serem biopsiados. Fator importante nas análises de acompanhamento é o conhecimento da topografia das lesões que permite determinar o local ideal das biópsias. Estudos topográficos de gastrite por *H. pylori* demonstraram que a pequena curvatura é a região de risco, onde as lesões se iniciam e são mais intensas[2,3,23]. No nosso meio, a atrofia e a metaplasia intestinal se iniciam e são mais intensas na porção média da pequena curvatura do antro, onde devem ser realizadas as biópsias[2]. O processo é mais intenso em pacientes infectados por amostras *cag*A-positivas e estende-se a todo o antro e à porção distal do corpo.

Não há consenso sobre a melhor conduta em face do diagnóstico de metaplasia intestinal, e sugere-se que cada caso seja resolvido individualmente[22]. Todavia, os dados sugerem que a infecção por *H. pylori* deve ser erradicada e que este é o fator mais fortemente associado à regressão da atrofia e da metaplasia intestinal [41]. O risco relaciona-se não só com a metaplasia incompleta, particularmente a do tipo III, mas também com a intensidade do processo. Ambos os fatores estão associados. Não se sabe qual seria o intervalo de tempo ideal para acompanhamento da metaplasia intestinal.

Há poucos relatos de resultados de acompanhamento de displasia com número suficiente de casos e metodologia adequada. Rugge e cols.[53] acompanharam 118 pacientes portadores de displasia por período médio de 52 meses. As lesões regrediram em 48% dos casos, em 30% não se alteraram e em 17% evoluíram para câncer. Todavia, os casos cujas lesões não foram mais diagnosticadas compreendiam oito de nove lesões indefinidas para displasia e 48 das 90 lesões classificadas como displasia de baixo grau. Entre as displasias de baixo grau, 28 persistiram, seis progrediram para alto grau no exame subseqüente e oito pacientes apresentaram carcinoma gástrico em 2 anos. Onze dos 16 casos com displasia de alto grau evoluíram para carcinoma em tempo médio de 34 meses. Os dados sugerem que a maioria das lesões suspeitas é reativa, que provavelmente há superdiagnóstico no grupo de displasia de baixo grau, e que a maioria das lesões de alto grau evolui para carcinoma invasor em período curto de tempo. Além disso, embora as lesões tenham sido topografadas, é possível que, em alguns casos, as biópsias de acompanhamento não tenham atingido a lesão. Para muitos estudiosos a displasia não regride[41].

Diante do diagnóstico de displasia ou de lesão suspeita, recomenda-se revisão por especialista em patologia gastrointestinal. Nas lesões suspeitas, sugere-se investigar infecção por *H. pylori*, tratar e reavaliar em 1 ano[53]. Não há consenso sobre a conduta em casos de displasia de baixo grau. As lesões podem ser acompanhadas anualmente ou retiradas por mucosectomia, procedimento que parece ser o mais adequado para tratamento de displasias de alto grau e de lesões com suspeita de invasão.

REFERÊNCIAS BIBLIOGRÁFICAS

1. Blaser MJ, Perez-Perez GI, Kleanthous H et al. Infection with Helicobacter pylori strains possessing cagA is associated with an increased risk of developing adenocarcinoma of the stomach. *Cancer Res* 1995; 55:2111-5.

2. Cabral MMDA, Marino M, Oliveira CA et al. Características da gastrite crônica associada a *Helicobacter pylori*: aspectos topográficos, doenças associadas e correlação com o status cagA. *J Br Patol Med Lab* 2006; 42 (no prelo).

3. Cassaro M, Rugge M, Gutierrez O et al. Topographic patterns of intestinal metaplasia and gastric cancer. *Am J Gastroenterol* 2000; 95:1431-8.

4. Conchillo JM, Houben G, de Bruine A, Stockbrugger R. Is type III intestinal metaplasia an obligatory precancerous lesion in intestinal-type gastric carcinoma? *Eur J Cancer Prev* 2001; 10:307-12.

5. Correa P. *Helicobacter pylori* and gastric carcinogenesis. *Am J Surg Pathol* 1995; 19 (Suppl 1):37-43.

6. Correa P. Human gastric carcinogenesis: a multistep and multifactorial process – First American Cancer Society Award Lecture on Cancer Epidemiology and Prevention. *Cancer Res* 1992; 52:6735-40.

7. Correa P. New strategies for the prevention of gastric cancer: *Helicobacter pylori* and genetic susceptibility. *J Surg Oncol* 2005; 90:134-8.

8. Correa P, Cuello C, Duque E. Carcinoma and intestinal metaplasia of the stomach in Colombian migrants. *J Natl Cancer Inst* 1970; 44:297-306.

9. Correa P, Fontham ETH, Bravo JC et al. Chemoprevention of gastric dysplasia: randomized trial of antioxidant supplements and anti-*Helicobacter pylori* therapy. *J Natl Cancer Inst* 2000; 92:1881-8.

10. Correa P, Haenszel W, Cuello C *et al*. Gastric precancerous process in a high risk population: cohort follow-up. *Cancer Res* 1990; 50:4737-40.

11. Correa P, Haenszel W, Cuello C *et al*. Gastric precancerous process in a high risk population: cross-sectional studies. Cancer Res 1990; 50:4731-6.

12. El-Omar EM, Carrington M, Chow WH *et al*. Interleukin-1 polymorphisms associated with increased risk of gastric cancer. *Nature* 2000; 404:398-402.

13. El-Zimaity HM, Ramchatesingh J, Saeed MA, Graham DY. Gastric intestinal metaplasia: subtypes and natural history. *J Clin Pathol* 2001; 54:679-83.

14. Farinati F, Cardin R, Russo VM *et al*. Helicobacter pylori CagA status, mucosal oxidative damage and gastritis phenotype: a potential pathway to cancer? *Helicobacter* 2003; 8:227-34.

15. Fenoglio-Preiser C, Carneiro F, Correa P *et al*. Gastric carcinoma. *In:* Hamilton SR, Aaltonen LA, eds. *Pathology and genetics. Tumours of the digestive system*. Lyon: IARC Press, 2000:39-52.

16. Ferlay J, Bray F, Pisani P, Parkin DM. Globocan 2002: Cancer incidence, mortality and prevalence worldwide. *IARC Cancer Base* Nº 5 vers 2.0. Lyon: IARC Press, 2004.

17. Figueiredo C, Machado JC, Pharoah P *et al*. Helicobacter pylori and interleukin 1 genotyping: an opportunity to identify high-risk individuals for gastric carcinoma. *J Natl Cancer Inst* 2002; 94:1680-7.

18. Filipe MI, Potet F, Bogomoletz WV *et al*. Incomplete sulphomucin-secreting intestinal metaplasia for gastric cancer. Preliminary data from a prospective study from three centers. Gut 1985; 26:1319-26.

19. Filipe MI, Muñoz N, Matko I *et al*. Intestinal metaplasia types and the risk of gastric cancer: a cohort study in Slovenia. *Int J Cancer* 1994; 57:324-9.

20. Forman D, Newell DG, Fullerton F *et al*. Association between infection with *Helicobacter pylori* and risk of gastric cancer: evidence from a prospective investigation. BMJ 1991; 302:1302-5.

21. Garay JBS, Bravo JC, Correa P, Schneider BG. Infrequency of microsatellite instability in complete and incomplete gastric intestinal metaplasia. *Hum Pathol* 2004; 35:102-6.

22. Genta RM, Rugge M. Review article: pre-neoplastic states of the gastric mucosa – practical approach for the perplexed clinician. *Aliment Pharmacol Ther* 2001; 15(Suppl 1):43-50.

23. Guarner J, Herrera-Goepfert R, Mohar A *et al*. Diagnostic yield of gastric biopsy specimens when screening for preneoplastic lesions. *Hum Pathol* 2003; 34:28-31.

24. Guarner J, Herrera-Goepfert R, Mohar A *et al*. Gastric atrophy and extent of intestinal metaplasia in a cohort of *Helicobacter pylori*-infected patients. *Hum Pathol* 2001; 32:31-5.

25. Hamamoto T, Yokozaki H, Semba S *et al*. Altered microsatellites in incomplete-type intestinal metaplasia adjacent to primary gastric cancers. *J Clin Pathol* 1997; 50:841-6.

26. Houghton J, Wang TC. Helicobacter pylori and gastric cancer: a new paradigm for inflammation-associated epithelial cancers. *Gastroenterology* 2005; 128:1567-78.

27. IARC Working Group on the evaluation of Carcinogenic Risks to Humans. Infection with *Helicobacter pylori*. *In: Schistosomes, liver flukes and Helicobacter pylori*. IARC Monogr Eval Carcinog Risk Hum. Lyon: IARC Press 1994; 61:1-241.

28. Instituto Nacional do Câncer. Ministério da Saúde. Câncer no Brasil: dados dos registros de câncer de base populacional. Rio de Janeiro. INCA 2006. Disponível em: http://www.inca.gov.br/estimativa/2006.

29. Jones NL, Shannon PT, Cutz E, Yeger H, Sherman PM. Increase in proliferation and apoptosis of gastric epithelial cells early in the natural history of Helicobacter pylori infection. *Am J Pathol* 1997; 151:1695-703.

30. Kato I, Vivas J, Plummer M et al. Environmental factors in Helicobacter pylori-related gastric precancerous lesions in Venezuela. *Cancer Epidemiol Biomarkers Prev* 2004; 13:468-76.
31. Kim SS, Bhang CS, Min KO et al. p53 mutations and microsatellite instabilities in the subtype of intestinal metaplasia of the stomach. *J Korean Med Sci* 2002; 17:4990-6.
32. Kolodziejczyk P, Yao T, Oya M et al. Long term follow-up study of patients with gastric adenomas with malignant transformation. *Cancer* 1994; 74:2896-907.
33. Kuipers EJ, Perez-Perez GI, Meuwissen SG, Blaser MJ. Helicobacter pylori and atrophic gastritis: importance of the cagA status. *J Natl Cancer Inst* 1995; 87:1777-80.
34. Ladeira MS, Rodrigues MA, Salvadori DM et al. Relationships between cagA, vacA, and iceA genotypes of *Helicobacter pylori* and DNA damage in the gastric mucosa. *Environ Mol Mutagen* 2004; 44:91-8.
35. Laurén P. The two histological main types of gastric carcinoma: diffuse and so-called intestinal-type carcinoma. An attempt at a histo-clinical classification. *Acta Pathol Microbiol Scand* 1965; 64:31-49.
36. Lemes LOA, Neuenschwander LC, Mata LAC et al. Carcinoma gástrico: análise sistemática de 289 gastrectomias consecutivas em Belo Horizonte. *J Br Patol* 2003; 39:57-63.
37. Leung WK, Kim JJ, Kim JG, Graham DY, Sepulveda AR. Microsatellite instability in gastric intestinal metaplasia in patients with and without gastric cancer. *Am J Pathol* 2000; 156:537-43.
38. Leung WK, Lin S-R, Ching JYL et al. Factors predicting progression of gastric intestinal metaplasia: results of a randomized trial on *Helicobacter pylori* eradication. *Gut* 2004; 53:1244-9.
39. Machado JC, Figueiredo C, Canedo P et al. A proinflammatory genetic profile increases the risk for chronic atrophic gastritis and gastric carcinoma. *Gastroenterology* 2003; 125:364-71.
40. Mannick EE, Bravo LE, Zarama G et al. Inducible nitric oxide synthase, nitrotyrosine, and apoptosis in *Helicobacter pylori* gastritis: effect of antibiotics and antioxidants. *Cancer Res* 1996; 56:3238-43.
41. Mera R, Fontham ETH, Bravo LE et al. Long term follow up of patients treated for *Helicobacter pylori* infection. *Gut* 2005; 54:1536-40.
42. Morson BC, Sobin LH, Grundmann E et al. Precancerous conditions and epithelial dysplasia in the stomach. *J Clin Pathol* 1980; 33:711-21.
43. Nogueira C, Figueiredo C, Carneiro F et al. Helicobacter pylori genotypes may determine gastric histopathology. *Am J Pathol* 2001; 158:647-54.
44. Nomura A, Stemmermann GN, Chyou PH et al. *Helicobacter pylori* infection and gastric carcinoma among Japanese Americans in Hawaii. *N Engl J Med* 1991; 325:1132-6.
45. Ohkusa T, Fujiki K, Takashimizu I et al. Improvement in atrophic gastritis and intestinal metaplasia in patients in whom Helicobacter pylori was eradicated. *Ann Int Med* 2001; 134:380-6.
46. Parsonnet J, Friedman GD, Vandersteen DP et al. *Helicobacter pylori* infection and the risk of gastric carcinoma. *N Engl J Med* 1991; 325:1127-31.
47. Parsonnet J, Friedman GD, Orentreich N, Vogelman H. Risk for gastric cancer in people with CagA positive or CagA negative *Helicobacter pylori* infection. *Gut* 1997; 40:297-301.
48. Peek RM Jr, Miller GG, Tham KT et al. Heightened inflammatory response and cytokine expression in vivo to cagA+ Helicobacter pylori strains. *Lab Invest* 1995; 73:760-70.
49. Queiroz DM, Mendes EN, Rocha GA et al. cagA-positive Helicobacter pylori and risk for developing gastric carcinoma in Brazil. *Int J Cancer* 1998; 78:135-9.

50. Reis CA, David L, Correa P et al. Intestinal metaplasia of human stomach displays distinct patterns of mucin (MUC1, MUC2, MUC5AC, and MUC6) expression. *Cancer Res* 1999; 59: 1003-7.
51. Rocha GA, Guerra JB, Rocha AM et al. IL1RN polymorphic gene and cagA-positive status independently increase the risk of noncardia gastric carcinoma. *Int J Cancer* 2005; 115:678-83.
52. Rodrigues LGM, Nogueira AMMF, Araújo LA et al. Metaplasia intestinal e carcinoma gástrico; correlação com subtipos histológicos da neoplasia. *J Br Patol* 2001; 37:279-86.
53. Rugge M, Cassaro M, Di Mario F et al. The long term outcome of gastric non-invasive neoplasia. *Gut* 2003; 52:1111-6.
54. Rugge M, Correa P, Dixon M et al. Gastric dysplasia: The Padova International Classification. *Am J Surg Pathol* 2000; 24:167-76.
55. Rugge M, Di Mario F, Cassaro M et al. Pathology of the gastric antrum and body associated with *Helicobacter pylori* infection in non-ulcerous patients: is the bacterium a promoter of intestinal metaplasia? *Histopathology* 1993; 22:9-15.
56. Satoh K, Kimura K, Taniguchi Y et al. Biopsy sites suitable for the diagnosis of *Helicobacter pylori* infection and the assessment of the extent of atrophic gastritis. *Am J Gastroenterol* 1998; 93:569-73.
57. Sung JJY, Lin S-R, Ching JYL et al. Atrophy and intestinal metaplasia one year after cure of *H. pylori* infection: a prospective, randomized study. *Gastroenterology* 2000; 119:7-14.
58. Wagner S, Beil W, Westermann J et al. Regulation of gastric epithelial cell growth by Helicobacter pylori: offdence for a major role of apoptosis. *Gastroenterology* 1997; 113:1836-47.
59. You WC, Chang YS, Heinrich J et al. An intervention trial to inhibit the progression of precancerous gastric lesions: compliance, serum micronutrients and S-alyl cysteine levels, and toxicity. *Eur J Cancer Prev* 2001; 10:257-63.
60. You WC, Li JY, Blot WJ et al. Evolution of precancerous lesions in a rural Chinese population at high risk of gastric cancer. *Int J Cancer* 1999; 83:615-9.
61. You WC, Li JY, Zhang L et al. Etiology and prevention of gastric cancer: a population study in a high risk area of Chine. *Chin J Dig Dis* 2005; 6:149-54.

Tumores Carcinóides do Estômago e do Duodeno

Capítulo 12

Luiz Gonzaga Vaz Coelho
Alfredo José Afonso Barbosa

INTRODUÇÃO

Carcinóides, também chamados tumores neuroendócrinos, são neoplasias bem diferenciadas constituídas por células do sistema neuroendócrino difuso, cuja localização ocorre principalmente no sistema digestivo, sendo o íleo e o apêndice as sedes mais freqüentes. Embora a grande maioria deles apresente aspecto histológico bastante uniforme e indicativo do diagnóstico, alguns, principalmente de determinadas regiões, como no retossigmóide, podem apresentar menor grau de diferenciação, dificultando tanto o diagnóstico conclusivo como a classificação. Este é um dos motivos da falta de uniformidade na literatura em relação à terminologia desses tumores. A OMS propõe os termos *tumor neuroendócrino bem diferenciado* (comportamento benigno ou potencial maligno incerto), *carcinoma neuroendócrino bem diferenciado* (baixo grau de malignidade) e *carcinoma neuroendócrino mal diferenciado* (de alto grau de malignidade). O termo carcinóide, entretanto, não foi abandonado e é utilizado como sinônimo dos tumores neuroendócrinos bem diferenciados.

Dependendo da linhagem da célula endócrina que constitui o tumor carcinóide ou, no caso dos carcinóides funcionantes, do tipo de secreção clinicamente predominante, esses tumores podem ser classificados em diferentes tipos, conforme sua fisiopatologia: *gastrinoma, vipoma, glucagonoma* etc. Nem sempre, entretanto, a natureza do produto da secreção pode ser estabelecido por meio de exames rotineiros, o que resulta no emprego do termo genérico *carcinóide*. Na mucosa gastroduodenal, os carcinóides são relativamente raros; entretanto, esses achados têm-se tornado mais freqüentes após o advento da endoscopia de fibra óptica. Neste capítulo serão examinados aspectos relevantes para o manuseio dos carcinóides gastroduodenais.

CARCINÓIDES GÁSTRICOS

Considera-se hoje que os carcinóides gástricos constituam cerca de 1% a 2% das neoplasias do estômago e mais de 10% dos tumores endócrinos gastrointestinais. Tomando como base no comportamento anatomoclínico e evolutivo das lesões, os carcinóides gástricos podem ser classificados em três tipos. O tipo I é o mais freqüente, responsável por 70% a 80% dos carcinóides gástricos, e ocorre principalmente na mulher. Apresenta a gastrite crônica atrófica auto-imune como pano de fundo. Portanto, associa-se freqüentemente à anemia perniciosa, e os pacientes apresentam acloridria e hipergastrinemia. O hormônio gastrina é produzido, principalmente, pelas células G presentes na mucosa antral que, nestes pacientes, se encontra preservada ou pouco afetada pela gastrite ou atrofia glandular. A gastrina é hormônio trófico para as células endócrinas do corpo e do fundo gástrico, destacando-se entre elas as chamadas células *enterochromaffin-like*, universalmente conhecidas pela sigla ECL. Como as lesões da mucosa gástrica durante a evolução da gastrite auto-imune, com ou sem anemia perniciosa, ocorrem de forma indolente ao longo do tempo, os efeitos tróficos da gastrina sobre as células ECL tendem a ocorrer também lentamente e, do ponto de vista morfológico, o que se observa é a hiperplasia destas células que, inicialmente, fica circunscrita à parede glandular. Posteriormente, as células hiperplásicas podem proliferar na intimidade da lâmina própria. Neste estágio, formam os chamados micronódulos hiperplásicos. Com freqüência, em lâminas coradas pela hematoxilina e eosina (HE), esses micronódulos passam despercebidos ao exame rotineiro (Figura 12.1A). Como a grande maioria das células endócrinas da mucosa gástrica, entre elas a célula ECL, é fortemente reativa às colorações pela prata e por alguns marcadores imuno-histoquímicos, como a cromogranina A, essa hiperplasia endócrina pode ser visualizada facilmente utilizando-se esses marcadores como métodos de coloração em preparações histológicas, fixadas e processadas rotineiramente (Figura 12.1B). Podem ser classificadas em: *difusa, linear, adenomatóide* e *micronodular*[38]. Nos três primeiros tipos, a hiperplasia está restrita à parede glandular e, no quarto, as células endócrinas hiperplásicas proliferam na intimidade da lâmina própria, sob a forma de micronódulos, como já foi dito. Esta hiperplasia endócrina observada nos pacientes com gastrite auto-imune, com ou sem anemia perniciosa, é considerada a lesão precursora dos carcinóides gástricos do tipo I. No carcinóide gástrico do tipo I, as células ECL seriam as responsáveis pelas proliferações hiperplásica e neoplásica que compõem, respectivamente, a lesão precursora e a lesão neoplásica. Os limites morfológicos que separam a transformação neoplásica dessas lesões hiperplásicas ainda não estão muito bem definidos. Solcia e cols.[42] consideram haver uma etapa intermediária de transformação maligna, caracterizada pelo crescimento irregular e desproporcional dos nódulos hiperplásicos, fusão destes nódulos, formando massas celulares mais conspícuas, com sinais de invasão local de estruturas teciduais. Entretanto, essa etapa da evolução do tumor é de interpretação muito subjetiva, tendo em vista que as lesões são multicêntricas e nem sempre a amostragem do tecido permite definir com segurança se se trata de lesão hiperplásica ou neoplásica, esta de crescimento autônomo (Figura 12.2). Uma vez que este crescimento pode estar associado ao estímulo da gastrina, não se pode também inferir se, no presente estágio, a neoformação celular endócrina é ou não dependente da ação deste hormônio. Por este motivo, a antrectomia terapêutica proposta por alguns autores para induzir a regressão do tumor pode não apresentar o resultado esperado. No carcinóide do tipo I as lesões são, caracteristicamente, multicêntricas e localizadas no corpo ou no fundo gástrico, em associação com a mucosa atrófica. O tumor tem evolu-

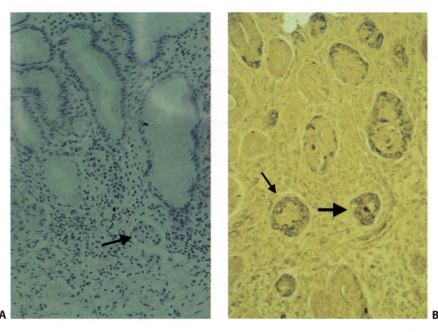

Figura 12.1. A. Cortes histológicos da mucosa do corpo gástrico na gastrite auto-imune, corado rotineiramente pela hematoxilina e eosina. Observam-se atrofia glandular, infiltrado inflamatório predominantemente de mononucleares e presença de pequeno grupamento de células epiteliais de natureza endócrina (*seta*), imerso na lâmina própria e de identificação relativamente difícil neste tipo de coloração (hiperplasia micronodular). **B.** Mesmo caso, em cortes corados pela prata (Grimelius), confirmando a natureza endócrina das lesões hipeplásicas (*seta fina*: hiperplasia adenomatóide; *seta grossa*: hiperplasia micronodular).

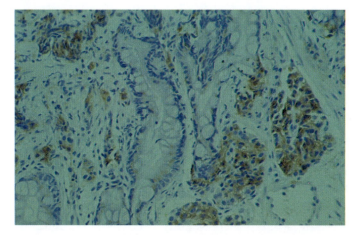

Figura 12.2. Corte histológico de mucosa gástrica do corpo corado pela imuno-histoquímica com anticorpos contra cromogranina. Observam-se, nesta amostra, crescimento acentuado e fusão de nódulos hiperplásicos reativos à cromogranina e pequenos cordões de células imunorreativas aparentemente infiltrando o conjuntivo da lâmina própria. Trata-se, provavelmente, de displasia endócrina em evolução para carcinóide ou, então, de tumor carcinóide, dependendo de outros achados, uma vez que as lesões são múltiplas.

ção indolente e raramente metastatiza. Entretanto, tumores maiores que 1cm podem ter evolução imprevisível, comportando-se como tumores de baixo grau de malignidade e, em alguns casos (2% a 8%), podem infiltrar o tecido linfático e/ou produzir metástases a distância[33].

Estudo recente sugere que, entre os pacientes com gastrite atrófica do corpo, a presença de displasia de células enterocromafins-*like* envolve um risco relativo de 26 vezes para o desenvolvimento de tumores carcinóides[2].

Os carcinóides gástricos do tipo II ocorrem em associação com a síndrome de Zollinger-Ellison (SZE) e são bem menos freqüentes que os carcinóides tipo I, sendo responsáveis por 5% a 8% dos carcinóides gástricos. São geralmente múltiplos, pequenos (menores que 2cm) e, diferentemente dos carcinóides do tipo I, são compostos por população celular endócrina mais heterogênea; entretanto, sempre com a presença e o predomínio das células ECL. À semelhança dos carcinóides do tipo I, apresentam baixo grau de malignidade. Acredita-se que este grau de malignidade seria intermediário entre aqueles do tipo I e os carcinóides esporádicos, mais agressivos. A infiltração neoplásica costuma ficar restrita à mucosa e a submucosa na quase totalidade dos casos, e metástases para linfonodos regionais e/ou a distância ocorrem em cerca de 10% a 30% dos pacientes[19]. Estudo recente mostrou que 13% a 37% dos indivíduos com neoplasia endócrina múltipla do tipo I (NEM-I) desenvolveram carcinóides gástricos do tipo II, enquanto apenas 0% a 2% daqueles portadores da SZE não associada à NEM-I desenvolveram tumores carcinóides deste órgão[29]. Esta alta freqüência de associação com o gastrinoma da NEM-I e a baixa freqüência de associação com o gastrinoma esporádico constituem forte evidência de predisposição genética para esse tipo de tumor. De fato, têm sido descritas deleções de alelos e mutações no cromossomo 11q13 em praticamente todos os casos de carcinóides gástricos do tipo II; portanto, na mesma região cromossômica onde ocorrem as alterações genéticas associadas à NEM-I. É interessante notar que essas alterações são também relativamente freqüentes nos carcinóides do tipo I (cerca de 50%) e não ocorrem nos carcinóides esporádicos, do tipo III[11,14,23].

Os achados demonstrando que a normalização dos níveis séricos de gastrina obtida após a excisão cirúrgica de gastrinomas é capaz de induzir regressão dos tumores carcinóides na SZE-NEM-I sugere um papel necessário, mas não suficiente, para a gastrina nesta afecção[37].

Os carcinóides gástricos do tipo III são esporádicos, constituem cerca de 15% a 20% dos carcinóides do estômago e, diferentemente daqueles do tipo I, incidem preferencialmente no sexo masculino. Apresentam crescimento mais rápido e, portanto, pior prognóstico do que os dos tipos I e II. Duas outras características anatomoclínicas diferenciais desses tumores, em relação aos carcinóides dos tipos I e II, podem ser salientadas: (a) geralmente são únicos, e a mucosa gástrica extratumoral apresenta-se sem alterações morfofuncionais relevantes (ausência de hipergastrinemia), e (b) à época do diagnóstico, cerca de 70% a 75% desses tumores são maiores que 1cm, invasivos até a submucosa ou muscular, e já apresentam metástases[39]. A população celular endócrina dos carcinóides do tipo III é também heterogênea, à semelhança daqueles do tipo II, podendo conter células ECL, células enterocromafins (EC) e células produtoras de somatostatina, além de outros tipos menos freqüentes. Portanto, apresentam também afinidade pela prata e podem ser denominados *carcinóides esporádicos argirófilos*. Podem estar associados a uma síndrome carcinóide atípica. Dentro deste grupo podem ocorrer tumores de comportamento bastante agressivo, denominados *carcinóides esporádicos atípicos*, de crescimento local rápido, e metástases à distância são freqüentes. Atipias e pleomorfismo celular são conspícuos nesses tumores, e alguns os classificam como carcinóides gástricos do tipo IV e outros como carcinoma neuroendócrino[43]. Esses tumores menos diferenciados podem apresentar dificuldades quanto à classificação histológica, uma vez que os marcadores de grânulos de secreção, característicos de células endócrinas bem diferenciadas, podem falhar. Portanto, podem não reagir com sais de prata e ser negativos para cromogranina A, que é o marcador imuno-histoquímico mais utilizado para células endócrinas e tumores endócrinos do estômago. Nestes casos, marcadores neuroendócrinos presentes na matriz citoplasmática, como sinaptofisina, PGP 9.5 e enolase específica de neurônio, podem ser de utilidade para revelar a verdadeira natureza neuroendócrina do tumor.

CARCINÓIDES DUODENAIS

Descrevem-se no duodeno cinco tipos de tumores neuroendócrinos: (1) gastrinomas, (2) somatostatinomas; (3) carcinóides não-funcionantes, embora constituído por células que podem expressar gastrina, somatostatina, calcitonina, peptídeo pancreático e insulina, estes últimos mais raramente; (4) tumores neuroendócrinos pouco diferenciados, e (5) paragangliomas. O tipo histológico desses carcinóides é muito semelhante ao daqueles que ocorrem no íleo, órgão que constitui a sede principal desses tumores no sistema digestivo. Esses tumores duodenais são constituídos pela presença de diferentes padrões histológicos de crescimento, que muitas vezes se misturam, entre os quais os mais encontrados são: trabecular, insular, glandular e sólido. Na maioria das vezes são argirófilos pela técnica de Grimelius e positivos para marcadores imuno-histoquímicos, como a cromogranina A e a enolase específica de neurônio.

Entre os hormônios peptidérgicos, a gastrina é aquela que se expressa mais freqüentemente (56%) nos carcinóides duodenais; entretanto, isto não implica que sejam sempre funcionantes do ponto de vista clínico. Podem ser destacados dois tipos de gastrinomas duodenais, independentemente de suas repercussões funcionais: aqueles que se associam à NEM-I e os esporádicos. Em geral, localizam-se nas duas primeiras porções do duodeno, são pequenos (< 1cm), exibem padrão histológico glandular ou trabecular e, qualquer que seja o tipo, contêm células que expressam gastrina através da imuno-histoquímica. Embora sejam pequenos e limitados à mucosa e à submucosa, podem causar metástases precoces para os linfonodos regionais e, mais tardiamente, para o fígado. Portanto, sob este aspecto, evoluem diferentemente dos gastrinomas primários do pâncreas, os quais não se associam freqüentemente com a NEM-I e metastatizam primeiro para o fígado. Com grande freqüência, os gastrinomas duodenais que se associam à NEM-I são constituídos por lesões pequenas e múltiplas, ao contrário do que ocorre com os esporádicos. Admite-se que os gastrinomas associados à NEM-I, ao contrário dos gastrinomas esporádicos, se associam com hiperplasia de células endócrinas na mucosa duodenal extratumoral, independentemente da presença ou não da SZE[1]. Esta hiperplasia endócrina na mucosa duodenal é constituída por múltiplos e diminutos nódulos na lâmina própria, guardando semelhança com a hiperplasia nodular que se observa na mucosa gástrica nos pacientes com gastrite auto-imune, como já vimos. Do mesmo modo como esta última constitui a lesão precursora do carcinóide gástrico tipo I, aquela seria a lesão precursora do gastrinoma duodenal associado à NEM-I[1]. Entretanto, as duas lesões hiperplásicas, a do estômago e a do duodeno, apresentam significados clínicos diferentes. Enquanto a primeira apresenta evolução indolente e geralmente benigna, a segunda pode ser considerada de evolução imprevisível e precocemente capaz de infiltrar os tecidos e causar metástases.

Em segundo lugar, ocorrem no duodeno os carcinóides que expressam somatostatina (47%), o que torna a sede duodenal o principal local de incidência desse tipo de tumor. Os somatostatinomas ocorrem preferencialmente na região da papila de Vater e dão metástases precocemente para linfonodos paraduodenais. Apresentam padrão histológico glandular e, freqüentemente, corpos psamomatosos. A somatostatina pode ser revelada nesses tumores pela imuno-histoquímica. Entretanto, a associação com a síndrome do somatostatinoma (diabetes, colelitíase e diarréia) é rara, quando comparada com os somatostatinomas pancreáticos. Por outro lado, associam-se freqüentemente com neurofibromatose tipo 1 e com feocromocitoma bilateral.

Menos freqüentemente, encontram-se carcinóides duodenais não-funcionantes constituídos, principalmente, por células que expressam serotonina e, de permeio a estas, podem ser detectados outros tipos de diferenciação endócrina. Apresentam prognóstico mais favorável que os gastrinomas e somatostatinomas dessa região do intestino. O paraganglioma gangliocítico ocorre também na região ampular com mais freqüência e, embora possa ser relativamente grande (> 2cm) e acometer a muscular própria, apresenta evolução lenta e geralmente benigna. É constituído por células ganglionares e células neuroendócrinas que podem expressar somatostatina, peptídeo pancreático e a proteína S-100.

DIAGNÓSTICO E CONDUTA

Dados clínicos

Os portadores de carcinóides gástricos do tipo I são assintomáticos ou apresentam sinais e sintomas inespecíficos, incluindo queixas dispépticas vagas, como dor, vômitos, sangramento digestivo alto, dispepsia, anemia, pesquisa de sangue oculto positiva nas fezes ou, ainda, pólipos gástricos durante endoscopia. Ocorrem em menos de 1% dos pacientes portadores de gastrite crônica atrófica da mucosa oxíntica com acloridria e hipergastrinemia. Mais comuns em mulheres com menos de 50 anos, estão freqüentemente associados a doenças auto-imunes, como a anemia perniciosa[24,40,44].

A síndrome carcinóide clássica, resultante da liberação de altas taxas de serotonina e outros neuropeptídeos diretamente na circulação sistêmica, provocando diarréia, *flushing*, broncoespasmo, acometimento das válvulas cardíacas e pelagra, é extremamente rara nos carcinóides gástricos do tipo I[22].

Diferentemente dos carcinóides do tipo I, a prevalência dos tumores carcinóides do tipo II, associados à SZE, é igual em homens e mulheres, sendo a faixa etária de acometimento ligeiramente mais jovem, entre 45 e 50 anos.

O carcinóide do tipo III é também denominado esporádico, devido à ausência de qualquer patologia gástrica específica. Como já salientado, são mais comuns em homens que em mulheres e, habitualmente, são únicos e maiores que 1cm, desenvolvendo-se em mucosa gástrica normal e na ausência de hipergastrinemia[15]. O diagnóstico precoce é raramente observado, sendo, muitas vezes, o encontro de metástases hepáticas sua apresentação clínica inicial. Entre 30% e 50% dos pacientes podem exibir sintomas de síndrome carcinóide típica ou atípica. Isto sugere que as células do carcinóide do tipo III são de origem endócrina mista e contêm tanto células enterocromafins como células ECL. *Flushing* induzido por alimentos ou álcool, sudorese, prurido, broncoespasmo e lacrimejamento são sintomas comuns[33]. Cursam com comportamento moderadamente agressivo com crescimento invasivo e elevada incidência de metástases para linfonodos regionais e fígado[31,40]. Seu prognóstico é menos favorável que os dos tipos I e II.

Diagnóstico bioquímico

Gastrina

Os níveis séricos de gastrina estão elevados nos carcinóides dos tipos I e II. A hipergastrinemia prolongada, presente nas gastrites crônicas do corpo gástrico, estimula a proliferação das células *entrocromaffin-like* com o desenvolvimento de hiperplasia celular, displasia e, mesmo, carcinóides gástricos do tipo I. Alguns estudos sugerem que os níveis séricos de gastrina tendem a ser mais elevados nos pacientes com gastrite crônica atrófica e carcinóide gástrico do tipo I que naqueles com apenas gastrite crônica atrófica[36].

A dosagem da gastrina sérica é o método mais sensível e específico para identificação dos pacientes com SZE, sendo sua determinação indicada na presença dessa suspeita clínica. Em pessoas normais, os níveis de gastrina sérica de jejum variam entre 50 e 60pg/ml, com limite superior de normalidade variando de 100 a 150pg/ml. No gastrinoma, os níveis de gastrina sérica se encontram acima de 150pg/ml, comumente em torno de 1.000pg/ml. Valores acima de 1.000pg/ml em pacientes com achados clínicos sugerindo doença por excesso de secreção de ácido são praticamente diagnósticos de Zollinger-Ellison, com valores acima de 1.500pg/ml sugerindo doença já com metástases. Quando a elevação dos níveis de gastrina não é acentuada, podemos utilizar testes provocativos através da injeção endovenosa de secretina ou da infusão de cálcio. No teste da injeção rápida de secretina (2U/kg), o aumento da gastrina plasmática de 100pg/ml em até 15 minutos é o melhor critério para identificação do gastrinoma[20]. Quando o teste da secretina é inconclusivo em pacientes suspeitos, testes provocativos com cálcio estão indicados: para pacientes com gastrina sérica inferior a 500pg/ml infunde-se cálcio, na forma de gluconato de cálcio a 10%, na dose de 54mg/kg de peso em 3 horas. O aumento de 200pg/ml na gastrina sérica é considerado resposta positiva para o diagnóstico de SZE[20]. Testes provocativos com secretina e cálcio são, entretanto, incapazes de distinguir entre SZE com ou sem NEM-I[16].

Determinação plasmática de cromogranina A

A cromogranina A (CgA) é uma glicoproteína ácida localizada dentro dos grânulos secretores da maior parte das células neuroendócrinas. Durante a exocitose ela é co-liberada com hormônios, aminas biogênicas e neuropeptídeos. Níveis séricos elevados de CgA constituem marcadores sensíveis de proliferação de células neuroendócrinas, como, por exemplo, nos tumores gastroenteropancreáticos, incluindo carcinóides gástricos[31,35].

Estudos recentes têm demonstrado que, em pacientes com gastrite auto-imune, os níveis de CgA apresentam boa correlação com a densidade de células endócrinas da mucosa oxíntica e com a gastrinemia, constituindo-se, nesta eventualidade, em bom parâmetro para estimativa da massa de células endócrinas[5]. Sua especificidade, entretanto, não é suficiente para diferenciar os pacientes com gastrite atrófica auto-imune com ou sem a presença de carcinóides gástricos[36].

Estudo realizado em 15 pacientes portadores dos três tipos de carcinóides gástricos demonstrou que os níveis séricos de CgA estavam elevados em todos os pacientes, porém significativamente mais elevados naqueles portadores de carcinoide gástrico do tipo III[26].

Valores falso-positivos têm sido descritos em casos de insuficiência renal, insuficiência hepática e doença inflamatória intestinal[25].

Outros marcadores

A determinação de ácido 5-hidróxi-indol-acético (5-AHIA) em urina de 24 horas é marcador laboratorial freqüentemente disponível, embora de execução trabalhosa e demorada. Sua utilidade no diagnóstico de carcinóides gástricos tem sido questionada. Estudo envolvendo 36 pacientes portadores de carcinóides gástricos mostrou concentrações urinárias elevadas de 5-AHIA em apenas 50% dos pacientes testados[24]. Alimentos ricos em serotonina, como banana, abacate, ameixa, tomate, beringela, abacaxi, *kiwi*, pequi, castanhas e nozes, podem aumentar as concentrações de 5-AHIA na urina e devem ser evitados durante a coleta do material para exame[18].

Outros marcadores bioquímicos, incluindo bradicinina, substância P, neurotensina, gonadotrofina coriônica humana, neuropeptídeo K e neuropeptídeo PP, têm sido descritos, embora com especificidade e valor preditivo sempre inferiores às determinações de CgA e 5-AHIA e de execução mais trabalhosa e dispendiosa[17].

ENDOSCOPIA E ECOENDOSCOPIA

A endoscopia digestiva alta é fundamental no diagnóstico dos carcinóides gastroduodenais. Nos carcinóides do tipo I, as lesões estão localizadas no corpo e fundo gástricos, são habitualmente pequenas, com menos de 1cm, e sempre associadas com evidências de atrofia da mucosa oxíntica. Freqüentemente polipóides, de coloração amarelada, exibem ulceração superficial que, muitas vezes, pode significar acometimento submucoso, não identificável pela endoscopia. Os carcinóides do tipo II são freqüentemente múltiplos, pequenos, com menos de 2cm, e ocorrem preferencialmen-

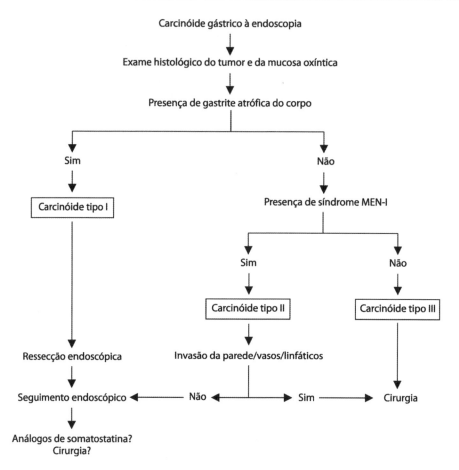

Figura 12.3. Algoritmo de conduta para paciente com achado incidental de tumor carcinóide gástrico à endoscopia digestiva. (Modificada de Della Fave[15].)

Carcinóides duodenais

Pequenas lesões duodenais podem ser ressecadas endoscopicamente com boa evolução, embora sejam pequenas as séries publicadas[46,47]. Revisão sistemática recente, analisando os resultados após o tratamento endoscópico de carcinóides duodenais durante os últimos 15 anos, sugere que a remoção de tumores menores que 1cm, localizados fora da região periampular e sem sinais à ecoendoscopia de invasão da *muscularis propria*, constitui procedimento seguro, adequado e efetivo[13]. Acometimento da *muscularis propria*, presença de figuras de mitose e tumores maiores que 2cm constituem achados associados a risco aumentado de metástases[8].

A ressecção de tumores próximos à ampola de Vater é tecnicamente difícil. Nas circunstâncias em que a extensão do comprometimento local é incerta ou há evidente invasão linfonodal, a duodenopancreatectomia pode ser indicada[10].

Novos estudos são ainda necessários para definir as melhores estratégias de ressecção dos carcinóides duodenais.

REFERÊNCIAS BIBLOGRÁFICAS

1. Anlauf M, Perren A, Meyer CL et al. Precursor lesions in patients with multiple endocrine neoplasia type 1-associated duodenal gastrinomas. *Gastroenterology* 2005; 128:1187-8.

2. Annibale B, Azzoni C, Corleto VD et al. Atrophic body gastritis patients with enterochromaffin-like cell dysplasia are at increased risk for the development of type I gastric carcinoid. *Eur J Gastroenterol Hepatol* 2001; 13:1449-56.

3. Arnold R, Koppel G, Rothmund M. Carcinoid tumors. International Symposium on Pathology, Clinical Aspects and Therapy. 13-17 January 1994, Munich, Germany. *Digestion* 1994; 55:1(Suppl 3).

4. Borch K, Renvall H, Liedberg G. Gastric endocrine cell hyperplasia and carcinoid tumors in pernicious anemia. *Gastroenterology* 1985; 88:638–48.

5. Borch K, Stridsberg M, Burman P, Rehfeld JF. Basal chromogranin A and gastrin concentrations in circulation correlate to endocrine cell proliferation in type-A gastritis. *Scand J Gastroenterol* 1997; 32:198-202.

6. Bordi C, Azzoni C, Feraro G et al. Sampling strategies for análisis of enterochromaffin-like cell changes in Zollinger-Ellison syndrome. *Am J Clin Pathol* 2000; 114:419-25.

7. Bordi C, Corleto VD, Azzoni C et al. The antral mucosa as a new site for endocrine tumors in multiple endocrine neoplasia type 1 and Zollinger-Ellison síndromes. *J Clin Endocrinol Metabol* 2001; 86:2236-42.

8. Burke AP, Sobin L, Federspiel BH et al. Carcinoids tumors of the duodenum: a clinical-pathologic study of 99 cases *Arch Pathol Lab Med* 1990; 114:700-4.

9. Carney JA, Go VLW, Fairbanks VF et al. The syndrome of gastric argyrophil carcinoid tumors and nonantral gastric atrophy. *Ann Intern Med* 1983; 99:761-6.

10. Clements WM, Martin SP, Stemmerman G, Lowy AM. Ampullary carcinoid tumors: rationale for an aggressive surgical approach. *J Gastrointest Surg* 2003; 7:773-6.

11. Dádda T, Keller G, Bordi C, Hofler H. Loss of heterozygosity in 11q13-14 regions in gastric neuroendocrine tumors not associated with multiple endocrine neoplasia type 1 syndrome. *Lab Invest* 1999; 79:671-7.

12. Dakin GF, Warner RR, Pomp A, Salky B, Inabnet WB. Presentation, treatment, and outcome of type 1 gastric carcinoid tumors. *J Surg Oncol* 2006; 93:368-72.

13. Dalenbäck J, Havel G. Local endoscopic removal of duodenal carcinoid tumors. *Endoscopy* 2004; 36:651-5.

14. Debelenco L, Emmert-Buck M, Zhuang Z et al. The multiple endocrine neoplasia type 1 gene locus is involved in the pathogenesis of type II gastric carcinoids. *Gastroenterology* 1997; 113:773-81.

15. Delle Fave G, Caourso G, Milione M, Panzuto F. Endocrine tumours of the stomach. *Best Practice & Research Clin Gastroenterol* 2005; 19:659-73.

16. Dockray GJ. Gastrin. *Best Practice & Research Clin Endocrinol Metabol* 2004; 18:555-68.

17. Eriksson B, Oberg K. Peptide hormones as tumor markers in neuroendocrine gastrointestinal tumors. *Acta Oncol* 1991; 30:477-83.

18. Feldman J, Lee E. Serotonin content of foods: effect on urinary excretion of 5-hydroxyindolacetic acid. *Am J Clin Nutr* 1985; 42:639-43.

19. Feurle GE. Argyrophil cell hyperplasia and a carcinoide tumor of the stomach of a patient with sporadic Zollinger-Ellison syndrome. *Gut* 1994; 35:275-277.

20. Frucht H, Howard JM, Slaff JI et al. Secretin and calcium provacative tests in the Zollinger-Ellison syndrome. A prospective study. *Ann Intern Med* 1989; 111:713-22.
21. Gibril F, Reynolds JC, Lubensky IA et al. Ability of somatostatin receptor scintigraphy to identify patients with gastric carcinoids: a prospective study. *J Nucl Med* 2000; 41:1646-56.
22. Gilligan CJ, Lawton GP, Tang LH, West AB, Modlin IM. Gastric carcinoid tumors: the biology and therapy of an enigmatic and controversial lesion. *Am J Gastroenterol* 1995; 90:338-52.
23. Gortz B, Roth J, Krahenmann A. Mutations and allelic deletions of the MEN-1 gene are associated with a subset of pancreatic and neuroendocrine tumors and not restricted to foregut neoplasms. *Am J Pathol* 1999; 154:429-36.
24. Gough DB, Thompson GB, Crotty TB et al. Diverse clinical and pathologic features of gastric carcinoid and the relevance of hypergastrinemia. *World J Surg* 1994; 18:473-9 (discussion 479-80).
25. Granberg D, Stridsberg M, Seensalu R et al. Plasma chromogranin A in patients with multiple endocrine neoplasia type 1. *J Clin Endocrinol Metab* 1999; 84:2712-17.
26. Granberg D, Wilander E, Stridsberg M et al. Clinical symptoms, hormone profiles, treatment, and prognosis in patients with gastric carcinoids. *Gut* 1998; 43:223-8.
27. Guillem P. Gastric carcinoid tumours. Is there a place for antrectomy? *Ann Chir* 2005; 130:323-6.
28. Hirschowitz BI, Griffith J, Pellegrin D et al. Rapid regression of enterochromaffin-like cell gastric carcinoid in pernicious anemia after antrectomy. *Gastroenterology* 1992; 102:1409-18.
29. Jensen R. Management of the Zollinger-Ellison syndrome in patients with multiple endocrine neoplasia type 1. *J Int Med* 1998; 243:477-88.
30. Krenning E, Kooij P, Pauwels S et al. Somatostatin receptor scintigraphy and radionuclide therapy. *Digestion* 1996; 57:57-61.
31. Modlin IM, Kidd M, Latich I, Zikusoka N, Shapiro MD. Current status of gastrointestinal carcinoids. *Gastroenterology* 2005; 128:1717-51.
32. Modlin IM, Lye K, Kidd M. A 50-year analysis of 562 gastric carcinoids: small tumor or larger problem? *Am J Gastroenterol* 2004; 99:23-32.
33. Modlin IM, Lye KD, Kidd M. Carcinoid tumors of the stomach. *Surg Oncol* 3002; 12:153-72.
34. Muller J, Kirchner T, Muller-Hermelink HK. Gastric endocrine cell hyperplasia and carcinoid tumours in atrophic gastritis type A. *Am J Surg Pathol* 1987; 11:909-17.
35. Nobels FRE, Kwekkeboom DJ, Boullon R, Lamberts SWJ. Chromogranin A: its clinical value as marker of neuroendocrine tumors. *Eur J Clin Invest* 1998; 28:431-40.
36. Peracchi M, Gebbia C, Basilisco G et al. Plasma chromogranin A in patients with autoimmune chronic atrophic gastritis, enterochromaffin-like cell lesions and gastric carcinoids. *Eur J Endocrinol* 2005; 152:443-8.
37. Richards ML, Gauger P, Thompson NW, Giordano TJ. Regression of type 2 gastric carcinoid in multiple endocrine neoplasia type 1. Patients with Zollinger-Ellison syndrome after surgical excision of all gastrinomas. *World J Surg* 2004; 28:652-8.
38. Rindi G, Azzoni C, La Rosa S et al. ECL cell tumor and poorly differentiated endocrine carcinoma of the stomach: prognostic evaluation by pathological analysis. *Gastroenterology* 1999; 116:532-42.

39. Rindi G, Bordi C, Rappel S *et al*. Gastric carcinoids and neuroendocrine carcinomas: pathogenesis, pathology and behaviour. *World J Surg* 1996; 20:168-72.
40. Rindi G, Luinetti O, Cornaggia M, Capella C, Solcia E. Three subtypes of gastric argyrophil carcinoid and the gastric neuroendocrine carcinoma: a clinicopathologic study. *Gastroenterology* 1993; 104:994-1006.
41. Rosch T, Lightdale CJ, Botet JF *et al*. Localization of pancreatic endocrine tumors by endoscopic ultrasonography. *N Engl J Med* 1992; 326:1721-6.
42. Solcia E, Fiocca R, Villani L, Luinetti O, Capella C. Hyperplastic, dysplastic, and neoplastic enterochromaffin-like-cell proliferations of the gastric mucosa. Classification and histogenesis. *Am J Surg Pathol* 1996; 19(Suppl. 1):S1-7.
43. Solcia E, Kloppel G, Sobin LH eds. *Histological typing of endocrine tumors*. 2 ed. International Histological Classification of Tumors. World Heath Organization, Berlin: Springer Verlag, 2000.
44. Thomas RM, Baybick JH, Elsayed AM, Sobin LH. Gastric carcinoids. An immunohistochemical and clinicopathologic study of 104 patients. *Cancer* 1994; 73:2053-8.
45. Tomassetti P, Migliori M, Caletti GC *et al*. Treatment of type II gastric carcinoid tumors with somatostatin analogues. *N Engl J Med* 2000; 343:551-54.
46. Yamamoto C, Aoyagi K, Suekane H *et al*. Carcinoid tumors of the duodenum: report o three cases treated by endoscopic resection. *Endoscopy* 1997; 29:218-21.
47. Yoshikane H, Goto H, Niwa Y *et al*. Endoscopic resection of small duodenal carcinoid tumors with strip biopsy technique. *Gastrointest Endosc* 1998; 47:466-70.
48. Zimmer T, Ziegler K, Liehr RM et al. Endosonography of neuroendocrine tumors of the stomach, duodenum ans pancreas. *Ann N Y Acad Sci* 1994; 33:425-36.

Câncer Superficial do Estômago: Abordagem Endoscópica

Capítulo 13

Walton Albuquerque
Raul Andrade Mendonça Filho
Edivaldo Fraga Moreira

INTRODUÇÃO

Profissionais entusiastas dos estudos sobre o câncer digestivo tentaram unir o Oriente com o Ocidente para padronização de linguagem a respeito das neoplasias superficiais gastrointestinais (NSGI), em *workshop* realizado em Paris[32]. As lesões são denominadas superficiais, ao exame endoscópico, quando o aspecto macroscópico sugere lesão neoplásica não-invasiva (displasia/adenoma) ou câncer não avançado. Em geral, essas lesões são detectadas casualmente durante endoscopia digestiva alta (EDA), pois não causam sintomas aos pacientes. Apesar de todo o esforço desse grupo, ainda há controvérsias, e pequenas modificações nas terminologias estão sendo introduzidas e deverão ser acompanhadas freqüentemente pelo médico especialista devido à rapidez das novas informações científicas.

Neste capítulo, abordaremos os seguintes tópicos:

1. Classificação endoscópica.
2. Correlação do aspecto endoscópico com a possibilidade de invasão linfática.
3. Critérios para o tratamento endoscópico.
4. Técnicas endoscópicas disponíveis e resultados.
5. Complicações.
6. Acompanhamento.

CLASSIFICAÇÃO ENDOSCÓPICA

Infelizmente, o diagnóstico endoscópico das neoplasias superficiais do estômago no Ocidente ocorre na minoria dos casos, diferentemente do Japão, em que mais de 60% das lesões são diagnosticadas em fase potencial de cura[3,14,20].

A Associação Japonesa do Câncer Gástrico elaborou classificação para o câncer gástrico precoce (CGP)[11] (definido, de acordo com a invasão das camadas gástricas, como aquele que não ultrapassa a submucosa, independente da presença de comprometimento linfonodal), que foi lapidada recentemente e tende a ser usada pelos endoscopistas com o termo de lesão neoplásica superficial[32]. Foi introduzido o prefixo "0" para diferenciá-la da classificação de Borrmann para o câncer avançado. Portanto, a interpretação que deve ser dada aos laudos de endoscopia que trazem este prefixo é que o endoscopista considerou a lesão encontrada como neoplásica e em fase potencial de cura.

A classificação contempla dois aspectos macroscópicos: polipóide e não-polipóide.

Polipóide

É definida como projeção polipóide da mucosa em direção ao lúmen gástrico, cuja relação base/altura não ultrapassa 50%. Exemplificando: se a lesão tem 5mm de base e 12mm de altura, é considerada polipóide. Pode ser pediculada (**tipo 0-Ip**) ou séssil (**tipo 0-Is**).

Deve-se fazer o diagnóstico diferencial das lesões polipóides dessa classificação com o tipo I de Borrmann para o câncer gástrico avançado e também com os pólipos benignos não-neoplásicos. Estes, sempre que possível, devem ser retirados para exame histopatológico completo. As biópsias deverão ser coletadas no ápice da lesão.

Não-polipóide

- Tipo 0-IIa: trata-se de lesão superficialmente elevada, em placa ou platô, cuja relação base/altura ultrapassa 50%. Não se consegue com muita precisão mensurar a lesão por endoscopia havendo, às vezes, dúvida entre os tipos 0-Is e 0-IIa. A pinça de biópsias aberta próxima à lesão poderá acrescentar dados sobre seu tamanho, e o material deverá ser coletado na parte elevada.

- Tipo 0-IIb: classicamente, é o tipo mais difícil de ser diagnosticado no estômago, por sua apresentação plana, com discreta alteração da coloração, pálida ou hiperemiada, às vezes com leve camada de muco aderido. Alguns diagnósticos diferenciais devem ser levantados, como as lesões agudas, atrofias, metaplasias ou mesmo tênues cicatrizes. As biópsias deverão ser realizadas na parte central da lesão.

- Tipo 0-IIc: é o tipo mais freqüente, apresentando-se como lesão deprimida, de tamanho e formato variáveis, em geral mais avermelhada, finamente irregular, friável e, às vezes, com muco aderido. Deve-se ter o equilíbrio adequado na valorização dessas lesões, para evitar suspeita infundada de neoplasia em lesões pépticas habituais ou, o contrário, desprezar lesões potencialmente neoplásicas sem a coleta adequada de material biológico para exame histopatológico. As biópsias deverão ser realizadas na parte central da depressão.

- Tipo 0-III: denominado escavado ou ulcerado, tem papel fundamental devido ao diagnóstico diferencial com a úlcera péptica gástrica. Devem ser realizadas biópsias adequadas, nas bordas da lesão, em número de oito a 12 fragmentos. No laudo, deve ser utilizada a necessidade de controle endoscópico, se as biópsias forem negativas para neoplasia.

Existem ainda os tipos mistos, que são a combinação deles, devendo-se mencionar primeiro aquele que tem a maior extensão da lesão, por exemplo, 0-IIa + IIc, quando o componente elevado predominar sobre o deprimido.

OUTRAS CONSIDERAÇÕES

A cromoendoscopia é uma ferramenta que poderá destacar melhor as lesões, acrescentando dados sobre sua morfologia. A magnificação de imagens permite identificar alterações capilares locais e poderá aumentar a acurácia do exame endoscópico comparado aos achados histopatológicos[29]. *Narrow-band Imaging* é uma tecnologia emergente que tem como princípio físico a otimização das características espectrais dos filtros ópticos (RGB), cuja profundidade de banda é estreitada, resultando em diferentes imagens. Ela permite distinguir os diversos níveis das camadas da mucosa e aumenta o contraste entre a superfície epitelial e a microarquitetura vascular subjacente. Como as neoplasias podem alterar essa trama microvascular durante seu processo de angiogênese, há muita expectativa de que esta nova tecnologia contribua para melhor caracterizar as NSGI[13].

O endoscopista moderno deve ter boa formação oncológica, com alto índice de suspeição para neoplasia em todo exame de endoscopia digestiva. O profissional motivado, bem-preparado, descansado e adequadamente remunerado, o paciente cooperativo e o endoscópio com boa imagem são condições indispensáveis para detecção das NSGI. Em exame endoscópico meticuloso, para diagnóstico endoscópico das NSGI, deve-se estar atento às alterações mínimas, como leve irregularidade da mucosa, alteração da coloração, tendendo a hiperemia, friabilidade às biópsias, às vezes erosões e muco aderido. Serve como orientação não menosprezar estas alterações, para não confundi-las com lesões pépticas e, mais perigoso ainda, não coletar material biológico adequado.

CORRELAÇÃO DO ASPECTO ENDOSCÓPICO COM A POSSIBILIDADE DE INVASÃO LINFÁTICA

A leitura do artigo publicado pelo grupo nipônico liderado por Takuji Gotoda[5] é imprescindível para aqueles que se interessam por este assunto. Os autores estudaram 5.265 pacientes gastrectomizados com dissecção linfonodal para câncer gástrico precoce no *National Cancer Center Hospital* e no *Cancer Institute Hospital* e no Japão. Estratificaram as lesões segundo a morfologia, o tamanho, o grau de diferenciação celular e o tipo histológico e correlacionaram com os achados de invasão linfonodal.

Observaram (Quadro 13.1) que os cânceres intramucosos diferenciados (1.230), com tamanho ≤ 30mm não apresentaram metástase linfonodal, enquanto para o mesmo grupo com lesões > 31mm (417) a metástase linfonodal ocorreu em 1,7% dos casos.

Ainda neste grupo, para as lesões indiferenciadas (1.369), a metástase linfonodal variou de 1,3% a 7,3%.

Gotoda e cols. observaram também (Quadro 13.2) que quando o câncer invadiu a submucosa, dependendo do tamanho da lesão, a metástase linfonodal ocorreu em 6,9% a 22,4% dos tumores diferenciados (n = 1.846). Entretanto, quando se estratificaram as lesões acometendo até o terço proximal da submucosa (Sm1), bem diferenciadas, sem invasão linfovascular (223), a metástase linfonodal ocorreu em 0,9%. Neste grupo, nas lesões ≤ 30mm, nenhuma apresentava metástase linfonodal (Quadro 13.3).

Quadro 13.1. Metástases linfonodais em câncer intramucoso de acordo com o tamanho e a histologia da lesão (n = 3.016 casos)[5]

Tamanho	Total	MLn	%	Diferenciada	MLn	%	Indiferenciada	MLn	%
≤ 10mm	357	4	1,1	257	0	0,0	100	4	4,0
≤ 20mm	767	4	0,5	455	0	0,0	312	4	1,3
≤ 30mm	927	10	1,1	518	0	0,0	409	10	2,4
> 31mm	965	47	4,9	417	7	1,7	548	40	7,3
Total	3.016	65	2,2	1.647	7	0,4	1.369	58	4,2

MLn = metástases linfonodais.

Quadro 13.2. Metástases linfonodais em câncer invasor da submucosa de acordo com o tamanho e a histologia da lesão (n = 1.186 casos)[5]

Tamanho	Total	MLn	%	Diferenciada	MLn	%	Indiferenciada	MLn	%
≤ 10mm	99	8	8,1	70	6	8,6	29	2	6,9
≤ 20mm	437	56	12,8	266	32	12,0	171	24	14,0
≤ 30mm	567	106	18,7	344	56	16,3	223	50	22,4
> 31mm	743	130	17,5	411	92	22,4	332	38	11,4
Total	1.846	300	16,3	1.091	186	17,0	755	114	15,1

MLn = metástases linfonodais.

Quadro 13.3. Metástases linfonodais de acordo com o tamanho do tumor, envolvendo a Sm1, sem invasão linfovascular, do tipo histológico diferenciado (n = 223 casos)[5]

Tamanho	Número	MLn	%
≤ 10mm	28	0	0,0
≤ 20mm	59	0	0,0
≤ 30mm	58	0	0,0
> 31mm	78	2	2,6
Total	223	2	0,9

MLn = metástases linfonodais.

CRITÉRIOS PARA TRATAMENTO ENDOSCÓPICO

A mucosectomia endoscópica é alternativa ao tratamento cirúrgico curativo para o CGP. Esta abordagem poderá ser indicada quando a possibilidade de comprometimento linfático ou vascular for mínima ou inexistente. Além disso, outros fatores deverão ser devidamente analisados, incluindo: a opinião do paciente após as devidas explicações das alternativas de tratamento, as condições clínicas para gastrectomia, a experiência e motivação do cirurgião e do endoscopista para abordagem oncológica correta da doença em questão, o perfil e as condições técnicas da instituição onde os profissionais atuam.

O Quadro 13.4 pontua os critérios expandidos para o tratamento local do câncer gástrico precoce de acordo com os resultados de Gotoda e cols.[5].

TÉCNICAS ENDOSCÓPICAS DISPONÍVEIS E RESULTADOS

As indicações para o tratamento endoscópico do CGP são baseadas na avaliação da possibilidade de cura completa após sua ressecção[37]. As alternativas técnicas por endoscopia podem ser classificadas em dois grandes grupos: as terapias que destroem os tecidos neoplásicos e as que preservam estes tecidos. Entre as primeiras, destacam-se o *laser*, a terapia fotodinâmica e a cauterização com gás de argônio. Estas técnicas têm como grande inconveniente a não obtenção de espécime para exame anatomopatológico, devendo ser consideradas apenas na impossibilidade da segunda alternativa em pacientes de alto risco cirúrgico.

As terapias endoscópicas que preservam os tecidos para exame anatomopatológico incluem a ressecção endoscópica da mucosa (mucosectomia) e a dissecção endoscópica da submucosa (DES). A DES tem recebido maior atenção dos endoscopistas japoneses, ultimamente, por se tratar de método de ressecção em monobloco, permitindo a avaliação das margens vertical e horizontal da lesão com maior precisão, aspecto fundamental para garantir o tratamento oncologicamente correto[12].

Quadro 13.4. Critérios de expansão para o tratamento local do carcinoma gástrico superficial de acordo com os resultados de Gotoda e cols.[5]

Critério	MLn	95% IC
Câncer intramucoso, diferenciado, sem invasão linfovascular, independente de úlcera, < 3cm	0/1.230; 0%	0% a 0,3%
Câncer intramucoso, diferenciado, sem invasão linfovascular, sem úlcera, independente do tamanho	0/929; 0%	0% a 0,4%
Câncer intramucoso, indiferenciado, sem invasão linfovascular, sem úlcera, < 3cm	0/141; 0%	0% a 2,6%
Sm1, diferenciado, sem invasão linfovascular, < 3cm	0/145; 0%	0% a 2,5%

MLn = incidência de metástases linfonodais; IC = intervalo de confiança.

Técnicas de mucosectomia

São várias as técnicas de mucosectomias. Na maioria delas, a mucosa é ressecada utilizando-se alça diatérmica em laçada única. Entretanto, em lesões maiores que 10mm, poderá ser necessário fatiar a lesão (técnica de *piecemeal*)[16], para maior segurança, pois a apreensão única de grande volume tecidual aumenta o risco de perfuração.

Princípios técnicos básicos da mucosectomia

Delimitação da lesão

A lesão deve ser lavada e corada, utilizando-se corante de superfície, como o índigo-carmim. A superfície mucosa normal que circunda as margens da lesão é cuidadosamente marcada com pontilhados de coagulação ou endoclipes metálicos, a cerca de 2mm da margem da lesão, permitindo a orientação dos limites da ressecção durante o procedimento[6,9].

Injeção submucosa

A parede do trato gastrointestinal é composta por quatro camadas principais: (1) mucosa, (2) submucosa, (3) muscular e (4) serosa. Devido ao tecido conjuntivo mais frouxo da submucosa, a injeção de solução nesta camada promove a separação da camada mucosa da muscular própria e, com isso, minimiza os riscos de perfuração da parede gástrica durante a mucosectomia. Várias soluções podem ser utilizadas para esta finalidade, tornando mais protrusa determinada lesão e facilitando sua ressecção: salina hipertônica, glicose hipertônica a 20% e a 50%, salina com adrenalina[6], solução salina[27], manitol[26], hialuronato de sódio[35] e, mais recentemente, hidroxipropil metil celulose a 0,4%[2]. O volume total a ser injetado depende do tipo de solução e do tamanho da lesão, sendo importante a injeção de quantidade suficiente para levantar toda a área a ser removida. A mucosa normal distal à lesão é inicialmente puncionada, a fim de que ela se apresente mais facilmente no campo de visão do endoscópio. Se, após a injeção adequada na submucosa, a lesão não se eleva completamente, deve-se levantar a hipótese de invasão da submucosa, o que aumenta as chances de perfuração da parede e diminui a probabilidade de ressecção curativa.

Injeção e corte (inject and cut)

Nesta técnica, após demarcação da lesão, é feita a injeção submucosa de solução salina (20 a 30ml), com ou sem adrenalina. A adrenalina diminui o tempo de absorção da solução, mantendo a lesão elevada por período mais longo, além de diminuir o sangramento da submucosa. São utilizadas alça diatérmica, para apreensão da lesão, e corrente elétrica mista de corte e coagulação, para ressecção. As lesões maiores que 10mm, devido ao risco de pega excessiva de tecido e perfuração, devem ser ressecadas por partes, tipo *piecemeal*, o que exige reconstituição dos múltiplos fragmentos para análise anatomopatológica adequada. O espécime ressecado deve ser preparado e fixado, ainda na sala de endoscopia, por profissional treinado. Hosokawa e Yoshida[7] publicaram 440 casos de mucosectomias utilizando essa técnica, com índice global de 72,3% de ressecção completa da lesão, tendo sido considerada curativa em 63% dos casos. O índice de recidiva foi de 8,4% (37 casos), porém não houve óbito devido à doença após tratamento cirúrgico complementar ou observação.

Injeção, tração e corte (inject, lift and cut)

Esta técnica exige a utilização de endoscópio de canal duplo. A injeção submucosa é realizada de maneira convencional. A alça diatérmica é introduzida por um dos canais do endoscópio e mantida aberta, envolvendo a lesão. Uma pinça de apreensão é colocada pelo outro canal, passando por dentro da ponta da alça que está aberta e apreendendo a lesão. A tração da lesão facilita a adaptação da alça em torno da mesma para que se proceda à eletrossecção. Takekoshi e cols.[30] ressecaram 266 lesões utilizando essa técnica, sendo 83,5% dos casos considerados curativos. Doença residual ou recorrência foram identificada em 44 casos, sendo 27 (61,3%) tratados endoscopicamente e 17 (6%) encaminhados para cirurgia.

Injeção, pré-corte e corte (inject, precut and cut)

Técnica descrita, em 1988, por Hirao e cols.[13] tem início com a delimitação da lesão com pontos isolados de eletrocoagulação. A seguir, injeta-se na submucosa solução salina hipertônica associada a adrenalina para prevenir o sangramento local. Realiza-se incisão em torno da lesão com estilete endoscópico (*needle-knife*), expondo a submucosa e demarcando toda a área a ser ressecada. Pinça de apreensão é introduzida através do segundo canal, para elevar uma das margens da lesão, enquanto a alça diatérmica envolve toda a peça na submucosa. A pinça é removida e a base é seccionada com corrente de corte. Hirao e cols.[6] realizaram 113 ressecções de CGP com esse método, das quais 103 (91,2%) foram curativas. Os outros 10 casos foram encaminhados para gastrectomia. A sobrevida em 5 anos dos 103 casos considerados curativos com tratamento endoscópico foi de 85,2%.

Técnica de sucção com CAP (cap-fitted panendoscope)

Os métodos de sucção exigem a utilização de cilíndro de material plástico transparente (*cap*), que é adaptado à ponta do endoscópio convencional. Com isso, a lesão é aspirada para o interior do *cap*, facilitando sua apreensão com alça e ressecção, principalmente em áreas onde o campo de visão se apresenta de forma tangencial, como na cárdia e nas paredes anterior e posterior do corpo gástrico.

A mucosectomia com *cap*, descrita por Inoue e cols.[10], é um refinamento simples e fácil dentre as diversas técnicas. Após a demarcação em torno da lesão e a injeção submucosa de solução salina, aspira-se o tecido elevado para dentro do cilindro, seguido de laçada com alça diatérmica semilunar previamente aberta em calha interna do *cap*, envolvendo todo o conteúdo aspirado. Subseqüentemente, a sucção é liberada e a lesão apreendida é empurrada para fora do cilindro, sendo seccionada com corrente de corte. Somente lesões com até 5 a 10mm podem ser removidas em monobloco com margem endoscópica livre suficiente utilizando essa técnica[23]. Tanabe e cols.[31] compararam essa técnica com a *strip biopsy* e observaram menor risco de sangramento (10,2% *versus* 20,5%) e maior facilidade técnica. Entretanto, as desvantagens são a dificuldade em determinar se toda a lesão foi aspirada e a presença de fibrose tecidual ou reação desmoplástica, que pode inviabilizar a aspiração da lesão[23].

Técnica de sucção e ligadura elástica

Esta técnica utiliza um *kit* de ligadura elástica de varizes esofágicas acoplado à ponta de um endoscópio convencional. A lesão é aspirada, a banda elástica é aplicada, com ou sem injeção submucosa prévia, e a lesão torna-se polipóide. Em seguida, é realizada "polipectomia" simples com alça diatérmica, acima ou abaixo da ligadura[15].

Técnicas de dissecção endoscópica da submucosa (DES)

As técnicas de mucosectomias proporcionam a remoção em monobloco de lesões de, no máximo, até 15 a 20mm de extensão, sendo as lesões maiores ressecadas de modo fracionado (*piecemeal*). Atualmente, as técnicas de DES permitem a ressecção de grandes lesões em monobloco e de maneira mais precisa do que as técnicas convencionais de mucosectomias, estendendo as indicações para o tratamento endoscópico do CGP[4]. Hirao e cols.[6] foram os primeiros a relatar a incisão da mucosa em torno da lesão utilizando estilete (*needle-knife*) para determinação precisa da área a ser removida. A DES consiste em realizar a incisão da mucosa em torno da lesão e remoção de toda a área, em única peça, com dissecção da camada submucosa, utilizando estiletes endoscópicos diatérmicos em vez de alças. Entretanto, a DES exige maior habilidade do endoscopista, maior tempo de treinamento e leva mais tempo para ser realizada que a mucosectomia com alça[37].

Antes da realização do procedimento, é importante a observação precisa das margens da lesão, utilizando a cromoendoscopia com índigo-carmim e/ou magnificação, quando necessário. Inicialmente, são feitas as marcações com eletrocautério na mucosa normal a 5mm da margem da lesão, com corrente de coagulação. Em seguida, toda a área demarcada é elevada por injeção submucosa. Em geral, a solução salina a 0,9% é preferida para a injeção, mas o hialuronato de sódio tem demonstrado manter a elevação submucosa por mais tempo, tornando a dissecção mais precisa e segura[35]. Pequenas quantidades de adrenalina e índigo-carmim são freqüentemente misturadas à solução para injeção. A mucosa é incisada externamente às marcações utilizando vários instrumentos endoscópicos de dissecção, enquanto que a elevação da mucosa é mantida. Após a incisão circunferencial de toda a área demarcada, um estilete é inserido nessa abertura e o tecido submucoso é dissecado, utilizando-se vários tipos de acessórios para remover toda a mucosa comprometida em única peça. A seguir, alguns detalhes técnicos dos principais métodos de DES conhecidos.

DES utilizando o IT-knife[19,20,24]

O *IT-knife* (*insulated-tipped diathermic knife*) é um instrumento para incisão endoscópica desenhado por Hosokawa e Yoshida[7] que consiste em pequena esfera de cerâmica acoplada à ponta de estilete diatérmico de alta freqüência. A cerâmica funciona como isolante da ponta do estilete, permitindo a incisão e dissecção mais segura da mucosa e da submucosa, minimizando a ocorrência de perfuração por lesão térmica acidental da camada muscular própria.

Nesse método, após a injeção submucosa de solução salina, pequeno orifício é feito na mucosa, permitindo a inserção da esfera de cerâmica do *IT-knife*. O mesmo instrumento é utilizado para o restante do procedimento, que inclui a incisão circunferencial da mucosa intacta em torno da lesão e a remoção da mucosa comprometida por dissecção da camada submucosa abaixo da mesma. Ono e cols.[21] publicaram estudo utilizando o *IT-knife* em 488 tumores, com ressecção completa em monobloco em 96% dos casos. Durante o período de acompanhamento, não houve recorrência.

DES utilizando hialuronato de sódio e cap cilíndrico (ST hood)

Esta técnica, desenvolvida por Yamamoto e cols.[36], utiliza elevação submucosa de longa duração com o hialuronato de sódio para dissecção submucosa mais segura com o *needle-knife*. Pequeno cilindro transparente de material plástico acoplado à ponta do endoscópio (*ST hood – small-calibre-tip transparent hood*) é utilizado para abrir espaço sob a mucosa incisada, facilitando o controle dos movimentos do estilete. Este acessório permite a incisão submucosa sob visão direta, proporcionando a determinação mais precisa dos limites vertical e lateral das margens ressecadas[37]. Pequenos vasos submucosos podem ser coagulados individualmente, com o eletrocautério em corrente de coagulação. Yamamoto e cols.[36] realizaram 307 ressecções gástricas com esse método, 91% das quais em monobloco, sem relato de perfuração.

DES utilizando estilete em gancho (hook knife)

A ponta do estilete em gancho (*hook knife*), desenvolvida por Oyama e Kikuchi[22], é disposta em ângulo reto, com 1mm de tamanho, facilitando tração tecidual e eletrossecção. Comparado com o *needle-knife*, a segurança na dissecção é maior porque o tecido submucoso é apreendido, tracionado e seccionado sob visão mais próxima, principalmente quando se utiliza em conjunto com o *cap* cilíndrico transparente. Este estilete tem função de rotação que permite ao endoscopista selecionar a melhor direção do gancho, que deve ser sempre paralela à camada muscular própria, a fim de evitar perfuração.

DES utilizando estilete flexível (flex knife)

A ponta do *flex knife*, desenhado por Yahagi e cols.[34], é formada por fio trançado curvo, como pequena alça. O cateter é macio e flexível. Comparado com o *needle-knife*, o *flex knife* parece ser mais seguro na redução de risco de perfuração da camada muscular devido à forma arredondada de sua ponta e sua maior flexibilidade. A extensão do estilete além da bainha pode ser ajustada para diferentes situações. Como a porção distal da bainha é mais larga e funciona como limitador, o endoscopista pode controlar mais facilmente a profundidade da incisão. Um cilindro transparente na ponta do endoscópio também é útil para melhor visualização do campo operatório.

DES utilizando estilete de ponta triangular (triangle-tip knife)

O *triangle-tip knife* (*TT-Knife*) funciona como um acessório multifuncional que serve para a realização de todos os passos técnicos da DES, como marcação, incisão da mucosa, dissecção submucosa e até a hemostasia. Com a sua ponta triangular, o *TT-knife* permite a tração tecidual antes da eletrossecção, assim como a secção tecidual no sentido lateral e sua ponta romba diminuem as chances de perfuração da camada muscular. Inoue e cols.[9] realizaram a DES com *TT-knife* em 78 casos, sendo 63 lesões gástricas, todas ressecadas em monobloco. A perfuração gástrica ocorreu em sete casos, todos tratados com aplicação de clipes metálicos, sem mortalidade.

Watanabe e cols.[33] avaliaram a evolução clínica de 229 pacientes submetidos a 245 ressecções endoscópicas de CGP, comparando a DES com as técnicas convencionais de mucosectomias. Em relação às lesões > 10mm, as taxas de ressecção em bloco (91,3% *versus* 63,6%) e ressecção completa (85,9% *versus* 51,5%) foram significativamente maiores nos pacientes submetidos à DES, em comparação às técnicas de mucosectomia convencionais.

COMPLICAÇÕES

As complicações de ressecções endoscópicas de neoplasias superficiais incluem dor abdominal, peritonite localizada, sangramento e perfuração. O sangramento é a complicação mais comum, mas a perfuração é mais freqüente na técnica de DES, quando comparada à mucosectomia clássica[17]. Embora a perfuração seja a mais temida, com taxas que variam de 0,8% a 5,6%[8], mesmo as de grande tamanho podem ser tratadas com aplicações de endoclipes, com sucesso[1,17].

Todas elas são abordadas sem cirurgia inicialmente, com tratamento endoscópico e/ou conservador. O monitoramento do paciente e equipe médica dedicada, com exames clínicos seriados, auxiliados por exames de sangue e métodos de imagens, garantem a segurança dessa abordagem[17].

ACOMPANHAMENTO

Não há consenso em relação ao intervalo de acompanhamento de pacientes submetidos a mucosectomia endoscópica de CGP. No entanto, alguns aspectos são importantes na tentativa de padronizar o seguimento. As lesões ressecadas em monobloco que preencheram todos os critérios de cura, com análise criteriosa da peça cirúrgica evidenciando margens de ressecção vertical e horizontal livres, podem ser acompanhadas anualmente, embora seja empírico. Entretanto, as lesões com ressecção em *piecemeal* ou aquelas em monobloco, mas com dúvida em relação às margens de ressecção, com histologia indefinida quanto ao grau de diferenciação, devem ser acompanhadas a intervalos mais curtos, na tentativa de diagnóstico de lesão residual ou recidiva, na perspectiva de nova ressecção endoscópica e, às vezes, cirúrgica.

Na prática, tem sido recomendado o acompanhamento endoscópico com biópsias a cada 3 meses no primeiro ano, a cada 6 meses no segundo ano, e anualmente, a partir do terceiro ano[25].

Yamamoto e Kita[37] preconizam, na suspeita endoscópica de CGP, com biópsias evidenciando tumor bem diferenciado, a avaliação da invasão de submucosa por endoscopia e/ou ecoendoscopia. Se houver suspeita de que a lesão esteja restrita à mucosa, avalia-se a extensão da mesma por cromoscopia e/ou magnificação de imagens. Se na peça de ressecção for confirmado tumor bem diferenciado, sem invasão linfática ou vascular e a margem da ressecção estiver livre, o paciente é considerado curado e o acompanhamento é o convencional (anual). Se a margem de ressecção estiver comprometida, deve-se realizar acompanhamento endoscópico precoce com nova ressecção endoscópica ou, se não for possível, o tratamento cirúrgico deve ser indicado. Em paciente de alto risco para gastrectomia, se não for possível a ressecção do tecido residual, deve-se avaliar a complementação com técnicas de fulguração (*laser*, argônio etc.).

A técnica mais utilizada para tratamento endoscópico de CGP é a de mucosectomia com injeção submucosa (*strip biopsy*). Em artigo de revisão sobre esta técnica, Tada e cols.[28] preconizam acompanhamento anual, se a ressecção for considerada completa, ou, nos casos de ressecção incompleta, quando se consegue realizar nova ressecção considerada eficaz. Se lesão residual for observada durante o acompanhamento e na nova ressecção houver suspeita de invasão de submucosa, indica-se tratamento cirúrgico em função de metástases mais freqüentes nessas situações, em comparação a lesões limitadas à mucosa. Deve-se estar atento também para a possibilidade de lesões metacrônicas. Nesse artigo, em acompanhamento de 321 pacientes após a mucosectomia, foram observados nove casos de lesões metacrônicas.

Apesar de a técnica de DES ser considerada, a princípio, mais curativa (pois possibilita ressecção em monobloco), Miyamoto e cols.[18] recomendam acompanhamento de 3 em 3 meses no primeiro ano, 6 em 6 meses no segundo ano e, depois, anualmente, com biópsias, ultra-sonografia e tomografia computadorizada de abdome, para avaliar a presença de metástases. Em 30 de 123 pacientes com CGP submetidos à ressecção em monobloco que preencheram os critérios para acompanhamento, (em média de 6 meses) observou-se recidiva em três. Estes pacientes foram operados, e um deles já apresentava invasão de submucosa por ocasião da operação.

Conclui-se que são necessários novos estudos sobre ressecção endoscópica de lesões neoplásicas superficiais, com acompanhamento mais longo, para definir o intervalo ideal entre os exames endoscópicos.

REFERÊNCIAS BIBLIOGRÁFICAS

1. Albuquerque W, Arantes V. Large gastric perforation after endoscopic mucosal resection. *Endoscopy* 2004; 36:752-3.

2. Arantes V, Albuquerque W, Lima DCA *et al*. Endoscopic mucosal resection (EMR) with a new solution: 0.4% Hydroxypropyl Methylcellulose (HPMC). *Gastrointest Endosc* 2006; 63(5):AB247 (T1517).

3. Ballantyne KC, Morris DL, Jones JA. Accuracy of identification of early gastric cancer. *Br J Surg* 1987; 74:618-9.

4. Ferreira M, Oyama T. Câncer gástrico superficial: ressecção endoscópica. *In*: Linhares E, Lourenço L, Sano T eds. *Atualização em câncer gástrico*. São Paulo: Tecmedd, 2005: 129-44.

5. Gotoda T, Yanagisawa A, Sasako M et al. Incidence of lymph node metastasis from early gastric cancer: estimation with a large number of cases at two large centers. Gastric Cancer 2000; 3:219-25.

6. Hirao M, Masuda K, Asanuma T et al. Endoscopic resection of early gastric cancer and other tumors with local injection of hypertonic saline-epinephrine. *Gastrointest Endosc* 1988; 34:264-9.

7. Hosokawa K, Yoshida S. Recent advances in endoscopic mucosal resection for early gastric cancer. *Gan To Kagaku Ryoho* 1998; 25(4):476-83.

8. Ida K, Katoh T, Nakajima T et al. Outcome after using EMR according to standard guideline for endoscopic treatment of early gastric cancer. *Stomach Intestine* 2002; 37:1137-43.

9. Inoue H, Sato Y, Sugaya S et al. Endoscopic mucosal resection of early-stage gastrointestinal cancers. *Best Pract and Res Clin Gastroenterol* 2005; 19(6):871-87.

10. Inoue H, Takeshita K, Hori H et al. Endoscopic mucosal resection with a cap-fitted panendoscope for esophagus, stomach, and colon mucosal lesions. *Gastrointest Endosc* 1993; 39:58-62.

11. Japanese Gastric Cancer Association. Japanese classification of gastric carcinoma. English 2 ed. *Gastric Cancer* 1998; 1:10-24.

12. Kumai K. Indications of endoscopic submucosal dissection for early gastroenterological cancer: advantages and disadvantages. *Endosc Dig* 2004; 16:703-8.

13. Kuznetsov K, Lambert R, Rey JF. Narrow-band imaging: potencial and limitations. *Endoscopy* 2006; 38:76-81.

14. Longo WE, Zucker KA, Zedon MJ et al. Detection of early gastric cancer in an agressive endoscopy unit. *Am Surg* 1989; 55(2):100-4.

15. Masuda K, Fuzisaki J, Suzuki H et al. Endoscopic mucosal resection using a ligating device (EMRL). *Endosc Dig* 1993; 5:1215-9.

16. Matsushita M, Hajiro K, Okazaki K et al. Endoscopic mucosal resection of gastric tumors located in the lesser curvature of the upper third of the stomach. *Gastrointest Endosc* 1997; 45:512-5.

17. Miami S, Gotoda T, Ono H et al. Complete endoscopic closure of gastric perforation induced by endoscopic resection of early gastric cancer using endoclips can prevent surgery. *Gastrointest Endosc* 2006; 63(4):596-601.

18. Miyamoto S, Muto S, Yoshida M et al. A new technique for endoscopic mucosal resection with an insulated-tip electrosurgical knife improves the completeness of resection of intramucosal gastric neoplasms. *Gastrointest Endosc* 2002; 55(4):576-81.

19. Ohkuwa M, Hosokawa K, Boku N et al. New endoscopic treatment for intramucosal gastric tumors using an insulated-tip diathermic knife. *Endoscopy* 2001; 33:221-6.

20. Ono H, Kondo H, Gotoda T et al. Endoscopic mucosal resection for treatment of early gastric cancer. *Gut* 2001; 48(2):225-9.

21. Ono H. Endoscopic submucosal dissection for early gastric cancer. *Chin J Dig Dis* 2005; 6(3):119-21.

22. Oyama T, Kikuchi Y. Aggressive endoscopic mucosal resection in the upper GI tract: hook knife method. *Minim Invasive Ther Allied Technol* 2002; 11:291-5.

23. Rembacken BJ, Gotoda T, Fujii T et al. Endoscopic mucosal resection. *Endoscopy* 2001; 33:709-18.

24. Rosch T, Sarbia M, Schumacher B et al. Attempted endoscopic en bloc resection of mucosal and submucosal tumors using insulated-tip knives: a pilot series. *Endoscopy* 2004; 36:788-801.
25. Sakai P. Mucosectomia endoscópica. *In*: Sakai P, Ishioka S, Filho FM eds. *Tratado de endoscopia digestiva diagnóstica e terapêutica. Estômago e duodeno* (2). São Paulo: Editora Atheneu, 2001:61-71.
26. Sano T, Okuyama Y, Kobori O et al. Early gastric cancer: endoscopic diagnosis of depth of invasion. *Dig Dis Sci* 1990; 35:1340-4.
27. Tada M, Murakami A, Karita M et al. Endoscopic resection of early gastric cancer. *Endoscopy* 1993; 25:445-50.
28. Tada M, Tanaka Y, Matsuo N et al. Current status of treatment of hepatobiliary disorders in Japan: mucosectomy for gastric cancer. *J Gastroenterol* 2000; (15 suppl.):D98-D102.
29. Tajiri H, Doi T, Endo H et al. Routine endoscopy using a magnifying endoscope for gastric cancer diagnosis. *Endoscopy* 2002; 34(10):772-7.
30. Takekoshi T, Baba Y, Ota H et al. Endoscopic resection of early gastric carcinoma: results of a retrospective analysis of 308 cases. *Endoscopy* 1994; 26(4):352-8.
31. Tanabe S, Koizumi W, Kokutou M et al. Usefulness of endoscopic aspiration mucosectomy as compared with strip biopsy for the treatment of gastric mucosal cancer. *Gastrointest Endosc* 1999; 50(6):819-22.
32. The Paris Endoscopic Classification of Superficial Neoplastic Lesions. Suppl to *Gastrointest Endosc* 2003; 58(6):S3-S43.
33. Watanabe K, Ogata S, Kawazoe S et al. Clinical outcomes of EMR for gastric tumors: historical pilot evaluation between endoscopic submucosal dissection and conventional mucosal resection. *Gastrointest Endosc* 2006 63(6):776-82.
34. Yahagi N, Fujishiro M, Imagawa A et al. Endoscopic submucosal dissection for the reliable en bloc resection of colorectal mucosal tumors. *Dig Endosc* 2004; 16:S89-S92.
35. Yamamoto H, Kawata H, Sunada K et al. Success rate of curative endoscopic mucosal resection with circumferential mucosal incision assisted by submucosal injection of sodium hyaluronate. *Gastrointest Endosc* 2002; 56:507-12.
36. Yamamoto H, Kawata H, Sunada K et al. Successful en bloc resection of large superficial tumors in the stomach and colon using sodium hyaluronate and small-caliber-tip transparent hood. *Endoscopy* 2003; 35:690-4.
37. Yamamoto H, Kita H. Endoscopic therapy of early gastric cancer. *Best Pract Res Clin Gastroenterol* 2005; 19(6):909-26.

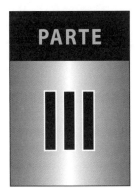

INTESTINOS

Isquemia Mesentérica Aguda

Capítulo 14

Paulo Roberto Savassi-Rocha
Luiz Fernando Veloso
Herbert Motta de Almeida

INTRODUÇÃO

A isquemia mesentérica (IM) é condição grave, pouco freqüente e, por este motivo, pouco lembrada no momento do exame clínico, o que contribui para as elevadas morbidade e mortalidade. Trata-se de afecção complexa e multifatorial.

A IM é conseqüência do fluxo insuficiente de sangue para parte ou todo o intestino. A expressão dessa insuficiência é variável em intensidade, podendo ocorrer desde aumento da permeabilidade da mucosa até necrose transmural do intestino.

A IM pode ser aguda ou crônica, de acordo com a forma de instalação da doença, se abrupta ou paulatina ao longo de meses ou anos.

A isquemia mesentérica aguda (IMA) pode ocorrer pela presença de obstáculo ao fluxo arterial (por trombose arterial mesentérica [TAM] – ou embolia arterial mesentérica [EAM] ou venoso (por trombose venosa mesentérica [TVM]). Pode ocorrer, ainda, na ausência de trombos ou êmbolos, por vasoconstrição arterial secundária a hipovolemia, redução do débito cardíaco, hipotensão e uso de drogas vasoconstritoras (aminas vasoativas, digitálicos e cocaína, entre outras), como também por aumento da demanda de oxigênio consumido pelo intestino (p. ex., em pacientes em uso de nutrição enteral). Na ausência de oclusão vascular, a IMA é denominada não-oclusiva (IMANO).

A IMA representa de 1% a 2% das afecções gastrointestinais agudas e é responsável por 1% das admissões hospitalares em hospitais gerais[2]. Sua incidência parece estar aumentando, o que pode estar relacionado ao envelhecimento da população, ao aumento da prevalência de fatores relacionados à aterosclerose, ao desenvolvimento da tecnologia de manutenção da vida de pacientes críticos, além da melhoria dos meios diagnósticos[2,10].

A IMA está entre as causas de abdome agudo mais desafiadoras pelas dificuldades no diagnóstico oportuno e manejo adequado, sem o que resulta em necrose e perda de parte ou de todo o intestino e, freqüentemente, na morte do paciente[37].

Apesar do grande avanço no conhecimento sobre a fisiopatologia e o tratamento da IMA, a morbimortalidade associada a ela permanece elevada. Estudo retrospectivo multicêntrico francês[6], que comparou os períodos de 1980 a 1985 e 1990 a 1995, constatou que a mortalidade diminuiu de 77% para 59% (p < 0,0001). Este mesmo estudo encontrou aumento no número de casos de IMA por trombose, especialmente as TVM, e recomendou a padronização da abordagem, que deve ser agressiva tanto no diagnóstico como no tratamento.

A elevada morbimortalidade associada à IMA pode ser atribuída a alguns fatores, incluindo[34]:

a. Apresentação clínica variável, o que dificulta o diagnóstico precoce, o fator isolado mais importante na determinação do prognóstico.

b. Baixas reservas orgânicas dos pacientes sujeitos à IMA, que toleram mal o estresse induzido pela doença e pelo tratamento.

c. Fenômenos secundários à IMA que mantêm e intensificam o estresse biológico, mesmo após a correção do fenômeno desencadeador, como a vasoconstrição reflexa e a síndrome da reperfusão.

O sucesso do tratamento da IMA passa, portanto, pelo diagnóstico precoce (que permita intervir em tempo oportuno, evitando a necrose intestinal e reduzindo o estresse biológico induzido pela doença), pelo controle e a otimização das funções orgânicas do paciente e pela prevenção e o tratamento do vasoespasmo reflexo[26,34].

Algumas medidas para profilaxia da IMA, embora empíricas, podem ser sugeridas com base na fisiopatologia desta doença, como será comentado oportunamente. A profilaxia da necrose intestinal na IMA, por outro lado, é fator que, comprovadamente, reduz a mortalidade e está relacionada a seu diagnóstico precoce e tratamento adequado.

FISIOPATOLOGIA

Anatomia e fisiologia

A circulação esplâncnica recebe aproximadamente 25% do débito cardíaco quando o paciente está em jejum e em repouso, sendo a maior parte destinada ao intestino[10]. Esse fluxo é distribuído por três troncos arteriais principais (tronco celíaco e artérias mesentéricas superior e inferior) que se intercomunicam, principalmente, através dos vasos pancreaticoduodenais, da arcada de Riolan e da arcada marginal de Drummond[2,10]. Apesar dessa circulação múltipla, a obstrução aguda da artéria mesentérica superior (AMS), isoladamente, é suficiente para causar isquemia.

O fluxo de sangue para as camadas da parede intestinal é auto-regulado. Mesmo com pressões de perfusão de apenas 30mmHg, o fluxo adequado pode ser mantido por meio do direcionamento do sangue para as camadas de maior atividade metabólica[2,10]. Além disso, a taxa de extração de oxigênio (TEO) aumenta à medida que o fluxo sanguíneo diminui, mantendo o consumo de oxigênio normal mesmo com redução de 50% a 75% do débito arterial esplâncnico[2,10].

Lesão tecidual secundária à isquemia

Quando os mecanismos de regulação do fluxo arterial e de extração de oxigênio não são suficientes para a manutenção do metabolismo aeróbico, alterações metabólicas e estruturais surgem, resultando em aumento da permeabilidade capilar, edema e acúmulo de líquidos na luz do intestino. A mucosa, especialmente as vilosidades, é a sede das alterações mais precoces. Se a isquemia persiste, as lesões estruturais evoluem até a ocorrência de necrose transmural do intestino.

Esses fenômenos tendem a se agravar por alterações secundárias que surgem nos vasos arteriais e por ação de produtos do metabolismo anaeróbico e de endotoxinas que passam à circulação sistêmica como conseqüência da perda de função de barreira da mucosa intestinal.

Vasoespasmo reflexo

Na IMA ocorre, inicialmente, vasodilatação reflexa, seguida de vasoconstrição. Se a obstrução for de curta duração, o fluxo se restabelecerá. Caso dure por período superior a 30 a 240 minutos, a vasoconstrição persistirá, mesmo que o obstáculo seja removido.

Boley e Kaleya[2] concluíram que a vasoconstrição mesentérica reflexa exerce importante papel no desenvolvimento da isquemia intestinal, tanto na forma oclusiva como na não-oclusiva. Mesmo na isquemia por trombose da veia mesentérica superior, o vasoespasmo reflexo ocorre e é lesivo[17].

Lesão por reperfusão

O metabolismo anaeróbico que ocorre durante o período de isquemia gera metabólitos e ativa mediadores biológicos capazes de lesar os tecidos. Essas substâncias atuam localmente durante o período de isquemia e, após a reperfusão do tecido isquemiado, induzem lesões à distância, quando alcançam a circulação sistêmica. Sabe-se que a produção dessas substâncias é intensificada pela mudança do metabolismo anaeróbico para aeróbico. Tem sido atribuído a elas papel importante na patogênese da lesão celular na IMA. Os principais metabólitos e mediadores implicados incluem os radicais livres de oxigênio (superóxido e peróxido de hidrogênio e radicais livres hidroxil), fator ativador de plaquetas, metabólitos do ácido aracdônico e endotoxinas bacterianas[2].

Os mecanismos pelos quais essas substâncias são formadas e induzem lesão são variados e ainda não estão completamente estabelecidos. O papel do bloqueio da síntese ou da ação dessas substâncias no tratamento da IMA tem sido estudado, mas, até o momento, nenhuma conclusão foi transferida para a prática clínica.

O mecanismo mais completamente estudado é o de formação e ação de radicais livres de oxigênio. Essas substâncias são muito importantes na lesão por reperfusão. Quando o metabolismo é aeróbico, a adenosina formada pela quebra da adenosina trifosfato (ATP) é convertida em hipoxantina que, pela ação da xantina desidrogenase, é transformada em ácido úrico. Durante o período de isquemia, ocorrem a conversão da xantina desidrogenase em xantina oxidase e o acúmulo de grande quantidade de hipoxantina no citoplasma. Quando ocorre reperfusão do tecido isquêmico, a hipoxantina volta a ser metabolizada, porém pela ação da xantina oxidase que se acumulou. Como resultado, o ácido úrico é formado, mas também surge grande quantidade de radicais livres de oxigênio como metabólitos. Os radicais livres induzem então, local e sistemicamente, peroxidação de lipídios, lesão da membrana celular, aumento da permeabilidade capilar e degradação do tecido conjuntivo, desencadeando a síndrome da resposta inflamatória sistêmica, que pode evoluir para falência múltipla de órgãos[2]. A lesão desencadeada pelos radicais livres tende a se perpetuar, uma vez que as alterações da parede celular atraem leucócitos que, ativados, liberam mais radicais livres. Este fenômeno de perpetuação parece ser mais intenso na isquemia não-oclusiva, possivelmente por apresentar flutuação na intensidade da deficiência do fluxo arterial[11,22].

DIAGNÓSTICO

O diagnóstico baseia-se no quadro clínico e na realização de exames complementares.

Quadro clínico

A apresentação clínica da IMA é muito variável. A dor abdominal é o sintoma mais freqüente (75% a 98% dos casos) e com intensidade inicial discrepante dos achados ao exame físico[30].

Exoneração intestinal pode ocorrer precocemente na apresentação da doença. Outros sintomas usualmente significam complicações, como perfuração e necrose intestinais. Eles incluem distensão abdominal, sangramento gastrointestinal, vômitos, febre, choque e sinais de peritonite[27,30].

Na fase inicial, antes que ocorra a necrose do intestino, a manifestação tende a variar de acordo com a etiologia da IMA. Do mesmo modo, a história pregressa e os fatores de risco que cada paciente apresenta podem sugerir a etiologia (Quadro 14.1)[31]. Na fase tardia, quando a necrose do intestino acometido já ocorreu, o quadro clínico tende a ser o mesmo, independente da causa.

A chave para o diagnóstico precoce está na identificação de pacientes com sinais precoces e inespecíficos, mas com fatores de risco para IMA[28,34]. Por esse motivo, o aspecto mais importante da história clínica a ser considerado é a identificação desses fatores de risco. Os principais incluem:

a. Idade acima de 60 anos.

b. Doença por aterosclerose em outros vasos arteriais (doença coronariana, doença vascular oclusiva da aorta abdominal, dos vasos dos membros inferiores ou da carótida).

c. Fontes de êmbolos arteriais (arritmias cardíacas, infarto agudo do miocárdio recente).

Quadro 14.1. Características clínicas dos diferentes tipos de IMA

Tipo	Características
EAMS	Dor abdominal súbita, intensa, periumbilical na apresentação Fonte de êmbolos presente (arritmia cardíaca, infarto agudo do miocárdio recente) Outros episódios de embolia Sexto ou sétimo decênio
TAMS	História prévia de angina abdominal Início insidioso dos sintomas
IMANO	Dor abdominal ausente em até 25% dos pacientes Dor de início insidioso Pacientes graves com fatores de risco para má perfusão esplâncnica (baixo débito cardíaco, uso de aminas vasoativas) Evolução pós-operatória insatisfatória (dor persistente ou que ressurge, intolerância à introdução da dieta, distensão abdominal)
TVM	História de trombofilias ou de trombose venosa profunda ou embolia pulmonar Início insidioso das manifestações clínicas Pós-operatório de operações abdominais com complicações inflamatórias ou infecciosas intra-abdominais (peritonite secundária) ou de operações sobre o baço ou o pâncreas

d. Estados de baixo débito cardíaco (hipovolemia, pós-operatório de grandes cirurgias cardiovasculares ou abdominais, insuficiência cardíaca congestiva).

e. Estados hiperdinâmicos com má perfusão periférica (sepse, hipotensão arterial).

f. Uso de substâncias vasoconstritoras (digitálicos, cocaína, aminas vasoativas).

g. Nutrição enteral (por aumento não regulável do consumo de oxigênio no intestino).

Pacientes com as manifestações clínicas descritas, ainda que inespecíficas, sem explicação para as mesmas e com fatores de risco para IMA, devem ser submetidos à propedêutica o mais rapidamente possível. A morbidade decorrente de complicações dessa abordagem agressiva e invasiva é menor que a da IMA, quando empregada em pacientes com fatores de risco[3].

Exames complementares

Alguns exames, embora tenham especificidade e sensibilidade baixas para IMA, servem para reforçar a suspeita clínica, facilitando a indicação de exames sensíveis e específicos (que são, muitas vezes, invasivos). Eles contribuem para que a abordagem agressiva, desejável e preconizada em pacientes selecionados não gere morbidade em excesso, a ponto de inviabilizá-la por porcentagem excessiva de exames negativos.

O *hemograma* quase sempre mostra leucocitose com desvio para a esquerda e hemoconcentração. A intensidade da leucocitose tende a guardar relação com a extensão da necrose intestinal. É um exame inespecífico[24,26].

O *coagulograma* geralmente não está alterado na IMA, exceto na TVM, quando pode ser anormal.

A *gasometria arterial* tem especial valor no diagnóstico de acidose metabólica, que ocorre precocemente e pode estar relacionada com disfunção hepática, aumento do fosfato sérico e metabolismo anaeróbio[13,20,29].

Entre as *dosagens enzimáticas* (desidrogenase lática, fosfatase alcalina, amilase, aspartato aminotransferase e creatinofosfoquinase [CPK total]), a CPK total dosada no líquido peritoneal é a única a elevar-se precocemente, na primeira hora de isquemia [18].

O *fosfato sérico*, no passado considerado marcador sensível e precoce de IMA, demonstrou-se pouco sensível, especialmente em lesões que acometem segmentos curtos do intestino e em fases precoces[36].

O *lactato D* é um marcador que se eleva precocemente, mas é necessário excluir peritonite e perfuração intestinal, que também elevam seu nível sérico e peritoneal[18].

A *alfa glutationa S-transferase* (αGST), enzima citosólica envolvida na ligação, no transporte e na depuração de uma série de substâncias endógenas e exógenas, pode ser utilizada como marcador precoce de isquemia intestinal, sendo superior aos testes bioquímicos convencionais[9,15].

O *ácido graxo ligado a proteína do intestino humano* é um marcador precoce e promissor, ainda em fase de estudos. É marcador de necrose de enterócitos maduros, ou seja, daquelas células localizadas nas extremidades das vilosidades intestinais, que são as primeiras a sofrer com a má perfusão intestinal[19].

A *tonometria intestinal* constitui a medida do pCO_2 intraluminal, através de sondas especiais, e serve como estimativa do pH da parede intestinal. É pouco usada.

A *radiografia simples do abdome* tem a finalidade de afastar outras causas de abdome agudo. As alterações decorrentes de IMA que podem estar presentes só surgem tardiamente e estão relacionadas com a instalação de íleo vascular, necrose intestinal e/ou peritonite.

A *colonoscopia* e a *sigmoidoscopia* podem ser úteis em casos selecionados de colite isquêmica, principalmente nos casos de IMA no pós-operatório de operações cardiovasculares (especialmente aquelas sobre a aorta abdominal).

A *laparoscopia* é útil para excluir outras causas de abdome agudo. Não é um método seguro para o diagnóstico de IMA, por avaliar apenas a superfície serosa das alças intestinais, cujas alterações ocorrem apenas tardiamente. Além disso, o pneumoperitônio pode ser causa de IMA, devendo o procedimento durar o menor tempo possível e ser realizado com pressão intra-abdominal inferior a 20mmHg.

Ultra-sonografia abominal com ecodoppler bidimensional

É método útil no diagnóstico de obstruções dos segmentos proximais dos vasos mesentéricos, sendo incapaz de identificar obstruções distais (Figura 14.1). Mesmo os pacientes com segmentos proximais pérvios à ultra-sonografia deverão prosseguir a propedêutica.

Na TVM, o aumento de ecogenicidade no trajeto da veia mesentérica superior, causado pelo acúmulo de material intraluminar (trombo), pode ser observado na quase totalidade dos casos.

Além disso, podem ser identificados sinais precoces de isquemia intestinal que, embora inespecíficos, sugerem o diagnóstico, quando correlacionados com outros da-

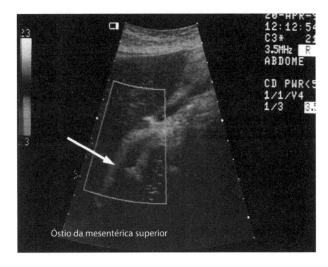

Figura 14.1. Ecodoppler bidimensional dos vasos mesentéricos. Em destaque, óstio da artéria mesentérica superior sem fluxo arterial (IMA por TAM).

dos clínicos. Podem ser observados edema da parede e da mucosa intestinais, redução do peristaltismo, irregularidades e esfoliação da mucosa intestinal.

A presença de gás no interior dos vasos do sistema porta extra e/ou intra-hepático sugere necrose intestinal e é um sinal tardio e de mau prognóstico.

Tomografia computadorizada

Tem características similares às da ultra-sonografia quanto aos segmentos dos vasos que permite estudar. É bom método para identificação de trombose da veia porta e das veias mesentéricas. Tem a vantagem de não ser limitada pela presença de gás nas alças intestinais, o que freqüentemente ocorre nas fases mais tardias da IMA e no íleo pós-operatório e limita o uso da ultra-sonografia (Figura 14.2). Deve ser realizada pela

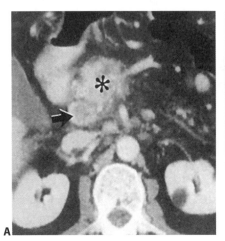 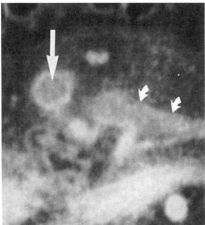

Figura 14.2. Tomografia computadorizada do abdome com contraste iodado (fase venosa). Observar conteúdo heterogêneo, denso, na luz das veias mesentérica superior, esplênica e porta, correspondendo a trombo (IMA por TVM).

técnica *multislice* ou helicoidal, com cortes finos (3 a 5mm) e injeção venosa de contraste iodado (100 a 150ml) a uma velocidade de 2 a 4ml/s. Com esta técnica a tomografia fornece visualização adequada das veias abdominais. Isquemia mesentérica não pode ser excluída pela angio-tomografia[43].

Angiorressonância

Embora similar à tomografia e à ultra-sonografia no diagnóstico de IMA, a angiorressonância consome mais tempo para sua realização, não oferece opções terapêuticas e é de difícil emprego em pacientes criticamente enfermos.

Angiografia

A despeito da evolução técnica de métodos não-invasivos (ultra-sonografia, tomografia e angio-ressonância), a aortografia e a arteriografia seletiva da AMS e, eventualmente, da artéria mesentérica inferior (AMI) são os exames padrão ouro para o diagnóstico de IMA, sendo os únicos métodos confiáveis para avaliação do leito esplâncnico distal.

O procedimento permite que fundamentos da terapêutica da IMA sejam alcançados, incluindo:

a. Diagnóstico precoce.

b. Definição do tipo de isquemia e localização do nível da oclusão quando presente.

c. Acesso para infusão de drogas vasodilatadoras.

d. Avaliação do resultado das medidas terapêuticas sobre os vasos mesentéricos.

O método apresenta algumas limitações. A arteriografia não avalia o estado de perfusão das alças intestinais, caracterizando somente o estado anatômico dos vasos mesentéricos. A arteriografia deve ser realizada, na IMA, após as medidas iniciais de ressuscitação, depois que o choque e a instabilidade hemodinâmica estiverem controlados. De preferência, o paciente não deve estar em uso de aminas vasoativas. Além disso, a angiografia permite estudar as veias mesentéricas e a veia porta ainda que de forma menos detalhada que os vasos arteriais. A IMANO pode ser confundida com TVM em alguns casos[5]. A angiografia digital é superior à convencional, especialmente quanto ao estudo dos vasos do sistema porta.

Siegelmann e cols.[39] descreveram quatro critérios diagnósticos angiográficos para vasoespasmo esplâncnico:

1. Estreitamento da origem de ramos da artéria mesentérica superior.

2. Dilatação alternada com estreitamento dos ramos intestinais (sinal da corda de lingüiça).

3. Espasmo das arcadas mesentéricas.

4. Fraco enchimento dos vasos intramurais.

Devem ser pesquisados a forma e o calibre dos vasos arteriais principais, seus ramos e a circulação colateral. Defeitos de enchimento devem ser procurados nas fases arterial e venosa.

TRATAMENTO

O sucesso terapêutico na IMA depende do diagnóstico precoce e da rápida restauração do fluxo sanguíneo intestinal. O restabelecimento do fluxo de sangue pode ser realizado por método clínico, por procedimentos endovasculares percutâneos, por cirurgia ou, mais freqüentemente, por associação de mais de um destes métodos. A terapêutica de escolha varia com o tipo de IMA.

Medidas iniciais

Os fatores predisponentes ou precipitantes de IMA devem ser corrigidos. É comum que pacientes com IMA apresentem-se com instabilidade hemodinâmica, hipovolemia e distúrbios hidroeletrolíticos e ácido-básicos.

A correção desses distúrbios, com otimização das funções orgânicas, é etapa fundamental para o sucesso do tratamento e deve anteceder às medidas específicas. Deve ser ressaltado que muitas das drogas usadas com esse intuito podem ser causa de piora da perfusão intestinal, e a escolha das opções medicamentosas deve levar este aspecto em consideração. Deve ser evitado, dentro do possível, o uso de aminas vasoativas, digitálicos e propranolol, pelo efeito vasoconstritor que estas drogas apresentam.

O metabolismo anaeróbico aumenta a necessidade de carboidratos e o uso de soluções glicosadas (frutose 1,6 difosfato ou glicose) aumenta as chances de sobrevida do intestino isquêmico.

Os antibióticos têm, pelo menos, dois efeitos desejáveis importantes na IMA e devem ser usados em todos os pacientes. A translocação bacteriana é fenômeno possível e provável em todos os pacientes, e o uso de antibióticos pode minorar as complicações sépticas. Alguns pacientes apresentarão peritonite no momento do diagnóstico. Além disso, está definido que os antibióticos, tanto por via endovenosa como oral, são capazes de reduzir a população bacteriana no intestino, o que aumenta sua tolerância à isquemia. A associação de aminoglicosídeo com metronidazol ou clindamicina é a preferida. As doses devem ser ajustadas de acordo com as condições clínicas do paciente (função renal, principalmente). Ainda quanto ao uso de antibióticos, cabe ressaltar que alguns apresentam atividade antitrombótica (cefotaxima, gentamicina, cefoperazona, cefoxitina, tobramicina e penicilina), o que pode ser desejável em alguns casos (TVM, TAM).

Medidas específicas

Vasodilatadores

O papel dos vasodilatadores no tratamento da IMA inclui a profilaxia e o tratamento da vasoconstrição reflexa. Embora os primeiros estudos tenham sido realizados em pacientes com EAM ou TAM, os vasodilatadores devem ser usados em todos os pacientes com IMA, independente do tipo. Na IMANO esta é, freqüentemente, a única medida específica necessária (Quadro 14.2).

Quadro 14.2. Agentes vasodilatadores empregados na IMA

Vasodilatador	Dose/Via intra-arterial	Controle
Papaverina	30 a 60mg/h	Arteriografia, dependendo dos achados clínicos
Fenoxibenzamina	Bolo de 0,2mg/kg; infusão 0,7mg/kg por 1 hora	Angiografia depois de 1 hora de uso
Prostaglandina E1	Bolo de 20µg; infusão 60µg/24h, máximo de 72 horas	Angiografia depois do bolo e dependendo dos achados clínicos
Laevodosina	Bolo 2ml; infusão de 2,4ml/h	Angiografia depois do bolo

Modificado de Trompeter e cols.[43].

A droga mais testada e usada é a papaverina. Trata-se de vasodilatador direto potente, metabolizado no fígado e de meia-vida curta. Deve ser usada na dose de 30 a 60mg/hora e infundida na concentração de 1mg/ml, em solução salina, através de cateter intra-arterial posicionado seletivamente na AMS[3,44-46].

O mesmo cateter utilizado para arteriografia deve ser mantido em posição seletiva e usado para infusão da papaverina. Deve ser evitada a infusão de outras drogas no mesmo cateter, principalmente heparina, por incompatibilidade química. A principal complicação do uso da droga é a hipotensão arterial por migração do cateter para a aorta. O cateter deve ser fixado à pele e manipulado o mínimo possível.

O tratamento com vasodilatadores deve ser iniciado tão logo se firme o diagnóstico de IMA, sendo mantido por até 72 horas, ou até que haja evidências de que o vasoespasmo arterial cessou (Figura 14.3). Mesmo durante os procedimentos cirúrgicos, a infusão não deve ser interrompida. A infusão de papaverina é interrompida quando a arteriografia, realizada 30 minutos após a suspensão desta droga, não mostra sinais de vasoconstrição mesentérica. A papaverina pode ser usada por até 5 dias sem complicações importantes.

Vale ressaltar que o estímulo para a vasoconstrição pode ser mantido por leucócitos ativados ou estados hemodinâmicos sistêmicos que induzem má perfusão de tecidos (ver fisiopatologia). Por este motivo, é conveniente manter cuidadosa observação do paciente mesmo após a melhora do vasoespasmo e interrupção do uso do vasodilatador e, a qualquer sinal de piora ou não melhora do quadro clínico, a arteriografia deve ser repetida para pesquisar novo vasoespasmo reflexo. Estes pacientes devem ser examinados, pelo menos, a cada 4 horas.

Outros vasodilatadores, como fenoxibenzamina, prostaglandina E1 e laevodosina, podem ser utilizados como alternativa à papaverina (Quadro 14.2).

Fibrinolíticos

Em casos selecionados de EAM, a embolectomia pode ser substituída por tratamento fibrinolítico. Simo e cols.[40] relataram índice de sucesso de mais de 70% com o

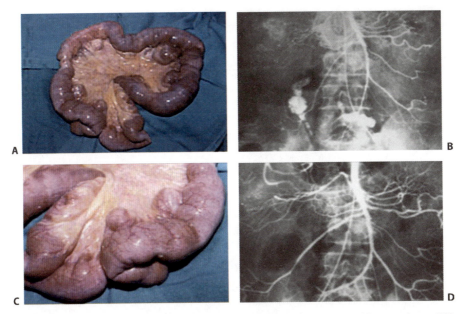

Figura 14.3. Aspecto peroperatório e arteriografia seletiva da artéria mesentérica superior na IMA não-oclusiva antes (**A** e **B**) e após (**C** e **D**) a infusão de papaverina. Observar o calibre dos vasos antes (**B**) e depois (**D**) do início da infusão contínua intra-arterial seletiva de papaverina.

uso de fibrinolíticos. A avaliação da viabilidade das alças intestinais fica prejudicada quando a laparotomia não é realizada. Assim, é necessário cumprir rigorosamente os critérios de seleção de pacientes para que essa abordagem seja segura.

Os principais critérios de seleção para tratamento fibrinolítico[4, 21] na EAM são:

1. Dor com menos de 12 horas de evolução.
2. Oclusões parciais da artéria mesentérica (pelo menos alguns ramos jejunais devem estar patentes).
3. Ausência de sinais peritoneais e/ou acidose grave e/ou insuficiência orgânica grave.

A droga mais freqüentemente empregada é a estreptoquinase. A dose e o tempo de uso são muito variáveis. Doses de 5.000 a 10.000U/hora tendem a restabelecer o fluxo 30 a 80 horas depois do início da infusão, enquanto que doses elevadas (acima de 1.200.000U) são efetivas em 3 horas de tratamento[23]. Em nosso serviço, tivemos a oportunidade de tratar um paciente com EAM através da infusão intra-arterial (na AMS) de estreptoquinase na dose de 250.000U em bolo, seguida da infusão de 2.000U/minuto em infusão contínua. A reperfusão ocorreu 3 horas após o início do tratamento[35] (Figura 14.4).

Nessa abordagem, os cuidados com o paciente devem ser ainda mais intensivos. Arteriografias seriadas devem ser realizadas para avaliação do resultado do tratamento e detecção de complicações. A piora, ou a não melhora do quadro clínico, quando a arteriografia mostra reperfusão arterial e controle do vasoespasmo, pode ocorrer por necrose de segmento revascularizado tardiamente ou síndrome da reperfusão desen-

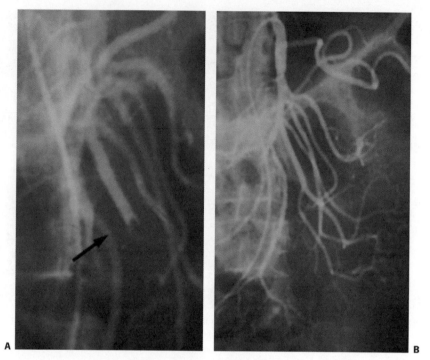

Figura 14.4. Arteriografia seletiva da AMS na EAM. Êmbolo em ramo secundário jejunal (**A**). Arteriografia do mesmo paciente 3 horas após a infusão intra-arterial (seletiva da AMS) de estreptoquinase, mostrando recanalização completa da artéria (**B**).

cadeada pela recanalização do vaso. Esse diagnóstico diferencial pode ser difícil de ser feito clinicamente, obrigando a realização da laparotomia exploradora. Esta não deve ser retardada em caso de dúvida diagnóstica.

Anticoagulantes

No tratamento da IMA por TVM, está estabelecido que o uso de anticoagulantes é necessário e conveniente, especialmente quando não se encontra causa removível para a TVM (p. ex., inflamação e infecção intra-abdominais), que deve sempre ser investigada. Os pacientes devem ser anticoagulados por 90 a 180 dias. Nas outras causas de IMA, o papel dos anticoagulantes não está definido e, provavelmente, é preferível não usar, pelo menos na fase aguda da doença. Após o equilíbrio das funções orgânicas, a maioria dos pacientes com IMA receberá anticoagulação profilática. Os casos de IMANO são a exceção, não devendo receber anticoagulação na maioria das vezes.

Agentes antioxidantes

Várias substâncias têm sido estudadas e testadas (a maioria ainda fora de ensaios clínicos) na profilaxia e no tratamento da lesão tecidual induzida pela isquemia[36]. Entre estas drogas, algumas apresentam bons resultados, principalmente quando administradas antes do início da isquemia. Os agentes mais estudados são o alopurinol, a superóxido dismutase, o dimetil sulfoxide, a naloxona, os corticóides, o manitol e, mais recentemente, o lazaróide U-74500[A]. O uso desta droga, em cães, protege o intestino delgado da lesão por isquemia e reperfusão quando administrada 30 minutos antes do início da isquemia[41]. É possível que, no futuro, essas substâncias venham a ter aplicação profilática em operações da aorta abdominal.

Tratamento cirúrgico

Objetivos

O papel do tratamento cirúrgico, na IMA, pode ser o de restabelecer o fluxo sanguíneo, avaliar a viabilidade do intestino (antes e/ou depois do tratamento instituído) e/ou ressecar segmentos intestinais inviáveis.

A laparotomia deve ser longitudinal, mediana e medioumbilical, de modo a permitir ampliação quando necessária. Deve-se realizar completo inventário da cavidade abdominal.

Uma vez confirmado o diagnóstico, deve-se determinar a viabilidade intestinal. Nas oclusões arteriais, a revascularização deve preceder a avaliação da viabilidade das alças intestinais, exceto nos casos em que o intestino apresentar-se francamente necrosado.

Avaliação da viabilidade intestinal

Na determinação da viabilidade das alças normais ou francamente necróticas, é suficiente a inspeção. Por outro lado, nos casos intermediários, esta avaliação é mais difícil e exige outros métodos.

Os principais métodos disponíveis para avaliação peroperatória da viabilidade intestinal são:

a. Critérios clínicos.

b. Dopplerometria.

c. Termometria.

d. Uso de corantes.

e. Oximetria.

f. Eletromiografia.

É importante ressaltar que esses métodos avaliam apenas a viabilidade das alças no momento da cirurgia e não predizem a vitalidade intestinal tardia[38].

Os *critérios clínicos* falham em até 50% dos casos intermediários. Após revascularização de alças intestinais, a limitação do método é ainda maior.

As alças de coloração rósea são habitualmente viáveis, enquanto que as de cor escura, tendendo ao negro, flácidas, com conteúdo líquido sanguinolento, de odor característico, sugerem necrose. A mucosa é a camada mais sensível à isquemia e é a primeira a sofrer alterações, devendo por isso ser avaliada.

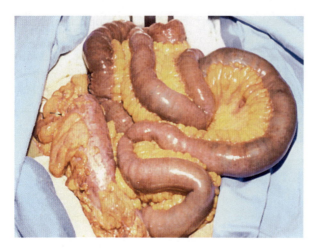

Figura 14.5. Aspecto peroperatório de alças intestinais em paciente com IMA não-oclusiva. Observar que segmentos claros intercalam-se com outros escuros ao longo de segmento de intestino delgado.

A ausência de peristaltismo sugere hipoxia intestinal. Por outro lado, contrações espasmódicas no intestino desvascularizado podem ser observadas.

Na IMANO, os pulsos arteriais tendem a ficar pouco definidos devido ao vasoespasmo, e por isso não é conveniente usar este parâmetro na avaliação da viabilidade intestinal. Nestes casos, costuma ocorrer alternância de segmentos claros e escuros, muito sugestivos desta condição (Figura 14.5). O uso de soluções salinas mornas na cavidade diminui o vasoespasmo e pode facilitar a avaliação do pulso arterial.

O *Doppler* e o *laser-Doppler* são eficazes na diagnóstico de necrose, especialmente na IMA de origem arterial. Nas fases iniciais da TVM, seu valor é limitado porque os segmentos onde há isquemia sem necrose não são identificados e, por este motivo, seu valor preditivo negativo é de 69%[25].

A *termometria* baseia-se no princípio de que a diferença de temperatura entre as margens mesentérica e antimesentérica do intestino (normalmente de 1,6°C) diminui para menos de 0,5°C quando há necrose. Também tem maior utilidade na IMA de origem arterial e mista. Na TVM, só é útil nas fases iniciais, já que o gradiente térmico desaparece antes que ocorra necrose[32].

A *fluoresceína*, quando injetada em veia periférica na dose de 10mg/kg de peso, confere aos tecidos coloração amarelada. À inspeção sob luz ultravioleta (lâmpada de Wood), as alças viáveis apresentam fluorescência homogênea 3 a 5 minutos após a injeção da substância. É método eficaz, rápido e barato, além de ser o mais utilizado.

A *oximetria*, realizada na superfície da alça intestinal, pode ser utilizada como parâmetro de perfusão por ser proporcional ao fluxo sanguíneo tecidual. É efetiva, simples e apresenta elevados valores preditivos. A oximetria de pulso é mais simples e tão efetiva quanto a de superfície e é, por isso, a preferida. A saturação de oxigênio maior que 80% indica intestino viável. Se a saturação estiver entre 70% e 80%, o risco de fístula é inferior a 10%, e se estiver entre 60% e 70%, o risco de fístula é maior que 75%.

A *eletromiografia*, por medir função intestinal que é alterada pela isquemia, parece ser mais confiável do que os parâmetros baseados no fluxo sanguíneo ou no aspecto das alças intestinais[38]. A técnica mais recomendável é a bipolar. As extremidades de eletrodo bipolar de 6mm são introduzidas na parede intestinal em posição subserosa.

O eletrodo é conectado aos terminais de braço esquerdo e perna esquerda do eletrocardiógrafo, realizando-se o registro gráfico. A presença de ondas lentas constitui critério absolutamente seguro de vitalidade do intestino. O desaparecimento temporário daquelas ondas indica isquemia reversível, e sua ausência completa sugere necrose.

Mesmo usando-se todos os métodos descritos acima, em número significativo de pacientes haverá dúvidas quanto à vitalidade intestinal, especialmente a longo prazo. Em outras palavras, mesmo que se defina que uma alça é viável em dado momento, não há métodos que predigam com segurança que esta mesma alça não sofrerá necrose algumas horas depois[33]. Por este motivo, freqüentemente, será necessária reavaliação da vitalidade das alças em outro momento. A relaparotomia (*second-look*) cumpre este papel, especialmente quando segmento grande de intestino está sendo avaliado.

A laparoscopia, realizada através de trocarte deixado para este fim na fossa ilíaca esquerda, pode ser opção à relaparotomia[42]. O uso de óxido nitroso, um vasodilatador, para realização do pneumoperitônio, no lugar do dióxido de carbono, pode ser mais vantajoso (Figura 14.6).

Definidas as áreas de intestino inviável, a ressecção deve ser realizada. Se o segmento acometido for o intestino delgado ou o cólon direito e as margens estiverem inequivocamente viáveis, pode-se realizar a reconstrução do trânsito no mesmo ato operatório. Se o cólon esquerdo tiver de ser ressecado, houver peritonite generalizada, ou se existirem dúvidas quanto à viabilidade do intestino remanescente, deve-se optar por realização de estomias com reconstrução do trânsito intestinal em outro momento.

A indicação e a natureza do tratamento cirúrgico dependem do tipo de IMA.

Na TAM, usualmente a lesão está localizada próximo à origem da AMS na aorta e o endotélio é anormal (quase sempre o trombo sobrepõe-se à placa aterosclerótica instável). A revascularização pode ser realizada por tromboendarterectomia ou *bypass*. A extensão da doença aterosclerótica na aorta abdominal (próximo à emergência dos vasos esplâncnicos) e nos outros vasos mesentéricos deve ser considerada na escolha da técnica a ser empregada. A arteriografia contribui para o estadiamento local da doença aterosclerótica. A técnica mais simples deve ser escolhida em termos individuais.

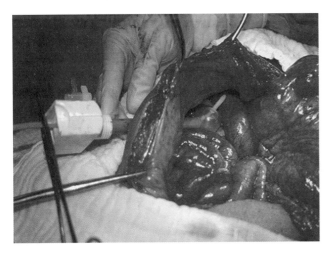

Figura 14.6. Detalhe do posicionamento de trocarte na fossa ilíaca esquerda para *second-look* por laparoscopia. Notar a sonda de Foley, com o balonete insuflado, posicionada de modo a evitar lesões de alças intestinais pelo trocarte.

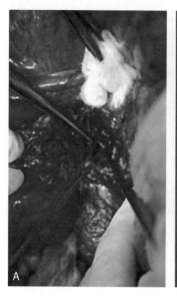 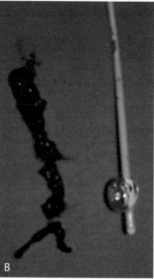

Figura 14.7. Aspecto peroperatório de EAM. A AMS está dissecada próximo a sua origem na aorta. Arteriotomia evidenciando êmbolo no interior da artéria (**A**). Detalhe do êmbolo removido da artéria com cateter de Fogarty (**B**).

Na EAM, a embolectomia é a técnica de revascularização de escolha, especialmente nos casos em que o êmbolo estiver localizado em vaso proximal à artéria ileocólica (Figura 14.7). Deve-se estar atento ao fato de que, na EAM, há mais de um êmbolo envolvido em pelo menos 50% dos casos[1]. A embolectomia deve ser a mais completa possível, o que freqüentemente constitui limitação da técnica. Portanto, mesmo com a recanalização arterial e o controle do vasoespasmo demonstrado pela arteriografia, os cuidados devem ser intensivos e a relaparotomia pode ser necessária.

Na IMANO e na TVM, o tratamento cirúrgico é usado, principalmente, para definir a vitalidade intestinal e ressecar alças inviáveis. Na TVM, a embolectomia pode ser realizada durante a operação, mas os resultados são insatisfatórios devido ao elevado índice de recidiva da trombose. Nestes casos, a trombólise medicamentosa por infusão de trombolíticos (estreptoquinase, uroquinase ou RTPa), através de cateter posicionado na veia porta por via transepática através de punção da veia jugular interna, tem sido descrita com bons resultados.

A laparotomia deve ser indicada na IMANO e na TVM nas seguintes situações:

a. Quando não ocorrer melhora da dor abdominal com as medidas tomadas (vasodilatadores e/ou trombolíticos).
b. Desenvolvimento de sinais peritoneais durante o tratamento.
c. Pneumoperitônio à radiografia simples de abdome.
d. Deterioração do estado geral do paciente (sangramento gastrointestinal, instabilidade hemodinâmica etc.).

A decisão por relaparotomia deve ser tomada na primeira intervenção e não deve ser mudada depois. Não existem critérios superiores ou iguais aos da avaliação peroperatória na definição da necessidade do *second-look*.

A relaparotomia deve ser realizada 18 a 48 horas depois da primeira intervenção, podendo ser antecipada na vigência de deterioração do quadro clínico.

Ainda existem dúvidas, na literatura, quanto ao valor da relaparotomia programada, quando comparada à de demanda. O índice de 35% de relaparotomias programadas não terapêuticas deve ser comparado com a ausência de sinais seguros para indicar a necessidade de nova laparotomia, na escolha da abordagem do paciente. Naqueles com IMANO, parece ser mais sensato optar pela relaparotomia programada quando grandes áreas de intestino apresentarem viabilidade duvidosa[8,12].

Técnica cirúrgica

Na EAM e na TAM, a cirurgia, além de avaliar a viabilidade intestinal e ressecar os segmentos inviáveis, objetiva revascularizar o intestino. A revascularização pode ser realizada através de embolectomia, tromboendarterectomia ou *bypass*, de acordo com a seguinte técnica[14]:

Acesso aos vasos mesentéricos

1. Incisão mediana ampla (Figura 14.8*A*).
2. Exposição da artéria mesentérica por meio de tração, superiormente, do cólon transverso (Figura 14.8*B*), seguida de secção completa do ligamento de Treitz e dissecção do seu peritônio até o mesentério que cobre os vasos mesentéricos (Figura 14.9).

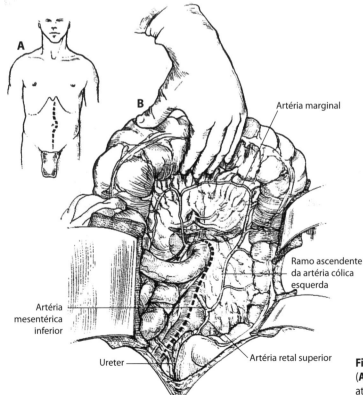

Figura 14.8. Incisão mediana ampla (**A**). Exposição da artéria mesentérica através de tração, superiormente, do cólon transverso (**B**).

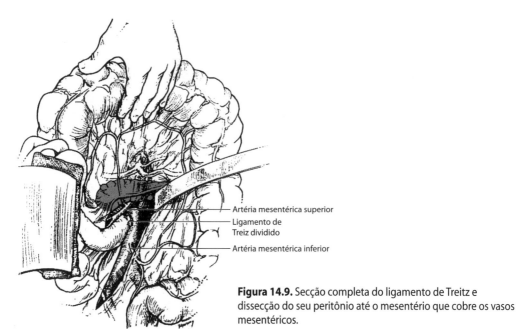

Figura 14.9. Secção completa do ligamento de Treitz e dissecção do seu peritônio até o mesentério que cobre os vasos mesentéricos.

3. Dissecção e isolamento (fita vascular) da artéria mesentérica (medial à veia mesentérica) com exposição a mais proximal possível.
4. Secção do retroperitôneo da aorta infra-renal até a artéria ilíaca comum, evitando a lesão da artéria mesentérica inferior e ureter direito (Figura 14.9).

O acesso cirúrgico é o mesmo para realização de embolectomia ou tromboendarterectomia. Uma vez definido o tipo de obstáculo, seja embólico ou trombótico, opta-se por uma das técnicas descritas a seguir.

Embolectomia

1. Clampagem dos ramos distais da AMS (Figura 14.10*B*).
2. Arteriotomia *transversa*, no tronco principal da MAS, após heparinização sistêmica, sempre que possível proximalmente à artéria cólica média (Figura 14.10*B*).
3. Introdução de cateter de Fogarty no sentido proximal e distal para remoção do êmbolo com cuidado, para não haver ruptura de AMS ou de seus ramos (Figura 14.10*C*).
4. Fechamento da arteriotomia com sutura por pontos separados ou, no caso de instabilidade do paciente, por sutura contínua (Figura 14.10*D*).
5. Aguardar 30 minutos após restabelecimento do fluxo para só então avaliar viabilidade intestinal.

Tromboendarterectomia/Bypass

Caso haja dúvidas quanto à diferenciação entre trombo e êmbolo, ou na presença de AMS doente, prefere-se a incisão longitudinal da mesma, possibilitando assim

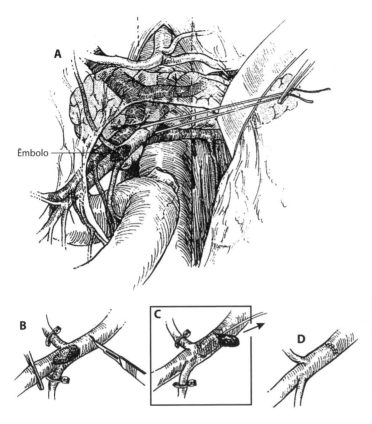

Figura 14.10. Arteriotomia *transversa* no tronco principal da AMS, sempre que possível proximalmente à artéria cólica média (**A**), clampagem dos ramos distais (**B**), embolectomia através do cateter de Fogarty (**C**) e sutura da artéria (**D**).

a realização de um *patch* (êmbolo) ou *bypass* (trombo), de acordo com o descrito a seguir:

1. Arteriotomia longitundinal proximal aos ramos da AMS (Figuras 14.11 e 14.12).

2. Retirada de êmbolo por técnica descrita anteriormente e reconstrução a partir de *patch* vascular (Figura 14.11F).

3. Secção transversal do tronco da AMS, distal ao trombo (Figura 14.11C).

4. *Bypass* ileomesentérico, término-terminal, utilizando prótese vascular ou veia safena (nos casos de contaminação cavitária), após espatulação dos cotos anastomóticos (Figura 14.11C e D).

5. Sutura contínua dos vasos com fio 5-0 de polipropileno, iniciando pelo coto proximal, seguida de clampagem da veia ou prótese (enxerto), anastomose distal, declampagem dos vasos ilíacos (restabelecer fluxo do membro inferior) e, por fim, declampagem do enxerto (Figura 14.12).

6. Cobertura do *bypass* ileomesentérico com retalho omental.

7. Aguardar 30 minutos após restabelecimento do fluxo para só então avaliar viabilidade intestinal.

O uso de prótese pode ser vantajoso devido à melhor patência a longo prazo. É preferível a utilização da artéria ilíaca comum direita. O *bypass*, a partir da aorta to-

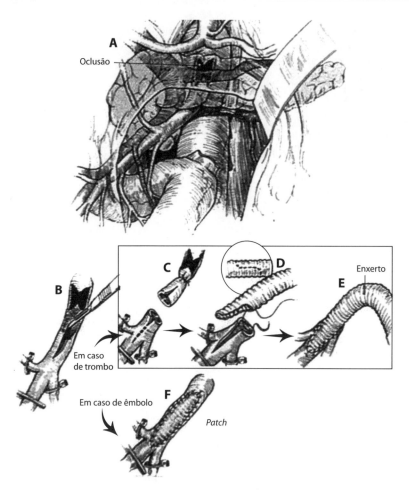

Figura 14.11. Arteriotomia *longitundinal* proximal aos ramos da AMS (**B**). *Bypass* ileomesentérico, término-terminal, utilizando prótese vascular ou, nos casos de contaminação cavitária, a veia safena, após espatulação dos cotos anastomóticos (**C** e **D**).

rácica ou da aorta infra-renal, pode ser obtido, porém com maior dificuldade técnica, consumo de tempo e associada a hipotensão após declampagem, sendo indicada apenas quando não há fluxo adequado na artéria ilíaca comum.

Resultados

Edwards e cols.[7], avaliando 76 pacientes (77 casos) com IMA, observaram que o intervalo entre o surgimento das manifestações clínicas e o tratamento foi superior a 24 horas em 63% dos casos. A trombose arterial mesentérica foi causa de IMA em 44 pacientes (58%), enquanto que a embolia ocorreu em 32 pacientes (42%). A necrose intestinal esteve presente em 81% dos casos. O tratamento cirúrgico consistiu em laparotomia exploradora isolada em 16 pacientes, ressecção intestinal isolada em 18 pacientes e revascularização em 43 pacientes, incluindo-se, neste grupo, 28 pacientes com concomitante ressecção intestinal. A mortalidade foi de 62%, e a nutrição parenteral prolongada (NPP) foi necessária em 31% dos sobreviventes. Peritonite (OR = 9,4) e necrose intestinal (OR = 10,4, p = 0,007) foram preditores de morte ou dependência de NPP.

A embolectomia ou *bypass*, associados à ressecção do intestino necrosado, são condutas recomendada para a IMA tipo obstrutiva. Entretanto, grande parte dos sobreviventes sofrem de síndrome do intestino curto, com comprometimento da qualidade de vida, já que as taxas de sobrevida de 1 e 5 anos dos pacientes com síndrome do intestino curto são elevadas (49% a 39%, respectivamente).

Melhores resultados podem ser obtidos a partir de diagnóstico e tratamento agressivos, bem como da combinação de medidas terapêuticas, como trombólise e angioplastia, evitando-se, assim, ressecções mais extensas do intestino isquêmico.

PREVENÇÃO

Dois momentos diferentes devem ser destacados ao se discutir a prevenção da IMA no pós-operatório. O primeiro refere-se à correção dos fatores que podem desencadeá-la e o segundo, à prevenção da necrose intestinal quando a isquemia já está instalada.

Os fatores desencadeantes de IMA, de modo geral e no pós-operatório especificamente, foram amplamente discutidos na seção de fisiopatologia. Parece provável que algumas medidas, especialmente em pacientes com fatores de risco, podem contribuir para diminuir o número de casos de IMA no pós-operatório: preparo pré-operatório adequado, com otimização das funções orgânicas debilitadas, diagnóstico e tratamento preciso e oportuno do abdome agudo inflamatório e manejo preciso do estado hemodinâmico, hidroeletrolítico e ácido-básico no pós-operatório. Não existem estudos prospectivos desenhados para testar essa hipótese, mas em estudos retrospectivos esses aspectos são repetidamente apontados como fatores de risco. Falta, portanto, a evidência de que a correção dos fatores de risco seja capaz de reduzir a probabilidade de IMA no pós-operatório. Embora estas sejam medidas que devam ser tomadas independentemente do impacto que causam na freqüência da IMA, um estudo desse tipo poderia estimular o monitoramento e a correção mais intensiva dos desvios da homeostase nos pacientes de risco.

Quanto à profilaxia da necrose intestinal na IMA, está bem definido o papel do restabelecimento rápido do fluxo arterial e tratamento e prevenção do vasoespasmo reflexo, através de cirurgia, radiologia intervencionista ou medicamentos.

Existem estudos em andamento que avaliam o uso de várias substâncias na prevenção da lesão tecidual induzida pela isquemia e pelo fenômeno de isquemia-reperfusão. A maior limitação ao uso dessas drogas, até o momento, é que a maioria das substâncias testadas é efetiva somente se administrada antes de o fenômeno isquêmico ter ocorrido. Possivelmente, no futuro, pelo menos nas operações sobre a aorta abdominal em que se prevê, no pré-operatório, isquemia transitória no peroperatório, essas substâncias terão aplicabilidade.

PROGNÓSTICO

Apesar do progresso obtido no conhecimento dos mecanismos etiofisiopatológicos (especialmente na IMANO) e do papel de fenômenos secundários à isquemia na

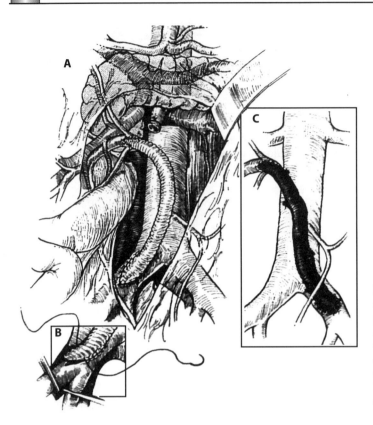

Figura 14.12. (**A**) Sutura contínua dos vasos, iniciando pelo coto proximal, seguida de clampagem da veia ou prótese (enxerto), (**B**) anastomose distal, (**C**) declampagem dos vasos ilíacos (restabelecer fluxo do membro inferior) e, por fim, declampagem do enxerto.

lesão tecidual, além da melhora do manejo desses pacientes nas unidades de tratamento intensivo, a morbimortalidade permanece elevada.

Conforme ressaltado, a mortalidade associada à IMA ainda oscila em torno de 60%, embora tenha diminuído[6].

A sobrevida reduz de 50% para 30% quando o diagnóstico é realizado 24 horas após o surgimento dos sintomas[23].

É possível que o uso de substâncias capazes de bloquear a lesão celular e a resposta inflamatória induzidas pela isquemia, e que vêm sendo testadas, leve à redução significativa dos índices de morbimortalidade associados a essa condição.

REFERÊNCIAS BIBLIOGRÁFICAS

1. Boley SJ, Brandt LT, Verth FJ. Ischemia disorders of intestines. *Curr Probl Surg* 1978; 15:5-85.
2. Boley SJ, Kaleya RN. Mesenteric ischemic disorders. *In*: Zinner MJ, Schwartz SI, Ellis H eds. *Abdominal operations*. Connecticut: Appleton & Lange, 1997:655-89.
3. Brandt LJ, Boley SJ. Non-occlusive mesenteric ischemia. *Annu Rev Med* 1991; 42:107-17.
4. Cappell MS. Intestinal (mesenteric) vasculopathy I. Acute superior mesenteric arteriopathy and venopathy. *Gastroenterol Clin of North Am* 1998; 27:783-825.
5. Clavien PA, Durig M, Harder F. Venous mesenteric infarction. *Br J Surg* 1988; 75:252-5.

6. Duron JJ, Peyrard P, Boukhtouche S, Farah A, Suc B. Acute mesenteric ischemia: changes in 1985-1995. Surgical Research Associations. *Chirurgie* 1998; 123:335-42.

7. Edwards MS, Cherr GS, Cravem TE et al. Acute occlusive mesenteric ischemia: surgical management and outcomes. *Ann Vasc Surg* 2003; 17:72-9.

8. Eypasch E, Troidl H, Mennigen R, Spangenbeger W, Balow AP. Laparoscopy via an indwelling cannula: an alternative to planned relaparotomy. *Br J Surg* 1992; 79:1368-9.

9. Gearhardt SL, Delaney CP, Senagore AJ et al. Prospective assesment of the predictive value of alpha glutatione S transferase for intestinal ischemia. *Am Surg* 2003; 69:324-9.

10. Haglund U, Bergqvist D. Intestinal ischemia – the basics. *Langenbeck's Arch Surg* 1999; 384:233-8.

11. Haglund U, Bulkeley GG, Granger DN. On the pathophysiology of intestinal ischemic injury. *Acta Chir Scand* 1987; 153:321-4.

12. Hanisch E, Schmandra TC, Enckre A. Surgical strategies – anastomosis or stoma, second look – When and why?. *Langenbecks Arch Surg* 1999; 384:239-42.

13. Jamieson WG, Lozon A, Durand D. Changes on serum phosphate levels associated with intestinal infarction and necrosis. *Surg Gynecol Obstet* 1975; 40:19-21.

14. Kazmers A. Operative management of acute mesenteric ischemia. *Ann Vasc Surg* 1998; 12:187-97.

15. Khurana S, Corbarlly MT, Manning F et al. Glutathione S-transferase: a potential new marker of intestinal ischemia. *J Pediatr Surg* 2002; 37:1543-8.

16. Krohg-Sorensen K, Line PD, Haaland T. Intraoperative prediction of ischemic injury of the bowel. *Eur J Vasc Surg* 1992; 6:518-24.

17. Laufman H. *Significance of vasospasm in vascular occlusion, thesis*. Northwestern University Medical School, Chicago, 1948.

18. Lião XL, She Y, Shi CR, Li M. Changes in body fluid markers in intestinal ischemia. *J Pediatr Surg* 1995; 30:1412-5.

19. Lieberman JM, Sacchettini J, Marks WH. Human intestinal fatty acid binding protein: report of assay with studies in normal volunteers and intestinal ischemia. *Surgery* 1997; 121:335-42.

20. May LD, Berenson MM. Value of serum inorganic phosphate in the diagnosis of ischemic bowel disease. *Am J Surg* 1983; 146:266-8.

21. McBride KD, Gaines PA. Thrombolysis of a partially occluding superior mesenteric artery thromboembolus by infusion of streptokinase. *Cardiovasc Interv Radiol* 1994; 17:164-6.

22. Newman TS, Magnusin TH, Ahrendt AS, Smith-Meek MA, Bender JS. The changing face of mesenteric infarction. *Am Surg* 1998; 64:611-6.

23. Oldenburg WA, Lau L, Rodenberg TJ, Edmonds HJ, Burger CD. Acute mesenteric ischemia: a clinical review. *Arch Intern Med* 2004; 164:1054-62.

24. Reinus JF, Brandt LJ, Boley SJ. Ischemic disease of bowel. *Gastroenterol Clin North Am* 1990; 19:319-43.

25. Savassi-Rocha PR, Diniz MTC, Ferreira JT, Lima AS, Barbosa AJD. Determination of time of disappearance of doppler signals and of thermal gradient in intestinal ischemia of venous origin and its correlation with intestinal viability. *ABCD Arq Bras Cir Dig* 1995; 10:78-83.

26. Savassi-Rocha PR, Diniz MTC, Savassi-Rocha AL. Isquemia mesentérica aguda oclusiva e não-oclusiva. *In*: Couto RC, Botini FA, Lerufo JC et al. eds. *Emergências médicas e terapia intensiva*. Rio de Janeiro: Guanabara Koogan, 2005.
27. Savassi-Rocha PR, Diniz MTC. Abdome agudo vascular: os recursos atuais do diagnóstico. *In: Emergências abdominais não-traumáticas – novas propostas*. São Paulo: Robe Editorial, 1994.
28. Savassi-Rocha PR, Diniz MTC. Insuficiência vascular mesentérica. *In*: Vinhaes JC ed. *Clínica e terapêutica cirúrgica*. Rio de Janeiro: Guanabara Koogan, 1997.
29. Savassi-Rocha PR, Lima AS. Isquemia intestinal aguda. *In*: Savassi-Rocha PR, Andrade JI, Souza C. *Abdome agudo: diagnóstico e tratamento*. Rio de Janeiro: MEDSI, 1993.
30. Savassi-Rocha PR, Lima AS. Isquemia intestinal aguda. *In*: Savassi-Rocha PR, Andrade JI, Souza C ed. *Abdome agudo: diagnóstico e tratamento*. Rio de Janeiro: MEDSI, 1993.
31. Savassi-Rocha PR, Lima AS. Recentes avanços no tratamento das síndromes isquêmicas intestinais. *In*: Castro LP, Savassi-Rocha PR, Carvalho DG eds. *Tópicos em gastroenterologia 3*. Rio de Janeiro: MEDSI, 1992.
32. Savassi-Rocha PR, Rausch M. Temperature difference betwen mesenteric and antimesenteric intestinal margins in man as a criterion of intestinal viability. *Dig Dis Sci* 1986; 31:317-8.
33. Savassi-Rocha PR, Tobon MJC, Rodrigues MAG, Barbosa AJA. Determination of the optimum point of resection in desvascularized intestinal loops by intravenous injection of paten V blue. *Braz Arch Dig Surg* 1991; 6:3-7.
34. Savassi-Rocha PR, Veloso LF. Isquemia mesentérica aguda não oclusiva. *Clin Brasil Méd Intens* 2001; 10:391-430.
35. Savassi-Rocha PR, Veloso LF. Treatment of superior mesenteric artery embolism with a fibrinolytic agent: case report and literature review. *Hepato-Gastroenterol* 2002; 49:1307-10.
36. Savassi-Rocha PR, Vigil TCV, Barbosa AJA. Effects of intraluminal injection of oxygen, 10% hipertonic glicose, perfluorcarbon and 0,9% sodium chloride on intestinal ischemia. *Braz Arch Dig Surg* 2002; 15:10-3.
37. Savassi-Rocha PR. Controvérsias na terapêutica operatória do infarto intestinal. In: Rasslan S et al. ed. *Controvérsias em cirurgia*. São Paulo: Ed Robe, 1992.
38. Semmlow JL, Orland PJ, Reddell MT, Brolin RE. Evaluation of quantitative approaches to assessment of bowel viability. *Biomed Instrm Technol* 1997; 31:591-9.
39. Siegelmann SS, Sprayregen S, Boley SJ. Angiographic diagnosis of mesenteric arterial vasoconstriction. *Radiology* 1974; 112:533-42.
40. Simo G, Echenagusia AJ, Camunez F. Superior mesenteric arterial embolism: Local fibrinollytic treatment with urokinase. *Radiology* 1997; 204:775-9.
41. Tanaka H, Zhu Y, Zhang S et al. Lazaroid U-74500A for warm ischemia and reperfusion injury of the canine small intestine. *J Am Coll Surg* 1997; 184:389-96.
42. Tola N, Portoghese A, Maniga AM. Laparoscopic second-look in acute intestinal ischemia. *Minerva Chirurg* 1997; 52:527-30.
43. Trompeter M, Brazda T, Remy CT, Vestring T, Reimer P. Non-occlusive mesenteric ischemia: etiology, diagnosis, and interventional therapy. *Eur Radiol* 2002; 12:1179-87.
44. Tsiotos GG, Mullany CJ, Zietlow S, van Heerden JA. Abdominal complications following cardiac surgery. Am J Surg 1994, 167:553-7.
45. Wilcox MG, Howard TJ, Plaskon LA. Current theories of pathogenesis and treatment of non occlusive mesenteric ischemia. *Dig Dis Sci* 1995; 40:709-16.
46. Williams LF. Mesenteric ischemia. *Surg Clin North Am* 1988; 68:331-5.

Intolerância à Lactose e Supercrescimento Bacteriano Intestinal

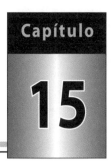

Capítulo 15

Célio Jefferson Salgado
Clarissa de Carvalho Resende
Maria de Lourdes Abreu Ferrari

INTRODUÇÃO

Muitas afecções gastrointestinais que se caracterizam por má-absorção de nutrientes são consideradas pouco freqüentes, e isso ocorre devido às dificuldades na interpretação do quadro clínico, na realização do diagnóstico e na condução do tratamento. Inúmeros estudos têm demonstrado que diversas entidades clínicas, como a intolerância à lactose e o supercrescimento bacteriano do intestino delgado, são mais prevalentes do que se imagina e merecem atenção especial.

INTOLERÂNCIA À LACTOSE

A lactose está presente no cotidiano alimentar em todas as fases da vida dos seres humanos e sob várias formas de apresentação. É encontrada nos alimentos, em especial nos laticínios, *in natura* ou processados, bem como em diversos produtos industrializados: cereais matinais, margarinas, sopas, doces, batata frita, misturas para panquecas, biscoitos e molhos para saladas. Deve-se ressaltar que a lactose pode fazer parte de outros produtos, como adoçantes artificiais em pó e medicamentos[26,33].

A lactase é uma das enzimas presentes na borda em escova da célula epitelial do intestino delgado e é responsável pela hidrólise da lactose em glicose e galactose, que são as moléculas absorvidas[26]. Nos seres humanos, a atividade máxima desta enzima ocorre logo após o nascimento. No entanto, acredita-se que, ao longo dos anos, ocorra uma redução que pode atingir até 95% da atividade enzimática inicial. Esta perda da atividade da lactase é irreversível e geneticamente programada, sendo observada na maioria dos grupos populacionais[16,33,38].

Para melhor compreensão do tema, é necessário que fiquem claras as diferenças conceituais existentes entre os termos deficiência de lactase, má-absorção de lactose e intolerância à lactose que, por vezes, são usados de forma incorreta e como sinônimos[27].

A deficiência da lactase, que pode ser primária ou secundária, caracteriza-se pela redução (hipolactasia) ou ausência (alactasia) da produção desta enzima pelo epitélio intestinal[27,33].

A deficiência primária é determinada por alterações genéticas ligadas a genes autossômicos recessivos, podendo ser congênita ou adquirida. A deficiência congênita é rara, manifesta-se logo após o nascimento e é marcada pela ausência da lactase no trato gastrointestinal. A deficiência adquirida é mais comum, sendo observada na vida adulta e manifestando-se através da hipolactasia[27,33].

A deficiência secundária manifesta-se por redução dos níveis de mais de uma enzima, sobretudo a lactase, e possui diferentes causas[27]. Ocorre em conseqüência das doenças que comprometem a arquitetura vilositária da mucosa do intestino delgado, como a doença celíaca, o linfoma difuso primário do intestino delgado e a enterite actínica, dentre outras. Pode ainda acompanhar os quadros de desnutrição e as infecções por parasitos intestinais, como a estrongiloidíase e a giardíase. Surge como conseqüência da ingestão de álcool e de determinados medicamentos. A enterite aguda por bactérias ou vírus pode ser seguida pela deficiência das dissacaridases, entre elas, a lactase. O supercrescimento bacteriano do intestino delgado, a alergia alimentar, os estados de imunodeficiência, as ressecções intestinais, a gastropatia diabética, a fibrose cística e as síndromes carcinóide e de Zollinger-Ellison também são causas de deficiência da lactase. Nas causas de deficiência secundária acima citadas, a redução da atividade da lactase pode ser transitória e reversível [27,33].

A má-absorção da lactose é a alteração laboratorial que traduz a deficiência da lactase. Corresponde à inabilidade em digerir e absorver lactose, devido ao decréscimo da atividade enzimática na borda em escova do intestino delgado[27]. Por outro lado, a intolerância à lactose é a expressão clínica caracterizada pelos sinais e sintomas decorrentes da presença da lactose não digerida e, conseqüentemente, não absorvida, na luz do íleo terminal e do cólon. A presença da lactose não absorvida no conteúdo luminal, por si só, não representa intolerância à lactose[16].

Padrões de atividade enzimática e prevalência

A deficiência de lactase é considerada, por alguns autores, o padrão fisiológico, isto é, o fenótipo normal. Esta afirmação se baseia na freqüência com que tal expressão genética é observada nos humanos. Por outro lado, existe um padrão dito anormal que é a persistência da atividade enzimática, resultado de mutação em um gene regulatório. Este padrão é encontrado na população das áreas de menor prevalência de má-absorção da lactose[15,27,33].

A persistência ou não da atividade enzimática na vida adulta depende de um polimorfismo genético[27]. Recentemente, vários pesquisadores têm realizado testes de genotipagem da base 13910 do gene da lactase, utilizando-se da reação em cadeia de polimerase, que permite a análise das seqüências C/T. Esses estudos têm demonstrado correlação do genótipo C/C-13910 à não persistência da atividade da lactase, fato comprovado pela baixa atividade desta enzima, que se mostra menor que 10 unidades/grama de proteína, nas amostras de biópsia jejunal[23]. Já os genótipos C/T-13910 e T/T-13910 relacionam-se à persistência da lactase no decorrer da vida. Testes de genotipagem como este poderão, no futuro, ser úteis na diferenciação entre os tipos primário e secundário da deficiência de lactase[24,29]. Poderão predizer, ainda na infância, quais adultos terão a incapacidade de absorver lactose, ao serem detectados indivíduos com o genótipo C/C-13910[17,23].

A prevalência mundial da deficiência da lactase varia desde 2%, nos adultos do norte da Europa, até 100%, entre os adultos asiáticos e os índios norte-americanos. No Brasil, a prevalência também sofre influência da etnia e é observada em 50% dos caucasóides, em 75% dos nordestinos, em 85% da população negra e em 100% dos orientais[27].

Pacientes intolerantes à lactose freqüentemente têm forte história familiar de sintomas semelhantes[33].

A atividade enzimática começa a decrescer antes dos 5 anos de vida, fato este comprovado por estudos com RNA mensageiro e atividade de lactase, realizados por Wang e cols.[38]. Em países subdesenvolvidos, o início do declínio pode ser precoce, devido aos danos à mucosa causados pelas infecções intestinais mais freqüentes[27].

É importante salientar que, apesar dos altos índices de prevalência de má-absorção de lactose, somente uma parcela desse grupo desenvolverá intolerância clínica à lactose.

Fisiopatologia e quadro clínico

As bases fisiopatológicas da intolerância à lactose resultam da ação osmótica que este carboidrato não absorvido exerce na luz intestinal e da sua disponibilidade como substrato para as bactérias intestinais, quando este chega intacto ao íleo terminal e ao cólon. A conseqüência natural da presença de lactose não digerida na luz intestinal é o aumento do conteúdo líquido, que se apresenta em maior quantidade ao cólon. Este, por sua vez, não consegue absorver todo o excesso de água contido no seu interior, o que faz com que as fezes fiquem mais líquidas, caracterizando-se, assim, a diarréia. O maior conteúdo de gases no cólon confere à diarréia aspecto espumoso. Nos casos da hipolactasia, até 75% da lactose ingerida passa inalterada pelo intestino delgado e chega ao cólon, onde é rapidamente metabolizada pelas bactérias colônicas[28]. Deste processo resulta a liberação de gases, entre eles o hidrogênio (H_2), que em parte é absorvido. O excesso de gás na luz intestinal provoca distensão, desconforto e dores abdominais. A mistura do gás com líquido em excesso que transita pelo intestino pode ser sentida pelo paciente, caracterizando-se, desta forma, o borborigmo. A flatulência é o resultado da eliminação, em maior quantidade, dos gases não absorvidos. Outros sintomas, como náuseas, vômitos, sensação de plenitude gástrica e cefaléia, podem ser observados nos pacientes.

Após ingestão dos alimentos que contêm lactose, os sintomas podem surgir em até 120 minutos e persistir por horas, com intensidade variável[27].

Diagnóstico

Não existe método propedêutico considerado definitivo no diagnóstico da intolerância à lactose[27]. Vários testes são utilizados com este objetivo, porém todos apresentam as suas limitações.

O teste do hidrogênio expirado é considerado, atualmente, o método mais útil no diagnóstico da má-absorção da lactose. É exame de baixo custo, simples de ser realizado e seguro para crianças e adultos[16]. A quantificação do H_2 expirado é realizada por meio da cromatografia gasosa. Após período de jejum, o exame tem início com a determinação do padrão basal do paciente, quando se colhe a primeira amostra do ar expirado. A seguir, uma dose de 50g de lactose é administrada. A partir desse momento, são colhidas amostras seriadas do ar expirado por 3 horas. A lactose não digerida chega ao intestino grosso e é utilizada como substrato no metabolismo das bactérias colônicas com a liberação de H_2, gás que não é produzido pelos seres humanos. Parte do H_2 absorvido é eliminada pelos pulmões. Um aumento igual ou superior a 20 partes por milhão (ppm) acima do valor basal caracteriza a má-absorção de lactose[33]. O aparecimento de pico precoce na excreção do H_2 sugere supercrescimento bacteriano do intestino delgado. A presença de flora não-produtora de H_2, o uso prévio de antibióticos, a diarréia aguda e a redução do pH do cólon são fatores que reduzem a produção do H_2. Por outro lado, a realização de exercícios físicos durante o exame, o uso prévio de ácido acetilsalicílico e o tabagismo podem aumentar a excreção de H_2 não relacionada à lactose[33]. É descrita freqüência de 10% de resultados falso-negativos[27].

A dosagem bioquímica da atividade das dissacaridases, não somente da lactase, e a análise semiquantitativa das enzimas por histoquímica podem ser feitas em fragmentos de mucosa jejunal. Estes exames são importantes e elucidativos, pois ajudam a definir se a causa da deficiência enzimática é primária ou secundária[27]. Entretanto, são dispendiosos, exigem técnicas mais apuradas e podem não refletir o que acontece em todo o intestino delgado[28].

O teste sanguíneo de tolerância à lactose é realizado utilizando-se uma dose oral padrão de lactose, que é administrada ao paciente em jejum. Posteriormente, são feitas dosagens seriadas da glicemia até 1 hora após a ingestão deste açúcar. A má-absorção da lactose é caracterizada quando se observa uma curva plana ou, em outras palavras, quando a maior diferença entre as glicemias é inferior a 20mg%[33]. Resultados falso-positivos e falso-negativos podem ocorrer, influenciados por variações do esvaziamento gástrico e do metabolismo da glicose[33].

Alguns exames que foram utilizados no passado para diagnosticar a intolerância à lactose, como a pesquisa de substâncias redutoras nas fezes, a determinação do pH fecal e a pesquisa de glicose nas fezes, hoje não são mais usados. Outros exames, como os testes respiratórios com lactose marcada com ^{14}C ou com ^{13}C, são inacessíveis à maioria dos pacientes[27].

É interessante salientar que, por vezes, o diagnóstico é feito simplesmente pela observação do próprio paciente. Uma anamnese cuidadosa pode ser seguida por teste dietético de prova, que consiste na retirada da lactose da dieta por algumas semanas e posterior reintrodução do açúcar. Este procedimento deve ser acompanhado por observação criteriosa das manifestações clínicas[27].

Tratamento

A maioria dos pacientes com deficiência secundária de lactase tem intolerância temporária e reversível e pode recuperar-se total ou parcialmente, dependendo da doença de base e do seu respectivo tratamento.

Na deficiência primária da lactase, o tratamento só está indicado naqueles pacientes que se queixam de intolerância clínica à lactose[32]. O grau de intolerância varia muito, e a maior parte dos pacientes não necessita de dieta totalmente isenta ou muito restrita de lactose[33]. Laticínios não devem ser totalmente eliminados da dieta, pois são fontes importantes de cálcio, fósforo e vitaminas A e D[33]. A reeducação alimentar é a abordagem inicial do tratamento, e a grande maioria dos pacientes responde bem a esta conduta.

Os vários tipos de laticínios diferem entre si quanto ao teor de carboidrato, conforme demonstrado no Quadro 15.1. O leite de vaca integral tem 5% de lactose. Deve-se dar preferência aos alimentos que contêm menor teor deste dissacarídeo, como o

Quadro 15.1. Teor de lactose nos laticínios mais comuns

MAIOR TEOR DE LACTOSE		TEOR INTERMEDIÁRIO DE LACTOSE		MENOR TEOR DE LACTOSE	
Produtos	% lactose	Produtos	% lactose	Produtos	% lactose
Leite em pó semidesnatado (sem diluição)	52	Iogurte desnatado	2,5 a 4,2	Queijo minas frescal	1,9
Leite em pó desnatado (sem diluição)	35 a 48	Coalhada caseira	3,1	Requeijão	1,6
Leite em pó integral (sem diluição)	36 a 38	Iogurte integral	2 a 3	Queijo minas meia-cura	1,1
Leite condensado	13 a 15			Leite fermentado Yakult®	0,7 a 1,3
Leite humano	7			Manteiga	< 0,4
Soro de leite	5 a 5,8			Queijo Minas curado	0,3
Leite de vaca integral	5			Mussarela	0,13
Leite de vaca desnatado	5,2			Creme de leite	0,1
Sorvetes que contém leite	3,2 a 8,4			Queijo prato	0,03
Ricota	4			Queijo parmesão duro	0,0
Ricota desnatada	4,2			Requeijão tipo catupiri	0,0

requeijão tipo catupiri, a manteiga, os queijos meia-cura a curados e o iogurte integral. Laticínios com maior teor de lactose, como o leite de mamíferos *in natura*, o soro do leite, o leite condensado, os sorvetes que contêm leite, a ricota e o leite em pó sem diluição devem ser evitados[27].

A lactase exógena pode ser utilizada de três maneiras distintas: a lactase líquida, a sólida, ou o leite com teor reduzido de lactose, isto é, pré-hidrolisado.

A lactase líquida é produzida a partir de fungos e está indicada para hidrolisar a lactose do leite. Apresenta o inconveniente de ser necessária sua adição ao alimento até 12 horas antes de seu consumo, o que muitas vezes dificulta seu uso, além de favorecer o risco de contaminação alimentar. É produto de custo elevado[27].

A lactase sólida também tem origem microbiológica, pois é produzida a partir de fungos ou bactérias. Está disponível comercialmente como cápsulas, comprimidos ou líquidos[16,27]. Deve ser ingerida no momento da refeição Láctea, para que se obtenha maior efeito, e está indicada durante a ingestão de laticínios sólidos[4]. Vários estudos comprovam sua eficácia[2,5]. No entanto, observa-se que este produto é mais caro e menos eficaz que o leite pré-digerido, o que provavelmente se deve à inativação gástrica da enzima[18,32].

Existem, no mercado brasileiro, algumas apresentações comerciais do leite de vaca com teor reduzido de lactose. São leites pré-hidrolisados, em forma líquida, prontos para o consumo. Têm redução de 80% a 90% do teor de lactose e são opções mais baratas em relação às importadas. A redução de 50% da lactose nas preparações comerciais do leite de vaca já é suficiente para reduzir sinais e sintomas de intolerância na maioria dos adultos sadios com má-absorção deste dissacarídeo[4].

Microrganismos capazes de hidrolisar a lactose são encontrados nos iogurtes e assim o fazem durante o processo de fermentação da bebida e após a ingestão da mesma[16]. Calcula-se que a fermentação do iogurte promova a redução de 25% a 50% do teor de lactose do produto[16]. Iogurtes são tão efetivos na redução da excreção de H_2 e dos sintomas de intolerância à lactose quanto os leites pré-hidrolisados[18]. Além do menor conteúdo de lactose, este laticínio, geralmente semi-sólido, retarda o esvaziamento gástrico e o trânsito intestinal superior, liberando a lactose mais lentamente ao jejuno e proporcionando, desse modo, maior tempo de contato entre a lactose e a lactase, o que melhora a capacidade absortiva intestinal, sem sobrecarga[16].

Os probióticos são microrganismos que inibem a invasão das células intestinais humanas por bactérias enteroinvasivas. Além disso, estimulam e modulam a resposta imune intestinal, protegem e estabilizam a barreira mucosa. Nos últimos anos tem-se pesquisado a ação de diversos tipos de probióticos nas mais variadas afecções intestinais, com resultados ainda inconclusivos.

Montalto e cols.[16] sugerem uma seqüência prática de condutas terapêuticas a serem introduzidas apenas nos indivíduos sintomáticos. Sabe-se que pessoas intolerantes, em sua maioria, podem ingerir até 12g de lactose (240ml de leite de vaca) sem apresentar sintomas[11,37].

Naqueles pacientes intolerantes, nos quais a deficiência de lactase é secundária, recomenda-se dieta sem lactose, temporariamente, até a resolução da causa primária, isto é, o tratamento da doença de base.

Nos pacientes com deficiência primária de lactase, inicialmente, deve-se retirar a lactose da dieta até que ocorra a remissão dos sintomas. A seguir, faz-se a reintrodução gradual do leite e seus derivados até que seja alcançada a quantidade máxima tolerável pelo paciente. De modo diferente do que ocorre com as outras dissacaridases, sabe-se que a lactase é enzima não induzível, isto é, o consumo de lactose não estimula a produção de lactase pela mucosa intestinal [27]. Entretanto, sabe-se que pode ocorrer o que se chama de adaptação. O consumo regular de leite por determinado tempo pode levar à diminuição da excreção do H_2 e dos sintomas de intolerância à lactose. Este fenômeno ocorre devido a alterações em algumas funções colônicas e na microflora intestinal, como o aumento da atividade da β-galactosidase microbiana e da capacidade de algumas bactérias metabolizarem lactose sem produzir H_2[16,27].

Nos pacientes em que os sintomas persistem, condutas não-farmacológicas podem ser adotadas: ingerir o leite associado a outros alimentos, dar preferência ao consumo de laticínios fermentados ou maturados, estimular o fenômeno de adaptação por meio do consumo regular de leite e distribuir a ingestão diária de leite em pequenas porções[14,31]. A ausência de resposta às condutas anteriores implica a necessidade de introdução da lactase exógena. Nos casos em que a ingestão diária de laticínios for inadequada, deverá ser avaliada a necessidade de reposição de cálcio e vitaminas.

SUPERCRESCIMENTO BACTERIANO DO INTESTINO DELGADO

A microflora gastrointestinal humana constitui complexo ecossistema composto por aproximadamente 500 espécies de bactérias. Até bem pouco tempo, a população bacteriana do intestino delgado era pouco estudada devido à dificuldade de acesso a este segmento do trato gastrointestinal e às limitações dos métodos de cultura[7]. Os avanços da microbiologia possibilitaram a investigação da flora entérica e de suas relações com o hospedeiro na saúde e na doença.

O supercrescimento bacteriano do intestino delgado (SCBID) é geralmente definido pelo encontro de mais de 10^5 unidades formadoras de colônias/ml (UFC/ml) no intestino delgado proximal. Entretanto, alguns autores consideram o valor de 10^3 UFC/ml, se a espécie bacteriana isolada do aspirado jejunal for típica do intestino grosso ou se estiver ausente na saliva e no suco gástrico do paciente[1,21]. Estudos microbiológicos têm demonstrado que, no SCBID, a população bacteriana do intestino delgado assemelha-se às floras orofaríngea e colônica, porém em concentrações diferentes daquelas observadas na localização original, constituindo, dessa forma, um sistema ecológico peculiar[3].

A colonização do trato gastrointestinal superior por espécies bacterianas características do cólon era reconhecida, classicamente, como associada a anormalidades estruturais do intestino delgado, manifestando-se, principalmente, por síndrome de má-absorção intestinal, esteatorréia e carências nutricionais. No entanto, os estudos mais recentes têm demonstrado que o SCBID pode apresentar-se por meio de sintomas leves e inespecíficos e em pacientes sem alterações estruturais deste órgão[34].

A freqüência com que o SCBID é observado varia de acordo com a população estudada e com o método utilizado para se fazer o diagnóstico. Em indivíduos sadios, a positividade do teste do hidrogênio expirado, empregando a glicose como substrato, é de até 12,5%; com a lactulose, a positividade varia de 20% a 22% e, quando se utiliza o teste respiratório com D-xilose marcada com ^{14}C, o exame é positivo em até 35% dos casos[21].

O supercrescimento bacteriano do intestino delgado como causa de diarréia de origem obscura tem freqüência desconhecida, mas estima-se que haja alto índice de subdiagnóstico. É possível que, na prática clínica, a melhora dos sintomas observada em resposta ao tratamento antimicrobiano empírico para giardíase seja, na verdade, uma abordagem terapêutica indireta do SCBID[34].

Etiopatogenia

A flora entérica normal participa ativamente do funcionamento intestinal. As dissacaridases bacterianas degradam os açúcares não-absorvidos e produzem ácidos graxos de cadeia curta que, por sua vez, são utilizados pelos colonócitos como fonte de energia. O ácido fólico e a vitamina K são sintetizados e algumas drogas, como a sulfassalazina, dependem da metabolização bacteriana para liberação do composto ativo. Há também uma complexa interação entre a flora entérica normal e o sistema imune do hospedeiro, o que evita a colonização enteral por microrganismos patogênicos e influencia, beneficamente, o desenvolvimento e a função do sistema digestivo[22]. A exposição diária do epitélio intestinal aos antígenos bacterianos induz estado de imunotolerância e a secreção de IgA. Estudos em animais *germ-free* mostram vilosidades intestinais mais longas e criptas menos profundas que nos animais normais, além da redução da atividade enzimática e da produção local de citocinas[22]. Ocorrem, também, nesses animais isentos de germes, alterações no desenvolvimento do tecido linfóide associado à mucosa (MALT), na celularidade da lâmina própria e na vascularização da mucosa. O complexo motor migratório também se mostrou menos evidente[22].

Ao nascimento, o trato gastrointestinal humano é, habitualmente, estéril. Poucas horas depois inicia-se sua colonização, e o padrão semelhante ao do adulto pode ser observado após algumas semanas[7,22].

No indivíduo sadio, o estômago é praticamente estéril e o intestino delgado proximal contém número relativamente pequeno de bactérias, no máximo 10^3 a 10^4 UFC/ml, podendo a cultura do aspirado jejunal ser negativa em até, aproximadamente, 33% dos casos[21]. A população bacteriana desse segmento, quando presente, é composta principalmente de lactobacilos, enterococos, estreptococos e outros aeróbios gram-positivos ou anaeróbios facultativos, à semelhança da flora orofaríngea. O íleo representa uma área de transição para a flora colônica e contém até 10^9 UFC/ml. A população de coliformes, neste segmento, é muito superior à do jejuno. A válvula ileocecal funciona como barreira, a partir da qual o perfil da população bacteriana se modifica significativamente. O cólon contém grande quantidade de bactérias, que varia de 10^8 a 10^{12} UFC/ml, onde predominam os anaeróbios, como *Bacteroides, Porphyromonas, Bifidobacterium, Lactobacillus* e *Clostridium* [21,22].

A maior concentração das bactérias nas porções distais do trato gastrointestinal evita a competição com o hospedeiro pelos nutrientes que são digeridos e absorvidos no intestino delgado. Os principais fatores responsáveis pelo controle da flora intes-

Quadro 15.2. Mecanismos de controle da flora gastrointestinal

Relacionados ao hospedeiro
 Acidez gástrica
 Motilidade do intestino delgado, especialmente o CMM
 Válvula ileocecal
 Integridade da mucosa/presença do muco
 Secreções intestinais, biliares e pancreáticas

Resultantes da interação bacteriana
 Competição pelos nutrientes
 Produção de metabólitos tóxicos
 Compartilhamento de enzimas
 Transferência de resistência a antimicrobianos

CMM: complexo motor migratório.

tinal estão descritos no Quadro 15.2. Destes, os mecanismos mais importantes para manutenção do equilíbrio da flora intestinal são a acidez gástrica, que evita que patógenos deglutidos atinjam o duodeno, e a motilidade do intestino delgado, responsável por verdadeira varredura daqueles microrganismos que porventura tenham sobrevivido ao pH gástrico[9].

Quaisquer fatores que alterem os mecanismos citados acima podem levar ao SCBID. No passado, procedimentos cirúrgicos mais agressivos ao trato gastrointestinal, como gastrectomia com reconstrução à Billroth II e cirurgias para doença de Crohn, eram realizados com maior freqüência e constituíam as principais causas de SCBID. São também causas clássicas de SCBID as anastomoses enteroentéricas látero-terminais, que formam as alças em fundo cego, as fístulas e as enterostomias. Vale ressaltar, também, a doença diverticular duodenal e jejunal, principalmente quando há hipocloridria ou acloridria[35]. Obstruções entéricas secundárias à doença de Crohn, à tuberculose, ao linfoma, às aderências e à lesão actínica também podem levar ao crescimento excessivo de bactérias no intestino delgado[35].

O distúrbio da motilidade intestinal presente nos pacientes com esclerodermia, neuropatia autonômica diabética e pseudo-obstrução intestinal tem forte correlação com o desenvolvimento de SCBID[34]. Dos pacientes com pancreatite crônica, até 40% podem ter SCBID, possivelmente por transtorno de motilidade resultante da dor, do uso de narcóticos e das alterações inflamatórias e obstrutivas do pâncreas[21].

Nos pacientes idosos, deve-se dar atenção às maiores prevalências de doença diverticular e de cirurgia gástrica prévia. Nessa faixa etária, são fatores relevantes a presença de hipocloridria ou acloridria gástrica e o trânsito lento do intestino delgado, que pode ter relação direta com a inatividade física[12]. Estima-se que, nos idosos, o aumento da população bacteriana no intestino delgado seja mais freqüente que o SCBID clinicamente manifesto[6]. Roberts e cols.[25] descrevem cinco casos de SCBID que cursaram apenas com queda do estado geral e emagrecimento, sem presença de diarréia e esteatorréia.

O hipotireoidismo associa-se, com maior freqüência, à constipação intestinal devido à redução da atividade propulsora do tubo digestivo. Por outro lado, a hipomotilidade intestinal pode levar à estase e, conseqüentemente, ao aumento da população bacteriana entérica[8]. Goldin e Wengroer[8] relatam o caso de uma paciente jovem com mixedema e diarréia crônica, sem alterações patológicas na mucosa intestinal, na qual o achado de SCBID foi considerado a causa da diarréia.

Recentemente, o SCBID tem sido associado à cirrose hepática com hipertensão porta e peritonite bacteriana espontânea, mas os dados da literatura ainda são controversos[1,10]. Tursi e cols.[36] detectaram supercrescimento bacteriano em 10 de 15 pacientes com doença celíaca que persistiam com sintomas gastrointestinais após 8 meses de dieta isenta de glúten. Após tratamento com antibióticos, houve melhora clínica e retorno à normalidade do teste respiratório em todos eles. Nos pacientes com síndrome do intestino irritável (SII) foi observada redução da freqüência de contrações do complexo motor migratório em relação aos controles sadios[13,20]. Pimentel e cols.[19], em estudo não controlado de 202 pacientes com SII, encontraram teste do hidrogênio expirado anormal em 78% deles e, após tratamento do SCBID e normalização do exame, houve redução dos sintomas, de modo que somente a metade deles ainda preenchia os critérios para o diagnóstico de SII.

O aumento da população bacteriana do intestino delgado ocasiona diarréia, esteatorréia e má-absorção de vários nutrientes. Ocorre lesão direta da mucosa provocada por aderência de bactérias, produção de enterotoxinas, deficiência de vitamina B_{12} e agressão exercida pelos ácidos biliares desconjugados, especialmente o ácido litocólico[21,22].

A absorção de gorduras está prejudicada porque os ácidos biliares desconjugados são facilmente reabsorvidos, reduzindo sua concentração no lúmen e levando à formação inadequada de micelas. Conseqüentemente, a absorção de vitaminas lipossolúveis também está comprometida[9].

Os carboidratos são mal absorvidos por redução da atividade das dissacaridases da borda em escova e também por sua degradação pela flora bacteriana anormal. Aqueles não absorvidos são ainda metabolizados pela flora colônica, com formação de ácidos orgânicos de cadeia curta que aumentam a osmolaridade do conteúdo intestinal, o que contribui para a manifestação de diarréia[21,22].

A má-absorção de proteínas é multifatorial. Além do seu consumo pelas bactérias e da lesão do enterócito, desenvolve-se também enteropatia perdedora de proteínas, que é reversível após o tratamento[21].

Os níveis de folato e de vitamina K estão normais devido à síntese bacteriana. A vitamina B_{12}, mesmo quando ligada ao fator intrínseco, é retida pela flora bacteriana, principalmente pelos microrganismos anaeróbios. Isso leva a um estado paradoxal de deficiência sérica, com alto conteúdo intraluminal de vitamina B_{12} não disponível para ser utilizada pelo indivíduo[35].

Quadro clínico

As manifestações clínicas dependem, em parte, da natureza da alteração intestinal que levou ao supercrescimento bacteriano. Podem ocorrer diarréia, esteatorréia, perda de peso e anemia macrocítica por deficiência de cobalamina. Se houver lesão da mucosa, como erosões ou ulcerações em alças intestinais estagnadas, a anemia poderá ser mista devido à perda sanguínea e à conseqüente deficiência de ferro. O SCBID pode manifestar-se por meio de plenitude gástrica, meteorismo, flatulência e dor abdominal, o que dificulta sua diferenciação dos distúrbios funcionais. Mais uma vez, ressalte-se a maior freqüência da apresentação atípica no idoso, por vezes com simples queda do estado geral, sem diarréia ou perda de peso. Nos pacientes com hipomotilidade associada à esclerodermia e à pseudo-obstrução intestinal crônica, ou ainda naqueles com doença de Crohn, com estenoses ou fístulas, as manifestações da doença de base podem destacar-se mais que os sintomas do SCBID[35]. Osteomalacia, cegueira noturna e até tetania por hipocalcemia já foram registradas[35].

Diagnóstico

A hipótese de supercrescimento bacteriano deverá ser levantada em todo paciente com sintomas compatíveis, especialmente se for idoso ou se apresentar alguma das outras condições predisponentes já citadas. Alguns exames não constituem testes diagnósticos, mas são utilizados na avaliação dos fatores que predispõem ao SCBID. Assim, tornam-se úteis o trânsito intestinal, para o estudo da morfologia das alças entéricas, e a biópsia jejunal, peroral ou endoscópica, para o diagnóstico de doenças primárias do intestino delgado que possam causar má-absorção. O hemograma e os exames bioquímicos são úteis para demonstrar as deficiências nutricionais, e a dosagem da gordura fecal pode documentar a presença de esteatorréia.

A cultura quantitativa do aspirado jejunal, obtido por meio de endoscopia digestiva alta ou por meio de fluoroscopia, é considerada o padrão ouro para o diagnóstico. Apesar de sua importância, apresenta limitações, como o fato de ser procedimento invasivo, o risco de contaminação do líquido jejunal pela flora orofaríngea durante a coleta, a dificuldade de cultura dos microrganismos anaeróbios e o fato de a proliferação bacteriana poder estar restrita a segmentos distais ao ângulo de Treitz, ultrapassando o alcance do instrumental de coleta. A reprodutibilidade do método está em torno de apenas 38%, segundo dados da literatura[22].

Os testes respiratórios são métodos indiretos de diagnóstico do SCBID. Estes exames se baseiam na quantificação, no ar expirado, da concentração de CO_2 ou de H_2, produzidos a partir do metabolismo bacteriano intestinal. O primeiro teste promissor utilizava o ácido glicocólico marcado com ^{14}C, mas apresentava baixas sensibilidade e especificidade, com resultados falso-negativos de 30% a 40%.

O teste da D-xilose marcada com ^{14}C é o exame que apresenta o melhor perfil diagnóstico, com sensibilidade de até 95% e especificidade de até 100%[21]. A D-xilose é metabolizada exclusivamente pelas bactérias gram-negativas, as quais estão sempre presentes no SCBID, ocorrendo liberação de $^{14}CO_2$ no ar expirado. A presença de pico precoce sugere supercrescimento proximal, enquanto o aparecimento de pico tardio relaciona-se ao supercrescimento bacteriano distal[30]. Devido à radioatividade, em grávidas e crianças, o exame deve ser feito utilizando-se somente o ^{13}C, o que é seguro para tais pacientes[21].

A fermentação de carboidratos pelas bactérias é a única fonte de H_2 no trato digestivo dos mamíferos. Os testes do hidrogênio expirado, empregando-se glicose ou lactulose como substrato, são os exames mais utilizados no diagnóstico do SCBID. O exame é considerado positivo quando há elevação maior que 10ppm em relação ao valor basal, em duas medidas consecutivas, ou se o basal está acima de 20ppm[21,30].

A lactulose, normalmente, não é absorvida no intestino delgado, mas é metabolizada pela flora colônica. Portanto, todo exame apresenta pico de elevação do H_2 expirado 2 a 3 horas após a ingestão, correspondente à chegada do substrato ao cólon e representando o tempo de trânsito orocecal. Quando existe SCBID, é observado pico precoce, isto é, antes dos 60 minutos. Este exame apresenta sensibilidade de 68% e especificidade de 44%[30].

A glicose é rapidamente absorvida no intestino delgado proximal. Assim, qualquer pico na excreção do hidrogênio tem significado patológico, pois representa a presença da flora colônica no intestino delgado ou a não-absorção da glicose. Sua sensibilidade é de 62%, e sua especificidade, de 83%[30].

Estima-se que 15% a 27% da população sadia apresenta flora intestinal não produtora de H_2, o que pode explicar resultados falso-negativos do teste[21,30]. Nestes indivíduos, o metabolismo dos carboidratos produz o gás metano, que pode ser dosado no ar expirado, com interpretação semelhante à descrita para o H_2[21,30].

Os testes do hidrogênio expirado são seguros, não empregam radioatividade e são de execução relativamente fácil. Entretanto, ainda têm acurácia limitada e devem ser aplicados com cautela na prática clínica.

Tratamento

A correção dos fatores predisponentes deve ser realizada sempre que possível, porém isto não é factível em grande número de casos. Os medicamentos que reduzem a motilidade ou a acidez gástrica devem ser substituídos. Naqueles pacientes nos quais a dismotilidade é fator proeminente, como na pseudo-obstrução intestinal crônica, os agentes procinéticos podem ser úteis[22]. As deficiências nutricionais devem ser corrigidas.

O objetivo do tratamento com antimicrobianos é modificar a flora intestinal, não erradicá-la. Antibiogramas realizados a partir de culturas do aspirado jejunal são a forma ideal de escolha da droga, mas estes procedimentos não são realizados na prática diária. Assim, a administração dos antimicrobianos é empírica e deve cobrir tanto a flora bacteriana aeróbia como a anaeróbia. O Quadro 15.3 resume alguns dos esquemas mais utilizados no tratamento do SCBID.

Um período de tratamento de 7 a 10 dias pode melhorar os sintomas em 46% a 90%, bem como normalizar o teste respiratório em 20% a 75% dos pacientes[22]. Em alguns casos, podem ser necessários ciclos periódicos de antibioticoterapia, como, por exemplo, 1 semana a cada 30 dias ou, ainda, tratamento contínuo. Nessas situações, deve-se ter em mente o custo do tratamento e o risco de surgimento de resistência bacteriana e de outras complicações, como diarréia associada aos antibióticos, colite pseudomembranosa e intolerância medicamentosa. Recomenda-se fazer um rodízio entre as opções disponíveis[22].

Quadro 15.3. Esquemas de antimicrobianos para tratamento do supercrescimento bacteriano do intestino delgado

Antimicrobianos	Posologia
Tetraciclina	250mg VO de 6/6h
Sulfametoxazol + trimetoprima	800 + 160mg de 12/12h
Norfloxacina	400mg VO de 12/12h
Ciprofloxacina	500mg VO de 12/12h
Amoxicilina + clavulanato	500mg VO de 8/8h
Metronidazol	250mg VO de 8/8h
Cloranfenicol	250mg VO de 6/6h
Doxiciclina	100mg VO de 12/12h

Alguns trabalhos têm estudado o efeito dos prebióticos e probióticos, usados em conjunto ou isoladamente no tratamento do SCBID; no entanto, os resultados ainda se mostram controversos[22].

REFERÊNCIAS BIBLIOGRÁFICAS

1. Bauer TM, Steinbrückner B, Brinkmann FE *et al*. Small intestinal bacterial overgrowth in patients with cirrhosis: prevalence and relation with spontaneous bacterial peritonitis. *Am J Gastroenterol* 2001; 96:2962-7.

2. Biller JA, King S, Rosenthal A, Grand RJ. Efficacy of lactase-treated milk for lactose intolerant pediatrics patients. *J Pediatr* 1987; 111:91-4.

3. Bouhnik Y, Alain S, Attar A *et al*. Bacterial populations contaminating the upper gut in patients with small intestinal bacterial overgrowth syndrome. *Am J Gastroenterol* 1999; 4:1327-31.

4. Brand JC, Holt S. Relative effectiveness of milks with reduced amounts of lactose in alleviating milk intolerance. *Am J Clin Nutr* 1991; 54:1148-51.

5. DiPalma JA, Collins MS. Enzyme replacement for lactose malabsorption using a beta-D-galactosidase. *J Clin Gastroenterol* 1989; 11:290-3.

6. Donald IP, Kitchingmam G, Donald F, Kupfer RM. The diagnosis of small bowel bacterial overgrowth in elderly patients. *J Am Ger Soc* 1992; 40:692-6.

7. Drude Jr B, Hines Jr C. Pathophysiology of intestinal bacterial overgrowth syndromes. *Arch Intern Med* 1980; 140:1349-52.

8. Goldin E, Wengrower D. Diarrhea in hypothyreoidism: bacterial overgrowth as a possible etiology. *J Clin Gastroenterol* 1990; 12:98-9.

9. Gracey M. The contaminated small bowel syndrome: pathogenesis, diagnosis and treatment. *Am J Clin Nut* 1979; 32:234-43.

10. Gunnarsdottir SA, Sadik R, Shev S *et al*. Small intestinal motility disturbances and bacterial overgrowth in patients with liver cirrhosis and portal hypertension. *Am J Gastroenterol* 2003; 98:1362-70.

11. Haverberg L, Kwon PH, Scrimshaw NS. Comparative tolerance of adolescents of differing ethic backgrounds to lactose containing and lactose-free dairy drinks. Initial experience with a double-blind procedure. *Am J Clin Nutr* 1980; 33:17-21.

12. Jones MP, Wessinger S. Small intestinal motility. *Curr Opin Gastroenterol* 2005; 21:141-6.
13. Lin HC. Small intestinal bacterial overgrowth. A framework for understanding irritable bowel syndrome. *JAMA* 2004; 292:852-8.
14. Martini MC, Savaiano DA. Reduced intolerance symptoms from lactose consumed during a meal. *Am J Clin Nutr* 1988; 47:57-60.
15. McBean LD, Miller GD. Allaying fears and fallacies about lactose intolerance. *J Am Diet Assoc* 1998; 98:671-6.
16. Montalto M, Curigliano V, Santoro L et al. Management and treatment of lactose malabsorption. *World J Gastroenterol* 2006; 12:187-91.
17. Nilsson TK, Johansson CA. A novel method for diagnosis of adult hypolactasia by genotyping of the −13910 C/T polymorphism with pyrosequencing technology. *Scand J Gastroenterol* 2004; 39:287-90.
18. Onwulata CI, Rao DR, Vankineni P. Relative efficiency of yogurt, sweet acidophilus milk, hydrolysed-lactose milk, and a commercial lactase tablet in alleviating lactose maldigestion. *Am J Clin Nutr* 1989; 49:1233-7.
19. Pimentel M, Chow E, Lin HC. Eradication of small intestinal bacterial overgrowth reduces symptoms in irritable bowel syndrome. *Am J Gastroenterol* 2000; 95:3503-6.
20. Pimentel M, Soffer EE, Chow EJ, Lin HC. Lower frequency of MMC is found in IBS patients with abnormal lactulose breath test suggesting bacterial overgrowth. *Dig Dis Sci* 2002; 47:2639-43.
21. Quera R, Quigley EMM, Madrid AM. Sobrecrecimiento bacteriano intestinal. *Rev Med Chile* 2005; 133:1361-70.
22. Quigley EMM, Quera R. Small intestinal bacterial overgrowth: roles of antibiotics, prebiotics and probiotics. *Gastroenterology* 2006; 130:78-90.
23. Rasinpera H, Savilahti E, Enattah NS et al. A genetic test wich can be used to diagnose adult-type hypolactasia in children. *Gut* 2004; 53:1571-6.
24. Ridefelt P, Hakansson LD. Lactose intolerance: lactose tolerance test versus genotyping. *Scand J Gastroenterol* 2005; 40:822-6.
25. Roberts SH, Jarvis EH, James O. Bacterial overgrowth syndrome without "blind loop": a cause for malnutrition in the elderly. *Lancet* 1977; 2:1193-5.
26. Scrimshaw N, Murray AB. Lactose content of milk and milk products. *Am J Clin Nutr* 1988; 48:1099-104.
27. Sevá-Pereira A. Deficiência de dissacaridases. In: Federação Brasileira de Gastroenterologia ed. *Condutas em gastroenterologia*. Rio de Janeiro: Revinter, 2004: 198-215.
28. Shaw Ad, Davies GJ. Lactose intolerance: problems in diagnosis and treatment. *J Clin Gastroenterol* 1999; 28:208-16.
29. Sibley E. Genetic variation and lactose intolerance: detection methods and clinical implications. *Am J Pharmacogenomics* 2004; 4:239-45.
30. Simrém M, Stotzer PO. Use and abuse of hydrogen breath tests. *Gut* 2006; 55:297-303.
31. Solomons NW, Guerrero AM, Torun B. Dietary manipulations of postprandial colonic lactose fermentation: II. Addition of exogenous microbial beta-galactosidase at mealtime. *Am J Clin Nutr* 1985; 45:209-21.
32. Suarez FL, Savaiano DA, Levitt MD. Review article: the treatment of lactose intolerance. *Aliment Pharmacol Ther* 1995; 9:589-97.

33. Swagerty Jr DL, Walling AD, Kein RM. Lactose intolerance. *Am Fam Physician* 2002; 65:1845-50.
34. Teo M, Chung S, Chitti L et al. Small bowel bacterial overgrowth is a common cause of chronic diarrhea. *J Gastroenterol Hepatol* 2004; 19:904-9.
35. Toskes PP, Donaldson Jr RM. Síndrome da alça cega. *In*: Sleisenger MH, Fordtran JS eds. *Doenças gastrointestinais: fisiopatologia, diagnóstico, tratamento*. Rio de Janeiro: Guanabara Koogan, 1991: 1089-96.
36. Tursi A, Brandimarte G, Giorgetti G. High prevalence of small intestinal bacterial overgrowth in celiac patients with persistence of gastrointestinal symptoms after gluten withdrawal. *Am J Gastroenterol* 2003; 98:839-43.
37. Vonk RJ, Priebe Mg, Koetse HA et al. Lactose intolerance: analysis of under lying factors. *Eur J Clin Invest* 2003; 33:70-5.
38. Wang Y, Harvey CB, Hollox EJ et al. The genetically programmed down-regulation of lactase in children. *Gastroenterology* 1998; 114:1230-6.

Capítulo 16

Sangramento Gastrointestinal Obscuro

David Corrêa Alves de Lima
Luiz Fernando Pena
Rodrigo Roda

INTRODUÇÃO

As perdas sanguíneas pelo trato digestório que se apresentam de forma sub-reptícia e indireta, em geral manifestando-se como anemia crônica ou achado de sangue oculto nas fezes, são denominadas hemorragias ocultas. As perdas que se manifestam por meio das formas clássicas de hematêmese, melena ou hematoquezia são denominadas hemorragias visíveis ou evidentes.

Diante de qualquer sangramento do trato gastrointestinal (TGI), oculto ou evidente, o médico deve empenhar-se na busca da etiologia, o que é essencial para o tratamento e o prognóstico.

Cerca de 25% dos casos de hemorragia digestiva alta evidente não têm sua etiologia esclarecida após a realização de endoscopia digestiva alta, especialmente quando o procedimento não é realizado nas primeiras 24 horas após o evento[53,71,75]. Em geral, a dificuldade diagnóstica está associada à presença de afecções pouco comuns e de difícil diagnóstico, como lesão de Dieulafoy, úlcera de Cameron, ectasia vascular antral, hemobilia, *hemosuccus pancreaticus* ou fístula aortoentérica.

Com relação à hemorragia digestiva baixa evidente, cerca de 16% dos casos não terão sua etiologia esclarecida após a realização de colonoscopia[77].

Estima-se que as investigações das hemorragias ocultas do TGI permaneçam sem elucidação em até 52% dos casos, mesmo após a realização de endoscopia digestiva alta e colonoscopia[4].

Os fenômenos hemorrágicos do TGI, ocultos ou evidentes, não elucidados pela investigação inicial, representam um grande desafio para o médico, sendo denominados genericamente sangramentos gastrointestinais obscuros (SGIO).

Neste capítulo, os autores discorrerão especificamente sobre abordagem para o paciente com sangramento gastrointestinal obscuro, discutindo os métodos de diagnóstico e tratamento.

CLASSIFICAÇÃO

A Associação Americana de Gastroenterologia (AGA) propõe uma nomenclatura específica para descrever as perdas crônicas de sangue pelo trato digestório[4,78]:

1. *Sangramento oculto*: ausência de sangue visível nas fezes para o médico ou para o paciente, que se apresenta, em geral, com anemia por deficiência de ferro não explicada, ou com pesquisa positiva de sangue oculto nas fezes (PSOF).
2. *Sangramento obscuro*: sangramento de origem desconhecida que persiste ou recorre após investigação endoscópica primária inicial (endoscopia digestiva alta e/ou colonoscopia). Os sangramentos obscuros podem ser subdivididos em:
   a. *Sangramento obscuro-oculto*: persistência ou recorrência da anemia ferropriva e/ou da positividade da PSOF, sem alterações visíveis nas fezes.
   b. *Sangramento obscuro-visível*: persistência ou recorrência do sangramento visível, após resultados negativos dos estudos endoscópicos.

CAUSAS DE SANGRAMENTO GASTROINTESTINAL OBSCURO

As várias causas de SGIO estão demonstradas no Quadro 16.1.

A maioria das lesões associadas ao SGIO está localizada no intestino delgado, sendo as angiodisplasias as lesões mais freqüentes, seguidas por tumores, úlceras provocadas por antiinflamatórios, alendronato de sódio, fístulas aortoentéricas, divertículos, endometriose e hemobilia[9,70].

As lesões do intestino delgado, classificadas por ordem de freqüência, estão listadas no Quadro 16.2.

Lesões vasculares

Compreendem as angioectasias adquiridas, hereditárias (síndrome de Osler-Rendu-Weber), hemangiomas e a lesão de Dieulafoy.

As *angioectasias* ou *angiodisplasias* são as causas mais comuns de sangramento do intestino delgado, correspondendo a, no mínimo, 50% dos casos [23,70]. Tais achados contrastam com a baixa incidência de hemorragias por angioectasias no trato digestório alto (20%) e baixo (5%).

As angioectasias são dilatações de veias submucosas preexistentes e dos capilares mucosos suprajacentes. Histologicamente, consistem em vasos dilatados, distorcidos, limitados por endotélio e, raramente, por pequena quantidade de músculo liso. As lesões assemelham-se mais a ectasias de vasos normais que a verdadeiras malformações arteriovenosas. Portanto, o termo angioectasia é mais adequado que angiodisplasia.

A causa das angioectasias é desconhecida. Três teorias para a sua etiologia foram sugeridas[71]:

1. Processo degenerativo associado ao envelhecimento, sendo de 72 anos a idade média dos pacientes com angioectasias. A maior incidência dessas lesões no cólon di-

Quadro 16.1. Causas de sangramento gastrointestinal obscuro

TRATO DIGESTÓRIO SUPERIOR	QUALQUER SEGMENTO GASTROINTESTINAL
Esôfago/Estômago 　DRGE* 　Gastrite erosiva/ulcerações* 　Varizes 　Úlceras de Cameron 　Lesão de Dieulafoy 　Ectasia gástrica vascular antral 　Gastropatia por hipertensão portal **Intestino delgado** 　Duodenite 　Doença celíaca 　Divertículo de Meckel 　Doença de Crohn **TRATO DIGESTÓRIO INFERIOR** **Cólon** 　Divertículos 　Colite isquêmica 　Retocolite ulcerativa 　Outras colites 　Infecções (ancilostomíase, estrongiloidíase, 　　ascaridíase, enterite tuberculosa, amebíase, 　　infecção pelo citomegalovírus) **Reto** Fissuras, hemorróidas	Ectasias vasculares/angiodisplasia Carcinoma (especialmente cólon)* Vasculites Fístula aortoentérica Outros tumores (p. ex., sarcoma de Kaposi, 　linfoma, leiomioma, leiomiosarcoma, tumor 　carcinóide, melanoma) Pólipos gigantes Telangiectasias hereditárias 　(Osler-Weber-Rendu) *Blue rubber bleb nevus syndrome* Amiloidose Hemangioma Mucosite induzida por radiação **FONTES EXTRA-INTESTINAIS** Hemobilia *Hemosuccus pancreaticus* Hemoptise Nasofaríngeas (p. ex., epistaxe, *bleeding gums*) Fictícia Corridas de longa distância

*Causas mais freqüentes.
Adaptado de Zukerman e cols.[78].

Quadro 16.2. Freqüência das causas de hemorragia no intestino delgado

Lesões vasculares 　Angioectasias 　Telangiectasia hereditária hemorrágica 　Hemangioma 　Dieulafoy	**70% a 80%**
Miscelânea 　Drogas 　Infecções (tuberculose) 　Doença de Crohn 　Divertículo de Meckel 　Zollinger-Ellison 　Vasculites 　Enterite actínica 　Divertículo jejunal 　Isquemia mesentérica 　Outras	**10% a 25%**
Tumores	**5% a 10%**

reito é atribuída ao maior diâmetro e à tensão desse segmento em relação ao restante do cólon. Isso pode ser explicado pela lei de Laplace: **T = D x P**, onde *T* é a tensão, *D* é o diâmetro e *P*, a pressão intraluminal.

2. Hipoperfusão crônica.
3. Angiogênese alterada.

A hipótese de se tratar de um processo auto-imune foi levantada por Junquera e cols.[29], que observaram uma intensa imunorreatividade contra os fatores de crescimento endotelial vascular de angioectasias do cólon.

Endoscopicamente, as angioectasias são planas ou levemente elevadas, avermelhadas, com cerca de 2 a 10mm de tamanho. Podem ser arredondadas, estreladas ou arboriformes. Um vaso proeminente pode ser visível, ladeado por um halo claro correspondendo a uma área de desvascularização ao redor da lesão[13].

A real prevalência das angioectasias na população é desconhecida, pois a maioria dos indivíduos assintomáticos não se submete a exames endoscópicos.

As angioectasias ocorrem mais freqüentemente nos cólons, sendo importante causa de sangramento digestório, especialmente em idosos. No TGI alto, as angioectasias ocorrem mais freqüentemente no estômago. Na maioria dos casos, angioectasias são menores que 10mm. Com o advento dos novos métodos endoscópicos para o exame do intestino delgado, pequenas angioectasias serão mais freqüentemente detectadas. Nesse segmento, essas lesões também variam em número, tamanho e localização. Schimit e cols.[62] propuseram uma classificação para as angioectasias do delgado. O significado clínico e a necessidade de tratamento das pequenas angiodisplasias ainda é controverso (Figura 16.1).

As angioectasias podem estar associadas a diversas condições clínicas (insuficiência renal crônica, estenose aórtica e doença de von Willebrand) e podem levar a quadros de

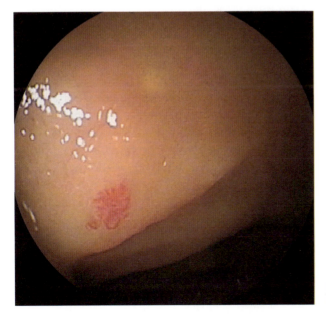

Figura 16.1. Angioectasia de delgado.
(Cortesia da Dra. Andrea May.)

sangramento vivo (melena) ou sangue oculto positivo nas fezes. Lewis e cols.[36] observaram a ocorrência de melena em 64% de 102 pacientes com sangramento por angiodisplasias de delgado, enquanto 36% deles tinham sangue oculto positivo nas fezes.

A razão pela qual as angioectasias sangram é desconhecida. Vários mecanismos são propostos, como aumento de pressão nos capilares mucosos, abrasão da mucosa por alimentos, processos isquêmicos e aumento dos níveis do fator de crescimento do endotélio.

A história natural das angioectasias é pouco compreendida devido à falta de estudos prospectivos a longo prazo. Lewis e cols.[38] descreveram interrupção espontânea do sangramento em 44% dos pacientes com angiodisplasias de delgado durante acompanhamento médio de 13 meses. A taxa de ressangramento é imprevisível, variando de acordo com a localização, o número e a ocorrência de sangramento prévio.

A síndrome de *Osler-Weber-Rendu*, ou telangiectasia hemorrágica hereditária (THH), é caracterizada por pequenas ectasias vasculares da pele e da mucosa, além de episódios recorrentes de epistaxe e sangramento digestório. Os sangramentos normalmente não ocorrem antes da quarta década de vida e acometem pelo menos 15% dos pacientes. Estudos genéticos moleculares[43] demonstraram que a THH ocorre devido a um grupo de desordens autossômicas dominantes e, portanto, mutações em diferentes locais do gene podem produzir a síndrome clínica.

Os *hemangiomas* são tumores vasculares hamartomatosos que podem ocorrer ao longo de todo o trato digestório. Representam 5% a 10% dos tumores benignos do intestino delgado[70]. Surgem a partir de plexos vasculares submucosos e são classificados como capilares, cavernosos ou mistos. Os hemangiomas cavernosos são maiores, com vasos de parede fina, diferentemente das lesões capilares, que possuem pequenos vasos envolvidos por tecido conjuntivo deficiente em elastina. O sangramento dos hemangiomas capilares tende a ser de pequena monta, freqüentemente oculto, enquanto o dos hemangiomas cavernosos causa sangramentos visíveis.

A *lesão de Dieulafoy*, também chamada *exulceratio simplex*, é mais freqüente em indivíduos adultos e idosos. Trata-se da ulceração de uma artéria submucosa superficial calibrosa, sem arterite, ectópica e de trajeto sinuoso. Embora rara, é observada em cerca de 2% dos pacientes com sangramento digestório alto maciço. Embora o estômago seja a localização mais freqüente dessa lesão, também já foi descrita no duodeno, no jejuno e no cólon[21]. O diagnóstico é difícil, principalmente se a lesão está localizada no intestino delgado. A lesão jejunal pode ser detectada por enteroscopia ou angiografia durante sangramento ativo. Na maioria dos pacientes, a lesão não é endoscopicamente visível. A mortalidade em decorrência da hemorragia por lesão de Dieulafoy é aproximadamente de 25%[70].

Tumores

Somente 3% dos tumores do trato digestório ocorrem no intestino delgado. O leiomioma é o tumor benigno mais comum do intestino delgado, enquanto o tumor maligno mais freqüente é o carcinóide. Entretanto, os tumores estromais são os que sangram mais freqüentemente.

Os tumores de intestino delgado correspondem a 5% a 10% dos casos de hemorragia do intestino delgado. A idade média dos pacientes com tumores de delgado é inferior à daqueles com angioectasias. O sangramento é a apresentação clínica em até 53% dos pacientes. Hemorragia abundante está mais relacionada aos tumores estromais, enquanto perda crônica e anemia são mais comuns nos carcinóides, adenocarcinomas e linfomas. Devido à sua vascularização, os tumores estromais podem ser detectados por meio de cintilografia com tecnécio 99m (Tc^{99}). A sensibilidade da angiografia é de 86% para o diagnóstico dessas lesões[57,56].

Divertículo de Meckel

O divertículo de Meckel é a anomalia congênita mais prevalente, ocorrendo em 2% da população, sendo mais freqüente no homem que na mulher. A complicação mais freqüente é o sangramento maciço, normalmente na infância. Entretanto, em dois terços dos homens com menos de 30 anos manifesta-se como sangramento gastrointestinal obscuro.

Doença de Crohn

A doença de Crohn é a causa mais comum de lesões ulceradas no intestino delgado. Normalmente manifesta-se por sangramento crônico de pequena monta e anemia. Sangramento maciço é raro. O grupo belga de pesquisa em doença inflamatória intestinal estudou uma série de 24 pacientes com doença de Crohn, que apresentaram sangramento intestinal baixo e necessitaram de transfusões. Em 85% dos pacientes, as lesões sangrantes localizavam-se no cólon, e em 15%, no intestino delgado. A hemorragia foi a manifestação inicial da doença em 20% dos casos[10].

Miscelânea

A *síndrome de Zollinger-Ellison* também pode ser causa de hemorragia devido às ulcerações associadas ao quadro de hipergastrinemia. As úlceras podem ocorrer na terceira porção duodenal e no jejuno.

Infecções, como **tuberculose**, **sífilis**, e, **histoplasmose**, também podem ser causa de sangramento. No caso da tuberculose, as localizações mais freqüentes são ileocecal e jejunoileal.

A *amiloidose* pode ocorrer em diversos órgãos. O acometimento do TGI é comum na amiloidose primária. Má absorção, obstrução e sangramento são relatados[70]. Em alguns casos, lesões pseudotumorais podem ser a causa do sangramento[48].

Diversas medicações, como potássio, antiinflamatórios não-esteróides (AINE) e mercaptopurina, são causas de ulcerações e sangramento. Os AINE são, certamente subestimados como causa de ulcerações do intestino delgado, bem como de anemia por deficiência de ferro. Outras causas menos freqüentes de hemorragia são os aneurismas mesentéricos, as varizes ectópicas, fístulas aortoentéricas, a enterite actínica e as vasculites[70].

ASPECTOS DA ABORDAGEM DO PACIENTE

Diante da evidência clínica ou laboratorial de sangramento obscuro, o médico deve determinar a hierarquia da indicação dos métodos propedêuticos. Embora qualquer lesão sangrante dos órgãos faciais ou do tubo digestório possa positivar a PSOF, o foco principal da propedêutica inicial é a detecção do câncer colorretal[3]. Estudos mostram taxa de detecção desses tumores em 2% a 17% dos pacientes com PSOF positiva[4].

A idade do paciente parece ser o fator mais importante na determinação da ordem de investigação, devendo-se considerar também os achados clínicos e o histórico familiar. Assim, a menos que existam sintomas claramente relacionados ao TGI alto, a avaliação deve ser iniciada por colonoscopia, sobretudo se o paciente tiver mais de 40 anos de idade. Indivíduos com anemia ferropriva, nos quais não se identificaram focos de sangramento extra-intestinais, são candidatos ao exame simultâneo dos tratos digestórios alto e baixo[33].

Outro aspecto importante é não atribuir a causa da anemia ou da PSOF positiva a lesões do trato digestório que habitualmente não se associam a sangramentos ocultos. Varizes de esôfago e divertículos colônicos, em geral, sangram de forma visível, e não oculta. O relato de hemorróidas ou dispepsia induzida por AINE não deve impedir a pesquisa de outras afecções, como o câncer colorretal e gástrico. Casos de sangramento obscuro-visível, que colocam em risco a vida do paciente, devem ser abordados em nível hospitalar, visando à identificação e ao tratamento imediato da hemorragia. Nos sangramentos do tipo obscuro-oculto, a abordagem pode ser realizada ambulatorialmente.

Quando as lesões não são identificadas à endoscopia digestiva alta e à colonoscopia, o local mais provável do sangramento é o intestino delgado. Pelas suas características anatômicas muito peculiares, esse segmento do trato digestório é grande desafio para todos aqueles profissionais que lidam com doenças gastrointestinais, e só agora começa a ser efetivamente explorado.

DIAGNÓSTICO

A experiência com os métodos mais recentes de investigação no SGIO, especialmente a enteroscopia e a cápsula endoscópica, tem revelado que 10% a 64% das lesões encontradas durante investigação secundária poderiam ter sido identificadas nos exames previamente realizados. Assim sendo, é sensato repetir a endoscopia digestiva alta e a colonoscopia, uma vez que a causa do sangramento pode não ter sido vista ou ter sido subestimada[23].

Vários são os métodos utilizados na investigação do sangramento gastrointestinal obscuro (Quadro 16.3).

Métodos radiológicos

Para pesquisa de SGIO os exames radiológicos, como trânsito intestinal, arteriografia, tomografia computadorizada helicoidal ou ressonância nuclear magnética,

Quadro 16.3. Métodos de investigação para SGIO: vantagens e desvantagens

Método	Vantagens	Desvantagens
Trânsito/enteróclise	Sem riscos	Ruim para as pequenas lesões mucosas e para angiodisplasias, desconfortável
Cintilografia	Boa se há sangramento ativo	Baixa especificidade, não determina a causa do sangramento
Angiografia	Boa se há sangramento ativo	Invasivo, risco de infarto intestinal quando se realiza embolização. Reação ao contraste venoso
***Push*-enteroscopia**	Visualização direta e tratamento da lesão	Invasivo, desconfortável, examina apenas parte do jejuno
Cápsula endoscópica	Exame da maior parte do intestino delgado. Não-invasivo	Não trata a lesão encontrada. Longo tempo de exame e de interpretação das imagens. Pontos cegos
Enteroscopia com duplo balão	Visualização direta e tratamento. Exame da maior parte do intestino delgado	Invasivo, necessita sedação prolongada. Método mais recente, menos estudado que os demais

têm, em geral, rendimento diagnóstico baixo, variando de 0% a 20% [4,37,70]. Apesar de serem exames mais disponíveis, são inadequados para o estudo da mucosa do TGI, não diagnosticando as angiodisplasias e as pequenas lesões de mucosa. Dentre os métodos radiológicos, deve-se dar preferência aos estudos seccionais, como a ressonância nuclear magnética e a tomografia computadorizada. Essas técnicas identificam espessamentos parietais do delgado e avaliam a cavidade abdominal em busca de outras lesões associadas. A tomografia computadorizada helicoidal *multislice*, permite cortes finos de 2,5 a 5mm, técnicas de reconstrução e estudo das estruturas arteriais da cavidade abdominal.

A enteróclise é estudo de duplo contraste realizado através da passagem de sonda no intestino delgado proximal com injeção de bário, metilcelulose e ar, com o objetivo de promover maior distensão das alças intestinais. Essa técnica é considerada superior aos métodos de imagem convencionais e, quando associada à tomografia helicoidal ou à ressonância magnética, melhora o rendimento diagnóstico em até 10%[70].

Na vigência de sangramento ativo de, pelo menos, 0,5 a 1ml por minuto, a cintilografia é capaz de localizar o local da hemorragia. A eficiência desse método apresenta resultados conflitantes na literatura[4,70]. A cintilografia com hemácias marcadas *in vitro* com tecnécio-99 pode ser útil para localizar o sítio de sangramento obscuro, embora existam poucos estudos que recomendem essa abordagem[64,78]. Tem a vantagem de ser método pouco invasivo e, como o radioisótopo possui meia-vida longa, permite avaliação durante período de 24 horas. Esse exame é viável desde que exista sangramento ativo de, pelo menos, 0,1 a 0,4ml/min, e apresenta uma taxa de 15% de resultados falso-positivos e de 12% a 23% de falso-negativos[64].

Para o diagnóstico do divertículo de Meckel, a utilização do 99mTc-pertecnetato tem sensibilidade relatada de 75% a 100%, sendo método de escolha. Um resultado positivo indica apenas a presença de mucosa gástrica no intestino delgado, que pode ou não representar a fonte do sangramento[70].

A associação de estudo baritado e tomografia computadorizada helicoidal ou ressonância nuclear magnética, angiorressonância e angiografia provocativa (utilização de anticoagulantes, vasodilatadores e trombolíticos) apresenta resultados interessantes[12]. No entanto, a eficácia dos mesmos ainda não pode ser comprovada por carência de estudos comparativos e prospectivos[1]. A angiografia superseletiva apresenta a vantagem de permitir abordagem terapêutica para controle do sangramento[70].

Métodos endoscópicos

Até há poucos anos os métodos mais eficazes para diagnóstico e terapêutica das lesões hemorrágicas do delgado eram a *push*-enteroscopia, a sonda enteroscópica e a enteroscopia intra-operatória. Recentemente, duas técnicas para estudo do intestino delgado vêm sendo utilizadas e divulgadas, sendo motivo de grande número de publicações na literatura médica. Trata-se da cápsula endoscópica e da enteroscopia com sistema de duplo balão, ambas com grandes aplicações e perspectivas.

Sonda enteroscópica

A sonda enteroscópica é passada por via nasal ou oral até o estômago. Posteriormente, sua extremidade é levada até o duodeno com o auxílio de endoscópio. O peristaltismo promove a progressão da extremidade da sonda até o íleo terminal, sendo a inspeção da mucosa feita durante a retirada da sonda. O desconforto é grande devido ao longo período de exame (4 horas até a sonda alcançar o íleo e 45 minutos de exame tracionando-se a sonda). O exame da mucosa é limitado devido à ausência de controle direcional da extremidade da sonda. Trata-se de técnica praticamente abandonada com o advento da cápsula endoscópica e da enteroscopia com duplo balão.

Push-enteroscopia (PE)

Está técnica, descrita em 1983, consiste na introdução, por via oral, de colonoscópio. Sob o argumento de que o colonoscópio adulto seria rígido e pouco flexível para ser utilizado por via oral, muitos utilizavam o colonoscópio pediátrico, mais fino e flexível. Posteriormente, *push*-enteroscópios foram desenvolvidos, com comprimento maior (200 a 300cm), calibre de 10,5mm e canal de trabalho que permite a realização de procedimentos terapêuticos.

O *push*-enteroscópio é introduzido por via oral até as porções proximais do jejuno. A principal dificuldade técnica para realização desse exame é a formação de alças do enteroscópio, devido a seu fino calibre e grande comprimento. Alguns endoscopistas utilizam um *overtube* plástico para diminuir a flexibilidade do aparelho e, conseqüentemente, reduzir a formação de alças. As complicações na PE são raras, e as mais importantes relacionam-se à utilização do *overtube*.

A acurácia diagnóstica da PE varia de 35% a 70% em várias séries[4,70,78], sendo as angioectasias as lesões mais freqüentemente encontradas. Contudo, sua eficácia real é certamente menor, já que 20% a 60% das lesões diagnosticadas encontram-se ao alcance da endoscopia digestiva alta convencional, ou seja, proximalmente à papila de Vater. Descamps e cols.[70] examinaram 233 pacientes consecutivos com hemorragia de origem obscura. Lesões proximais à papila de Vater foram encontradas em 25 de os 125 pacientes nos quais a PE foi conclusiva. Os autores enfatizam que a maioria das lesões *perdidas* localizava-se na porção proximal do fundo gástrico. Atenção especial deve ser dada às ulcerações lineares do fundo gástrico, principalmente quando há grande hérnia hiatal (úlceras de Cameron).

Metanálise de sete estudos prospectivos demonstrou superioridade da cápsula endoscópica em relação à PE, com achados de lesões potencialmente hemorrágicas em 71% e 29% das vezes respectivamente[44].

May e cols.[42] realizaram estudo prospectivo, no qual compararam a *push*-enteroscopia e a enteroscopia com sistema de duplo balão (EDB). Cinqüenta pacientes com hemorragia de origem obscura foram submetidos às duas técnicas. Embora a EDB seja mais demorada e exija exposição à radiação, seu rendimento diagnóstico foi superior ao da *push*-enteroscopia ($p < 0,001$).

Apesar de os estudos demonstrarem superioridade da cápsula endoscópica e da EDB em relação à PE, esta certamente continuará a fazer parte do arsenal terapêutico do endoscopista por ser ainda a técnica mais fácil e rápida para se obter a exploração inicial do intestino delgado. De la Mora e cols.[18] demonstraram que, apesar de a maioria das diretrizes sugerir a utilização da cápsula endoscópica após endoscopia digestiva e alta colonoscopia negativas, a realização da PE antes da cápsula é a abordagem mais econômica nos EUA. Estudos controlados são necessários para se saber qual a abordagem mais econômica e eficaz para os pacientes portadores de SGIO.

Enteroscopia intra-operatória (EIO)

A EIO é realizada sob anestesia geral, com o auxílio manual do cirurgião, possibilitando o exame de todo o intestino delgado, na maior parte dos casos. Com o advento da cápsula enterosocópica e da enteroscopia com duplo balão, suas indicações diminuíram. Atualmente, é o último recurso na tentativa de se esclarecer a origem da hemorragia de origem obscura. Sua principal desvantagem é a necessidade de anestesia geral e, na maioria das vezes, de laparotomia. Na tentativa de minimizar as complicações relativas à laparotomia, foi sugerida a realização dessa técnica com auxílio da videolaparoscopia[28].

A introdução do endoscópio pode ser por via oral, ou através de uma enterotomia. O endoscopista estuda a mucosa, indicando os focos hemorrágicos, enquanto o cirurgião inspeciona a serosa[5]. O exame da mucosa é feito no momento da introdução do aparelho, pois traumas podem induzir a resultados falsos-positivos. O cirurgião tem a função de examinar a serosa por transiluminação e marcar as lesões encontradas pela endoscopia. Essa abordagem pode evitar ressecções desnecessárias nas doenças inflamatórias e malformações arteriovenosas, além de permitir a sutura de vasos maiores e hemorrágicos. Dependendo dos achados, pode-se realizar hemostasia endoscópica das lesões.

Seguimento a longo prazo em pacientes submetidos à enteroscopia intra-operatória mostra recidiva de sangramento entre 0% e 45% dos casos. Estudo prospectivo[27] que comparou a enteroscopia intra-operatória com a cápsula endoscópica concluiu que a cápsula apresentou sensibilidade de 95%, especificidade de 75%, valor preditivo positivo de 95% e valor preditivo negativo de 86%. Foram examinados 47 pacientes com os dois métodos. A enteroscopia total foi possível em todos os indivíduos. Um paciente evoluiu para óbito devido a peritonite no pós-operatório. Nos outros 46 pacientes, nenhuma complicação grave foi observada.

Complicações relacionadas à EIO variam de 0% a 52%, incluindo lacerações mucosas, hematomas intramurais, hematomas mesentéricos, perfuração, íleo prolongado, isquemia intestinal e infecção da ferida operatória. Embora a maioria dos estudos não relate óbitos, a mortalidade relacionada ao procedimento ou a complicações pós-operatórias chegam a 11%[19,27,39].

Cápsula endoscópica (CE)

Introduzida na prática médica no ano de 2001, a CE tornou-se motivo de várias publicações, sendo considerada o método não-invasivo mais eficaz para o estudo do intestino delgado. O exame da CE tem como vantagem dispensar sedação ou analgesia, sendo realizado de forma ambulatorial, preservando as atividades habituais do paciente. Outra vantagem é a ausência de transmissão de infecções, já que a cápsula é descartável. Apresenta como desvantagens uma definição de imagens inferior à da videoendoscopia atual, impossibilidade de direcionamento da CE para exame repetido e detalhado de eventuais lesões, bem como realização de biópsias ou procedimento terapêutico. Em alguns casos, as imagens obtidas, principalmente nos segmentos distais no intestino delgado, são escuras devido à presença de bile e resíduos. Como a duração da bateria da cápsula endoscópica é curta (6 a 8 horas), o exame pode ser incompleto em pacientes com trânsito intestinal lento. Outra limitação dessa técnica é seu custo elevado, ainda proibitivo para o nosso meio, o que a restringe a pacientes de alto poder aquisitivo.

Alguns autores[49] sugerem que a cápsula seria um *exame fisiológico*, enquanto que, durante a enteroscopia, a insuflação de ar na luz intestinal e o procedimento anestésico poderiam comprometer a visualização de pequenas lesões vasculares. Essa impressão precisa ser confirmada por novos estudos[49].

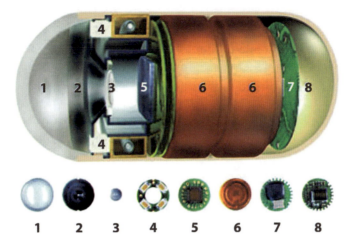

Figura 16.2. A cápsula endoscópica: (1) doma óptica, (2) suporte da lente, (3) lente, (4) LED (*light emitting diodes*), (5) CMOS (*complementary metal oxide silicon*), (6) baterias, (7) transmissor ASIC (*application specific integrated circuit*), (8) antena.

O sistema da cápsula consiste em três componentes: (a) CE; (b) sistema portátil de recepção (sensores) e armazenamento (*recorder*), nos sinais de imagens, e (c) microcomputador e programa de leitura e interpretação de imagens (*work-station*). A cápsula e seus componentes podem ser vistos na Figura 16.2.

A superioridade diagnóstica da CE, comparada à *push*-enteroscopia, tem sido demonstrada em várias publicações. Estudo de 32 pacientes com sangramento gastrointestinal obscuro evidenciou taxas de sucesso diagnóstico de 66% para a cápsula e 28% para a *push*-enteroscopia[22]. Outro estudo, avaliando 20 pacientes com sangramento gastrointestinal obscuro, mostrou definição do sítio de sangramento em seis (30%) pacientes com a cápsula endoscópica e em dois (10%) com a *push*-enteroscopia[2]. Pennazio e cols.[47] estudaram 100 pacientes com sangramento obscuro, utilizando a cápsula endoscópica, e identificaram o sítio de sangramento em 42% deles. Maior acurácia diagnóstica foi obtida nos casos de sangramento em atividade no momento do exame.

Enteroscopia com sistema de duplo balão (EDB)

Embora as vantagens da cápsula sejam indiscutíveis, suas limitações, discutidas no tópico anterior, exigiram o desenvolvimento de nova técnica que permitisse exame mais apurado do intestino delgado. No início de 2001, foi relatado por Yamamoto e cols.[73] a EDB que possibilitava o estudo endoscópico de todo o intestino delgado. Subseqüentemente, em 2003, foi desenvolvido um enteroscópio com sistema de duplo balão com finalidades diagnósticas e terapêuticas para as doenças do intestino delgado[74]. Enteroscópios com canal de trabalho de 2,8mm possibilitam a passagem de acessórios endoscópicos convencionais e realização de vários procedimentos terapêuticos na hemorragia, como polipectomias, injeção de substâncias com agulhas injetoras, aplicação de plasma de argônio e colocação de hemoclipes. A EDB pode substituir a enteroscopia intra-operatória, bem como os métodos tradicionais de *push*-enteroscopia e as sondas enteroscópicas.

A enteroscopia com sistema de duplo balão difere das enteroscopias tradicionais por utilizar sistema com videoendoscópio especificamente desenhado para exame do intestino delgado. O aparelho para diagnóstico tem diâmetro externo de 8,5mm para diagnóstico (Fujinon EN-450P5) e, para terapêutica, de 9,4mm (Fujinon EN-450T5). O comprimento de ambos é de 200cm. O sistema consiste na passagem do enteroscópio (que possui um balão acoplado à sua extremidade) através de um *overtube* de 145cm, que também possui um balão. A insuflação alternada desses balões permite a progressão do conjunto através do intestino delgado (Figura 16.3A).

Os balões são insuflados e desinsuflados de maneira segura e eficaz por meio de uma bomba insufladora de ar, que permite controle rigoroso das pressões dentro dos balões (Figura 16.3B).

A técnica de enteroscopia com sistema de duplo balão já foi descrita em detalhe em várias publicações[41,42,73]. A grande vantagem da enteroscopia com sistema de duplo balão é permitir o alcance das porções mais distais do intestino delgado de modo mais eficaz, melhorando dramaticamente a possibilidade de inserção, quando comparada à *push*-enteroscopia convencional. Para realização da enteroscopia, muitas vezes é necessária a introdução do aparelho por vias oral e anal, o que possibilita o exame completo do intestino delgado em 80% das vezes, mesmo na vigência de alças cegas e aferentes e estenoses. Esse sistema permite exame das porções distais do intestino delgado com traumatismos mínimos e baixos índices de complicações[32,63,72] (Figura 16.5). A enteroscopia total pode ser confirmada colocando-se marcas de tinta nanquim (Figura 16.4) durante a primeira introdução e identificando-se a respectiva marcação durante a inserção do aparelho por via oposta. A progressão do enteroscópio de duplo balão com o auxílio da fluoroscopia, combinando-se as duas vias, permite o exame de todo o intestino delgado (Figura 16.6). Yamamoto e cols. relatam sucesso com a utili-

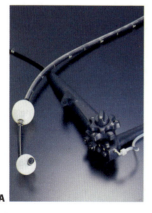
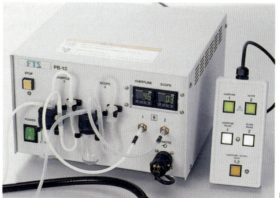

Figura 16.3. A. Enteroscópio de duplo balão (Fujinon EN-450P5) – modelo diagnóstico: comprimento de 200cm, diâmetro externo de 8,5mm e canal de trabalho de 2,2mm. **B.** Bomba insufladora de ar (Fujinon PB-10) no sistema de enteroscopia de duplo balão.

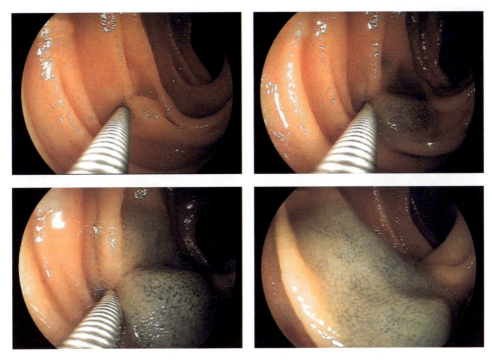

Figura 16.4. Seqüência da tatuagem endoscópica com nanquim.

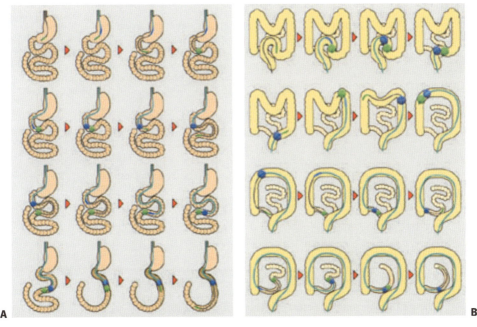

Figura 16.5. Ilustrações demonstrando a seqüência de manobras na progressão do enteroscópio de duplo balão. **A.** Abordagem anterógrada. **B.** Abordagem retrógrada.

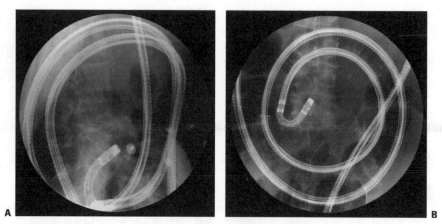

Figura 16.6. Controle da progressão do enteroscópio de duplo balão através da fluoroscopia. **A.** Abordagem anterógrada. **B.** Abordagem retrógrada.

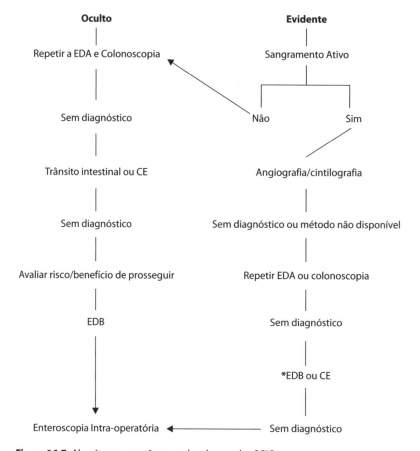

Figura 16.7. Algoritmo: sugestão para abordagem dos SGIO.
*Ainda não existe consenso sobre qual a melhor ordem de exames (CE ou EDB inicialmente) nesta situação. A CE é menos invasiva mas não permite o tratamento das lesões encontradas. Segundo as diretrizes atuais, ainda não há indicação para a EDB.

zação da EDB em 86% das vezes, índice semelhante (79%) ao obtido recentemente, em estudo com cápsulas endoscópica[47].

Apesar de ser uma técnica extremamente promissora, a EDB ainda não é incluída em nenhum a diretriz sobre a abordagem do SGIO. Mais estudos são necessários para definição do lugar que a EDB irá ocupar na seqüência propedêutica do SGIO. A Figura 16.7 é uma sugestão de seqüência propedêutica a ser realizada à luz dos conhecimentos atuais.

TRATAMENTO

O tratamento do SGIO depende da etiologia e pode ser dividido nos seguintes tipos:[1]

1. Tratamento clínico (suplementação em ferro, hemotransfusões, observação).
2. Tratamento endoscópico.
3. Radiologia intervencionista.
4. Uso de medicamentos (tratamento hormonal, octreotide etc.).
5. Abordagem cirúrgica.

Tratamento clínico

Medidas como suplementação em ferro e correção dos fatores da coagulação e plaquetas (por meio de hemotransfusões intermitentes) podem ser suficientes para pacientes idosos com sangramento de pequena monta. Um estudo[52] avaliou o tratamento clínico em pacientes com sangramentos causados por angiodisplasias tratados somente com hemotransfusões. Cinqüenta e quatro por cento dos mesmos não ressangraram após 3 anos de acompanhamento, sugerindo que a observação clínica isolada pode ser útil em algumas circunstâncias.

Tratamento medicamentoso

A terapia farmacológica para tratamento do sangramento obscuro provocado por lesões vasculares usualmente é reservada para as seguintes situações[4]:

1. Lesões vasculares difusamente distribuídas ao longo do trato digestório.
2. Lesões inacessíveis à terapia endoscópica.
3. Sangramento persistente após o tratamento endoscópico ou cirúrgico.
4. Sangramento recorrente em paciente no qual propedêutica extensa e bem feita não esclareceu a causa da hemorragia, sendo a etiologia vascular provável.

Embora a recomendação oficial das diretrizes da Associação Americana de Gastroenterologia[4] indique uma combinação empírica de terapia hormonal (etinilestradiol e progesterona) no tratamento de casos selecionados de sangramento persistente provocado por angiodisplasia suspeita ou confirmada, estudo multicêntrico que envolveu 72 pacientes não-cirróticos, com sangramento provocado por angiodisplasia documentada, não mostrou qualquer benefício associado a essa terapia[30].

O potencial efeito da terapia hormonal para as lesões vasculares baseia-se na observação de que pacientes com telangiectasias hemorrágicas hereditárias (THH) sangravam menos durante a gravidez e a menstruação que após a menopausa ou ooforectomia. O mecanismo pelo qual a terapia hormonal atenuaria a hemorragia das angiodisplasias é desconhecido. Os resultados da eficácia clínica da terapia hormonal em pacientes com angiodisplasias ainda são controversos.

Em estudos não controlados, pacientes com insuficiência renal crônica e sangramento GI causados por angiodisplasia se beneficiaram com terapia combinada de progesterona e estrógeno[14,68].

Em estudo duplo-cego[69] e randomizado, seis dentre oito pacientes com THH ou doença de von Willebrand pararam de sangrar durante a terapia hormonal. Contudo, em estudo do tipo coorte[37], em pacientes com angiodisplasias de delgado, não houve diferença com relação à necessidade de hemotransfusões ou índices de ressangramento entre o grupo submetido à terapia hormonal comparado e o controle.

Estudo prospectivo[8] avaliou 43 pacientes com sangramento obscuro, recorrente ou persistente, submetidos ao tratamento hormonal. Todos os pacientes pararam de sangrar enquanto estavam em uso da medicação. É importante ressaltar que em somente 58% desses pacientes foram encontradas angiodisplasias à *push*-enteroscopia. A cauterização das angiodisplasias encontradas não influenciou a incidência de ressangramento. Embora combinações de progesterona com baixas doses de estrogênio (0,35mg de etinilestradiol) sejam consideradas eficazes[8], uma combinação com doses maiores (0,05mg de etinilestradiol) podem ser necessárias em indivíduos não-responsivos. Alguns investigadores recomendam interrupção do tratamento a cada 6 meses, no intuito de reduzir os efeitos colaterais (mamas sensíveis e sangramento vaginal nas mulheres, além de ginecomastia e perda da libido no homem)[38]. Os efeitos colaterais ocorrem em até 57% dos pacientes; em até 40% deles é necessário interromper o tratamento[38]. Há poucos dados a respeito das complicações cardiovasculares e dos fenômenos tromboembólicos associados à terapia hormonal em pacientes com SGIO. Um trabalho não encontrou diferença na mortalidade entre os grupos tratado e controle[37,38].

A eficácia do *octreotide* no tratamento das angiodisplasias tem sido limitada a relato de casos e pequenas séries, nos quais boa resposta tem sido observada em alguns pacientes[57]. O octreotide ou análogos, utilizados na dose de 0,05 a 0,1mg, por via subcutânea, duas ou três vezes ao dia, têm sido considerados eficazes na redução de sangramento por angiodisplasias. A resposta é rápida, com redução ou interrupção da hemorragia em menos de 24 horas[57,66]. Nenhum efeito colateral, exceto hiperglicemia leve, foi relatado. Embora o mecanismo de ação exato não seja conhecido, sua principal ação é a redução do fluxo sanguíneo esplâncnico. Outra hipótese aventada seria a inibição da angiogênese pela somatostatina.

Outros medicamentos, como o danazol (antigonadotropina com leve atividade androgênica), a desmopressina[50] (análogo sintético do hormônio antidiurético com ação hemostática), ácido épsilon-aminocapróico (inibidor do sistema fibrinolítico) e a talidomida (forte inibidor da angiogênese), têm sido utilizados de forma empírica ou em pequenas séries, com o objetivo de tratar síndromes específicas[26,50].

Tratamento endoscópico

Atualmente, o endoscopista dispõe de amplo arsenal terapêutico, sendo capaz de retirar pólipos hemorrágicos (polipectomia), injetar agentes esclerosantes e cauterizar lesões hemorrágicas. Objetivaremos o tratamento das lesões vasculares por serem estas as mais freqüentemente encontradas.

As lesões vasculares podem ser bem tratadas com a utilização de métodos térmicos de contato, injeção de agentes esclerosantes, coagulação com plasma de argônio ou YAG-*laser*[25]. Contudo, a maioria das angiodisplasias não sangra ativamente no momento do exame, e mais de 50% dos pacientes com essas lesões não voltarão a sangrar após vários anos de seguimento [17,67].

Angiodisplasias podem coexistir com outras causas de sangramento. Este fato deve ser considerado ao analisarmos os índices de sucesso terapêutico das angiodisplasias. A cauterização endoscópica de angiodisplasias que estão sangrando no momento do exame reduz significativamente a necessidade de transfusões sanguíneas, se comparada com o tratamento conservador[6]. Em outro estudo[45], 11 pacientes dependentes de hemotransfusões e portadores de angiodisplasias no intestino delgado foram eficazmente tratados com eletrocoagulação bipolar, havendo melhora dos níveis de hemoglobina. Somente dois pacientes continuaram a depender de transfusões após tratamento.

Para reduzir o risco de sangramento induzido pelo próprio tratamento, é recomendado que as angiodisplasias de maior tamanho sejam tratadas inicialmente em sua periferia, no intuito de esclerosar os vasos nutridores[31].

Em série utilizando YAG-*laser*, houve redução da necessidade de hemotransfusões em 100% dos pacientes com angiodisplasias, em 75% dos portadores de ectasia vascular antral, e em 66% dos indivíduos com a da síndrome de Osler-Rendu-Weber[59]. Outros estudos relatam recidiva do sangramento de 13% a 26%, 1 ano após o tratamento com Nd:YAG para angiodisplasias[16,58].

Não existem estudos prospectivos randomizados que comprovem a eficácia da cauterização endoscópica, qualquer que seja a modalidade utilizada.

Radiologia intervencionista

A embolização do vaso sangrante guiada por angiografia e a infusão intravasal de vasopressina são técnicas descritas como eficazes para o tratamento de hemorragias originárias do intestino delgado e do cólon[16,24]. A injeção de azul de metileno na artéria sangrante durante a angiografia cora a mucosa do intestino delgado e pode auxiliar o cirurgião a localizar a topografia da lesão hemorrágica[7,60].

Essas técnicas não são isentas de complicações. Complicações cardiovasculares graves foram observadas[24,62,35] em 9% a 21% dos pacientes submetidos à injeção intra-arterial de vasopressina, incluindo infarto do miocárdio, seguido de óbito, arritmias, hipertensão e trombose de artérias distantes do local do sangramento. Complicações com a embolização foram notadas em 17% dos pacientes de um estudo, incluindo íleo prolongado, infarto intestinal, que exigiu cirurgia e trombose arterial[7]. Complicações isquêmicas têm sido relatadas com mais freqüência após embolização de lesões colônicas do que de lesões gastroduodenais e entéricas[54,55]. Tal diferença poderia ser explicada pela maior vascularização do estômago, do duodeno e do intestino delgado em relação ao cólon.

Tratamento cirúrgico

A laparotomia exploradora de urgência, com ressecção do intestino delgado ou do cólon, é a última alternativa diante de sangramentos intensos que exijam grande quantidade de transfusão de hemoderivados. A palpação e a transiluminação das alças intestinais permitem a identificação do local de sangramento em mais de 65% dos pacientes submetidos à laparotomia exploradora devido a SGIO[34]. A enteroscopia intra-operatória (EIO) possibilita a localização topográfica do sangramento e conseqüente enterectomia mais econômica. Vários estudos demonstram que a EIO permite o encontro da lesão sangrante na grande maioria dos casos (Quadro 16.4).

Contudo, mesmo após ressecções intestinais, até 30% dos pacientes podem ressangrar[19,65]. Isso reflete o aspecto difuso das lesões mucosas, como as angiodisplasias, e gera dúvidas se a lesão ressecada era realmente a fonte do sangramento. Os menores índices de ressangramento após enterectomias para angiodisplasias associam-se à utilização da angiografia para localizar a topografia da lesão sangrante[11,15,52].

Estudos sobre colectomias totais *às cegas* (sem a localização pré-operatória da lesão) em pacientes com hemorragia digestiva baixa maciça relatam mortalidade de até 33%[11,46], enquanto nas ressecções segmentares *às cegas* este índice chega a 57%[21,47].

Portanto, uma abordagem agressiva pré-operatória deve ser feita na tentativa de se localizar a topografia da lesão e possibilitar uma cirurgia mais econômica e eficaz.

CONCLUSÃO

Com o advento da cápsula endoscópica e do sistema de enteroscopia com duplo balão, abriram-se novas perspectivas no diagnóstico e no tratamento do sangramento gastrointestinal obscuro. Os outros métodos endoscópicos e radiológicos, apesar de terem menor sensibilidade, poderão ser empregados nos locais que não dispõem dessas duas técnicas.

A *push*-enteroscopia ainda é método com aplicabilidade clínica, podendo ser empregado no diagnóstico no tratamento de lesões no intestino delgado proximal, especialmente se estas foram identificadas pela cápsula endoscópica.

A experiência com a enteroscopia com duplo balão tem demonstrado que esta técnica pode ser empregada em várias situações, com objetivos diagnósticos e terapêuticos, evitando-se enteroscopia intra-operatória e procedimentos cirúrgicos convencionais.

O sangramento gastrointestinal obscuro deve ser classificado como oculto, crônico ou evidente. Neste último caso, é importante avaliar a intensidade do mesmo. De maneira prática, indica-se a cápsula endoscópica nos casos crônicos, sem repercussão

Quadro 16.4. Enteroscopia intra-operatória no SGIO

Autor	Sangramento	N	Diagnóstico positivo	Técnica inserção	Endoscópio utilizado	Complicações graves*	Acurácia diagnóstica
Szold[65]	Obscuro	30	28	Oral	Colonoscópio	2%	93%
Lau[34]	Obscuro	15	12	Anal, enterectomia	Colonoscópio	?	80%
Lewis[39]	Obscuro	23	20	Oral	Colonoscópio, enteroscópio	13%	87%
Lopez[4]	Oculto	16	14	Oral	Sonda	13%	88%
Ress[51]	Oculto	44	31	Oral, enterectomia, nasal, ileostomia	?	27%	70%
Bowden[4]	Obscuro	18	16	Oral	Colonoscópio	?	89%
Desa[19]	Obscuro	12	10	Oral	Colonoscópio	42%	83%

(*)Complicações graves incluem isquemia intestinal, perfuração, íleo prolongado, infecção de parede, obstrução intestinal morte.
(?)Não mencionado nos trabalhos.

e anemia A enteroscopia com sistema de duplo balão poderá ser empregada como primeiro método onde houver forte suspeita de lesão sangrante. Nos casos de sangramento intenso, ainda há indicação para o emprego da enteroscopia intra-operatória. Estudos comparativos prospectivos definirão o papel específico de cada método, bem como o melhor momento de sua aplicação, uma vez que os mesmos apresentam caráter complementar e não excludente.

REFERÊNCIAS BIBLIOGRÁFICAS

1. Adamek HE, Breer H, Karschkes T et al. Magnetic resonance imaging in gastroenterology: time to say good-bye to all that endoscopy? *Endoscopy* 2000; 32(5):406-10.
2. Adler DG, Knipschield M, Gostout C. A prospective comparison of capsule endoscopy and push enteroscopy in patients with GI bleeding of obscure origin. *Gastrointest Endosc* 2004; 59:492-8.
3. AGA guideline: Colorectal cancer screening and surveillance. *Gastroenterology* 2003; 124:544-60.
4. AGA guideline: Evaluation and management of occult and obscure gastrointestinal bleeding. *Gastroenterology* 2000; 118:197-200.
5. Albuquerque W, Moreira EF, Alves AS, Bittencourt PFS, Gonçalves TS. Enteroscopia intra-operatória no sangramento digestivo crônico de origem obscura. *GED* 1999; 18 (1):41-4.
6. Askin MP, Lewis BS. Push enteroscopic cauterization: long term follow up of 83 patients with bleeding small intestinal angiodysplasia. *Gastrointest Endosc* 1996; 43:580-3.
7. Athanasoulis CA, Moncure AC, Greenfield AJ, Ryan JA, Dodson TF. Intraoperative localization of small bowel bleeding sites with combined use of angiographic methods and methylene blue injection. *Surgery* 1980; 87:77-84.
8. Barkin JS, Ross BS. Medical therapy for chronic gastrointestinal bleeding of obscure origin. *Am J Gastroenterol* 1998; 93:1250-4.
9. Bashir RM, al-Kawas FH. Rare causes of occult small intestinal bleeding. *Gastrointest Endosc Clin N Am* 1996; 6:709-38.
10. Belaiche J, Louis E, D'Haens G et al. Acute lower gastrointestinal bleeding in Crohn's disease: characteristics of an unique series of 24 patients. The Belgian IBD research group. *Am J Gastroenterol* 1999; 31:298-301.
11. Bender JS, Weincek RG, Bouman DL. Morbidity and mortality following total abdominal colectomy for massive lower gastrointestinal bleeding. *Am Surg* 1991; 57:536-41.
12. Bloomfeld RS, Smith TP, Schneider AM et al. Provocative angiography in patients with gastrointestinal hemorrhage of obscure origin. *Am J Gastroenterol* 2000; 95:2807-12.
13. Brant L. Anemic halos around telangiectasias. *Gastroenterology* 1987;92:1282.
14. Bronner MH, Patê MB, Cunningham JT, Marsh WH. Estrogen-progesterone therapy for bleeding gastrointestinal telangiectasias in chronic renal failure. An uncontrolled trial. *Ann Intern Med* 1986; 105:371-4.
15. Browder W, Cerise EJ, Litwin MS. Impact of emergency angiography in massive lower gastrointestinal bleeding. *Ann Surg* 1986; 204:530-6.
16. Clark RA, Colley DP, Eggers FM. Acute arterial gastrointestinal hemorrhage: efficacy of transcatheter control. *Am J Roentgenol* 1981; 136:1185-9.

17. Clouse RE, Costigan DJ, Mill BA, Zuckerman GR. Angiodysplasia as a cause of upper gastrointestinal bleeding. *Arch Intern Med* 1985; 145:458-61.
18. De la Mora JG, Harewood C, Gostout CJ. Capsule endoscopy or push enteroscopy, wich comes first for a patient with obscure gastrointestinal bleeding? A cost minimization analysis. *Gastrointest Endosc* 2005; 61:AB150.
19. Desa LA, Ohri SK, Hutton KA, Lee H, Spencer J. Role of intraoperative enteroscopy in obscure gastrointestinal bleeding of small bowel origin. *Br J Surg* 1991; 78:192-5.
20. Drapanas T, Pennington G, Kappelman M, Lindsey E. Emergency subtotal colectomy: preferred approach to management of massively bleeding diverticular disease. *Ann Surg* 1973; 177:519-26.
21. Dy N, Gostout C, Balm R. Bleeding from the endoscopically-identified Dieulafoy lesion of the proximal small intestine and colon. *Am J Gastroenterol* 1995; 90:108-11.
22. Ell C, Remke S, May A *et al*. The first prospective controlled trial comparing wireless capsule endoscopy with push enteroscopy in chronic gastrointestinal bleeding. *Endoscopy* 2002; 34:685-9.
23. Ganc RL, Ganc AJ. Hemorragia digestiva de origem obscura. *In*: Magalhães AF, Cordeiro FT, Quilici FA *et al* eds. *SOBED – Endoscopia digestiva diagnóstica e terapêutica*. Rio de Janeiro: Revinter, 2005: 671-80.
24. Gomes AS, Loid JF, Mc Coy RD. Angiographic treatment of gastrointestinal hemorrhage: comparison of vasopressin infusion and embolization. *Am J Roentgenol* 1986; 146:1031-7.
25. Goustou CJ, Bowyer BA, Ahlquist DA, Viggiano TR, Balm RK. Mucosal vascular malformations of the gastrointestinal tract: clinical observations and results of endoscopic neodymium: yttrium-alluminum-garnet laser terapy. *Mayo Clin Proc* 1988; 63:993-1003.
26. Haq Au, Glass J, Netchvolodoff CV. Hereditary hemorrhagic telangiectasia and danazol. *Ann Intern Med* 1988; 109:171.
27. Hartmann D, Schimidt H, Bolz G *et al*. A prospective two-center study comparing wireless capsule endoscopy with intra-operative enteroscopy in patients with obscure GI bleeding. *Gastrointest Endosc* 2005; 61:826-32.
28. Ingrosso M, Prete F, Pisani A *et al*. Laparoscopically assisted total enteroscopy: a new approach to small intestinal diseases. *Gastrointest Endosc* 1999; 49:651-2.
29. Junquera F, Feu F, Papo M *et al*. A multicenter, randomized, clinical trial of hormonal therapy in the prevention of rebleeding from gastrointestinal angiodysplasia. *Gastroenterology* 2001; 121:1073-9.
30. Junquera F, Saperas E, de Torres I, Vidal MT, Malagelada JR. Increased expression of angiogenic factor in human colonic angiodysplasia. *Am J Gastroenterol* 1999; 94:1070-6.
31. Krevsky B. Detection and treatment of angiodysplasia. *Gastrointest Endosc Clin North Am* 1997; 7:509-24.
32. Kuno A, Yamamoto H, Kita H *et al*. Double-balloon enteroscopy through a Roux-en-Y anastomosis for EMR of an early carcinoma in the afferent duodenal limb. *Gastrointest Endosc* 2004; 60(6):1032-4.
33. Laine L. Acute and chronic gastrointestinal bleeding. *In*: Feldman M, Scharschmidt BF, Sleisenger MH, Fordtran JS. *Sleisenger & Fordtrans's Gastrointestinal and liver disease*. Philadelphia: W.B.Saunders, 1998: 198-219.
34. Lau WY, Fan ST, Wong SH *et al*. Preoperative and intraoperative localization of gastrointestinal bleeding of obscure origin. *Gut* 1987; 28:869-77.
35. Leitman IM, Paull DE, Shires GT. Evaluation and management of massive lower gastrointestinal bleeding. *Ann Surg* 1989; 209:175-80.

36. Lewis B, Mauer K, Harpaz N. The correlation of endoscopically identified vascular lesion to their pathologic diagnosis. *Gastrointest Endosc* 1993; 39:344.

37. Lewis BS. Radiology versus endoscopy of the small bowell. *Gastrointest Endosc Clin N Am* 1999; 9:13-27.

38. Lewis BS, Kornbluth A. Hormonal therapy for bleeding from angiodysplasia: chronic renal failure, et al? *Am J Gastroenterol* 1990; 85:1649-51.

39. Lewis BS, Salomon P, Rivera-MacMurray S et al. Does hormonal therapy have any benefit for bleeding angiodysplasia? *J Clin Gastroenterol* 1992; 15:99-103.

40. Lewis BS, Wenger JS, Waye JD. Small bowel enteroscopy and intraoperative enteroscopy for obscure gastrointestinal bleeding. *Am J Gastroenterol* 1991; 86:171-4.

41. Lima DCA, Yamamoto H, Rosa RM. Endoscopia do intestino delgado. In: Savassi-Rocha PR, Coelho LGV, Silva RG, Ferrari TC eds. *Tópicos em gastroenterologia, 15: avanços em gastroenterologia*. Rio de Janeiro: Guanabara Koogan, 2006: 101-18.

42. May A, Nachbar L, Schneider M, Ell C. Prospective trial comparing push-enteroscopy and push-and-pull enteroscopy using double-balloon technique in patients with small bowel diseases. *Gastrointest Endosc* 2005; 61(5):AB175.

43. Mcallister KA, Gorgg KM, Johson DW et al. Endoglin, a TGF-beta binding protein of endothelial cells, is the gene for hereditary hemorrhagic telengiectasia type I. *Nature Genetics* 1994; 8:345-51.

44. Melmed GY, Lo SK. Capsule endoscopy: practical application. *Clin Gastroenterol Hepatol* 2005; 3:411-22.

45. Morris AJ, Mokhashi M, Straiton M, Murray L, Mackenzie JF. Push enteroscopy and heater probe therapy for small bowel bleeding. *Gastrointest Endosc* 1996; 44:394-7.

46. Parkes BM, Obeid FN, Sorenson VJ, Horst HM, Fath JJ. The management of massive lower gastrointestinal bleeding. *Am Surg* 1993; 59:676-8.

47. Pennazio M, Santucci R, Rondonotti E et al. Outcome of patients with obscure gastrointestinal bleeding after capsule endoscopy: report of 100 consecutive cases. *Gastroenterology* 2004; 126:643-53.

48. Peny MO, Debongnie JC, van Gossum A. Obscure bleeding related to pseudotumoral jejunal amyloidosis. *Dig Dis Sci* (no prelo).

49. Poletti PB, Secchi TF, Tung YS, Galvão Neto MP, Parada AA. Cápsula endoscópica. In: Magalhães AF, Cordeiro FT, Quilici FA et al. eds. SOBED – Endoscopia digestiva diagnóstica e terapêutica. Rio de Janeiro: Revinter, 2005: 85-93.

50. Quitt M, Froom P, Veisler A et al. The effect of desmopressin on massive gastrointestinal bleeding in hereditary hemorrhagic telangiectasia unresponsive to treatment with cryoprecipitate. *Arch Intern Med* 1990; 150:1744-6.

51. Ress AM, Benacci JC, Sarr MG. Efficacy of intraoperative enteroscopy in diagnosis and prevention of recurrent, occult gastrointestinal bleeding. *Am J Surg* 1992; 163:94-8.

52. Richter JM, Christensen MR, Colditz GA, Nishioka NS. Angiodysplasia. Natural history and efficacy of therapeutic interventions. *Dig Dis Sci* 1989; 34:1542-6.

53. Rockall TA, Logan RF, Devlin HB, Northfield TC. Incidence of and mortality from acute upper gastrointestinal haemorrhage in the United Kingdom. Steering Committee and members of the National Audit of Acute Upper Gastrointestinal Haemorrhage. *BMJ* 1995; 311:222-6.

54. Rosen RJ, Sanghez G. Angiographic diagnosis and management of gastrointestinal hemorrhage: current concepts. *Radiol Clin North Am* 1994; 32:951-67.

55. Rosenkrantz H, Bookstein JJ, Rolsen RJ, Goff WB II, Healy F. Postembolic colonic infarction. *Radiology* 1982; 142:47-51.

56. Rossini F, Risio M, Pennazio M. Small bowel tumors and polyposis syndromes. *Gastrointest Endosc Clin N Am* 1999; 9:93-114.

57. Rossini FP, Arrigoni A, Pennazio M. Octreotide in the treatment of bleeding due to angiodysplasia of the small intestine. *Am J Gastroenterol* 1993; 88:1424-7.

58. Rutgeerts P, Van Gompel F, Geboes K et al. Long term results of treatment of vascular malformations of the gastrointestinal tract by neudymium Yag laser photocoagulation. *Gut* 1985; 26:586-93.

59. Sargeant IR, Loizou LA, Rampton D, Tulloch M, Bown SG. Laser ablation of upper gastrointestinal vascular ectasias: long term results. *Gut* 1993; 34:470-5.

60. Schmit A, van Gossum A. Proposal for an endoscopic classification of digestive angiodysplasias for therapeutic trials. *Gastrointest Endosc* 1998; 48:659.

61. Schrodt JF, Bradford WR. Presurgical angiographic localization of small bowel bleeding site with methylene blue injection. *J Ky Med Assoc* 1996; 94:192-5.

62. Sherman LM, Shenoy SS, Cerra FB. Selective intra-arteril vasopressin: clinical efficacy and complications. *Ann Surg* 1979; 189:298-302.

63. Sunada K, Yamamoto H, Kita H et al. Clinical outcomes of enteroscopy using the double-balloon method for strictures of the small intestine. *World J Gastroenterol* 2005; 11:1087-9.

64. Szasz IJ, Morrison RT, Lyster DM. Technetium-99m%-labelled red blood cell scanning to diagnose occult gastrointestinal bleeding. *Can J Surg* 1985; 28:512-14.

65. Szold A, Katz LB, Lewis BS. Surgical approach to occult gastrointestinal bleeding. *Am J Surg* 1992; 163:90-2.

66. Torsoli A, Annibale B, Viscardi A, Dellafave G. Treatent of bleeding due to diffuse angiodysplasia of the small intestine with somatostatine analogue. *Eur J Gastroenterol Hepatol* 1991; 3:785-7.

67. Trudel JL, Fazio VW, Sivak MV. Colonoscopic diagnosis and treatment of arteriovenous malformations in chronic lower gastrointestinal bleeding. Clinical accuracy and efficacy. *Dis Colon Rectum* 1988; 31:107-10.

68. van Cutsem E, Rutgeerts P, Coremans G, Vantrappen G. Dose-response study of hormonal therapy in bleeding gastrointestinal malformations. *Gastroenterology* 1993; 104:A286.

69. van Cutsem E, Rutgeerts P, Vantrappen G. Treatment of bleeding gastrointestinal vascular malformation with oestrogen-progesterone. *Lancet* 1990; 335:953-5.

70. van Gossum A. Obscure digestive bleeding. *B Prac & Res Clin Gastroenterol* 2001; 15: 155-74.

71. Vreeburg EM, Snel P, de Bruijne JW et al. Acute upper gastrointestinal bleeding in the Amsterdam area: incidence, diagnosis and clinical outcome. *Am J Gastroenterol* 1997; 92:236-43.

72. Yamamoto H, Kita H, Sunada K et al. Clinical outcomes of double-balloon endoscopy for the diagnosis and treatment of small-intestinal diseases. *Clin Gastroenterol Hepatol* 2004; 2:1010-6.

73. Yamamoto H, Sekine Y, Sato Y et al. Total enteroscopy with a nonsurgical steerable double-balloon method. *Gastrointest Endosc* 2001; 53:216-20.

74. Yamamoto H, Yano T, Kita H et al. New system of double-balloon enteroscopy for diagnosis and treatment of small intestinal disorders. *Gastroenterology* 2003; 125:1556-7.

75. Zaltman C, Souza HS, Castro ME *et al*. Upper gastrointestinal bleeding in a Brazilian hospital: a retrospective study of endoscopic records. *Arq Gastroenterol* 2002; 39:74-80.
76. Zuckerman GR, Prakash C. Acute lower intestinal bleeding. Part I: Clinical presentation and diagnosis. *Gastrointest Endosc* 1998; 48:606-17.
77. Zuckerman GR, Prakash C. Acute lower intestinal bleeding. Part II: etiology, therapy, and outcomes. *Gastrointest Endosc* 1999; 49:228-38.
78. Zuckerman GR, Prakash C, Askin MP, Lewis BS. AGA technical review on the evaluation and management of occult and obscure gastrointestinal bleeding. *Gastroenterology* 2000; 118:201-21.

Capítulo 17

Constipação Refratária

Marisa Fonseca Magalhães

INTRODUÇÃO

Constipação intestinal é uma queixa bastante freqüente na prática médica, muitas vezes decorrente de condições clínicas variadas e que, a despeito de seu caráter benigno, pode representar grande prejuízo na qualidade de vida de um paciente. Estima-se que a constipação intestinal afete até 25% da população em geral, em alguma fase da vida[14]. Apenas pequena porcentagem de pacientes procura médico devido a constipação intestinal, e a grande maioria desses pacientes responde à abordagem conservadora. Nos pacientes portadores de constipação grave e refratária, candidatos a terapêutica diferenciada, estudos adicionais e especializados serão necessários.

Muito importante, ao lidar com o paciente com queixa de constipação intestinal, é procurar entender o que significa tal situação, uma vez que, para muitas pessoas, o fato de não evacuar todos os dias será suficiente para se considerarem constipadas[11]. Os critérios estabelecidos para o diagnóstico da constipação intestinal funcional[9] levam em conta não apenas a freqüência de evacuações, mas também a forma e a consistência das fezes e a ocorrência de esforço durante a defecação, conforme demonstrado no Quadro 17.1. Será importante, ao tratar de um paciente portador de constipação intestinal, ter claro que o hábito intestinal normal sofre variações que dependem de múltiplos fatores[30], muitos deles de controle exclusivo do paciente. É fato reconhecido que a motilidade intestinal, mediada por diferentes neurotransmissores, como adrenalina, acetilcolina, noradrenalina e serotonina, tem relação importante com alterações emocionais, desse modo o eixo cérebro-intestino pode representar uma via de mão dupla: assim como o funcionamento intestinal pode modular o humor, este pode ser responsável pela alteração motora do intestino[31]. O sucesso de qualquer abordagem terapêutica da constipação intestinal depende muito do paciente e da relação que o médico é capaz de estabelecer com ele, uma vez que, invariavelmente, implica modificações de hábitos e crenças.

Quadro 17.1. Critérios para diagnóstico de constipação funcional (Roma II)

1. Pelo menos 12 semanas, não necessariamente consecutivas nos últimos 12 meses, de pelo menos dois dos sintomas abaixo:
   - Esforço aumentado em mais de um quarto das evacuações
   - Fezes endurecidas ou em cíbalas em mais de um quarto das evacuações
   - Sensação de evacuação incompleta após mais de um quarto das evacuações
   - Sensação de obstrução ou bloqueio anorretal em mais de um quarto das evacuações
   - Menos que três evacuações por semana.
2. Ausência de evacuações de fezes amolecidas
3. Ausência de critérios para diagnóstico de síndrome do intestino irritável
4. Ausência de sintomas de distúrbio orgânico responsável por sintomas de constipação crônica

DEFINIÇÃO DA CONSTIPAÇÃO REFRATÁRIA

A constipação intestinal refratária pode ser definida, de modo subjetivo, como aquela que não responde ao aumento da ingestão de fibras e líquidos e uso de laxativos dos tipos formador de bolo fecal ou osmótico. Olden[23], em recente publicação, na qual discutiu a refratariedade do tratamento em portadores de síndrome do intestino irritável, considera que a longa duração e a gravidade dos sintomas, além do grau de limitação experimentado pelos pacientes, podem sofrer influências de múltiplos fatores, não sendo bons parâmetros para determinar resistência ao tratamento. A grande utilização dos serviços de saúde e a ausência de resposta aos medicamentos de primeira linha têm sido sugeridos como mais apropriados para identificar os portadores de síndrome do intestino irritável e constipação intestinal refratárias. Os portadores de síndrome do intestino irritável, com predominância de constipação intestinal, diferem dos portadores de constipação intestinal funcional por apresentarem, dentro do complexo de sintomas, dor abdominal que muitas vezes é aliviada após evacuação. Portadores de síndrome do intestino irritável muitas vezes são atendidos em serviços de referência para tratamento de constipação intestinal. Lacerda e cols.[19], em estudo realizado no ambulatório de distúrbios da evacuação do Instituto Alfa de Gastroenterologia do Hospital das Clínicas da Universidade Federal de Minas Gerais, observaram que 30% dos pacientes portadores de constipação intestinal referidos para o serviço preenchiam critérios para diagnóstico de síndrome do intestino irritável.

Os portadores de constipação intestinal refratária terão de submeter-se a estudos complementares especializados que permitam melhor entendimento do distúrbio envolvido na gênese desse *sintoma*.

Os pacientes constipados que não obtiveram melhora com medidas gerais, como alterações da dieta, estabelecimento de hábito intestinal (horário, aproveitamento do reflexo gastrocólico, não inibição do reflexo evacuatório), implantação de programa de atividade física, suspensão de drogas que predispõem à constipação intestinal (ver

Quadro 17.3), serão candidatos a avaliação especializada, com realização de testes de função colorretoanal[2].

Na avaliação inicial desses pacientes, achados dos exames físico e proctológico podem sugerir doenças potencialmente responsáveis por constipação intestinal (Quadro 17.2). No exame proctológico, atenção especial deve ser dada ao toque retal que, se feito de modo a avaliar a dinâmica da musculatura pélvica durante a evacuação, pode apontar para o diagnóstico de contração paradoxal do músculo puborretal, condição freqüente e passível de tratamento, e que deve ser confirmada pelos testes de função colorretoanal.

TESTES DE FUNÇÃO COLORRETOANAL

A avaliação funcional do grosso intestino é de fundamental importância para melhor condução dos casos de constipação refratária. Pacientes candidatos ao estudo funcional não devem apresentar sintomas ou sinais de alerta para doença orgânica. Recomenda-se que, antes dos testes de função colorretoanal, sejam avaliadas as causas metabólicas e neurológicas de constipação intestinal (ver Quadros 17.2 a 17.4). Colonoscopia deve ser realizada em indivíduos acima de 50 anos para excluir qual-

Quadro 17.2. Causas de constipação intestinal

Primárias	Secundárias
Funcional	*Doença do tecido conjuntivo*
Idiopática	Amiloidose
SII	Esclerose sistêmica
Dissinergia pélvica	
Trânsito lento	*Hábitos de vida*
Neuropáticas	*Medicamentos*
Chagas	
Hirschsprung	*Doenças metabólicas*
Miopatia anal congênita	Diabetes
Higanglionoses	Hipotireoidismo
	Porfiria
Obstrutivas	Hipercalcemia
Estenose anal	Hipopotassemia
Doença de Crohn	Uremia
Ca de cólon	
Compressão por tumor	*Neuropáticas*
Ginecológicas	Neuropatia autonômicas
Retoceles	Esclerose múltipla
Relaxamento pélvico	Doença de Parkinson
	Psicológicas
	Depressão
	Desordens alimentares
	Situações de estresse

Quadro 17.3. Medicamentos relacionados à constipação intestinal

Antidepressivos tricíclicos	Antiácidos
Antiparkinsonianos	Bloqueadores ganglionares
Diuréticos	Sulfato de bário
Antagonistas dos canais de cálcio	Analgésicos opióides
Anticonvulsivantes	Sulfato ferroso
Derivados da monoaminoxidase	Anticolinérgicos
Uso abusivo de laxativos	Antiespasmódicos

Quadro 17.4. Sinais de alerta para doença orgânica em pacientes com queixa de constipação intestinal crônica

Dor abdominal
Dor anal
Sensação de evacuação incompleta
Sangramento nas fezes
Emagrecimento

quer fator obstrutivo. Alguns autores preferem realizar o enema baritado, que se prestaria melhor para o estudo da constipação intestinal, fornecendo maiores informações quanto à forma dos cólons e ao padrão de distribuição das haustrações[31].

A realização dos testes de função colorretoanal deve ser hierarquizada. Inicia-se pelo tempo de trânsito colônico que, ao definir o padrão da constipação intestinal, permite a condução mais adequada de cada caso. A constipação intestinal pode ser resultado de diferentes mecanismos fisiopatológicos, e síndromes clínicas diferentes merecem abordagens terapêuticas distintas[5].

Tempo de trânsito colônico

O tempo de trânsito colônico pode ser realizado por meio de marcadores radiopacos, cintilografia ou agentes corantes. O método mais utilizado emprega marcadores radiopacos ingeridos em única ou múltipla tomada, em tempos determinados, e acompanhados por radiografias seriadas. A técnica para obtenção do tempo de trânsito colônico com utilização de marcadores radiopacos foi descrita inicialmente por Hinton[15] e aprimorada por Arhan[1] e Metcalf[20]. A Figura 17.1 mostra duas radiografias obtidas para tempo de trânsito colônico realizado segundo técnica de Metcalf. Neste caso foram ingeridos 20 marcadores por dia, durante 3 dias consecutivos e as radiografias foram obtidas no quarto e sétimo dias do estudo (o primeiro dia coincide com a ingestão dos 20 primeiros marcadores). O tempo de trânsito colônico, segundo essa técnica, é calculado de modo segmentar. São contados os marcadores em cada segmento do cólon e em cada uma das radiografias. O total obtido nos 2 dias é somado e multiplicado por 1,2, obtendo-se o tempo de trânsito colônico em horas para os cólons direito e esquerdo e para o retossigmóide.

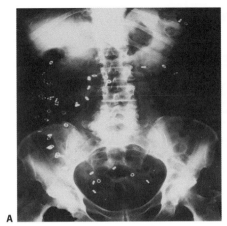 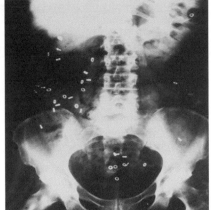

Figura 17.1. Tempo de trânsito colônico com padrão de inércia colônica.

O resultado do tempo de trânsito colônico pode apontar para três diagnósticos: constipação intestinal com tempo de trânsito normal, constipação com trânsito lento ou inércia colônica e constipação por obstrução de saída ou defecação obstruída, que serão discutidos posteriormente.

Defecografia

A defecografia estuda a dinâmica evacuatória por meio de videofluoroscopia. Permite avaliar alterações do assoalho pélvico e da estrutura do intestino baixo que possam ocasionar bloqueio ao esvaziamento retal, confirmando o diagnóstico de *obstrução de saída*. Está indicada quando se encontra constipação com tempo de trânsito aumentado. Permite o diagnóstico de retocele, sigmoidocele, enterocele, procidência interna e pode, juntamente com a manometria anorretal e a eletromiografia, firmar o diagnóstico da contração paradoxal do músculo puborretal. Este teste diagnóstico tem seus resultados questionados em função do constrangimento que causa ao paciente. Alguns autores questionam se a defecografia poderia reproduzir de maneira fiel a evacuação habitual[12,16] do indivíduo.

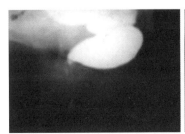 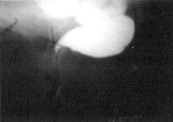 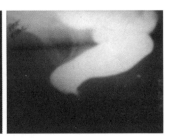

Figura 17.2. Videodefecografia evidenciando CPPR – contração paradoxal do músculo puborretal.

Manometria anorretal e eletromiografia

A realização da manometria anorretal permite o estudo da atividade dos esfíncteres anais interno e externo, além de determinar a complacência e sensibilidade retais. Vários testes podem ser realizados durante a manometria anorretal, alguns com indicação específica para os casos de incontinência fecal, e outros, mais precisamente para a constipação intestinal[2,3]. Para o estudo dos pacientes portadores de constipação intestinal são importantes o teste de expulsão do balão e a determinação do reflexo inibitório retoanal (Figura 17.3) e da pressão de repouso do esfíncter. As alterações dos testes realizados por manometria anorretal estão sistematizadas no Quadro 17.5.

A realização da manometria anorretal torna-se fundamental em portadores de constipação intestinal, que retiveram marcadores no reto durante avaliação do tempo de trânsito colônico. Alguns desses pacientes podem, quando a sensibilidade retal está preservada, ter boa resposta ao tratamento por *biofeedback*, discutido a seguir.

A eletromiografia de superfície permite a identificação de distúrbios associados a dissinergia pélvica. É realizada por meio de eletrodos posicionados no abdome e na região anorretal e permite a percepção do movimento sincrônico de relaxamento do esfíncter externo com a contração abdominal, quando o paciente é solicitado a simular o esforço evacuatório[30].

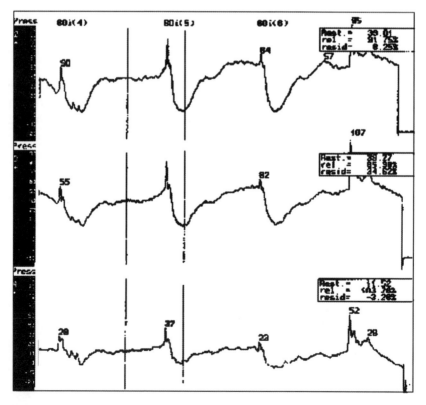

Figura 17.3. Manometria anorretal evidenciando o reflexo inibitório retoanal que exclui doença de Hirschsprung.

Quadro 17.5. Achados na manometria anorretal e seu significado no diagnóstico da constipação

Teste: manometria	Indicação	Interpretação
Reflexo inibitório retoanal	Hirschsprung	Ausência do reflexo
Manobra de evacuação Pressão do canal ou EMG	Obstrução de saída	Pressão aumentada ou EMG
Compressão abdominal	Obstrução de saída	Aumentada: potencial OS Fraca: constipação por prejuízo da prensa abdominal
Teste de expulsão do balão ou defecografia	Obstrução de saída	Incapacidade de eliminar o balão ou o contraste = OS
Perineometria	Avaliação da função do assoalho pélvico	Decida diminuída ou contração paradoxal = OS Decida aumentada = descenso perineal
Sensibilidade retal	Avaliação da função sensorial do reto	Limiar de sensibilidade diminuído: possibilidade de SII
Complacência retal	Avaliação da função mecânica do reto	Complacência aumentada: possibilidade de megarreto

EMG – eletromiografia; OS – obstrução de saída; SII – síndrome do intestino irritável.

ABORDAGEM TERAPÊUTICA DA CONSTIPAÇÃO INTESTINAL REFRATÁRIA

A partir da avaliação com testes de função colorretoanal, é possível tratar de maneira mais específica o distúrbio relacionado à constipação intestinal refratária. A Figura 17.4 esquematiza de modo sintético o que está exposto neste texto e aborda terapêuticas apropriadas tanto para os casos de inércia colônica como de obstrução de saída. O uso de medicamentos na constipação intestinal crônica deve ser sistematizado, e todas as opções de drogas devem ser tentadas antes de se pensar em indicar tratamento cirúrgico[32,35].

O tratamento medicamentoso da constipação intestinal é baseado no uso de laxativos que diferem em seu principal modo de ação. Estudo recente, publicado por Ramkumar e cols.[27], demonstra como são poucas as evidências, na literatura, da eficácia das diversas drogas utilizadas no tratamento da constipação intestinal. Os resultados dessa pesquisa permitiram classificar os laxantes de acordo como grau de recomendação para seu uso na constipação intestinal, como ilustrado no Quadro 17.7. O polietilenoglicol, a lactulose e o tegaserode receberam grande recomendação A; os formadores de bolo fecal, grau B, e o bisacodil, o senne e o sorbitol, grau C. Um resumo dos principais laxativos utilizados, seu mecanismo de ação, efeitos colaterais e posologia recomendada pode ser encontrado no Quadro 17.6.

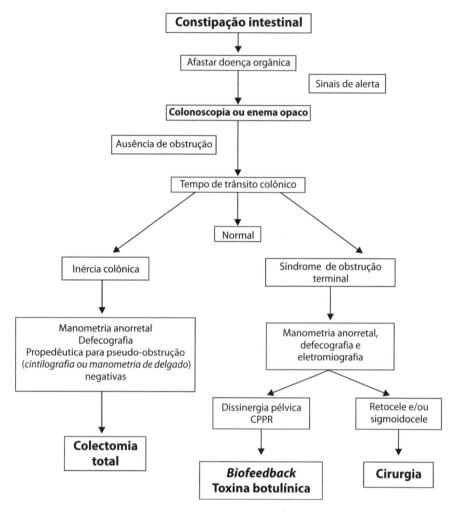

Figura 17.4. Fluxograma de orientação da abordagem da constipação intestinal.

Laxativos

Os laxativos são drogas utilizadas com o objetivo de aumentar o volume de fezes eliminadas nos portadores de constipação intestinal. A grande limitação ao uso de laxativos de modo crônico é a taquitilaxia, bem conhecida pelos pacientes que necessitam desse tipo de medicação[4,7,17]. Flatulência e cólica abdominal são os mais freqüentes efeitos colaterais observados.

Agentes formadores de bolo fecal

Os formadores de bolo fecal podem ser usados em sua forma natural, como farelo de trigo, *plantago ovata* ou *psylium*, ou sintética, como policarbofila. Produzem fezes mais volumosas e macias, aumentando a freqüência de evacuações e diminuindo o

Quadro 17.6. Laxativos e drogas disponíveis para o tratamento da constipação intestinal crônica

Opção	Efeito	Dose	Problemas
Formadores de bolo Psylium Farelo de trigo Policarbofila Metilcelulose	Aumentam o peso das fezes; Melhoram o tempo de trânsito intestinal (?)	Até 80g para o farelo e de 2 a 6g para *psylium*; Policarbofila: 4 a 6g	Flatulência Distensão abdominal Pioram a constipação de trânsito lento
Osmóticos Lactulose Sorbitol Glicerina (supositório) PEG	Aumentam a motilidade	20 a 60ml/dia 3g 224 a 682g/dia	Flatulência, cólicas e hipernatremia quando baixa ingestão de água
Salinos Hidróxido de magnésio Citrato de magnésio Fosfato de sódio	Aumento luminar de água por efeito osmótico	15 a 50ml/dia 10 a 25g/dia 45 a 90ml/dia	Cólica e diarréia Distúrbios hidroeletrolíticos às vezes graves
Emolientes Óleo mineral	Lubrificante	10 a 30ml/dia	Prejudica a absorvção de vitaminas lipossolúveis Sabor desagradável Aspiração em idosos
Estimulantes Óleo de rícino Bisacodil Cáscara sagrada Sene	Aumentam a atividade motora dos cólons	15 a 60ml/dia 10 a 15mg/dia 30 a 120mg/dia 15 a 40mg/dia	Tolerância com redução da eficácia (?) Destruição dos plexos mioentéricos (?) Cólicas abdominais
Amolecedores das fezes Docussato	Amolece e lubrifica as fezes	Até 500mg/dia	Não apresenta problemas, mas é pouco eficaz
Procinéticos Cisaprida Eritromicina Ranzaprida	Estimulam o intestino delgado, pequeno efeito na motilidade colônica	Não têm doses estabelecidas	Cisaprida: arritmias Dor abdominal
Supositórios e enemas	Promovem o esvaziamento retal; os que contêm estimulantes aumentam a motilidade	Uma aplicação ao dia Enemas de glicerina: 500ml Supositório: unidade	Podem causar irritabilidade retal; Lesão retal Desenvolvimento de hábito

Quadro 17.7. Classificação dos trabalhos segundo nível de evidência e grau de recomendação

Nível de evidência I	Estudo randomizado contemporâneo com p<0,05; Amostra e metodologia apropriadas
Nível de evidência II	Estudo randomizado contemporâneo; amostra com tamanho inadequado e/ou metodologia inadequada
Nível de evidência III	Estudos contemporâneos não randomizados com controles
Nível de evidência IV	Estudos não randomizados com controles históricos
Nível de evidência V	Série de casos
Grau de recomendação A	Recomendação apoiada por dois estudos ou mais de nível I, sem evidências conflitantes de outros estudos de nível I
Grau de recomendação B	Recomendação baseada em evidências de único estudo de nível I ou de dois estudos de nível II, sem evidências conflitantes em estudos de nível I
Grau de recomendação C	Recomendação baseadas em estudos de nível III a V, sem evidências conflitantes
Grau de recomendação D	Moderada evidência contra o uso da modalidade
Grau de recomendação E	Forte evidência para contra-indicar o uso da modalidade

esforço necessário à sua execução. Na avaliação de Ramkumar e cols.[27], o *psylium* foi classificado como recomendação grau B, enquanto a policarbofila cálcica e o farelo de trigo receberam grau de recomendação C.

Laxativos osmóticos

São substâncias não absorvidas que promovem aumento da osmolaridade intraluminal, favorecendo a passagem de água e aumento do peristaltismo por distensão da alça intestinal. Tanto os agentes salinos como os açúcares não-absorvíveis, como a lactulose e o sorbitol, apresentam esse mecanismo de ação. No estudo de revisão já citado, a lactulose recebeu grau de recomendação A e os agentes salinos, contendo magnésio, e o sorbitol, grau de recomendação C. A lactulose, por apresentar baixa freqüência de efeitos colaterais e bons resultados, ainda que com uso prolongado, pode ser utilizada com segurança. Apresenta, como inconveniente, custo elevado. Os agentes salinos à base de magnésio e fosfato devem ser evitados nos pacientes portadores de insuficiência renal e insuficiência cardíaca, respectivamente. O polietilenoglicol, osmótico mais potente, será discutido separadamente.

Laxativos emolientes

As substâncias emolientes tornam as fezes mais macias e lubrificadas, facilitando sua eliminação. O principal representante dessa categoria de laxativos é o docussato. Agem como substância surfactante, facilitando a mistura da água com a gordura das fezes. Parecem também estimular a secreção de água para a luz intestinal, com aumento do volume intraluminal. Como, ao que parece, não têm efeito prolongado em quadros crônicos de constipação, não devem ser usados por longo prazo. Esses agentes receberam recomendação de grau C para o uso na constipação intestinal.

Laxativos estimulantes

Os laxativos estimulantes devem ser reservados para situações nas quais, comprovadamente, o trânsito colônico é lento[8]. Apesar das evidências de sua ação estimulante dos plexos nervosos, seu efeito parece estar fortemente relacionado à modificação produzida no transporte de fluidos e eletrólitos através da mucosa. O grande temor em relação ao uso prolongado dos agentes estimulantes é o desenvolvimento do cólon catártico, condição em que há dilatação e perda das haustrações do cólon. A pigmentação da mucosa colônica (melanose cólica), associada ao uso dessas drogas, parece ser apenas alteração de *ordem cosmética*, não implicando maiores riscos para desenvolvimento do câncer colorretal. Mesmo em vigência do cólon catártico, alguns autores[22] consideram que, enquanto existe resposta estimulante a esses agentes, eles devem ser mantidos, adiando possível colectomia. Entre os agentes estimulantes estudados, bisacodil, senne e cáscara sagrada foram recomendados com grau de evidência C para tratamento da constipação intestinal.

Outras substâncias

Polietilenoglicol

O polietilenoglicol (PEG), muito utilizado para preparo de cólon tem sido considerado boa opção terapêutica na constipação intestinal, principalmente naquelas formas refratárias às outras medidas. Comprovadamente aumenta a freqüência de evacuações e diminui a consistência das fezes[7]. Pode ser iniciado de modo intermitente, em intervalos seguros, e ter suas doses reduzidas com o tempo. O polietilenoglicol recebe recomendação com grau de evidência A no tratamento da constipação intestinal.

Colchicina

A colchicina, medicamento utilizado na terapêutica da gota, por apresentar como principal efeito colateral diarréia, tem sido testada em casos de constipação intestinal. Foi recomendada com grau C e nível de evidência III na terapêutica da constipação intestinal.

Misoprostol

Utilizado primeiramente como arma terapêutica na úlcera duodenal, esse análogo da prostaglandina E tem sido testado como opção terapêutica nos casos de constipação intestinal refratária. É responsável por aumento da motilidade colônica, diminuindo o tempo de trânsito colônico, com indicação nos casos de inércia colônica[28]. Sua indicação é devido a efeitos colaterais importantes. Sua venda é controlada por ser agente abortivo. Na avaliação dos estudos que utilizaram o misoprostol, esta droga recebe grau C de recomendação com nível III de evidência para uso na constipação intestinal.

Tegaserode

Muito promissores têm sido as publicações referentes à utilização do tegaserode, um agonista seletivo dos receptores $5HT_4$, na constipação intestinal crônica, associada ou não à síndrome do intestino irritável. Estudo recente, que avaliou perto de 2.000 pacientes, comprovou sua eficácia em melhorar a freqüência de evacuações, com significativa modificação da forma e da consistência das fezes. O tegaserode foi utilizado nas doses de 2 e 6mg, não havendo diferença entre esses grupos, mas com superioridade em comparação ao grupo placebo (41,4% *versus* 25,4%). Trata-se de estudo duplo-cego randomizado, o que confere ao tegaserode grau A de recomendação como terapêutica para constipação intestinal[27,29].

Procinéticos

As drogas procinéticas não se mostraram eficazes no tratamento da constipação intestinal crônica. O uso dessas drogas pode ser tentado naqueles pacientes que apresentem tempo de trânsito colônico prolongado em cólon direito[21, 29]. Estudos recentes, baseados em evidências, não recomendam a utilização da cisaprida em constipação intestinal crônica em geral. Outros agentes serotoninérgicos, como a renzaprida e a menzaprida, estão em estudo. A prucolaprida foi abandonada por não demonstrar eficácia superior ao placebo nos casos de constipação crônica[29].

Tratamentos cirúrgicos

As abordagens cirúrgicas propostas para tratamento dos portadores de constipação crônica refratários ao tratamento medicamentoso baseiam-se em correções funcionais específicas e só devem ser indicadas após avaliação funcional completa desses pacientes[33,34]. Portanto, nos casos de diagnóstico de retocele, teremos de confirmar que a presença dessa afecção, por impedir o esvaziamento de pelo menos 60% do conteúdo retal, é responsável pela constipação intestinal[18,26].

Nos casos de inércia colônica, para os quais pode estar indicada a ressecção completa do intestino grosso, é importante descartar qualquer bloqueio evacuatório, como contração paradoxal do músculo puborretal, retocele ou procidência. Recomenda-se ainda que os pacientes com padrão de trânsito colônico tipo inércia colônica tenham este resultado confirmado em pelo menos dois exames, realizados com intervalo de pelo menos algumas semanas. Para descartar um quadro de pandismotilidade, recomenda-se uma avaliação do tempo de esvaziamento gástrico, medido por cintilografia ou ultra-sonografia e, se possível, estudo manométrico do intestino delgado[25].

Os estudos realizados com pacientes que tiveram diagnóstico de inércia colônica tratados com colectomia total demonstram resultados satisfatórios em até 100% dos casos. Entretanto, como faltam publicações recentes que enfoquem essa modalidade terapêutica, este parece ser um tratamento de exceção, indicado em casos muito bem selecionados[34].

Tratamento por *biofeedback*

O tratamento por *biofeedback*, para todos os tipos de constipação, tem-se mostrado eficaz, e um grande número de trabalhos sugere sua indicação independente do resultado do tempo de trânsito colônico. Os estudos demonstram que, naqueles pacientes nos quais é possível a identificação de algum sinal de dissinergia pélvica, os resultados são nitidamente mais favoráveis. Entretanto, há recomendação terapêutica para todos os pacientes que se mostram refratários antes de indicação de tratamento cirúrgico [10,13].

Outras terapêuticas

Podem ser encontradas na literatura referências ao uso de toxina botulínica para os casos de hipertonia de esfíncter anal, com bons resultados nos casos associados à doença de Parkinson [6].

Trabalhos que avaliam o uso de acupuntura e psicoterapia não apresentam rigor científico que permita considerar essas terapêuticas como indicadas.

CONCLUSÕES

A constipação refratária permanece como desafio terapêutico. Em recente publicação, Muller-Lissner e cols.[23] levantaram ainda mais dúvidas quanto à melhor maneira de conduzir esses casos. Em grande revisão da literatura, não observaram evidências que sustentem medidas clássicas, como aumento da ingestão de fibras e líquidos e incremento da atividade física. Por outro lado, o mesmo artigo desmistifica os efeitos deletérios dos laxativos, principalmente dos estimulantes, o que nos traz certa segurança quanto ao uso racional desses agentes.

O sucesso terapêutico da constipação refratária parece estar muito relacionado ao interesse do médico em manter relação de confiança com seu paciente, ajudando-o a lidar com o problema de forma mais leve e diminuindo a repercussão negativa que esta condição clínica pode ter em sua qualidade de vida.

REFERÊNCIAS BIBLIOGRÁFICAS

1. Arhan P, Devroede G, Jehannin B *et al.* Segmental colonic transit time. *Dis Colon Rectum* 1981; 24:625-9.
2. Azpiroz F, Enck P, Whitehead WE. Anorectal functional testing: rewiew of collective experience. *Am J Gastroenterol* 2002; 97(2):232-40.
3. Bartolo DCC. Plevic floor disorders: incontinence, constipation and obstructed defecation. *Perspect Corect Surg* 1988; 1:1-29.
4. Bengston M, Ohlsson B. Retrospective study of long-term treatment with sodium picosulfate. *Eur J Gastroenterol Hepatol* 2004; 16:433-4.

5. Bernini A, Madoff RD, Lowry AC et al. Should patients with combined colonic inertia and nonrelaxing pelvic floor undergo subtotal colectomy? *Dis Colon Rectum* 1998; 41:1363-6.

6. Cadeddu F, Bentivoglio AR, Brandara F et al. Outlet type constipation in Parkinson's disease: results of botulinum toxin treatment. *Alim Pharmacol and Therapeutics* 2005; 22(10):997-1003.

7. Corazziari E, Badiali D, Bazzocchi G et al. Longterm efficacy, safety and tolerability of low daily doses of isosmotic polyethylene glycol electrolyte balanced solution in the treatment of functional chronic constipation. *Gut* 2000; 46:522-6.

8. Cummings JH. Laxative abuse. *Gut* 1974; 15:758-66.

9. Drossman DA. The functional gastrointestinal disorders and Rome II process. *Gut* 1999; 45(Suppl B):1-5.

10. Emmanuel AV, Kamm MA. Response to a behavioural treatment, biofeedback in constipated patients is associated with improved gut transit and autonomic innervation. *Gut* 2001; 49:214-19.

11. Everhardt JE, Go VL, Johannes RS et al. A longitudinal survey of self-reported bowel habits in the United States. *Dig Dis Sci* 1989; 34:1153-62.

12. Ferrante SL, Perry RE, Schreiman JS et al. The reproducibility of measuring the anorectal angle in defecography. *Dis Colon Rectum* 1991; 34:51-5.

13. Heyman S, Jones R, Scarlett Y et al. Biofeedback treatment of constipation: a critical review. *Dis Colon Rectum* 2003; 46:1208-17.

14. Higginns PDR, Johnson JF. Epidemiology of chronic constipation in North América: a systematic rewiew. *Am J Gastroenterol* 2004; 99:750-9.

15. Hinton JM, Lennard-Jones JE, Young AC. A new method for studying gut transit time using radiopaque markers. *Gut* 1969; 10:842-7.

16. Jorge JMN, Wexner SD, Marchetti F et al. How reliable are currently available methods of measuring the anorectal angle? *Dis Colon Rectum* 1992; 35:332-8.

17. Kamm MA. Constipation and its management. *Brit Med J* 2003; 327:459-60.

18. Karlbom U, Gral W, Nilsson S, Pahlman L. Does surgical repair of a rectocele improve rectal emptying? *Dis Colon Rectum* 1996; 39:1296-302.

19. Lacerda-Filho A, Lima RM, Magalhães MF, Paiva RA. Importância dos parâmetros clínicos e dos testes de fisiologia colo-reto-anal no diagnóstico de pacientes com constipação intestinal crônica. *Rev Med Minas Gerais* 2004; 14(1 Suppl 2): S-29

20. Metcalf AM, Philips SF, Zzinsmeister AR et al. Simplified assesment of segmental colonic transit. *Gastroenterology* 1987; 92: 40-7.

21. Müller-Lissner AS. What has happened to the cathartic collon? *Gut* 1996; 25:1796-800.

22. Muller-Lissner AS and the Bavarian constipation Study Group. Treatment of chronic constipation with cisapride and placebo. *Gut* 1987; 28:1033-8.

23. Müller-Lissner SA, Kamm MA, Scarpaginato C, Wald A. Myths and misconceptions about chronic constipation. *Am J Gastroenterol* 2005; 100:232-42.

24. Olden KW. Irritable bowel syndrome: What is the role of the psyche? *Dig Liver Dis* 2006; 38:200-1.

25. Pehl C, Schimidt T, Schepp W, Kamm MA, Emmanuel AV. Slow transit constipation: more than one disease? *Gut* 2002; 51(4):610.

26. Pemberton JH, Rath DM, Ilstrup DM. Evaluation and surgical treatment of chronic constipation. *Ann Surg* 1991; 214:403-13.

27. Ramkumar D, Rao SSC. Efficacy and safety of traditional medical therapies. *Am J Gastroenterol* 2005; 100:936-71.

28. Roarty TP, Weber F, Soykan I, Mc Callum RW. Misoprostol in the treatment of chronic refractory constipation: results of open label trial. *Aliment Pharmacol Ther* 1997; 11:1059-66.

29. Schiller LR. New and emerging treatment options for chronic constipation. *Ital J Gastroenterol Hepatol* 1999; 31(suppl 3):S232-33.

30. Schuster MM. Colon motility and anosphincteric recordings by air filling techinique. *In:* Smith LE ed. *Practical guide to anorectal testing.* New York: Igaku-Shoin 1990: 41-54.

31. Wald A. Approach to the patient with constipation. *In:* Yamada T ed. *Textbook of Gastroenterology.* Philadelphia: JB Lippincott, 1995:864-80.

32. Wald A. Pathophysiology, diagnosis and current management of chronic constipation. *Nat Clin Pract Gastroenterol Hepatol* 2006; 3:90-100.

33. Wald A. Slow transit constipation. *Curr Treat Options Gastroenterol* 2002; 5:279-83.

34. Wexner SD, Daniel N, Jagelman DG. Colectomy for constipation: physiologic investigation is the key to success. *Dis Colon Rectum* 1991; 34:891-6.

35. Xing JH, Soffer E. Adverse effects of laxatives. *Dis Colon Rectum* 2001; 44:1201-9.

Distúrbios Gastrointestinais Funcionais
Opções Terapêuticas Não-convencionais

Capítulo 18

Maria do Carmo Friche Passos
Anthony J. Lembo

INTRODUÇÃO

Os distúrbios gastrointestinais funcionais são definidos como uma combinação variável de sintomas crônicos e recorrentes, para os quais não se demonstra qualquer anormalidade estrutural ou anatômica, tampouco irregularidades metabólicas ou bioquímicas que os justifiquem[3,15].

Um grupo internacional de especialistas, fundamentado na premissa de que os distúrbios funcionais gastrointestinais apresentam alterações motoras e/ou sensitivas similares, sugeriu novo sistema de classificação para eles, incluindo desde o esôfago até o reto. Eles foram definidos e classificados a partir de critérios clínicos específicos, consagrados em 1988 como Consenso de Roma, os quais foram revisados em 1999 (Roma II) e em 2006 (Roma III)[15,38,52].

Os critérios de Roma têm permitido importante padronização da linguagem científica sobre as desordens funcionais do trato digestivo, facilitando a comunicação entre pesquisadores, gastroenterologistas e clínicos em geral. A importância da *separação* dos sintomas funcionais em diferentes síndromes está na simplificação do diagnóstico e da abordagem terapêutica.

O comitê Roma III classificou as alterações funcionais de acordo com as regiões anatômicas, distinguindo-as em seis grupos, a saber: esofágicas, gastroduodenais, intestinais, biliares, anorretais e dor abdominal funcional, além dos distúrbios pediátricos, como mostra o Quadro 18.1[15].

Os distúrbios gastrointestinais funcionais estão presentes em todo o mundo, afetando homens e mulheres de todas as faixas etárias e raças. Os estudos de prevalência estimam que 15% a 20% da população ocidental apresenta manifestações clínicas compatíveis com desordens funcionais digestivas[15,32,52].

Devido à sua benignidade, essas desordens digestivas são consideradas, por muitos, problema médico-social irrelevante, embora estudos que avaliaram as conseqüên-

Quadro 18.1. Roma III: classificação dos distúrbios funcionais

A – Distúrbios funcionais esofágicos
  A1. Disfagia funcional
  A2. Dor torácica de presumível origem esofágica
  A3. Pirose funcional
  A4. *Globus*
B – Distúrbios funcionais gastroduodenais
  B1. Dispepsia funcional
    B1a. Síndrome do desconforto pós-prandial
    B2b. Síndrome da dor epigástrica
  B2. Desordens da eructação
  B3. Náuseas e vômitos crônicos
  B4. Síndrome de ruminação em adultos
C – Distúrbios funcionais intestinais
  C1. Síndrome do intestino irritável
  C2. Distensão funcional
  C3. Constipação funcional
  C4. Diarréia funcional
  C5. Distúrbio funcional intestinal inespecífico

D – Síndrome da dor abdominal funcional

E – Distúrbios funcionais da vesícula biliar e do esfíncter de Oddi
  E1. Distúrbio funcional da vesícula biliar
  E2. Distúrbio funcional do esfíncter de Oddi biliar
  E3. Distúrbio funcional do esfíncter de Oddi pancreático
F – Distúrbios anorretais
  F1. Incontinência fecal funcional
  F2. Dor anorretal funcional
  F3. Distúrbios funcionais da defecação
G – Distúrbios funcionais: neonatos e crianças menores (até 2 anos)
  G1. Regurgitação infantil
  G2. Síndrome da ruminação infantil
  G3. Síndrome do vômito cíclico
  G4. Cólica infantil
  G5. Diarréia funcional
  G6. Disquezia infantil
  G7. Constipação funcional

H – Distúrbios funcionais: crianças maiores de 2 anos e adolescentes
  H1. Vômitos e aerofagia
  H2. Distúrbios funcionais relacionados à dor
  H3. Constipação e incontinência

cias sociais e econômicas a elas relacionadas, como, por exemplo, o número de consultas médicas, o custo dos medicamentos e o absenteísmo, demonstrem gasto social e sanitário de enormes repercussões[2,5,53,54]. Parcela significativa dos pacientes apresenta importante comprometimento da qualidade de vida, prejudicando suas atividades diárias e seu desempenho geral[2].

Até muito recentemente, o relato de manifestações digestivas implicava sempre a busca por doenças orgânicas de qualquer natureza (infecciosa, metabólica, inflamatória ou neoplásica) capazes de provocar tais manifestações. Naturalmente, a falta de diagnóstico específico que pudesse justificar as queixas do paciente fez com que, ao longo dos anos, os fatores psíquicos fossem diretamente associados aos distúrbios funcionais, situação que perdurou até recentemente. Por este motivo, as diversas síndromes funcionais foram, durante muito tempo, enquadradas no rol das doenças psicossomáticas.

Embora os fatores emocionais e de estresse social continuem sendo aceitos como elementos importantes na expressão dessas síndromes[14,37], a etiologia e a fisiopatologia dos distúrbios funcionais gastrointestinais são ainda pouco compreendidas[6,15]. Uma combinação de fatores fisiológicos (motilidade alterada, sensibilidade visceral exacerbada, desregulação cérebro-intestino) e psicossociais provavelmente é responsável pelo quadro clínico[10,38,52,57].

As alterações no eixo cérebro-intestino têm sido muito estudadas e, provavelmente, centros neurais superiores modulam as atividades motora e sensorial gastrointestinal e vice-versa[35,53]. Alguns estudos recentes sugerem que o SNC processa anormalmente a informação na síndrome do intestino irritável[10,35]. Se essas observações forem confirmadas, a associação entre as alterações de personalidade e os transtornos funcionais provavelmente terá como base uma disfunção central.

O diagnóstico é fundamentalmente clínico, baseando-se nos critérios propostos pelo Consenso de Roma III[15]. Segundo este comitê de especialistas, para o diagnóstico do distúrbio funcional faz-se necessário que os sintomas tenham se iniciado há, no mínimo, 6 meses e que estejam presentes e ativos nos últimos 3 meses.

É essencial a realização de história clínica e exame físico minuciosos, pois a anamnese bem conduzida servirá como guia ao clínico para diagnóstico das síndromes funcionais e para seleção dos pacientes que devem ser investigados (sinais e sintomas de *alarme*), bem como para a escolha da melhor terapêutica a ser prescrita.

Alguns aspectos devem ser considerados na avaliação diagnóstica e terapêutica dos distúrbios funcionais:

- Pacientes com distúrbios funcionais apresentam enorme variedade de manifestações clínicas que afetam diferentes regiões do aparelho digestivo.

- As manifestações clínicas funcionais têm, em comum, alterações na *função* gastrointestinal motora e/ou sensorial e apresentam enorme sobreposição através das diferentes regiões anatômicas do TGI.

- Sendo os distúrbios funcionais condições clínicas caracterizadas apenas por suas manifestações, toda recomendação de conduta e tratamento é dificultada pela ausência de critérios objetivos de avaliação.

TRATAMENTO

Os novos conhecimentos fisiopatológicos de relevância sobre as desordens funcionais propiciaram o direcionamento nas pesquisas de novos fármacos capazes de atuar sobre a motilidade do TGI (exercendo efeito procinético ou antiespasmódico) e/ou sobre a hipersensibilidade visceral (reduzindo o limiar de sensibilidade). Os agentes serotoninérgicos agem potencialmente nos múltiplos sintomas sensoriais e de dismotilidade (base da fisiopatologia mais moderna das síndromes funcionais), resultando, teoricamente, em melhora global das manifestações[6,7,12]. É nítida, no entanto, a lacuna ainda existente entre a pesquisa básica e a prática médica, constatada pela escassez de novos fármacos liberados para comercialização[8].

Ainda hoje, o tratamento dos distúrbios funcionais, especialmente de suas formas graves, representa um dos grandes desafios para o gastroenterologista e, até o momento, não existe terapêutica que seja verdadeiramente eficaz[5]. Uma boa relação médico-paciente continua sendo determinante e fundamental para o êxito do tratamento[36].

A terapêutica vai depender da natureza e da intensidade das manifestações, do grau de comprometimento funcional e de fatores psicossociais envolvidos[11,32]. Existe consenso, cada vez mais aceito, de que as medidas de atenção primárias são aquelas que refletem o melhor controle dos sintomas, como se pode observar nas escalas de melhora clínica global. A melhora clínica e a satisfação do paciente são os melhores indicadores da eficácia do tratamento[35,53].

De acordo com recomendações do Comitê de Prática Clínica da Associação Americana de Gastroenterologia (AGA)[3], a estratégia terapêutica deverá estar apoiada na natureza e na gravidade das manifestações clínicas e comorbidades psicossociais e, portanto, adequada individualmente. Essa postura torna-se relevante quando se reconhece que a procura do atendimento médico geralmente se faz no momento em que as manifestações, em maior ou menor grau, afetam diretamente a qualidade de vida desses pacientes.

A utilização de medicamentos está indicada apenas para as fases sintomáticas, cuja duração é variável, esperando-se os períodos de remissão clínica em que as drogas poderão ser dispensadas[15,53]. De modo geral, a vinda do doente ao especialista reflete momento de piora sintomática e, portanto, de necessidade de medicamentos[36]. Deve-se ressaltar que a boa resposta ao placebo é freqüente nesses pacientes. Estudos controlados e duplo-cegos demonstram que o placebo é capaz de promover melhora dos sintomas em mais de 40% dos pacientes, indicando que a terapêutica com medicamentos nem sempre é necessária[53,54].

Sabemos que a maioria dos pacientes com manifestações leves necessita apenas ser tranqüilizada em relação à sua doença e orientada quanto às modificações dietéticas e do estilo de vida. Entretanto, alguns pacientes com quadro clínico mais exuberante necessitarão de medicação sintomática, intervenção psicológica, ou ambos[15].

Do ponto de vista farmacológico, em consonância com a moderna fisiopatologia dos distúrbios funcionais, o alvo terapêutico poderá ser tanto as estruturas periféricas que controlam a motilidade e participam da sensibilidade visceral como as estruturas do sistema nervoso central que integram as informações periféricas e participam do componente afetivo-emocional da percepção dos sinais e sintomas que o paciente apresenta.

Novas opções terapêuticas estão sendo avaliadas em vários centros de investigação. Medicamentos analgésicos viscerais e drogas capazes de prevenir a sensibilização central estão sendo testadas com alguns resultados promissores[6,7]. O FDA aprovou recentemente dois novos fármacos (tegaserode e alosetron) para o tratamento da síndrome do intestino irritável (SII) e, com certeza, outras drogas estarão disponíveis brevemente[33,45].

Apesar de todos esses avanços, não existe tratamento ideal, e parcela desses pacientes sofre constantemente com sintomas crônicos que afetam a qualidade de vida. Dessa maneira, pesquisadores interessados nesse tema, têm procurado tratamentos alternativos que possam aliviar a dor e o desconforto abdominal de que tanto padecem os pacientes com distúrbios funcionais[22,55].

OPÇÕES TERAPÊUTICAS NÃO-CONVENCIONAIS: COMPLEMENTARES OU ALTERNATIVAS

A insatisfação com a limitada resposta às terapias convencionais utilizadas para o tratamento dos distúrbios gastrointestinais funcionais tem estimulado pacientes e médicos a buscar em terapias alternativas e não-convencionais que possam ser mais eficazes no alívio dos sintomas digestivos do que as medicações tradicionalmente utilizadas[16,27,55].

Estudo realizado no Reino Unido[31] demonstrou que aproximadamente 26% dos pacientes com sintomas gastrointestinais e 48% daqueles com SII que procuram assistência médica fazem uso de alguma medicação complementar (p. ex., altas doses de vitaminas ou ervas naturais) ou buscam métodos alternativos de tratamento. As justificativas para isso são exatamente a falta de eficácia das abordagens farmacológicas disponíveis até o momento e a insatisfação com o atendimento que a eles são oferecidos[16,40].

Embora bem *conhecida* dos pacientes, a medicina alternativa não é ainda bem compreendida por grande parte dos médicos do mundo ocidental[55]. Entretanto, relatos isolados de resultados promissores que empregaram esses métodos fizeram despertar o interesse de pesquisadores e gastroenterologistas, motivando-os a iniciar trabalhos de investigação nesta fascinante área[27].

As terapias alternativas ou complementares mais comumente utilizadas para esses pacientes são as ervas (plantas naturais) chinesas e indianas, acupuntura, probióticos e as terapias psicológicas. É necessário ressaltar que a maioria dos estudos que empregaram este tipo de intervenção terapêutica não foi randomizada, controlada com placebo nem apresentou desenho metodológico adequado[16,31,55].

Recente revisão sistemática concluiu que, das diferentes opções alternativas disponíveis, poucas são realmente eficazes e promissoras para os pacientes com SII[22]. Nessa revisão foram incluídos tratamentos como hipnoterapia (considerado pelo Consenso Roma III como tratamento psicológico[37]), algumas formas de chás com ervas, dietas específicas e probióticos.

A maioria dos trabalhos realizados que empregam terapias não-convencionais para pacientes com desordens funcionais digestivas apresenta inúmeras falhas metodológicas, número pequeno de pacientes e período de acompanhamento muito curto, o que obviamente dificulta conclusões definitivas acerca do real benefício dessa abordagem terapêutica[16,24,55,56].

Tem sido observado enorme interesse dos pesquisadores na avaliação dessas novas formas de tratamento[40]. Nos EUA foi criado um Centro Nacional de Medicina Alternativa e Complementar e, somente em 2005, o NIH disponibilizou mais de 100 milhões de dólares para investigação nessa fascinante área[55].

A seguir, descreveremos as diversas opções terapêuticas não-convencionais que têm sido objeto de investigação nos últimos anos.

Plantas naturais (ervas)

Há séculos a medicina tradicional chinesa utiliza ervas para tratamento de diversas doenças. Alguns estudos clínicos que empregaram plantas naturais (ervas) chine-

Quadro 18.2. Ervas chinesas mais empregadas

Nome chinês	Nome farmacológico	% erva
Dang Shen	*Codonopsis pilosulae*	7
Huo Xiang	*Agastaches seu pogostemi*	4,5
Fang Feng	*Ledebouriellae sesloidisx*	3
Yi Yi Ren	*Coicis lachryma-jobi*	7
Chai Hu	*Bupieurum chinense*	4,5
Yin Chen	*Artemesiae capillaries*	13
Bai Zhu	*Atractylodis macrocephalae*	9
Hou Po	*Magnoliae officinalis*	4,5
Chen Pi	*Cirtri reticulatae*	3
Pao Jiang	*Zingiberis offinicinalis*	4,5
Qin Pi	*Fraxini*	4,5
Fu Ling	*Poriae cocos*	4,5
Bai Zhi	*Angelicae dahuricae*	2
Che Zian Zi	*Plantaginis*	4,5
Huang Bai	*Phellodendri*	4,5
Zhi Gan Cao	*Glycyrrhizae uralensis*	4,5
Bai Shao	*Paeoniae lactiflorae*	3
Mu Xiang	*Saussureae seu vladimirae*	3
Huang Lian	*Coptidis*	3
Wu Wei Zi	*Schisandrae*	7

sas para o tratamento da SII e de outras síndromes funcionais foram publicados com resultados promissores. Contudo, os resultados ainda não foram reproduzidos em grandes ensaios terapêuticos. As principais ervas utilizadas estão listadas no Quadro 18.2[1,34].

Em um estudo[4], 116 pacientes com SII foram randomizados para receber chás de plantas naturais ou placebo durante 16 semanas. Os autores observaram que os pacientes que receberam as ervas apresentaram melhora significativa dos sintomas em comparação ao grupo que recebeu placebo (46% *versus* 16%). Resultados semelhantes foram também obtidos na avaliação realizada 14 semanas após o término do tratamento, com baixa resposta do grupo placebo. Não foram relatados efeitos adversos. Outros estudos relatam, no entanto, múltiplos efeitos colaterais com o emprego das ervas naturais, inclusive alteração das provas hepáticas e hepatite[41,58].

As ervas podem ser empregadas também de maneira combinada (várias ervas misturadas) em doses fixas, especialmente para pacientes com dispepsia funcional (DF) e SII[42].

Um novo composto, contendo nove diferentes ervas (STW 5), parece capaz de melhorar pacientes com SII. Quando disponível comercialmente, este composto poderá ser testado em pacientes com diferentes distúrbios funcionais[43]. Não foram descritos efeitos adversos com a utilização dessa combinação de plantas.

O mecanismo de ação das ervas é desconhecido e, na prática diária, os médicos não têm conseguido reproduzir os achados benéficos das plantas naturais descritas por alguns autores[41].

Essência concentrada de hortelã (extraforte) tem sido utilizada por pacientes com essas síndromes, e alguns estudos demonstram melhora significativa da flatulência, da dor e da distensão abdominal na SII, além de alívio global dos sintomas em pacientes com DF com a utilização desse óleo[20,28,29]. Tem sido descrito que a hortelã picante apresenta ação relaxante na musculatura lisa mediada via bloqueio do canal de cálcio e parece ter ação antiespasmódica[55].

Metanálise de oito estudos publicados, em que se empregou a essência de hortelã em pacientes com SII, demonstrou alívio dos sintomas, mas a metodologia utilizada foi bastante falha, o que impossibilitou conclusões definitivas[49].

Acupuntura

Recente revisão sugere efeito benéfico da acupuntura para os pacientes com distúrbios funcionais, mas não há evidências conclusivas que indiquem a recomendação desta técnica para todos os pacientes[26,44].

Alterações da modulação da dor, da motilidade e da função autonômica são a base da fisiopatologia moderna dos distúrbios funcionais, e estas anormalidades podem ter resposta favorável à acupuntura[21,47]. Inúmeros estudos têm demonstrado efeitos da acupuntura na motilidade digestiva, incluindo melhora do esvaziamento gástrico e da acomodação[13,24,59].

Em ensaio clínico controlado, mas envolvendo pequeno número de pacientes, Rohrbock e cols.[50] não conseguiram demonstrar alteração da sensibilidade retal com a insuflação de um balão empregando eletroacupuntura ou placebo. Ao contrário, dois outros estudos mostraram resultados diferentes, com melhora significativa da sensibilidade após estimulação elétrica de pontos específicos[17,18].

Em estudo recentemente publicado, Schneider e cols.[51] randomizaram 43 pacientes com SII para receber tratamento com acupuntura real ou fictícia (placebo). Os autores utilizaram oito pontos básicos da medicina chinesa tradicional durante 10 sessões. Ambas as técnicas melhoraram a qualidade de vida dos pacientes, não se observando diferenças entre os dois grupos. Os autores concluíram que a acupuntura não é melhor que o placebo em pacientes portadores de SII e questionaram o emprego da acupuntura neste grupo de pacientes.

As diferentes técnicas e pontos utilizados dificultam a comparação dos estudos nessa área e a conclusão acerca do real benefício da acupuntura no tratamento de pacientes com distúrbios funcionais digestivos[48,60,61].

Terapias psicológicas

Considerando a importância dos fatores psicossociais na fisiopatologia dos distúrbios funcionais digestivos, as diversas técnicas de psicoterapia podem ser úteis para alguns pacientes[32,37]. No Brasil, é alternativa ainda pouco utilizada, especialmente porque existem poucos profissionais treinados para abordagem mais específica e por causa do alto custo que elas geralmente representam.

Interessante revisão de 16 estudos clínicos randomizados e controlados que envolveram a terapia psicológica na SII concluiu que o tratamento psicológico é mais eficaz que o placebo no alívio dos sintomas individuais[30]. É necessário, no entanto, cautela na interpretação desses resultados, uma vez que a maioria deles apresenta grandes limitações do ponto de vista metodológico[25,56].

Essa revisão demonstra que a maioria dos trabalhos nessa área apresenta graves falhas em sua metodologia (inclusão de número pequeno de pacientes, ausência de grupo de controle, curto período de acompanhamento). Entretanto, ela demonstrou claramente superioridade dos tratamentos psíquicos, em relação aos tratamentos convencionais, em pacientes com distúrbios funcionais gastrointestinais[30].

Novos estudos nessa área, empregando métodos de investigação adequados, estão sendo aguardados para que seja conhecida, em definitivo, a verdadeira eficácia dessas técnicas no tratamento dos distúrbios funcionais[25,37].

Diferentes formas de tratamento psicológico têm sido avaliadas e devem ser indicadas para pacientes com quadro clínico moderado ou grave e que apresentam altos níveis de ansiedade e/ou depressão e história de eventos traumáticos significativos ao longo da vida ou refratários a tratamento farmacológico prescritos pelo gastroenterologista.

As intervenções psicológicas mais estudadas no tratamento da SII são o controle do relaxamento e do estresse, a terapia cognitivo-comportamental, a hipnoterapia e a psicoterapia psicodinâmica ou interpessoal[37].

Terapia cognitiva-comportamental

A terapia cognitivo-comportamental (TCC) baseia-se na teoria da aprendizagem social e utiliza um conjunto de técnicas que visam modificar reações emocionais e comportamentais. Tem como alicerce básico a compreensão dos processos cognitivos e sua rede de significados, que são estabelecidos por intermédio da percepção, da seleção e da interpretação das informações provenientes do meio externo[23,37]. Assim, cada indivíduo *percebe* e *interpreta* a vida de um jeito único e idiossincrático. Desse modo, a TCC, basicamente, busca que o paciente reconheça a influência do comportamento e das crenças adquiridas nas manifestações clínicas que apresenta.

Usualmente, técnicas de controle de estresse e de relaxamento são incorporadas porque ajudam os pacientes a diminuírem a ansiedade e a atividade do sistema nervoso autônomo[37].

Alguns estudos demonstram que pacientes com SII apresentam distorções sobre seus sintomas. A TCC pode ser válida para estes pacientes, ajudando-os a interpretar seus sintomas e a reconhecer o que faz perpetuar o quadro clínico[23].

Estudo recente demonstrou que a TCC foi mais eficaz que a intervenção educacional em termos de alívio global dos sintomas e bem-estar geral após 3 meses, mas houve discreta ou nenhuma diferença no escore da dor[14]. Os autores observaram que a TCC foi mais efetiva em pacientes com SII mais grave e quando história de abuso físico na infância ou depressão estavam presentes.

Em outro estudo, realizado em crianças portadoras de dor abdominal crônica, a TCC foi comparada ao tratamento convencional, e os autores observaram melhora significativa da dor no grupo tratado com a terapia psíquica[59].

Terapia de relaxamento

A terapia de relaxamento inclui várias alternativas que visam ensinar o paciente a neutralizar as seqüelas fisiológicas do estresse e da ansiedade. Técnicas como treinamento de relaxamento muscular progressivo, *biofeedback* da musculatura estriada, meditação transcendental e ioga podem ser utilizadas, e relatos esporádicos têm demonstrado resolução dos sintomas gastrointestinais[37].

Terapias combinadas

Nove estudos combinaram as técnicas de relaxamento com TCC, e todos eles demonstraram resultados positivos, especialmente quando comparados aos do tratamento tradicional. Foi demonstrada, pela maioria desses estudos, redução significativa da dor e melhora do hábito intestinal em pacientes com SII[37].

Psicoterapia dinâmica

A terapia dinâmica é técnica psicoterápica de tempo e objetivos limitados desenvolvida a partir dos conhecimentos da psicanálise. Apresenta-se, atualmente, como a alternativa psicoterapêutica mais viável para atender à crescente demanda de assistência psicológica e para o desenvolvimento de programas de atendimento comunitário em nível de prevenção secundária. Pode ser realizada individualmente ou em grupo[37].

Importante estudo, recentemente publicado[12], demonstrou que a psicoterapia dinâmica breve pode ser utilizada na prática diária, com resultados promissores em pacientes com SII.

Trata-se de forma de tratamento pouco utilizada no nosso meio por necessitar de entrevista geralmente longa, semelhante à da psicoterapia convencional interpessoal.

Hipnoterapia

A hipnoterapia é o trabalho terapêutico desenvolvido por meio da hipnose, no qual são utilizadas técnicas e vários instrumentos para que o paciente busque, por ele mesmo ou com a ajuda do terapeuta, a solução para diferentes problemas. É importante ressaltar que não existe apenas uma forma de hipnoterapia, e cada processo terapêutico será diferente, com resultados distintos[37].

A hipnoterapia tem-se mostrado eficiente em vários ensaios clínicos controlados realizados em pacientes com SII e DF[19,30]. Tem sido demonstrado que a hipnoterapia é eficaz, com benefícios que permanecem por longo período[19]. Entretanto, pouco se conhece sobre a aplicabilidade desta técnica, usualmente realizada apenas em centros especializados.

Alguns estudos demonstram a eficácia tanto da hipnoterapia realizada individualmente como em grupo[30], mas, é uma técnica ainda pouco desenvolvida no nosso meio.

Os tratamentos psicológicos não foram comparados entre si e, portanto, a escolha do método a ser indicado depende da disponibilidade, do custo e da preferência do médico e do paciente[31].

A qualidade da assistência e o entusiasmo do profissional da área de saúde mental vão desempenhar, seguramente, papel fundamental no alívio das manifestações clínicas e no desfecho clínico dos pacientes portadores de distúrbios funcionais..

Dietas de eliminação e probióticos

Alguns ensaios clínicos utilizaram dietas de eliminação de alimentos específicos capazes de aumentar os anticorpos anti-IgE, como ovos, leite, trigo, carnes vermelhas, entre outros, e demonstraram resultados positivos. Foi observada, por alguns autores, melhora significativa dos sintomas digestivos com a retirada desses alimentos[5,32].

Os estudos que empregam probióticos, sabidamente úteis no tratamento da diarréia infecciosa, têm despertado grande interesse, uma vez que, teoricamente, eles poderiam modular a flora intestinal anormal na SII. Foi demonstrado que a administração de *Lactobacillus* aliviou não apenas a diarréia, mas também a dor e a distensão abdominal, provavelmente pelo seu efeito bacteriostático e imunomodulador[46]. Dois estudos, realizados durante 4 semanas, observaram que o *L. plantarum* foi superior ao placebo, especialmente no alívio da dor e da flatulência, mas não foi observada melhora global dos sintomas[54].

O uso de probióticos à base de *Lactobacillus plantarum, Lactobacillus, biphidobacterium* ou do coquetel VSL#3 em diferentes estudos controlados com delineamento adequado mostrou resultados positivos com relação à diminuição de flatulência, empachamento ou diminuição de citotoxinas pró-inflamatórias no intestino grosso[9,38].

Outras alternativas de tratamento

Outras alternativas de tratamento, como reflexologia, homeopatia, massoterapia, terapias energéticas e biocampos, não se mostraram eficientes de acordo com os relatos disponíveis na literatura[22,31,32,55].

Até o presente momento, não existem dados clínicos que nos ajudem a identificar quais as características dos pacientes que predizem boa resposta clínica às diferentes alternativas terapêuticas.

Nos últimos anos, novas opções terapêuticas estão sendo avaliadas e testadas em vários centros de investigação, com alguns resultados promissores[8]. Esperamos que as pesquisas nessa linha de investigação aumentem para que possamos conhecer, em definitivo, a importância dessas diferentes alternativas no tratamento dos pacientes com distúrbios funcionais gastrointestinais.

REFERÊNCIAS BIBLIOGRÁFICAS

1. Agnihotri MS. Ayurved (ancient Indian system of medicine) and modern molecular medicine. *J Assoc Physicians India* 2000; 48:366-7.

2. Akehurst RL, Brazier IE, Mathers N et al. Health-related quality of life and cost impact of irritable bowel syndrome in a UK primary care setting. *Pharmacoeconomics* 2002; 20:455-62.

3. American Gastroenterological Association medical position statement: irritable bowel syndrome. *Gastroenterology* 2002; 123:2105-7.

4. Bensoussan A, Talley NJ, Hing M et al.Treatment of irritable bowel syndrome with Chinese herbal medicine: a randomized controlled trial. *JAMA* 1998; 280:1585-9.

5. Brandt LI, Bjorkman D, Fennerty MB et al. Systematic review on the management of irritable bowel syndrome in North America. *Am J Gastroenterol* 2002; 97:S7-S26.

6. Callahan MI. Irritable bowel syndrome neuropharmacology: a review of approved and investigational compounds. *J Clin Gastroenterol* 2002; 35:S58-S67.

7. Camilleri M, Chey WY, Mayer EA et al. A randomized controlled clinical trial of the serotonin type 3-receptor antagonist alosetron in women with diarrhea-predominant irritable bowel syndrome. *Arch Intern Med* 2001; 161:1733-40.

8. Camilleri M, Bueno L, DE Ponti F et al. Pharmacological and pharmacokinetic aspects of functional gastrointestinal disorders. *Gastroenterology* 2006; 130:1421-34.

9. Camilleri M, Spiller RC eds. *Irritable bowel syndrome: diagnosis and treatment*. Philadelphia: WB Saunders Co, 2003:193.

10. Camilleri M, Talley NJ. Pathophysiology as a basis for understanding symptom complexes and therapeutic targets. *Neurogastroenterol Motil* 2004; 62:35-42.

11. Cash BD, Chey WD. Irritable bowel syndrome-an evidence-based approach to diagnosis. *Aliment Pharmacol Ther* 2004; 9:235-45.

12. Creed F, Fernandes L, Guthrie E et al. The cost-effectiveness of psychotherapy and paroxetine for severe irritable bowel syndrome. *Gastroenterology* 2003; 124:3122-29.

13. Cui KM, Li WM, Gao X et al. Electro-acupuncture relieves chronic visceral hyperalgesia in rats. *Neurosci Lett* 2005; 376:20-3.

14. Drossman DA, Toner BB, Whitehead WE. Cognitive-behavioral therapy versus education and desipramine versus placebo for therapy for moderate to severe functional disorders. *Gastroenterology* 2003; 125:19-31.

15. Drossman DA. The functional gastrointestinal disorders and the Rome III process. *Gastroenterology* 2006; 130:1377-90.

16. Eisenberg DM, Davis RB, Ettner SL et al. Trends in alternative medicine use in the United States, 1990-1997: results of a follow-up national survey. *JAMA* 1998; 280:1569-75.

17. Fireman Z, Segal A, Kopelman Y et al. Acupuncture treatment for irritable bowel syndrome. A double-blind controlled study. *Digestion* 2001;64:100-3.

18. Forbes A, Jackson S, Walter C et al. Acupuncture for irritable bowel syndrome: a blinded placebo-controlled trial. *World J Gastroenterol* 2005; 11:4040-4.

19. Gonsalkorale WM, Whorwell PJ. Hypnotherapy in the treatment of irritable bowel syndrome. *Eur J Gastroenterol Hepatol* 2005; 17:15-20.

20. Hawthorn M, Ferrante J, Luchowski E et al. The actions of peppermint oil and menthol on calcium channel dependent processes in intestinal, neuronal and cardiac preparations. *Aliment Pharmacol Ther* 1988; 2:101-18.

21. Holtmann G, Adam B, Haag S et al. Efficacy of artichoke leaf extract in the treatment of patients with functional dyspepsia: a six-week placebo controlled, double-blind, multicentre trial. *Aliment Pharmacol Ther* 2003; 18:1099-105.

22. Hussain Z, Quigley EMM. Systematic review: complementary and alternative medicine in irritable bowel syndrome. *Aliment Pharmacol Ther* 2006; 23:465-71.

23. Hutton J. Cognitive behavior therapy for irritable bowel syndrome. *Eur J Gastroenterol Hepatol* 2005; 17:11-4.

24. Iwa M, Strickland C, Nakade Y et al. Electroacupuncture reduces rectal distension-induced blood pressure changes in conscious dogs. *Dig Dis Sci* 2005; 50:1264-70.

25. Irvine EJ, Whitehead WD, Chey WD et al. Design of treatment trials for functional gastrointestinal disorders. *Gastroenterology* 2006; 130:1538-51.

26. Kaptchuk TJ. Acupuncture: theory, efficacy, and practice. *Ann Intern Med* 2002; 136:374-83.

27. Kessler RC, Davis RB, Foster DF et al. Long-term trends in the use of complementary and alternative medical therapies in the United States. *Ann Intern Med* 2001; 135:262-8.

28. Kline RM, Kline JJ, Di Palma J et al. Enteric-coated, pH-dependent peppermint oil capsules for the treatment of irritable bowel syndrome in children. *J Pediatr* 2001; 138:125-8.

29. Kunze M, Seidel HJ, Stube G. Comparative studies of the effectiveness of brief psychotherapy, acupuncture and papaverin therapy in patients with irritable bowel syndrome. *Z Gesamte Inn Med* 1990; 45:625-7.

30. Lackner JM, Mesmer C, Morley S et al. Psychological treatments for irritable bowel syndrome: a systematic review and meta-analysis. *J Consult Clin Psychol* 2004; 72:1100-13.

31. Langmead L, Chitnis M, Rampton DS. Use of complementary therapies by patients with IBD may indicate psychosocial distress. *Inflamm Bowel Dis* 2002; 8:174-9.

32. Lembo AJ, Ameen VZ, Drossman DA. Irritable bowel syndrome: toward an understanding of severity. *Clin Gastroenterol Hepatol* 2005; 3:717-25.

33. Lembo AJ, Olden KW, Ameen VZ et al. Effect of alosetron on bowel urgency and global symptoms in women with severe diarrhea-predominant irritable bowel syndrome: analysis of two controlled trials. *Clin Gastroenterol Hepatol* 2004; 2:675-82.

34. Lembo AJ. Alternative and chinese herbal medicine. In: Lembo AJ, Drossman D eds. *Contemporary diagnosis and management of irritable bowel syndrome*. 1 ed. Pennsylvania: Handbooks in Health Care Co., 2002: 123-6.

35. Lembo AJ. Neurotransmitter antagonism in management of irritable bowel syndrome. *Lancet* 2000; 355:1035-40.

36. Lesbros-Pantoflickova D, Michetti P, Fried M, Beglinger C, Blum AL. Meta-analysis: the treatment of irritable bowel syndrome. *Aliment Pharmacol Ther* 2004; 20:1253-69.

37. Levy RL, Olden KW, Naliboff BD et al. Psychosocial aspects of functional gastrointestinal disorders. *Gastroenterology* 2006; 130:1447-58.

38. Longstreth GF, Thompson WG, Chey WD et al. Functional bowel disorders. *Gastroenterology* 2006; 130:1480-91.

39. Liu JH, Chen GH, Yeh HZ et al. Enteric-coated peppermint-oil capsules in the treatment of irritable bowel syndrome: a prospective, randomized trial. *J Gastroenterol* 1997; 32:765-8.

40. MacLennan AH, Wilson DH, Taylor AW. The escalating cost and prevalence of alternative medicine. *Preventive Medicine* 2002; 35:166-73.

41. Madisch A, Holtmann G, Plein K et al. Treatment of irritable bowel syndrome with herbal preparations: results of a double-blind, randomized, placebo-controlled, multi-centre trial. *Aliment Pharmacol Ther* 2004; 19:271-9.

42. May B, Kohler S, Schneider B. Efficacy and tolerability of a fixed combination of peppermint oil and caraway oil in patients suffering from functional dyspepsia. *Aliment Pharmacol Ther* 2000; 14:1671-7.

43. Melzer J, Rosch W, Reichling J et al. Meta-analysis: phytotherapy of functional dyspepsia with the herbal drug preparation STW 5 (Iberogast). *Aliment Pharmacol Ther* 2004; 20:1279-87.

44. NIH Consensus Conference. Acupuncture. *JAMA* 1998; 280:1518-24.

45. Nyhlin H, Bang C, Elsborg L et al. A double blind, placebo-controlled, randomized study to evaluate the efficacy, safety and tolerability of tegaserod in patients with irritable bowel syndrome. *Scand J Gastroenterol* 2004; 39:119-26.

46. O'Mahony L, McCarthy J, Kelly P et al. Lactobacillus and bifidobacterium in irritable bowel syndrome: symptom responses and relationship to cytokine profiles. *Gastroenterology* 2005; 128:541-51.

47. Ouyang H, Chen JD. Review article: therapeutic roles of acupuncture in functional gastrointestinal disorders. *Aliment Pharmacol Ther* 2004; 20:831-41.

48. Ouyang H, Xing J, Chen J. Electroacupuncture restores impaired gastric accommodation in vagotomized dogs. *Dig Dis Sci* 2004; 49:1418-24.

49. Pittler MH, Ernst E. Peppermint oil for irritable bowel syndrome: a critical review and metaanalysis. *Am J Gastroenterol* 1998; 93:1131-5.

50. Rohrbock RB, Hammer J, Vogelsang H et al. Acupuncture has a placebo effect on rectal perception but not on distensibility and spatial summation: a study in health and IBS. *Am J Gastroenterol* 2004; 99:1990-7.

51. Schneider A, Enck P, Streitberger K et al. Acupuncture treatment in irritable bowel syndrome. *Gut* 2006; 55:649-54.

52. Tack J, Talley NJ, Camilleri M et al. Functional gastroduodenal disorders. *Gastroenterology* 2006; 130:1466-79.

53. Tack J, Bisschops R, DeMarchi B. Causes and treatment of functional dyspepsia. *Curr Gastroenterol Rep* 2001; 3:503-8.

54. Talley NJ. IBS: what's new and what we should do? AGA postgraduate course at Digestive Disease Week, 2005:259-73.

55. Tillisch K. Complementary and alternative medicine for functional gastrointestinal disorders. *Gut* 2006; 55:593-6

56. Veldhuyzen van Zanten SJ, Talley NJ, Bytzer P et al. Design of treatment trials for functional gastrointestinal disorders. *Gut* 1999; 45:1169-77.

57. Verdu EF, Collins SM. Microbial-gut interactions in health and disease. Irritable bowel syndrome. *Best Pract Res Clin Gastroenterol* 2004; 18:315-21.

58. Weydert JA, Ball TM, Davis MF. Systematic review of treatments for recurrent abdominal pain. *Pediatrics* 2003; 111:e1-e11.

59. Wu MT, Hsieh JC, Xiong J et al. Central nervous pathway for acupuncture stimulation: localization of processing with functional MR imaging of the brain—preliminary experience. *Radiology* 1999; 212:133-41.

60. Xiao WB, Liu YL. Rectal hypersensitivity reduced by acupoint TENS in patients with diarrhea-predominant irritable bowel syndrome: a pilot study. *Dig Dis Sci* 2004; 49:312-19.

61. Xu S, Zha H, Hou X et al. Electroacupuncture accelerates solid gastric emptying in patients with functional dyspepsia. *Gastroenterology* 2004; 126:A-437.

Quimioprevenção de Tumores Gastrointestinais

Capítulo 19

André Márcio Murad
Alexander Mol Papa

INTRODUÇÃO — ASPECTOS CONCEITUAIS E EPIDEMIOLÓGICOS

Quimioprevenção é definida como o emprego terapêutico de agentes químicos naturais ou sintéticos específicos com o intuito de reverter ou prevenir a cascata carcinogênica, a qual culminará na progressão celular até a formação do câncer invasivo. Os agentes quimiopreventivos agem alterando as vias de proliferação e diferenciação, induzindo conseqüentemente a morte celular programada ou denominada apoptose. Os quimiopreventivos mais utilizados são os antioxidantes. Estes agentes agem inibindo ou inativando os radicais livres, os quais exercem efeito expressivo no processo de carcinogênese e do conseqüente desenvolvimento dos tumores malignos. Eles podem também atuar como imunomoduladores, estimulando a resposta imune antitumoral e a atividade dos linfócitos B e T[23].

A utilização de agentes quimiopreventivos como inibidores do aparecimento de câncer em populações de risco justifica-se, principalmente, naqueles tumores de elevada incidência, como no caso dos tumores gastrointestinais. A incidência de todas as neoplasias tem crescido com o aumento da expectativa de vida da população. Segundo dados do INCA (Instituto Nacional do Câncer), o número de casos novos de câncer no Brasil estimados para 2006 é de 472.050, incluindo cerca de 60.000 casos de tumores gastrointestinais[27]. São estimados 25.300 novos casos de câncer colorretal (CCR), 23.200 de estômago e 10.580 de esôfago. O CCR é o terceiro câncer em incidência no mundo, afetando ambos os sexos[51].

Os tumores gastrointestinais acometem mais os idosos, mas podem surgir em qualquer idade, e os fatores etiopatogênicos mais comumente implicados em seu aparecimento são não somente os genéticos, mas também ambientais e dietéticos[51]. É tarefa árdua tentar modificar os hábitos alimentares da população e conscientizá-la de sua importância na redução dos tumores gastrointestinais. Por isso, a utilização de agentes quimiopreventivos torna-se opção atraente na prevenção dessas neoplasias[51].

Existem vários estudos sobre medidas potencialmente efetivas na redução das neoplasias gastrointestinais. O papel da dieta é controverso. Dados epidemiológicos sugerem que dieta rica em fibras e óleos derivados de peixes e pobre em gorduras saturadas teria impacto positivo. Entretanto, estudos mais recentes não demonstraram real benefício desta dieta na redução da incidência do CCR[17,23,29,44]. Existem também relatos de variação entre as fibras quanto à redução do risco de carcinogênese: celulose e fibras de cereais seriam mais efetivas[51]. Os mecanismos pelos quais a fibra da dieta reduziria o risco de CCR incluem o aumento do volume fecal (com conseqüente diluição dos potenciais carcinógenos) e diminuição do tempo do trânsito intestinal, sua ligação e posterior eliminação de carcinógenos e ácidos biliares secundários e também a diminuição do pH fecal, favorecendo, assim, a manutenção da microflora colônica[51]. Análises combinadas e metanálises de estudos de caso-controle sugerem redução de 50% do risco de desenvolvimento de CCR entre os indivíduos que ingerem dietas ricas em fibras[25]. Entretanto, o maior estudo publicado, com seguimento de 16 anos (*The Nurses Health Study*), não demonstrou qualquer efeito protetor da dieta rica em fibra em relação ao desenvolvimento de CCR[17]. Outro importante estudo prospectivo e multicêntrico europeu (EPIC) que inclui 520.000 indivíduos, com idades variando de 25 a 70 anos, apresentou resultados distintos: a ingestão elevada de fibras foi inversamente relacionada à incidência de neoplasia no intestino grosso[8]. Em análise de subgrupo, o efeito protetor foi significativo no cólon, mas não no reto, com risco relativo ajustado para cólon de 0,72 (intervalo de confiança de 95%: 0,54 a 0,97) e de 0,80 (intervalo de confiança de 95%: 0,53 a 1,22) para o câncer de reto. Nenhum tipo de fibra (cereais, vegetais, legumes ou frutas) foi superior a outro.

Outros estudos tentam correlacionar a discrepância observada em relação à diminuição do risco de neoplasias e a ingestão de fibras ao tipo de fibra da dieta[22,49]. Acredita-se que vegetais e frutas ricas em galactose apresentem efeito protetor maior devido à ligação da galactose aos receptores de microrganismos precursores de metaplasia no epitélio intestinal[49]. No entanto, continua sendo necessário seguimento por período mais prolongado com critérios bem definidos para que se possa confirmar o efeito protetor da dieta rica em fibras na redução da incidência do CCR.

Embora a dieta rica em carnes e queijos defumados e salgados esteja relacionada à gênese do câncer gástrico, o efeito protetor da dieta rica em frutas, vegetais e antioxidantes não pode ser inequivocamente demonstrado pelos estudos disponíveis, embora sugerido, especialmente na redução dos tumores gástricos localizados fora do cárdia[13,15]. Também há sugestões, na literatura, de que esta dieta possa exercer algum efeito protetor contra o câncer de vesícula biliar[38]. Entretanto, estudos de maior porte e prospectivos são necessários para estabelecer o real benefício de modificações dietéticas na redução da incidência dos tumores gastrointestinais.

QUIMIOPREVENÇÃO DO CÂNCER

Aproximadamente 95% dos CCR são esporádicos e não acometem indivíduos com histórico familiar da doença. A mortalidade continua alta devido ao diagnóstico tardio. Entre as estratégias de prevenção, a polipectomia endoscópica tem se mostrado efetiva na redução de sua incidência. Entretanto, é procedimento de alto custo e depende da aderência da população de risco para que seja realmente efetivo[54].

É difícil caracterizar os adenomas colônicos como marcadores para transformação maligna. Estima-se taxa de transformação maligna de 0,25% ao ano, a qual pode chegar até 37%, se o adenoma for viloso e com alto grau de displasia[54].

A utilização de agentes quimiopreventivos com a intenção de se reduzir a recorrência de adenomas após polipectomia endoscópica tem sido definida. Entretanto, é muito difícil definir se esta medida apresenta impacto significativo na redução do CCR. Esses agentes têm de ser usados por períodos prolongados: no estudo *Nurse's Health Study*[20], o uso do ácido acetilsalicílico (AAS) só mostrou redução estatisticamente significativa depois de 20 anos de uso contínuo. Adicionalmente, necessita-se de acompanhamento prolongado clínico e endoscópico durante e mesmo após sua utilização. Os adenomas são de natureza heterogênea, e um agente que reduza o número de adenomas pode não necessariamente reduzir o risco de transformação maligna[5].

Uso de AAS, antiinflamatórios não-hormonais (AINH) e inibidores seletivos da enzima cicloxigenase-2 (COX-2)

Durante a carcinogênese colônica ocorre inibição progressiva da apoptose do epitélio da mucosa colorretal. O mecanismo de ação quimiopreventiva do AAS e dos AINH consiste em estimular essa apoptose através da inibição da enzima COX-2, a qual está diretamente relacionada ao metabolismo dos fosfolípides até o ácido araquidônico e à conseqüente produção de prostaglandinas[19]. O ácido araquidônico, por sua vez, atua de modo efetivo na sinalização da apoptose celular, através da produção de ligantes do PPAR (receptor proliferativo ativado peroxissômico gama), além de ácidos graxos, eicosanóides e carbaprostaglandinas. Os AINH atuam antagonizando tanto a produção desses ligantes como a ligação do PPAR ao RXR, propiciando, assim, forte estímulo à apoptose celular[48,56]. Na polipose colônica familial também ocorre forte estímulo proliferativo, através da elevada concentração de beta-catenina celular induzida pela mutação germinativa do gene APC. A beta-catenina, por sua vez, estimula a atividade do PPAR através do TCF-4 (fator celular T-4), o que concorre para forte estímulo à proliferação celular[48]. Também na polipose colônica familial, os AINH e inibidores seletivos da COX-2 atuam inibindo a apoptose das células adenomatosas, com conseqüente redução, ou mesmo eliminação, deles com uso prolongado[10]. A cascata da carcinogênese está evidenciada na Figura 19.1.

O consumo desses medicamentos também está associado à redução de adenomas esporádicos e CCR em estudos epidemiológicos. Nos estudos clínicos iniciais, e em pequenos testes em grupos-placebo aleatórios, o sulindac causou a regressão de adenomas colorretais em pacientes com polipose. No entanto, a toxicidade gastrointestinal associada aos AINH convencionais limita sobremaneira seu uso a longo prazo na prevenção de câncer.

Os AINH são inibidores da família cicloxigenase de enzimas que catalisam o metabolismo do ácido araquidônico para prostaglandinas, prostaciclinas e tromboxanos.

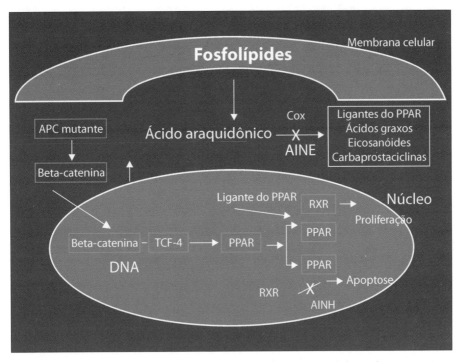

Figura 19.1. Mecanismo de ação dos antiinflamatórios não-hormonais na indução da apoptose e conseqüente regressão dos pólipos adenomatosos. *PPAR*, Receptor proliferativo ativado peroxissômico gama; *COX*, cicloxigenase; *RXR*, receptor retinóide X; *AINE*, antiinflamatórios não-hormonais; *TCF-4*, fator celular T-4. (Modificada de Wu GD[56].)

A cicloxigenase 1 (COX-1) está expressa, de forma constitutiva, na maior parte dos tecidos, onde faz a mediação de funções fisiológicas, como a citoproteção da mucosa gástrica e a regulação de plaquetas. Esta inibição pode ser responsável por muitos dos efeitos colaterais dos AINH, incluindo ulcerações gástricas e hemorragias gastrointestinais. A COX-2 é induzida em resposta a citocinas e fatores de crescimento e surge em maior quantidade em doenças inflamatórias, lesões pré-malignas (como adenomas colorretais) e CCR[10]. Sua inibição não tem sido associada a ulcerações gástricas. No entanto, os efeitos cardiovasculares, em longo prazo, dos inibidores seletivos de COX-2 têm sido verificados em estudos mais recentes. Evidências experimentais dão suporte à idéia de que os efeitos quimiopreventivos dos AINH podem ocorrer, pelo menos em parte, graças à inibição da COX-2. Sendo assim, a inibição seletiva desta enzima promete ser estratégia farmacológica para prevenção de adenomas colorretais[10].

Numerosos estudos retrospectivos e prospectivos têm demonstrado redução de 30% a 50% no risco de CCR em indivíduos com ingestão regular de AAS e AINH[19,30].

Estudo prospectivo recente, incluindo 635 pacientes com história prévia de CCR, alocados para receber 325mg de AAS ao dia ou placebo, demonstrou redução significativa do risco de desenvolvimento de adenomas (risco relativo: 0,65; intervalo de confiança de 95%: 0,46 a 0,91)[45]. Entretanto, apesar da redução, os adenomas continuaram a surgir durante o seguimento dos pacientes, o que mostra que seu uso não elimina a necessidade de colonoscopias periódicas. Pelo menos outros três estudos prospectivos demonstraram o efeito preventivo no surgimento de adenomas com o uso prolongado de AAS em pacientes previamente portadores de CCR[6,50]. Entretanto, os efeitos adversos de seu uso prolongado não podem ser desconsiderados. Estima-se que 1.250 pacientes sem história prévia de neoplasia colorretal devam ser tratados com AAS por período maior que 10 anos para prevenir a morte de um paciente por CCR[26]. Paralelamente, seu uso por período de 4 a 6 anos, para cada 800 pacientes tratados, pode resultar em, pelo menos, um caso de hemorragia gastrointestinal grave e um de acidente vascular hemorrágico[31].

Pacientes com polipose adenomatosa familial apresentam mutação no gene APC germinativo, que resulta em centenas de pólipos adenomatosos e em quase 100% de risco de CCR. O tratamento inclui protocolectomia profilática, ou colectomia seguida de supervisão sigmoidoscópica e polipectomia retal[48]. Nessa afecção, os efeitos preventivos de AINH podem ser associados à inibição da COX-2[16]. Recentemente, foi estudado o efeito do celecoxib, um inibidor seletivo da COX-2, em pólipos colorretais em pacientes portadores de polipose adenomatosa familial: em estudo duplo-cego, com grupo placebo, 77 pacientes foram submetidos aleatoriamente ao medicamento nas doses de 100mg ou 400mg duas vezes ao dia ou placebo por 6 meses, com avaliação endoscópica no início e ao fim do tratamento[7]. O número de pólipos foi determinado a partir de fotografias e filmagens, e a resposta ao tratamento foi expressa pela mudança percentual média em relação ao início do tratamento. Após 6 meses de tratamento, os pacientes que tomaram duas doses diárias de 400mg de celecoxib tiveram redução de 28% no número médio de pólipos colorretais (p = 0,003 em comparação com o placebo) e redução de 30,7% na soma dos diâmetros dos pólipos (p = 0,001), em comparação com reduções de 4,5% no grupo placebo. A redução da gravidade da polipose colorretal no grupo que recebeu 400mg duas vezes ao dia foi confirmada por um grupo de endoscopistas que examinaram as fitas de vídeo. Os índices de redução no grupo que recebeu 100mg de celecoxib, duas vezes ao dia, foram: 11,9% (p = 0,33) e 14,6% (p = 0,09), respectivamente. A incidência de efeitos colaterais foi similar entre os grupos. Concluiu-se que, em pacientes com polipose adenomatosa familial, o tratamento com duas doses diárias de 400mg de celecoxib por 6 meses propicia redução de 28% no número de pólipos colorretais, o que resultou na aprovação desta indicação terapêutica pelo FDA (Food and Drug Administration) americano.

Entretanto, apesar desses resultados favoráveis, há que considerar os efeitos adversos cardiovasculares, em longo prazo, com o uso dos inibidores seletivos da COX-2. Sua inibição seletiva reduz os níveis de prostaciclinas sem a concomitante inibição do tromboxano plaquetário, o que pode predispor à resposta exagerada das substâncias agonistas que, por sua vez, elevam a pressão arterial, aceleram a aterogênese e induzem a formação de trombos. Cinco estudos controlados que avaliaram três diferentes inibidores seletivos da COX-2 demonstraram aumento do risco de infarto agudo do miocárdio e de acidentes vasculares cerebrais nos pacientes tratados[53]. Por conseguinte, o uso quimiopreventivo dos inibidores seletivos da COX-2, na polipose colônica familial, deve ser sempre avaliado à luz dos potenciais riscos, em longo prazo, desta utilização, além obviamente, dos custos advindos deste tratamento. A colectomia profilática, na idade apropriada, continua a ser a melhor opção para prevenir o CCR nesses pacientes. A decisão de adiar a operação, adotando-se a estratégia do uso do celecoxib ou mesmo o emprego desta medicação após a colectomia (para se tentar reduzir a incidência de adenomas no coto retal), deve sempre ser avaliada com muita cautela, individualizando-se sempre tal indicação, após a consideração cautelosa de riscos, benefícios e custos.

O emprego dessa droga para prevenção de recorrência de adenomas esporádicos colônicos necessita maiores estudos. O uso de inibidor da COX-2 foi menos efetivo que o rastreamento com colonoscopia em estudo preliminar, além de ter gerado custo proibitivo[31]. O CCR humano se desenvolve gradativamente, de mucosa normal para pólipos adenomatosos, e destes até o carcinoma. Mutações no gene *APC* ocorrem, com freqüência, no desenvolvimento de adenomas esporádicos. Devido à semelhança entre a seqüência adenoma-carcinoma na polipose adenomatosa familial e a carcinogênese esporádica de cólon, estudos sobre a polipose adenomatosa familial contribuem para a prevenção de adenomas esporádicos e câncer de cólon. De fato, mais recentemente, dois estudos prospectivos placebo-controlados demonstraram redução da incidência de adenomas esporádicos com o uso de celecoxib. Os pacientes alocados para ambos os estudos tinham o diagnóstico prévio de adenomas com diâmetro maior ou igual a 6mm ou múltiplos adenomas de qualquer tamanho, mas excluindo-se o diagnóstico de adenomatose colônica familial. O primeiro estudo (*Adenoma Prevention with Celecoxib Trial*) alocou 2.035 pacientes para receber celecoxib, nas doses de 200mg, duas vezes ao dia, 400mg, duas vezes ao dia, ou placebo[7]. A colonoscopia de controle foi realizada após 1 ano de tratamento. Houve redução de 45%, sendo menores e em menor número os adenomas observados no grupo experimental. Entretanto, o grupo tratado com celecoxib apresentou aumento no risco de eventos adversos cardiovasculares sérios em comparação ao placebo (de 2,5% na dose de 400mg/dia e de 3,4% na dose de 800mg/dia, *versus* apenas 1% no grupo placebo. O segundo estudo, envolvendo 1.561 pacientes alocados para receber celecoxib na dose de 400mg/dia ou placebo, também demonstrou redução significativa, de 36%, na incidência de adenomas no grupo tratado com celecoxib após 3 anos de seguimento[1]. Entretanto, o grupo que recebeu celecoxib também apresentou maior incidência de eventos adversos cardiovasculares e renais.

A incidência mais elevada de efeitos adversos, o alto custo do uso prolongado e a não constatação inequívoca, até o momento, da redução da incidência e da mortalidade do CCR ainda não recomendam a indicação dessa medicação como quimiopreventivo para adenomas ou CCR esporádicos.

Uso de estatinas

As estatinas, utilizadas no tratamento da hipercolesterolemia, inibem a síntese de colesterol a partir do bloqueio da enzima 3-hidróxi-3-metilglutaril-coenzima A redutase (HMG-CoA). Algumas estatinas, como a sinvastatina e a lovastatina, demonstraram, *in vitro*, efeito supressivo no crescimento de células tumorais, como de mama e cólon, provocando bloqueio do ciclo mitótico celular na fase G1, com conseqüente estímulo à apoptose. Outra possível justificativa para esse efeito seria a inibição da prenilação do proto-oncogene RAS por essas drogas, o que provocaria redução de sua atividade proliferativa celular[43]. Estudos retrospectivos sugerem possível benefício do uso prolongado de estatinas, como a sinvastatina e a pravastatina, na redução do risco de CCR em portadores de hipercolesterolemia[43]. Resultados de estudo de caso-controle, conduzido recentemente em Israel com 3.808 pacientes, sugeriram tal benefício[14]. Houve redução do risco de CCR, em usuários de estatinas, de 46% após o ajuste para uso crônico de ácido AAS e AINH, dieta e história familiar. Estes resultados são auspiciosos mas, como o estudo foi retrospectivo, aguarda-se que grande estudo prospectivo, placebo-controlado, confirme estes achados para que se possa, definitivamente, considerar as estatinas como agentes quimiopreventivos.

Uso de substâncias naturais, terapia de reposição hormonal, ácido fólico, dieta rica em fibras, cálcio e selênio

Existem substâncias naturais com propriedades semelhantes às dos inibidores da enzima COX-2, destacando-se, entre elas, os ácidos graxos encontrados no óleo de peixe. Estes são ricos na substância ômega-3 e em seu derivado, o ácido eicosapentaenóico[17]. Estudos demonstram que o ômega-3 inibe, *in vitro*, a proliferação de células do câncer colorretal. O uso do ômega-3 tem também possível efeito protetor contra doenças cardiovasculares, reduzindo os eventos isquêmicos cardíacos e encefálicos fatais[17]. Estudos controlados de fase III utilizando a combinação de ômega-3 e outros ácidos graxos em pacientes com pólipos adenomatos, pelo Instituto Americano de Prevenção do Câncer (Institute for Cancer Prevention), estão em andamento, e seus resultados poderão orientar melhor a indicação desta suplementação na prevenção do CCR.

A terapia de reposição hormonal também tem sido postulada como eficaz na redução do risco de CCR por resultados favoráveis de estudos de casos-controle. O provável mecanismo de ação seria a redução na produção de ácidos biliares. Genes ligados a receptores estrogênicos, os quais atuariam como supressores do crescimento tumoral, também têm sido sugeridos[21]. Estudo de metanálise recente identificou o efeito protetor da terapia de reposição hormonal[21]. Entretanto, os estudos compilados, nessa metanálise, foram retrospectivos, o que dificulta avaliação mais segura dos resultados. Obviamente, estudos prospectivos controlados de grande porte devem ser realizados para confirmação desse benefício, especialmente considerando-se os riscos da terapia hormonal, como aumento da incidência de câncer de mama, infarto agudo do miocárdio e acidentes tromboembólicos.

Grande número de estudos tem sugerido redução no risco de adenomas colorretais e câncer utilizando-se longa suplementação de ácido fólico na dieta[32,42]. Seu mecanismo de ação estaria relacionado com sua capacidade de hipometilação do DNA, o que levaria à inativação de proto-oncogenes envolvidos na carcinogênese. Estudo de grupo do *Nurses Health Study*[20], avaliando 88.756 mulheres americanas sem diagnóstico de câncer, entre 1980 e 1994, as quais realizaram dieta com suplementação multivitamínica, incluindo ácido fólico, por pelo menos 15 anos, demonstrou redução significativa do risco de desenvolvimento de câncer de cólon (risco relativo: 0,25; intervalo de confiança de 95%: 0,13 a 0,51 – p = 0,0003). Nesse estudo, 7,8% das pacientes apresentavam história familiar de neoplasia de cólon em parentes de primeiro ou segundo grau. O uso adicional de multivitaminas, por mais de 5 anos, proporcionou redução do risco de câncer de cólon em cerca de 50%. Entretanto, seu uso não teve influência no risco de câncer de reto. A interpretação desse estudo é limitada pelo fato de ser ele observacional e não-controlado. Adicionalmente, os resultados não podem, inequivocamente, ser atribuídos ao uso específico de ácido fólico. Outros estudos[31] também encontraram associação inversamente proporcional entre a ingestão de ácido fólico e o risco de câncer de cólon. Ainda não temos os resultados de estudo em prevenção secundária de placebo *versus* a suplementação de ácido fólico em pacientes com ressecção recente de adenomas colônicos.

Um mineral também considerado agente quimiopreventivo no CCR é o cálcio. Dietas ricas em gordura animal e carne vermelha são associadas a aumento do risco de adenomas e de CCR. O mecanismo exato não está definido, mas pode estar associado ao aumento na concentração de ácidos biliares secundários dentro do cólon, que poderiam, por sua vez, aumentar a proliferação celular da mucosa colônica com conseqüente carcinogênese[4]. Acredita-se que o cálcio possa aderir-se a esses ácidos biliares impedindo, por conseguinte, a proliferação celular e a carcinogênese. Estudo prospectivo placebo-controlado incluindo 930 pacientes com história de adenomas colorretais – foi conduzido para avaliar se a suplementação de cálcio poderia prevenir o desenvolvimento subseqüente desses adenomas[4]. Esses pacientes foram alocados aleatoriamente para receber suplementação de 3g de carbonato de cálcio ao dia ou placebo. Avaliações endoscópicas seriadas após 1 e 4 anos do início do estudo foram realizadas e demonstraram moderada, mas significativa, redução do risco de desenvolvimento de novos adenomas (risco relativo: 0,85; intervalo de confiança de 95%: 0,74 a 0,98 – p = 0,03) com a suplementação de cálcio. O efeito protetor do cálcio foi observado precocemente logo após 1 ano de suplementação. Outro estudo com ingestão de concentração ainda maior de cálcio evidenciou redução significativa do risco de câncer de cólon distal, mas não do proximal, o que torna confusa a interpretação desses dados.

O selênio é elemento essencial ao ser humano, e sua fonte principal origina-se do consumo de pães, cereais, aves e carne vermelha. As enzimas dependentes de selênio, como a glutationa-peroxidase, provocam a redução do peróxido de hidrogênio celular, o qual, por sua vez, gera danos lipídicos e a formação de hidroperoxidases fosfolipídicas, as quais, em última análise, seriam os radicais livres. Adicionalmente, seu efeito também poderia ocorrer por estímulo à apoptose das células pré-malignas, via auto-reparação do gene *P53*[11]. Estudo prospectivo placebo-controlado com o uso de selênio como agente quimiopreventivo em CCR, realizado por Clark e cols.[11] envolvendo 1.312 pacientes tratados previamente de carcinomas epiteliais de pele, demonstrou redução significativa da incidência de vários tipos de câncer (incluindo o CCR) nos pacientes que utilizaram 200µg ao dia *versus* placebo (risco relativo: 0,63; intervalo de confiança de 95%: 0,47 a 0,85 – p = 0,001), mas nenhum benefício no câncer de pele. Análises de subgrupos em relação ao CCR evidenciaram risco relativo de 0,42 (intervalo de confiança de 95%: 0,18 a 0,95 – p = 0,03). Portanto, estudos adicionais serão necessários para confirmar esses achados iniciais, antes que se possa efetivamente utilizar o selê-

Quadro 19.1. Efeito da suplementação dietética no risco do CCR
RR: risco relativo*

INTERVENÇÃO NA DIETA E REDUÇÃO DE NEOPLASIAS DE CÓLON E RETO	
Intervenção	Resultado
Selênio	60% de redução
Cálcio	RR = 0,85 (adenomas)
Vitamina C	Sem efeito
Vitamina E	Sem efeito
Vitamina A, C, D e E	Sem efeito
Pouca gordura e muita fibra	Sem efeito

*Gwyn K, Sinicrope FA[22].

nio como agente quimiopreventivo. O Quadro 19.1 resume os aspectos da dieta em relação a quimioprevenção.

Uso do ácido ursodesoxicólico

Estudos com animais demonstraram que o uso do ácido ursodesoxicólico poderia reduzir a proliferação celular da mucosa colônica por meio de mecanismos de ação semelhantes aos da suplementação com carbonato de cálcio, ou seja, reduzindo-se a concentração intracolônica de ácidos biliares secundários, entre eles o ácido desoxicólico[39]. Recente estudo prospectivo controlado, empregando o ácido biliar sintético ursodesoxicólico em 52 pacientes com retocolite ulcerativa e colangite esclerosante primária, demonstrou que o uso deste medicamento propiciou queda da incidência de displasia intestinal e CCR (risco relativo: 0,26; intervalo de confiança de 95%: 0,06 a 0,92 – p < 0,03)[39]. Outro estudo de caso-controle também sugeriu que o ácido ursodesoxicólico poderia reduzir a recorrência de adenomas em portadores de cirrose biliar primária submetidos a polipectomia endoscópica[47]. Entretanto, esses estudos são de pequeno porte e, obviamente, ensaios clínicos confirmatórios, envolvendo maior casuística, são aguardados para que se recomende essa terapêutica na prática clínica.

Uso de inibidores do receptor do fator de crescimento epitelial

O receptor do fator de crescimento epitelial (EGFR) é uma glicoproteína localizada na membrana celular, a qual apresenta, em sua porção terminal, uma enzima conhecida como tirosinoquinase[3]. A ação desta enzima correlaciona-se com o estímulo à proliferação celular. A hiperexpressão do EGFR ocorre muito precocemente nas lesões pré-malignas do cólon e em 65% a 70% dos adenocarcinomas colônicos[3]. Existem medicamentos, já em uso para o tratamento de câncer avançado de pulmão, cujo mecanismo de ação se faz pela inibição da tirosinoquinase, como o gefitinibe e o erlotinibe. Estas drogas são pequenas moléculas, administradas por via oral, que, com a inibição da tirosinoquinase produzida, atuam bloqueando a transdução de sinais advindos da cascata molecular ligada ao EGFR, tendo como resultado final a proliferação celular e a inibição da apoptose[35]. Como essas medicações apresentam baixo índice de efeito colaterais e excelente comodidade posológica, por serem drogas orais, têm sido sugeridas como potencialmente apropriadas para estudos em quimioprevenção do CCR, obviamente aguardados para futuro próximo.

QUIMIOPREVENÇÃO DO CÂNCER DE ESÔFAGO E DO CÂNCER GÁSTRICO

Embora a etiologia do carcinoma de células escamosas do esôfago já esteja bem estabelecida pela relação direta entre o uso excessivo de álcool e tabaco e o desenvolvimento deste subtipo histológico de câncer de esôfago, sua incidência tem claramente diminuído nos últimos 25 anos. Paralelamente, vem ocorrendo aumento da incidência dos adenocarcinomas nos tumores distais do esôfago e na junção esofagogástrica[9]. O adenocarcinoma é mais comum em homens que em mulheres, com relação de 7:1. Pode surgir de lesão caracterizada por metaplasia gástrica do esôfago distal, a qual pode estar presente em indivíduos portadores de refluxo gastroesofágico e conseqüente esôfago de Barrett[9]. O refluxo de bile e ácido, grande parte das vezes associado à obesidade e ao tabagismo, é considerado o fator etiológico mais importante para o aparecimento do esôfago de Barrett[37]. A evolução do esôfago de Barrett para adenocarcinoma é estimada em 0,5% a 1% ao ano. A conduta e o seguimento frente ao esôfago de Barrett dependem de monitoramento endoscópico regular. Biópsias demonstrando displasia indicam aumento no risco de câncer podendo, em alguns casos, indicar a necessidade de esofagectomia[52]. Há evidências de que o uso de antiinflamatórios não-hormonais e de selênio poderia reduzir o desenvolvimento de displasia no esôfago de Barrett[52]. Além disso, a associação de inibidores da bomba de prótons e inibidores da enzima cicloxigenase poderia reduzir o refluxo de ácido e bile, atuando na prevenção do adenocarcinoma[52]. Entretanto, são necessários estudos controlados e de grande porte para confirmação desses achados. Portanto, o uso de quimiopreventivos, não pode até o momento, ser considerado, na prática médica, medida preventiva no adenocarcinoma de esôfago ou de junção esofagogástrica. Medidas como o combate ao tabagismo, ao etilismo e à obesidade e o emprego da vigilância endoscópica para indicação do tratamento cirúrgico são consideradas as mais apropriadas[52].

Por outro lado, a gastrite associada ao *Helicobacter pylori* e à conseqüente acloridria é o precursor da forma intestinal do adenocarcinoma gástrico[15,41]. A progressão da gastrite para adenocarcinoma depende de fatores ligados ao hospedeiro e à virulência da bactéria. Sabe-se que o câncer gástrico pode ser mais comum em pacientes com polimorfismos genéticos que levam à ativação de processos inflamatórios com liberação de interleucinas, como interleucina-1, e também do fator de necrose tumoral[15]. Entretanto, não é bem conhecido se a população com maior incidência da forma intestinal do câncer gástrico é portadora desses polimorfismos genéticos. A colonização da mucosa pelo *Helicobacter pylori* pode, invariavelmente, resultar no desenvolvimento de gastrite crônica que, por sua vez, pode progredir para adenocarcinoma gástrico[40,41]. Evidências epidemiológicas indicam que a proporção de todos os cânceres gástricos atribuídos à infecção por *Helicobacter pylori* varia de 60% a 90%[40]. A infecção pelo *Helicobacter pylori* desencadeia alterações na fisiologia celular que, conseqüentemente contribuiriam para o desenvolvimento tumoral a partir da inibição da apoptose celular, da ativação de fatores de crescimento, da replicação celular descontrolada e, também, por estímulo à angiogênese[40]. A cepa particularmente relacionada a estes eventos é a cagA+. Estudos também demonstram que o *Helicobacter pylori* é um carcinógeno pouco efetivo por ação própria mas, na presença de nitrosaminas advindas especialmente do consumo de carnes e queijos salgados ou defumados, seu efeito carcinogênico pode ser incrementado substancialmente, o que eleva a incidência do câncer gástrico, especialmente o do terço distal[40]. Várias alterações moleculares e genéticas são observadas em células de câncer gástrico já estabelecido[40]. A mais comum é a inativação de genes supressores de tumores, como o gene p53, que ocorre em 60% a 70% dos casos. Esta alteração é a mais comum na gastrite associada ao *Helicobacter pylori* e, usualmente, precede a metaplasia[40]. Vários estudos têm avaliado a magnitude do risco de câncer gástrico pela infecção pelo *Helicobacter pylori*, além de metanálises com adequado poder estatístico[24,51]. O grupo colaborativo (*Helicobacter and Cancer Collaborative Group*) encontrou risco relativo de 3,0 (intervalo de confiança de 95%: 2,3 a 3,8) para o câncer gástrico não-cárdico[24].

Embora essa associação esteja bem estabelecida, menos claro é o papel da erradicação do *Helicobacter pylori* na prevenção do câncer gástrico. Estudos clínicos prospectivos de grande porte e controlados com placebo encontram dificuldades éticas e técnicas para serem executados, até porque seriam de seguimento longo. Adicionalmente, marcadores moleculares e genéticos, tanto no microrganismo como no hospedeiro, que possam predizer o desenvolvimento do câncer gástrico permanecem ainda indefinidos. Parssonet e cols.[40] estimam que a erradicação da bactéria com antibióticos possa reduzir o risco de câncer gástrico de 5% a 30%. Dados na literatura[12,33] sugerem que lesões gástricas pré-cancerosas, como atrofia gástrica e metaplasia intestinal, podem regredir com a erradicação bem-sucedida do *Helicobacter pylori*. Adicionalmente, estudos não-controlados, como o de Uemura e cols.[51], demonstraram que a erradicação da bactéria contribuiu para redução significativa de câncer gástrico metacrônico em pacientes submetidos previamente à ressecção endoscópica de lesões malignas após 3 anos de seguimento do procedimento. Estudo prospectivo recente, duplo-cego, caso-controlado, conduzido por Wong e cols.[55] em 2.000 indivíduos chineses, demonstrou que a erradicação do *Helicobacter pylori* reduziu, de modo significativo, a incidência de câncer gástrico, principalmente naqueles que não apresentavam lesões pré-malignas no início do tratamento.

A previsão de vários estudos de caso-controle sugere que a infecção pela bactéria seja menos comum em pacientes com doença do refluxo gastroesofágico[52]. Também é inversa a relação da presença da bactéria com o desenvolvimento do esôfago de Barrett e o conseqüente adenocarcinoma de esôfago[52].

A suplementação com vitaminas antioxidantes também tem sido associada à diminuição do risco de câncer gástrico e à regressão de lesões pré-malignas em áreas de alto risco, como China e Colômbia[15,28]. Estudo americano, envolvendo mais de um milhão de pacientes, o CPS II (*Cancer Prevention Study II*), utilizou a suplementação regular de vitaminas C e E, por mais de 15 vezes ao mês, entre 1982 e 1998[28]. A análise de subgrupos demonstrou tendência de redução da mortalidade por câncer gástrico com o uso da vitamina C (risco relativo: 0,82; intervalo de confiança de 95%: 0,73 a 1,01). Entretanto, essa redução só foi observada em pacientes que utilizaram a suplementação por período inferior a 10 anos. Já a vitamina E não teve qualquer impacto na redução da mortalidade por câncer gástrico. Estes resultados questionam o benefício dessa suplementação, especialmente em países ou regiões onde a incidência desta neoplasia não seja elevada.

A estratégia combinada de erradicação do *Helicobacter pylori* e suplementação vitamínica poderia, hipoteticamente, aumentar a eficiência de ambas isoladamente. Entretanto, estudo prospectivo placebo-controlado, realizado na Colômbia, com acompanhamento de 6 anos, alocou pacientes para receber oito tipos diferentes de estratégias preventivas, incluindo suplemento vitamínico (vitamina C e beta-caroteno) e tratamento anti-*Helicobacter pylori*. A erradicação da bactéria propiciou regressão modesta da metaplasia intestinal, quando comparada ao placebo; de modo similar, a adição de suplementação vitamínica não conferiu qualquer benefício adicional[29]. Outro dado importante desse estudo foi a demonstração de que qualquer das estratégias empregadas não foi suficiente para deter a taxa de progressão da metaplasia intestinal.

Em resumo, os dados de estudos de grande porte controlados e de seguimento mais longo que definam tanto o papel da erradicação do *Helicobacter pylori* como da suplementação vitamínica na prevenção do câncer gástrico são ainda escassos, o que indica a necessidade de que resultados mais definitivos sejam obtidos para que tais estratégias possam ser adotadas na prática diária. Até que isso ocorra, o mais recomendado é a definição de grupos de pacientes que se poderiam beneficiar da erradicação profilática do *Helicobacter pylori*, ou mesmo da suplementação vitamínica, como portadores de gastrite atrófica com história familiar de câncer gástrico e aqueles que residam em áreas geográficas de alto risco para esta neoplasia.

QUIMIOPREVENÇÃO DO CÂNCER DA VESÍCULA E DAS VIAS BILIARES

O câncer de vesícula e das vias biliares é raro, mas fatal na maioria dos pacientes. Apresenta distribuições geográfica e demográfica incomuns. Litíase biliar e obesidade são possíveis fatores de risco, sendo ambos influenciados diretamente pela dieta. Um estudo de caso-controle de pacientes com câncer de vesícula biliar e litíase biliar tentou correlacionar a dieta com o desenvolvimento desta neoplasia[38]. Houve redução do risco relativo para esses tumores com a maior ingestão de frutas, especialmente mamão (risco relativo: 0,44; intervalo de confiança de 95%: 0,2 a 0,64); laranja (risco relativo: 0,45; intervalo de confiança de 95%: 0,22 a 0,93) e vegetais verdes (risco relativo: 0,4; intervalo de confiança de 95%: 0,21 a 0,94) e aumento de sua incidência com a ingestão excessiva de carne vermelha (risco relativo de 2,58), o que sugere a influência da dieta não só na gênese, mas também na prevenção dessas neoplasias.

Outro estudo de caso-controle, realizado na China, avaliou possível efeito quimiopreventivo do AAS e de outros AINH na redução do risco dos cânceres da vesícula e das vias biliares, uma vez que a inflamação crônica que ocorre nos quadros de colecistite, colangite e litíase biliares, tida como fator de risco para o desenvolvimento desses tumores, poderia ser revertida com o uso dessas medicações[34]. Um total de 627 pacientes com câncer da vesícula e das vias biliares, com ou sem cálculos biliares, e 958 controles saudáveis foram avaliados. O uso freqüente do AAS foi associado a redução no risco de câncer da vesícula biliar (risco relativo: 37;95%; intervalo de confiança de 95%: 0,17 a 0,88), mas não houve redução significativa no risco em relação ao desenvolvimento do câncer periampular, dos ductos biliares, ou mesmo de litíase biliar.

Portanto, novos estudos, e de forma prospectiva, deverão avaliar o real mérito da utilização de AAS e outros AINH na quimioprevenção dos tumores de vesícula e das vias biliares para que esta intervenção terapêutica possa ser recomendada na prática clínica.

REFERÊNCIAS BIBLIOGRÁFICAS

1. Arber N, Rácz I, Spicak J et al. Chemoprevention of colorectal adenomas with celecoxib in an international randomized, placebo-controlled, double-blind trial. Program and Abstracts of the 97th Annual Meeting of the American Association for Cancer Research; April 1-5, 2006; Washington, DC. Abstract CP-4;21-8.

2. Arguedas MR, Heudebert GR, Wilcox CM. Surveillance colonoscopy or chemoprevention with COX-2 inhibitors in average-risk post-polypectomy patients: a decision analysis. *Aliment Pharmacol Ther* 2001; 15:631-8.

3. Arteaga CL. Overview of epidermal growth factor receptor biology and its role as a therapeutic target in human neoplasia. *Semin Oncol* 2002; 29 (Suppl. 9):5-39.

4. Baron JA, Beach M, Mandel JS et al. Calcium supplements for the prevention of colorectal adenomas. Calcium Prevention Study Group. *N Engl J Med* 1999; 340:101-7.

5. Baron JA, Cole BF, Sandler RS et al. A randomized trial of aspirin to prevent colorectal adenomas. *N Engl J Med* 2003; 348:891-9.

6. Benamouzig R, Deyra J, Martin A et al. Daily soluble aspirin and prevention of colorectal adenoma recurrence: one-year results of the APACC trial. *Gastroenterology* 2003; 125:328-36.

7. Bertagnolli MM, Eagle CJ, Hawk ET et al. Celecoxib reduces sporadic colorectal adenomas: results from the Adenoma Prevention With Celecoxib (APC) trial. Program and Abstracts of the 97th Annual Meeting of the American Association for Cancer Research; April 1-5, 2006; Washington, DC. Abstract CP-3; 13-8.

8. Bingham SA, Day NE, Luben R et al. Dietary fiber in food and protection against colorectal cancer in the European Prospective Investigation into Cancer and Nutrition (EPIC): an observational study. *Lancet* 2003; 361:1496-501.

9. Brown LM, Devesa S. Epidemiologic trends in esophageal and gastric cancer in the United States. *Surg Oncol Clin North Am* 2002; 11:235-56.

10. Chan TA. Nonsteroidal anti-inflammatory drugs, apoptosis, and colon-cancer chemoprevention. *Lancet Oncol* 2002; 3:166-74.

11. Clark LC, Combs Jr GF, Turnbull BW et al. Effects of selenium supplementation for cancer prevention in patients with carcinoma of the skin. A randomized controlled trial. Nutritional Prevention of Cancer Study Group. *J Am Med Assoc* 1996; 276:1957-63.

12. Correa P, Fontham ET, Bravo JC et al. Chemoprevention of gastric dysplasia: randomised trial of antioxidant supplements and anti-*Helicobacter pylori* therapy. *J Natl Cancer Institute* 2000; 92:1881-8.
13. Correa P, Piazuelo MB, Camargo MC. The future of gastric cancer prevention. *Gastric Cancer* 2004; 7:9-16.
14. Demierre MF, Higgins PD, Gruber SB, Hawk E, Lippman SM. Statins and cancer prevention. *Nat Rev Cancer* 2005; 5:930-42.
15. Dixon MF. Prospects for intervention in gastric carcinogenesis: Reversibility of gastric atrophy and intestinal metaplasia. *Gut* 2001; 49:2-4.
16. Dommels YE, Haring MM, Keestra NG et al. The role of cyclooxygenase in n-6 and n-3 polyunsaturated fatty acid mediated effects on cell proliferation, PGE(2) synthesis and cytotoxicity in human colorectal carcinoma cell lines. *Carcinogenesis* 2003; 24:385-92.
17. Fuchs CS, Giovannucci EL, Colditz GA et al. Dietary fiber and the risk of colorectal cancer and adenoma in women. *N Engl J Med* 1999; 340:169-76.
18. Garcea G, Sharma RA, Dennison A et al. Molecular biomarkers of colorectal carcinogenesis and their role in surveillance and early intervention. *Eur J Cancer* 2003; 39:1041-52.
19. Giovannucci E, Egan KM, Hunter DJ et al. Aspirin and the risk of colorectal cancer in women. *N Engl J Med* 1995; 333:609-14.
20. Giovannucci E, Stamfer MJ, Colditz GA et al. Multivitamin use, folate, and colon cancer in women in the Nurses' Health Study. *Ann Intern Med* 1998; 129:517-24.
21. Grodsteinn F, Newcomb PA, Stampfer MJ. Postmenopausal hormone therapy and the risk of colorectal cancer: a review and meta-analysis. *Am J Med* 1999; 106:574-82.
22. Gwyn K, Sinicrope FA. Chemoprevention of colorectal cancer. *Am J Gastroenterol* 2002; 97:13-21.
23. Hakama M. Chemoprevention of cancer. *Acta Oncol* 1998; 37:227-30.
24. Helicobacter and Cancer Collaborative Group. Gastric cancer and *Helicobacter pylori*: a combined analysis of 12 case control studies nested within prospective cohorts. *Gut* 2001; 49:347-53.
25. Howe GR, Benito E, Castelleto R et al. Dietary intake of fiber and decreased risk of cancers of the colon and rectum: evidence from the combined analysis of 13 case-control studies. *J Natl Cancer Inst* 1992; 84:1887-96.
26. Imperiale TF. Aspirin and the prevention of colorectal cancer. *N Engl J Med* 2003; 348:879-80.
27. Incidência de Câncer no Brasil – Estimativas 2006. INCA-ProOnco. Disponível no portal do INCA: www.inca.gov.br
28. Jacobs EJ, Connell CJ, McCullough ML et al. Vitamin C, vitamin E, and multivitamin supplement use and stomach cancer mortality in the Cancer Prevention Study II cohort. *Cancer Epidemiol Biomarkers Prev* 2002; 11:35-41.
29. Jacobs ET, Giuliano AR, Roe DJ et al. Intake of supplemental and total fiber and risk of colorectal adenoma recurrence in the wheat bran fiber trial. *Cancer Epidemiol Biomark Prev* 2002; 11:906-14.
30. Janne PA, Mayer RJ. Chemoprevention of colorectal cancer. *N Engl J Med* 2000; 342:1960-8.
31. Ladabaum U, Scheiman JM, Fendrick AM. Potential effect of cyclooxygenase-2-specific inhibitors on the prevention of colorectal cancer: a cost-effectiveness analysis. *Am J Med* 2003; 114:546-54.

32. La Vecchia C, Negri E, Pelucchi C, Franceschi S. Dietary folate and colorectal cancer. *Int J Cancer* 2002; 102:545-7.

33. Leung WK, Sung JJ. Review article: intestinal metaplasia and gastric carcinogenesis. *Aliment Pharmacol Ther* 2002; 16(7):1209-16.

34. Liu E, Sakoda LC, Gao YT *et al*. Aspirin use and risk of biliary tract cancer: a population-based study in Shanghai, China. *Cancer Epidemiol Biomarkers Prev* 2005; 14:1315-8.

35. Marciniak DJ, Moragoda L, Mohammad RM *et al*. Epidermal growth factor receptor-related protein: a potential therapeutic agent for colorectal cancer. *Gastroenterology* 2003; 124:1337-47.

36. Nouraie M, Pietinen P, Kamangar F *et al*. Fruits, vegetables, and antioxidants and risk of gastric cancer among male smokers. *Cancer Epidemiol Biomarkers Prev* 2005; 14:2087-92.

37. Ouatu-Lascar R, Fitzgerald RC, Triadafilopoulos G. Differentiation and proliferation in Barrett's esophagus and the effects of acid suppression. *Gastroenterology* 1999; 117:327-35.

38. Pandey M, Shukla VK. Diet and gallbladder cancer: a case-control study. *Eur J Cancer Prev* 2002; 11:365-8.

39. Pardi DS, Loftus Jr EV, Kremers WK, Keach J, Lindor KD. Ursodeoxycholic acid as a chemopreventive agent in patients with ulcerative colitis and primary sclerosing cholangitis. *Gastroenterology* 2003; 124:889-93.

40. Parsonnet J, Harris RA, Hack HM *et al*. Modelling cost-effectiveness of *Helicobacter pylori* screening to prevent gastric cancer: a mandate for clinical trials. *Lancet* 1996; 348:150-4.

41. Peek Jr RM. Molecular and genetic markers of carcinogenesis in *H. pylori* and Barrett's esophageal cancer. *In*: Cancers of the Esophagus and Stomach – General Session I: Prevention, Screening, and Diagnosis. Program and Abstracts of the 2004 Gastrointestinal Cancers Symposium; January 22-24, 2004; 2:32-7 San Francisco, California.

42. Peters U, Sinha R, Chatterjee N *et al*. Dietary fiber and colorectal adenoma in a colorectal cancer early detection programme. *Lancet* 2003; 361:1491-5.

43. Poynter JN, Gruber SB, Higgins PD *et al*. Statins and the risk of colorectal cancer. *N Engl J Med* 2005; 352:2184-92.

44. Ries LA, Wingo PA, Miller DS *et al*. The annual report to the nation on the status of cancer, 1973-1997, with a special section on colorectal cancer. *Cancer* 2000; 88:2398-424.

45. Sandler RS, Halabi S, Baron JA *et al*. A randomized trial of aspirin to prevent colorectal adenomas in patients with previous colorectal cancer. *N Engl J Med* 2003; 348:883-90.

46. Schatzkin A, Lanza E, Corle D *et al*. Lack of effect of a low-fat, high-fiber diet on the recurrence of colorectal adenomas. Polyp Prevention Trial Study Group. *N Engl J Med* 2000; 342:1149-55.

47. Serfaty L, De Leusse A, Rosmorduc O *et al*. Ursodeoxycholic acid therapy and the risk of colorectal adenoma in patients with primary biliary cirrhosis: an observational study. *Hepatology* 2003; 38:203-9.

48. Steinbach G, Lynch PM, Phillips RK *et al*. The effect of celecoxib, a cyclooxygenase-2 inhibitor, in familial adenomatous polyposis. *N Engl J Med* 2000; 342:1946-52.

49. Terry P, Giovannucci E, Michels KB *et al*. Fruit, vegetables, dietary fiber, and risk of colorectal cancer. *J Natl Cancer Inst* 2001; 93:525-33.

50. Thun MJ, Namboodiri MM, Heath Jr CW. Aspirin use and reduced risk of fatal colon cancer. *N Engl J Med* 1991; 325:1593-6.

51. Uemura N, Okamoto S, Yamamoto S et al. *Helicobacter pylori* infection and the development of gastric cancer. *N Engl J Med* 2001; 345:784-9.
52. Vaughan T. Molecular epidemiology of esophageal adenocarcinoma. *In*: Cancers of the Esophagus and Stomach – General Session I: Prevention, Screening, and Diagnosis. Program and Abstracts of the 2004 Gastrointestinal Cancers Symposium; January 22-24, 2004; 2: 23-9 San Francisco, California.
53. Wang D, Wong D, Wang M, Cheng Y, Fitzgerald GA. Cardiovascular hazard and non-steroidal anti-inflammatory drugs. *Curr Opin Pharmacol* 2005; 5:204-10.
54. Winawer SJ, Zauber AG, Ho MN et al. Prevention of colorectal cancer by colonoscopic polypectomy. The National Polyp Study Workgroup. *N Engl J Med* 1993; 329:1977-81.
55. Wong BC, Lam SK. Helicobacter pylori eradication to prevent gastric cancer in a high-risk region of China: a randomized controlled trial. *JAMA* 2004; 291:187-94.
56. Wu GD. A nuclear receptor to prevent colon cancer. *N Engl J Med* 2000; 342:651-3.

Rastreamento e Seguimento das Neoplasias Colorretais

Capítulo 20

Magda Maria Profeta da Luz
Geraldo Rosendo de Castro Júnior
Leonardo Maciel da Fonseca

INTRODUÇÃO

O carcinoma colorretal (CCR) representa um problema de saúde pública na maioria dos países ocidentais, atingindo preferencialmente o sexto e sétimo decênios de vida e até mesmo pacientes muito jovens, em caso de síndromes hereditárias. Mundialmente, os tumores malignos que acometem o cólon e o reto, a cada ano, somam cerca de 945.000 novos casos, sendo a quarta causa mais comum de câncer no mundo e a segunda em países desenvolvidos. O número de novos casos de câncer de cólon e reto estimados para o Brasil, em 2006, é de 11.390 casos em homens e de 13.970 em mulheres. Estes valores correspondem ao risco estimado de 12 novos casos a cada 100.000 homens e 15 para cada 100.000 mulheres[7]. Atualmente, o CCR é a segunda causa de morte relacionada a neoplasias[18], sendo responsável por 10% da mortalidade por câncer nos EUA.

A distribuição no Brasil é variada, sendo 3% no Norte, 4% no Nordeste, 10% no Centro-Oeste, 20% no Sudeste e 22% no Sul. Na Alemanha é de 45,5, no Japão, de 49,3, nos EUA, 44,6, no Brasil, de 14,4, e na Nigéria, de 4,7 por 100.000 habitantes, mostrando a heterogeneidade dessa distribuição, com preferência para regiões industrializadas.

O desenvolvimento do CCR passa por várias fases, desde o adenoma até o carcinoma, sendo resultado de complexa interação de variáveis, incluindo elementos externos, como agentes ambientais e dietéticos, assim como fatores internos de natureza somática ou hereditária. Esse período de transformação pode levar até dez anos, dando-nos um prazo importante para o diagnóstico precoce da doença, já que 30% a 50% da população em torno dos 50 anos possui pólipos adenomatosos assintomáticos[25].

Pacientes com estádios I e II têm sobrevida de 70% a 90%, as com estádio III, em torno de 40%, e as do estádio IV, 8%[2]. Dezoito por cento dos pacientes são diagnosticados por obstrução intestinal, necessitando de operações de urgência, com prognóstico reservado, em decorrência do estádio avançado e das comorbidades associadas.

Altas taxas de incidência, morbidade e mortalidade, o fato de que 70% a 75% dos portadores dessa neoplasia são assintomáticos, o tempo hábil para detecção precoce e o tratamento, que aumenta a sobrevida, aliados aos grandes avanços do estudo da genética, fazem com que o CCR seja bom candidato para rastreamento e vigilância pós-operatória, armas imprescindíveis para alteração dessa realidade.

O presente capítulo busca trazer as recomendações e atualizações sobre esses temas de importância não só para o coloproctologista mas, principalmente, para todos os envolvidos na atenção primária aos pacientes.

RASTREAMENTO PARA CARCINOMA COLORRETAL

Entre 1990 e 2000 não havia evidências da efetividade do rastreamento para o CCR[15]. A partir de um estudo da American Gastroenterological Association[25], de 2003, consolidaram-se a eficácia e os benefícios da prevenção e da detecção precoce do CCR, que passaram, inclusive, a ser custeado pelo *Medicare* e outros sistemas de administração de saúde norte americanos.

Rastreamento é definido como investigação de pessoas assintomáticas a fim de classificá-las em alta ou baixa probabilidade de desenvolver determinada doença. Um programa de rastreamento objetiva diagnosticar doenças em fases iniciais, quando são potencialmente tratáveis e curáveis, levando à melhora do prognóstico, com redução da morbimortalidade. O CCR apresenta características que o tornam bom candidato para esse tipo de programa. Tem alta incidência e prevalência e é causa importante de morte em todo o mundo. Apresenta período de evolução (entre alterações iniciais da mucosa [adenomas] até carcinoma invasivo) de cerca de 10 anos, possibilitando longa janela terapêutica. Os pólipos são facilmente manipulados por procedimentos endoscópicos. A sobrevida é diretamente ligada ao diagnóstico de lesões iniciais.

As taxas de pessoas incluídas em programas de rastreamento ainda são baixas em comparação com as de outros cânceres, como da mama, do colo uterino e da próstata, mesmo em países desenvolvidos como os EUA[15,18]. Em 2000, naquele país, apenas 34% da população elegível para realização de rastreamento para o CCR o tinha feito. A American Cancer Society estabeleceu como objetivo incluir, até o ano de 2015, 75% da população elegível para rastreamento em algum tipo de programa, valendo-se, principalmente, de campanhas para educação médica e da população[18]. Se esta meta for atingida, prevê-se queda na incidência do CCR de 17% a 54% e da mortalidade de 28% a 60% nos EUA, o que representa menos 66.000 novos casos e menos 23.000 mortes relacionadas ao CCR por ano. Estima-se que o custo relacionado ao CCR nos EUA, sem rastreamento, seja de 8,4 bilhões de dólares. Se este patamar de abrangência da população for atingido, o valor gasto, relacionado exclusivamente ao tratamento do CCR, cai em torno de 1,5 a 4,4 bilhões de dólares, mas o custo global aumenta de 9,2 a 15,4 bilhões de dólares[11].

Várias estratégias para rastreamento do CCR mostraram-se efetivas para a diminuição da mortalidade, incidência e capacidade de detecção da doença. Contudo, não há estudos que comparem uma com a outra e, atualmente, as principais metodologias

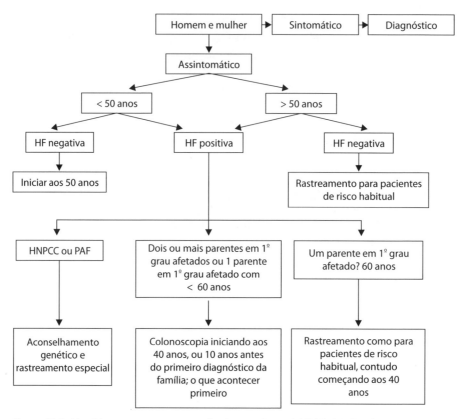

Figura 20.1. Algoritmo para rastreamento do câncer colorretal. *HF*: história familiar; *HNPCC*: câncer colorretal hereditário não associado a polipose; *PAF*: polipose adenomatosa familiar.

seguidas são as orientações da American Gastroenterological Association[25], da United States Preventive Services Task Force[13] e da American Cancer Society[21]. Estas recomendações em muito se assemelham e serão aqui compiladas. Há diferenças na condução dos indivíduos de alto e baixo risco, com condutas específicas para cada grupo. A estratificação do paciente deve ser a primeira medida a ser tomada (Figura 20.1).

Pacientes de risco habitual para CCR

A incidência do CCR aumenta, de forma significativa, a partir dos 50 anos, idade em que se recomenda o início de rastreamento para pessoas com risco habitual. Pacientes com risco habitual representam aproximadamente, 70% da população. Eles incluem pessoas sem história familiar ou pessoal para neoplasia colônica (câncer ou adenoma), ou outros fatores que aumentem o risco de desenvolvimento desta neoplasia, como citado no Quadro 20.1.

Para esse grupo de pacientes existem algumas estratégias independentes que podem ser seguidas:

- Pesquisa de sangue oculto nas fezes (PSOF) anualmente.

Quadro 20.1. Fatores de risco para câncer colorretal

História de CCR ou adenoma
Um ou mais parentes de 1º grau com CCR ou adenoma
Doença inflamatória intestinal por 8 anos (pancolite) ou 15 anos (colite esquerda)
Câncer de ovário ou endométrio, particularmente se diagnosticado abaixo dos 60 anos
Acromegalia
Anastomose ureterocolônica

CCR: câncer colorretal.
Adaptado de Eisen e cols.[3].

- Sigmoidoscopia flexível (SF) a cada 5 anos.
- PSOF anualmente associada à SF a cada 5 anos.
- Colonoscopia a cada 10 anos.
- Enema opaco de duplo contraste (EODC) a cada 5 anos.
- Teste de DNA fecal.
- Colonoscopia virtual (CV).

Na escolha do tipo de rastreamento, devem-se levar em conta os riscos e benefícios dos métodos, amplamente discutidos entre paciente e médico. Explicados os pontos positivos e negativos de cada estratégia, a escolha deve ser feita de acordo com a preferência pessoal e a disponibilidade de um ou outro exame. Deve-se enfatizar que vários métodos se mostram efetivos, porém nenhum deles é considerado ideal.

Para PSOF pode ser utilizado o método com guaiaco ou imunoquímico, o qual não necessita restrição dietética (carne vermelha, alimentos que contenham peroxidase), como no guáiaco, e é específico para hemoglobina humana, o que diminui a chance de resultados falso-positivos. Dois fragmentos de três fezes, em dias consecutivos, devem ser testados. Todo exame positivo deve ser seguido de colonoscopia, devido ao risco de neoplasia. Apenas 50% dos tumores e 10% dos pólipos sangram, daí o baixo impacto na mortalidade de CCR, que é de 15% a 33%, e na incidência em cerca de 20% como demonstrado em estudos prospectivos e randomizados[2].

Contudo, a PSOF anual é exame barato, não-invasivo, demonstra bons níveis de aceitação pela população[13,25] e é praticamente isento de efeitos colaterais. O exame deve ser anual, com três amostras. Quando realizado a cada 2 anos, com apenas uma amostra, a sensibilidade cai para aproximadamente 17%. As fezes não devem ser reidratadas, pois haverá um aumento da sensibilidade de até 50% a 60%, porém com diminuição da especificidade para 90%, levando à realização de colonoscopias desnecessárias e submetendo os pacientes a seus riscos, além de aumentar o custo e reduzir a efetividade. Importante ressaltar que a PSOF só se presta a rastreamento populacional e que pacientes com resultados negativos, mas com quaisquer sinais de alarme (sangramento, alteração do hábito intestinal, emagrecimento, história familiar positiva, doença inflamatória intestinal), devem ser encaminhados para avaliação diagnóstica.

A SF, ou retossigmoidoscopia com aparelho rígido, é método que pode ser realizado em nível ambulatorial, sem sedação, com preparo mais simples do que para colonoscopia, com boa relação custo-benefício e que mostrou diminuir a mortalidade por CCR[13,25]. Não temos estudos comparativos entre o exame com aparelho flexível (pouco difundido em nosso meio) e o rígido, porém, quando comparados os resultados de exames utilizando aparelhos flexíveis de 35 ou 60cm, pouca diferença foi encontrada[24]. Estudos de casos-controles usando sigmoidoscopia (a maioria utilizando sigmoidoscópios rígidos), associados à diminuição da mortalidade entre 59% e 80%, mostraram redução na incidência de CCR na porção do cólon estudada. Aproximadamente metade dos pólipos é identificado pela SF de 35cm e entre 60% e 75% pela de 60cm[10]. Apenas 34,7% dos pacientes têm adenomas distais e câncer proximal, o que os levaria a uma avaliação colonoscópica. Porém, estudo prospectivo, multicêntrico[2], demonstrou que aproximadamente 50% dos pacientes com neoplasia avançada em cólon proximal não tinham pólipos em cólon distal, significando que metade dos cânceres avançados não é detectada. Já que a maioria dos cânceres proximais ocorre em idosos, a colonoscopia deveria ser oferecida como rastreamento destes pacientes, diminuindo, assim, o risco do não diagnóstico. Doria-Rose e cols.[4], em estudo de coorte para avaliar a incidência de CCR após SF, concluíram que não há vantagem na realização de exames em período inferior a 5 anos. Quando o exame é positivo, está indicada a realização de colonoscopia. A SF pode ser limitada por preparo inadequado ou por desconforto do paciente.

A associação de PSOF por meio de imunoensaio, para detecção de hemoglobina humana com SF, é tão efetiva quanto a colonoscopia a cada 10 anos para rastreamento do CCR, segundo Ransohoff[15]. Estudos não-randomizados e de caso-controle mostraram diminuição da mortalidade por CCR de 43% com essa associação[13]. A capacidade de a sigmoidoscopia identificar isoladamente CCR avançado é de 70,3% e, aumentando para 76% em conjunto com a PSOF[2,25]. Tais dados denunciam associação fraca, parecendo que o benefício adicional da PSOF é mínimo. Quando se opta por essa associação, a PSOF deve ser feita inicialmente pois, quando positiva, implica a indicação da colonoscopia.

Apesar de não existirem estudos randomizados demonstrando que a utilização periódica da colonoscopia diminua a mortalidade por CCR, estudos de caso-controle e observacionais demonstram este indício: sendo assim, ela é considerada o padrão ouro para rastreamento desta neoplasia[5,13,25]. A colonoscopia possibilita a visualização de todo o cólon e apresenta potencial terapêutico. Tem papel importante devido à sua alta sensibilidade – de (mais de 90% para adenomas maiores que 10mm e de 75% para os menores de 10mm)[13]. A especificidade associada à biopsia chega próximo a 100%. A taxa de pólipos não identificados é de 27% para adenomas ≤ 5mm e de 6% para lesões ≥ 10mm. Em estudo colonográfico, a taxa de perda de lesões ≥ 10 mm parece ser maior que 11%[2]. Estas taxas estão intimamente associadas ao preparo inadequado do cólon e à realização do exame por profissionais tecnicamente pouco preparados. A colonoscopia tem sua grande importância devido à maior incidência de adenomas do cólon direito em indivíduos com mais de 60 anos e ao grande número de lesões proximais não alcançáveis pela sigmoidoscopia[2,4]. O período entre os exames deve ser de aproximadamente 10 anos, o que torna a sua custo-efetividade aceitável, endossando-a pelo American College of Gastroenterology como método de rastreamento para

Quadro 20.2. Risco acumulado de complicações importantes e mortes após realização de colonoscopia entre os 50 e 80 anos (Ransohoff[15])

Número de colonosopias entre 50 e 80 anos (intervalo)	Risco acumulado	
	Complicações importantes	Morte
3 (a cada 10 anos)	1%	0,1%
6 (a cada 5 anos)	2%	0,2%
10 (a cada 3 anos)	3%	0,3%

pacientes de risco médio. As desvantagens da colonoscopia como método de rastreamento são o preparo de cólon e os riscos da sedação e de perfuração. A incidência de complicações mais importantes, como sangramento e perfuração após realização do exame, é de cerca de 0,3%[5,15], principalmente quando se realiza a polipectomia. Contudo, o risco acumulado, após vários exames, torna-se mais considerável e importante (Quadro 20.2).

Apesar de o EODC ser indicado para rastreamento, não há estudos que demonstrem que sua utilização diminua a mortalidade por CCR[5,6,13]. Ele tem o benefício de ter baixo custo e de examinar todo o cólon, porém sem a capacidade terapêutica. Indicado principalmente quando não há a disponibilidade de se realizar a colonoscopia ou quando o paciente não aceita ser submetido a este procedimento, tem baixa sensibilidade e detecta 32% dos pólipos com menos de 5mm, 53% daqueles entre 6 e 10mm e 48% dos maiores que 10mm, quando comparado à colonoscopia[5,13]. Não deve ser usado como forma primária de rastreamento de CCR. Caso seja usado, o intervalo entre os exames deve ser de 5 anos. A colonoscopia deve ser indicada sempre que o enema opaco for anormal.

A CV, ou também conhecida como colonografia computadorizada, é exame menos invasivo que a colonoscopia tradicional. Não exige sedação e certamente pode ser usada em pacientes que recusam submeter-se à colonoscopia tradicional ou naqueles cujas condições clínicas não permitam a realização deste último procedimento. A sensibilidade e a especificidade geral são em torno de 61,8% e 70,7%, respectivamente. Para pólipos medindo em torno de 10mm, a CV tem sensibilidade de 55% a 100% e especificidade de 94% a 98%. Para pólipos de, pelo menos, 6mm, a sensibilidade é de 39% a 94% e à especificidade de 79% a 92%[2], quando comparadas com as da colonoscopia. Não há estudos demonstrando a eficácia da CV em reduzir a mortalidade do CCR. O exame é oneroso, não se presta para terapêutica e, para ser recomendado como exame de rastreamento, deve ter sua técnica padronizada, melhor tecnologia e treinamento dos profissionais envolvidos. Deve ser indicado nos casos citados e naqueles com exame colonoscópico incompleto por estenose, ou impossibilidade técnica.

O teste de DNA fecal surgiu, como método de rastreamento, devido aos grandes avanços no entendimento da genética do CCR e da grande necessidade de se encontrar um método sensível e específico para diagnóstico da doença em estádio curável. O método deve ter alta taxa de participação da população, ser seguro e sem efeitos colaterais, já que as pessoas envolvidas no rastreamento são teoricamente saudáveis. Há evidências convincentes de que pólipos benignos adenomatosos podem transformar-se em câncer colônico. O nível molecular dessas mudanças é devido ao acúmulo de mutações de oncogenes e genes supressores de tumor dentro da célula. Estas mutações são tumores específicos e podem ser usadas como marcadores tumorais. O epitélio colônico é renovado inteiramente a cada 3 a 4 dias e suas células incorporadas nas fezes. A transformação do colonócito em carcinoma é associada à diminuição progressiva da apoptose. Com isso, o número de células viáveis aumenta, podendo ser coletadas e testadas para mutações genéticas com o método de reação em cadeia da polimerase (PCR). A grande dificuldade da técnica é que, para detecção do DNA anormal da célula tumoral, é preciso a extração do colonócito das fezes e separação das células tumorais das normais, antes da extração do DNA. Os problemas aí relacionados são a coleta, a estocagem, a extração do DNA das fezes, a remoção de inibidores da PCR, como ácido biliar, e a dificuldade de amplificação do DNA mutante. O teste, comparado ao PSOF, é quatro vezes mais sensível para detecção de câncer invasivo e pelo menos duas vezes mais para adenomas com displasia de alto grau. A sensibilidade geral mantém-se entre 62% e 91% para câncer e 27% e 82% para adenomas avançados, com especificidade entre 93% e 96%. Comparado com a colonoscopia, tem sensibilidade de 51% para detecção de adenomas com displasia de alto grau. Não há estudos mostrando redução da mortalidade pelo CCR com esse método que, além de oneroso precisa ter sua técnica mais aperfeiçoada, com melhora das taxas de sensibilidade e diminuição do custo, o que o tornará bastante atrativo, podendo ser oferecido a cada 5 anos[2,22].

O toque retal é considerado parte do exame físico e apresenta fracas evidências de que, isoladamente, é capaz de diminuir a mortalidade do CCR. Tem baixa sensibilidade e detecta menos de 10% das neoplasias[13].

Pacientes de risco elevado

Pacientes com risco elevado representam aproximadamente 30% da população e são aqueles com alterações genéticas, cirúrgicas ou parentesco que levam a maior incidência de adenomas ou CCR, como descrito nos Quadros 20.1 e 20.3 (Quadro 20.3)[2].

Pacientes com síndromes familiares, como polipose adenomatosa familiar (PAF), que apresenta 1% de incidência, ou com câncer colorretal hereditário não associado a polipose (HNPCC), que representa entre 5% e 14% dos casos, evoluem com risco muito significativo, chegando a praticamente 100% dos casos na PAF e de 80% nos casos de HNPCC[5].

Para esses grupos, a vigilância deve ser mais intensiva e precoce (Quadro 20.4).

Pacientes com história familiar positiva para CCR, porém sem associação com síndromes específicas, devem inicial vigilância 10 anos antes daqueles sem história familiar. Não existem estudos que indiquem a diminuição da mortalidade com rastreamento em pacientes com história familiar. Os métodos são considerados provisórios mas, devido ao risco, esta vigilância não pode ser negligenciada.

Quadro 20.3. Risco familiar para câncer colorretal (Winawer e cols.[24])

Grau de parentesco	Risco ao longo da vida para desenvolvimento de CCR
População em geral	6%
Um familiar de 1º grau com CCR*	2 a 3 vezes mais
Dois familiares de 1º grau com CCR*	3 a 4 vezes mais
Familiar de 1º grau com diagnóstico de CCR com idade ≤ 50 anos	3 a 4 vezes mais
Um familiar de 2º ou 3º grau com CCR**,***	~ 1,5 vez mais
Dois familiares de 2º grau com CCR	~ 2 a 3 vezes mais
Um familiar de 1º grau com pólipo adenomatoso	~ 2 vezes mais

*Familiares de 1º grau incluem pais, irmãos e filhos
**Familiares de 2º grau incluem avós, tios e sobrinhos
***Familiares em 3º grau incluem bisavós e primos
CCR – câncer colorretal

A FAP é uma doença autossômica dominante, com penetrância próxima de 100%, de distribuição vertical, sem preferência por sexo e caracterizada pela presença de mais de 100 pólipos adenomatosos no intestino grosso, podendo este número chegar a milhares. Os pólipos decorrem de mutação no gene supressor de tumor APC no braço longo do cromossomo 5(5q). Em geral, os pólipos começam a crescer após a puberdade, com manifestações clínicas entre os terceiro e quarto decênios de vida, e a transformação maligna ocorre em todos os casos não tratados. Pólipos podem ocorrer em outras regiões do trato gastrointestinal, como duodeno e papila duodenal, com incidência em torno de 70%, e essas precisam ser seguidas rigorosamente. Osteomas de mandíbula e maxila e espessamento cortical de ossos largos também podem ocorrer. Lesões pigmentadas de retina, cistos sebáceos e fibrossarcomas de baixo grau são outras manifestações extra-intestinais relacionadas à doença. A associação com carcinoma papilífero da tireóide é rara, mas pode ocorrer. Evidências demonstram que indivíduos portadores de PAF em vigilância apresentam menor mortalidade que aqueles investigados quando sintomáticos. A SF é suficiente para vigilância em indivíduos com PAF, iniciando-se a partir dos 10 aos 12 anos. mas a colonoscopia deve ser utilizada para aqueles com a chamada forma atenuada, caracterizada por número variável de adenomas (em média, 20 a 100), tendência para tumores no cólon direito e aparecimento do CCR 10 anos mais tarde do que na PAF clássica. Testes genéticos devem ser considerados para pacientes com fenótipo de PAF (mais de 100 adenomas) e para aqueles afetados com menos de 40 anos de idade que não apresentam parente de primeiro grau com CCR. A primeira pessoa testada na família deve apresentar o fenótipo. Em 80% dos casos, a mutação pode ser identificada[25]. Pessoas com mais de 40 anos com CCR, sem o fenótipo de PAF, são consideradas não portadoras de mutação genética, exceto nos casos da forma atenuada da PAF. Testes genéticos em crianças de

Quadro 20.4. Rastreamento para CCR para indivíduos com história familiar ou risco elevado CCR

História familiar	Recomendação
Parente de 1º grau* com CCR ou pólipo adenomatoso com idade ≥ 60 anos, ou dois parentes de 2º grau** com CCR.	Rastreamento semelhante ao de indivíduos de risco habitual, contudo começando aos 40 anos
Dois ou mais parentes de 1º grau com CCR, ou um único parente de 1º grau com CCR ou pólipo adenomatoso diagnosticado antes dos 60 anos	Colonoscopia a cada 5 anos, começando aos 40 anos ou 10 anos antes do primeiro diagnóstico da família
Um parente de 2º grau e qualquer parente de 3º grau*** com CCR	Rastreamento igual ao de indivíduos com risco habitual
Polipose adenomatosa familiar (PAF) **** com teste genético positivo no probando	Oferecer teste genético e aconselhamento; se o teste for positivo, realizar SF anual, começando dos 10 aos 12 anos e realizando colectomia se surgirem pólipos. Se nenhum pólipo for encontrado com SF anual até os 40 anos, aumentar intervalo para a cada 3 a 5 anos***** (alguns especialistas indicam colonoscopia)
Polipose adenomatosa familiar com teste genético negativo no probando	Realizar conduta igual à do item anterior em todos os indivíduos potencialmente afetados
HNPCC	Colonoscopia a cada 2 anos a partir dos 20 até os 40 anos; anual a partir de 40 anos

*Familiares de 1º grau incluem pais, irmãos e filhos.
**Familiares de 2º grau incluem avós, tios e sobrinhos.
***Familiares em 3º grau incluem bisavós e primos.
**** Inclui as subcategorias da PAF, síndrome de Gardner, síndrome de Turcot e forma atenuada da PAF.
***** Na forma atenuada da PAF indica-se a colonoscopia no lugar da SF, devido à predominância de adenomas proximais. Neste grupo, o início do rastreamento pode iniciar-se por volta dos 20 anos.
SF – sigmoidoscopia flexível; CCR – câncer colorretal.
Adaptado de Eisen e cols.[5], Rex e cols.[16] e Winawer S e cols.[24].

famílias afetadas podem ser postergados até 10 anos de idade, e o indivíduo com teste positivo deve ter aconselhamento psicológico.

A HNPCC, ou síndrome de Lynch, é uma doença autossômica dominante com penetrância entre 80% e 90%, transmissão vertical e sem preferência por sexo, responsável por cerca de 0,86% a 2% dos casos de CCR[4]. Sabe-se que a evolução adenoma-carcinoma, nessa síndrome, se faz de maneira mais rápida do que nas lesões esporádicas, embora seja rara a transformação maligna em intervalo inferior a 2 anos. O benefício da pesquisa genética é presumido, mas não foi comprovado. Os genes de reparo mais freqüentemente mutados que levam à síndrome são: hMSH2, hMLH1, hPMS1, hPMS2. O teste genético é capaz de identificar mutação em 50% a 70% das famílias que preenchem os critérios clínicos de Amsterdã para diagnóstico dessa síndrome. Familiares podem ser testados com quase 100% de acurácia se a mutação específica for conhecida.

Atualmente, a recomendação para seguimento desses pacientes é colonoscopia bianual dos 20 aos 40 anos e, a partir desta idade, anualmente, devido a maior possibilidade de aparecimento do CCR. O benefício dessa estratégia é de aproximadamente 62% na redução do aparecimento do CCR. Importante lembrar da associação, nessa síndrome, de tumores extracolônicos, como de endométrio, ovário, estômago, intestino delgado, pâncreas, sistema urinário, cérebro, vesícula e trato biliar, que devem ser sistematicamente avaliados com endoscopia digestiva alta, ultra-sonografia abdominal e/ou ressonância nuclear magnética.

Pacientes com doença inflamatória intestinal devem ter sua vigilância iniciada com 8 a 10 anos de doença, com colonoscopias a cada 1 ou 2 anos e realização de biópsias a cada 10cm do cólon, em quatro quadrantes. Biópsias adicionais devem ser feitas em áreas de estenose, lesões suspeitas e pseudopólipos, pricipalmente na retocolite ulcerativa. Em caso de aparecimento de displasia de alto grau, a colectomia total deve ser discutida com o paciente.

Outras considerações

Apesar de anos de investigação, o CCR permanece como a segunda causa mais comum de morte por câncer. O melhor método de investigação para detecção precoce contínua desconhecido, e a adesão aos programas de rastreamento ainda é baixa[14]. A tentativa de diminuir a incidência da doença levou ao desenvolvimento de estratégias complementares, que agem sobre os fatores de risco envolvidos na carcinogênese, tentando eliminá-los ou aumentar a resistência do hospedeiro à sua ação. Este processo é chamado prevenção primária, no qual são incluídos alterações dietéticas, suplementação vitamínica e o uso de agentes farmacológicos específicos para prevenir, reverter ou inibir o processo de carcinogênese. Este é um assunto controverso e, isoladamente, já seria tema para um capítulo completo. Cabe ressaltar que estudos clínicos mostram pouco benefício com o uso de fibra, beta-caroteno e vitaminas A, C e E. Cálcio, selênio, ácido ursodesoxicólico e folato, parecem ser agentes quimioprotetores promissores. O uso de inibidores seletivos da COX-2 e não seletivos (COX-1 e COX-2) e de antiinflamatórios não-esteróides mostrou retardo no aparecimento de adenomas recorrentes[14]. Os efeitos adversos são alterações gastrointestinais (como sangramento, perfuração) e cardiológicas, que impedem seu uso prolongado. Nenhum desses itens substitui o rastreamento (prevenção secundária).

Pacientes sintomáticos não devem ser incluídos em programas de rastreamento, mas encaminhados para diagnóstico. Pacientes com exames positivos devem ter sua investigação completada com colonoscopia. Aqueles com diagnóstico de CCR devem receber tratamento e controle pós-operatório adequados. A estratificação do risco do paciente é muito importante, pois muda consideralvemente os critérios de investigação, favorecendo sempre o diagnóstico precoce da doença. Pacientes com risco habitual não necessitam iniciar investigação antes dos 50 anos, o que só eleva ainda mais os custos desses programas. A má prática médica leva à detecção de doenças mais avançadas, o que traz conseqüências penosas para o doente e para a sociedade.

Os programas de rastreamento não devem trazer mais angústia ou qualquer prejuízo para os pacientes, já que estamos falando de pessoas teoricamente saudáveis. Todos os médicos devem estar atentos à necessidade de rastreamento, principalmente clínicos e médicos de família que, como formadores de opinião, poderão orientar grande número de pessoas, encorajando-as a participar desses programas e diminuindo ainda mais a morbimortalidade dessa doença. Por fim, é importante ressaltar que qualquer programa de rastreamento tem custo-efetividade maior, se comparado à não realização dos mesmos[22].

VIGILÂNCIA PÓS-OPERATÓRIA PARA POLIPECTOMIA E CARCINOMA COLORRETAL

Nos EUA, aproximadamente 147.000 novos casos de CCR são diagnosticados a cada ano. Cerca de 75% são encaminhados para tratamento cirúrgico com finalidade curativa e acompanhamento posterior. Aproximadamente 500.000 pacientes/ano são incluídos em algum tipo de programa de vigilância[1,12,20]. A partir de observações de pacientes com recorrência à distância, principalmente hepáticas, que apresentavam boa sobrevida, quando submetidos a ressecção, vários estudos foram desenvolvidos para avaliar diferentes métodos de acompanhamento após ressecção de CCR. Contudo, ainda existem controvérsias em relação às formas de preservação, aos exames a serem solicitados e às estratégias que realmente causam impacto no prognóstico (prevenção terciária).

Sabe-se que até 50% dos pacientes tratados de CCR vão apresentar algum tipo de recorrência local ou à distância e 5% a 10% de tumores metacrônicos[19]. A detecção precoce dessas lesões, principalmente quando ainda assintomáticas, possibilita ganho importante na sobrevida ou, até mesmo, a cura. Segundo a American Society of Clinical Oncology (ASCO), uma vigilância mais agressiva, como a recomendada em suas orientações, possibilita redução de 20% a 33% no risco de morte em decorrência de CCR[3]. Pfister DG e cols.[12] também notaram menor mortalidade com estratégias agressivas e maior chance de detecção de recorrência precoce, ainda assintomática, com maior possibilidade de tratamento curativo. Não merece destaque o fato de não ter sido observada diferença na incidência de recorrência entre grupos de acompanhamento intensivo e não-intensivo. Pacientes com recorrência isolada em órgãos como fígado e pulmão, ou local, detectadas precocemente e tratadas, apresentam sobrevida após 5 anos em torno de 20% a 25%, podendo alcançar 45% se o fígado for o único sítio de recorrência[20].

Além de possibilitar o diagnóstico mais precoce das recorrências, a adoção de programas de vigilância pós-operatória possibilita análise posterior dos dados que poderão elucidar as melhores condutas a serem seguidas.

Métodos de vigilância

A maioria dos autores divide as estratégias de vigilância entre simples ou não intensiva e intensiva ou agressiva. Contudo, esta divisão é completamente aleatória e varia entre os diversos estudos – uma estratégia considerada intensiva em um estudo pode ser considerada simples em outro[1]. De modo geral, as estratégias simples incluem apenas exames clínicos e dosagens periódicas do antígeno carcinoembrionário (CEA), e as agressivas, além disso, incluem exames de imagem do abdome, pelve e tórax, associados à realização de exames endoscópicos periódicos. Não há dados que mostrem que um esquema de acompanhamento é superior a outro, e a escolha baseia-se principalmente no risco-benefício para o paciente, de acordo com seu potencial risco de recorrência do tumor. Os custos podem variar de 900 a 27.000 dólares por paciente em um período de 5 anos de acompanhamento, de acordo com a estratégia adotada[12,19].

A adoção de uma ou outra estratégia depende de uma série de fatores, como o risco de recorrência da doença, a disponibilidade dos diversos métodos e o conhecimento e o interesse do médico em realizar o acompanhamento pós-operatório de seu paciente.

Pacientes com risco elevado são aqueles com doença diagnosticada em estádio avançado, com história familiar ou pessoal de adenomas ou CCR, tumores com invasão vascular e/ou linfática, baixo grau de diferenciação e, invasão perineural. Esses pacientes possivelmente se beneficiariam de uma vigilância mais agressiva. Para ilustrar a opinião dos médicos sobre este tema, a American Society of Colon and Rectal Surgeons (ASCRS), após pesquisa entre seus membros, identificou que apenas 31% dos cirurgiões colorretais solicitam tomografia computadorizada (TC) após o primeiro anos da operação, e que 53% nunca a utilizam em nenhum período. Além disso 4% dos seus membros em nenhum momento pedem dosagem do CEA no período de vigilância pós-operatória[9].

Independente da estratégia adotada, sabe-se que as recorrências são mais comuns nos 2 a 3 primeiros anos após cirurgia (cerca de 80%), sendo raras após 5 anos. Nesse período, portanto, a vigilância deve ser mais cuidadosa. Pacientes sem condições clínicas para abordagem da recorrência, ou expectativa de vida curta, não devem entrar em programas de acompanhamento pós-ressecção de CCR[3,12,19,20].

Para pacientes submetidos a polipectomia endoscópica de adenomas, a realização de colonoscopias periódicas mostrou reduzir a incidência de CCR entre 66% e 88%[26]. O seguimento com colonoscopias também possibilita o diagnóstico de pólipos não identificados no primeiro exame, bem como a identificação de pessoas com tendência a formar estas lesões. O seguimento é baseado na estratificação do risco do paciente.

Para pacientes submetidos a operação com intenção curativa para CCR, os programas de acompanhamento pós-operatório incluem exame clínico, exames hematológicos, radiológicos e endoscópicos, com várias possibilidades de combinação e freqüência. A consulta periódica com exame clínico tem pouco valor em relação à detecção de recorrência assintomática, exceto nos casos de tumores de reto, em que o toque retal tem sensibilidade de 74% a 86%, e especificidade de 98% a 100% para detecção de recorrência local[20]. Se for levada em consideração apenas a detecção de recorrências sintomáticas, a consulta torna-se importante. Entre 16% e 66% dos pacientes estão sintomáticos quando apresentam recorrência; contudo, apenas 1,7% a 7% de estes pacientes apresentam doença ressecável[1]. Apesar disso, o momento da consulta possibilita fortalecimento da relação médico-paciente e permite que o mesmo esclareça suas dúvidas e ansiedades e receba aconselhamentos em relação à sua doença. A ASCO[3] orienta visita a cada 3 meses nos 3 primeiros anos e a cada 6 meses no quarto e quinto anos após cirurgia. Após esse período, essa associação orienta que a freqüência das visitas que a cargo do médico e de seu paciente. As orientações ASCRS1 são semelhantes, sendo as avaliações trimestrais feitas no primeiro e segundo ano apenas e, a partir daí, semestralmente, até os 5 anos de pós-operatório.

O CEA é uma glicoproteína normalmente expressa na mucosa gastrointestinal e pode ter sua produção aumentada nos adenocarcinomas do cólon. O monitoramento dos seus níveis também é controverso, com alguns autores relatando que não há evidências que indiquem aumento de sobrevida. Contudo, a maioria consudera o CEA o método mais efetivo e de melhor custo-benefício na identificação precoce de recorrências[1,3,12,20], embora apresente falhas (30% de falso-positivos), como elevação em outros tumores, em pessoas fumantes e pacientes que recebem tratamento com 5-fluorouracil[3]. Este fato leva à realização de exames desnecessários. O CEA pode estar alto em tumores bem diferenciados e normal em tumores pouco diferenciados. Também pode apresentar-se normal no caso de metástases pulmonares isoladas ou recorrência local. Contudo, apresenta valor preditivo positivo de 70% a 80% com valores ≥ 5ng/ml. É o primeiro exame a se alterar em 38% a 66% das recorrências, sua sensibilidade para metástases hepática é de 78% e para metástase pulmonar, de 42% a 45%[1]. A freqüência ideal de sua realização não foi ainda determinada. Estudos envolvendo realização de dosagens mensais não demonstraram maior benefício[1]. A periodicidade orientada pela ASCO e pela ASCRS é igual à da avaliação clínica de cada entidade.

O uso periódico de exames de imagens, principalmente TC, para avaliação de recorrência hepática é bastante divergente[12]. A ASCRS[1] não recomenda o seguimento com avaliações radiológicas do fígado, justificando que poucos estudos foram feitos e que os realizados mostram poucos benefícios com solicitação anual de TC ou ultrasonografia de abdome, principalmente em relação aos altos custos gerados. Já a ASCO[3] recomenda TC de abdome e, nos casos de tumores de reto, TC de abdome e pelve, anualmente, nos três primeiros anos após a operação. Esta entidade defende que a avaliação hepática periódica possibilita diminuição da mortalidade da ordem de 25%.

É grande desafio a avaliação correta de recidiva pélvica, ou até mesmo da extensão do acometimento do tumor primário. Por isso, tem sido intensificado o uso da combinação de tomografia com emissores de pósitrons e a tomografia computadorizada (PET/TC). No exame é utilizada a fluorodesoxiglicose (FDG) que é metabolizado pelo tumor. Com isso podemos obter informações valiosas, mudando procedimentos em até 23% dos pacientes, devido à melhora da precisão, da especificidade e da acurácia do método combinado FDG PET-TC, do que com cada método isolado. É um exame oneroso, ainda não disponível na maioria dos centros, o que dificulta sua utilização e a confirmação dos seus bons resultados.

Em relação à avaliação do tórax, que se torna especialmente importante nos casos de tumores de reto (podem apresentar metástases pulmonares isoladas, tão freqüentemente quanto hepáticas e com CEA inalterado), há consenso de que deva ser realizada, diferindo, no entanto, na maneira como é executada. A ASCRS orienta a realização de radiografia de tórax, contudo relata não haver evidências a favor ou contra, e a indica devido aos riscos citados no início deste parágrafo. Não específica periodicidade. A ASCO, por sua vez, orienta TC de tórax anualmente nos 3 primeiros anos após a

Quadro 20.5. Orientações para realização de exames de imagem

Organização	Recomendações
ESMO câncer de cólon	TC abdominal em pacientes com sintomas suspeitos
	US abdominal semestral por 3 anos e anual por 2 anos
ESMO câncer retal	Nenhum exame de imagem
ASCRS	Radiografia de tórax sem periodicidade definida
ASCO	TC abdominal e torácica anual por 3 anos
	TC de pelve para câncer de reto com fatores prognósticos negativos, principalmente sem radioterapia prévia.

ESMO, European Society of Medical Oncology; ASCRS, American Society of Colorectal Surgeons; ASCO, American Society of Clinical Oncology.

operação. Por outro lado, contra-indica a realização de radiografia de tórax a partir do momento em que foi indicada a avaliação tomográfica (Quadro 20.5).

Em relação à utilização de colonoscopia, este é o tema em que se encontra mais consenso entre os estudos e as diversas orientações. Sabe-se que o principal papel da colonoscopia é a identificação de tumores metacrônicos (risco de 0,6% a 9%) e de pólipos (até 58%)[1,12,20]. A incidência de recorrência na anastomose é muito baixa, ficando em torno de 2% a 4%[20,25]. Quando esse tipo de recorrência é identificada, o paciente geralmente já apresenta doença avançada. Com objetivo de otimizar o seguimento colonoscópico após ressecção de pólipos adenomatosos por via endoscópica ou cirurgias curativas para câncer colorretal, a *American Cancer Society* e a *US Multi Society Task Force on Colorectal Cancer*[16,26] emitiram, em maio de 2006, novas orientações para vigilância colonoscópica após polipectomia e colectomia curativa para câncer colorretal. Estas novas orientações são baseadas em evidências fortes da literatura e visam recomendar o melhor intervalo entre exames colonoscópicos a partir da estratificação de risco dos pacientes para surgimento de novos pólipos ou CCR. O exame colonoscópico deve ser completo, com excelente preparo de cólon, sob técnica apurada, feito por examinador experiente. O cumprimento dessas orientações, segundo essas sociedades, possibilita vigilância intensiva e economicamente viável, como descrito a seguir:

- Pacientes com pequenos pólipos hiperplásicos devem ter suas colonoscopias consideradas normais, e o intervalo entre elas deve ser de 10 anos, com exceção de pacientes com polipose hiperplásica, nos quais existe aumento do risco de aparecimento de adenomas e CCR, necessitando seguimento mais intensivo.

- Pacientes com 1 ou 2 pólipos tubulares pequenos (≤1cm) com displasia de baixo grau devem ter sua colonoscopia em 5 a 10 anos. A variação deste tempo deve ser baseada na história familiar, na preferência do paciente e no julgamento do médico de acordo com os primeiros achados colonoscópicos.

- Pacientes com três a dez adenomas, ou um adenoma ≥ 1cm, ou adenoma viloso, ou com displasia de alto grau, a nova colonoscopia deve ser feita em 3 anos, se não for empregada a técnica de *piecemeal*. Caso tenham sido diagnosticados apenas dois pólipos pequenos, tubulares ou com displasia de baixo grau, a colonoscopia deve ser repetida em 5 anos.

- Pacientes com mais de dez adenomas no primeiro exame devem ser reexaminados em até 3 anos, se o clínico considerar a possibilidade de síndrome hereditária.
- Pacientes com lesões sésseis removidas por *piecemeal* devem ser reavaliados de 2 a 6 meses para verificação da remoção completa.
- Acompanhamento mais intensivo é indicado para portadores de história familiar compatível com HNPCC, conforme já discutido.

Quanto à ressecção curativa para CCR, preconiza-se que:

- Pacientes com CCR obstrutivos que não fizeram colonoscopia anterior à cirurgia curativa devem fazer colonoscopia de 3 a 6 meses, para excluir tumores sincrônicos. O cólon proximal pode ser examinado por enema opaco, colonoscopia virtual ou colonoscopia no intra-operatório.
- Pacientes após cirurgia curativa para câncer devem fazer nova colonoscopia em 1 ano após a ressecção ou 1 ano após o exame feito para detecção de lesões sincrônicas.
- Se a colonoscopia feita em 1 ano for normal, a próxima deverá ser realizada em 3 anos, e se esta também for normal, a subseqüente será executada em cinco anos.
- O intervalo dessas colonoscopias pode ser reduzido se houver a suspeita de síndrome hereditária não-polipóide e/ou for encontrado adenoma no exame.
- Exame do reto para avaliação de recorrência deve ser feito de 3 a 6 meses nos primeiros 2 a 3 anos. A realização deste exame não depende dos exames acima citados para a detecção de lesão metacrônica.

Exames como hemograma, provas de função hepática, PSOF e outros marcadores tumorais não são indicados como métodos de vigilância pós-operatória[1,3,20]. A SF pode ser utilizada anualmente por 5 anos, em pacientes submetidos a ressecção de tumores de reto[1,3]. Contudo, a maioria das recorrências é extraluminal, e o valor do ultra-som endorretal ainda está em estudo[3]. Outras tecnologias além da ultra-sonografia endoscópica, como colonoscopia virtual, imunocintilografia com anticorpo marcado contra o CEA e tomografia por emissão de pósitrons, ainda estão sob investigação e não são recomendadas para este fim[12].

CONCLUSÃO

Infelizmente, os dados sobre a efetividade dos diversos métodos utilizados para rastreamento e seguimento pós-operatório de pacientes submetidos à cirurgia curativa para CCR apresentam limitações. Esquemas de acompanhamento pouco justificáveis podem causar ansiedade no paciente e não ser totalmente isentos de riscos, além de gerarem custos onerosos sem benefícios evidentes.

Estratégias de seguimento após cirurgia curativa para CCR mais intensivas aparentam trazer mais benefícios para os pacientes[8,17]. Contudo, ainda faltam estudos para definir, dentre a vasta gama de exames disponíveis, quais as combinações e periodicidades mais efetivas e que proporcionam maior número de diagnósticos precoces e de recorrências iniciais, aumentando a sobrevida. Possivelmente essas dificuldades são decorrentes do desconhecimento de toda complexidade da biologia dos tumores. Por isso, há necessidade da estratificação dos pacientes por risco e das regiões do país por zonas de alto e baixo risco, o que fará com que as condutas sejam mais racionais e menos onerosas. Esperado-se que haja definição de estratégias que tenham bom custo-benefício, que programas de saúde pública sérios sejam implementados, e que toda a comunidade médica se atualize em relação às inovações em rastreamento e seguimento dos pacientes com CCR, mantendo atendimento de boa qualidade, com custo aceitável para todas as instituições.

REFERÊNCIAS BIBLIOGRÁFICAS

1. Anthony T, Simmang C, Hyman N et al. Practice parameters for the surveillance and follow-up of patients with colon and rectal cancer. *Dis Colon Rectum* 2004; 47:807-17.

2. Davila RZ, Rajan E, Todd HB. ASGE Guideline: Colorectal Cancer Screening and Surveillance. *Gastrointest Endosc* 2006; 63:546-57.

3. Desch CE, Benson III AB, Somerfield MR et al. Colorectal cancer surveillance: 2005 update of an American Society of Clinical Oncology practice guideline. *J Clin Oncol* 2005; 23:8512-9.

4. Doria-Rose VP, Levin, TR, Selby JV et al. The incidence of colorectal cancer following a negative screening sigmoidoscopy: implications for screening interval. *Gastroenterology* 2004; 127:714-22.

5. Eisen GM, Weinberg DS. Narrative review: screening for colorectal cancer in patients with a first-degree relative with colonic neoplasia. *Ann Intern Med* 2005; 143:190-8.

6. Hemdon SE, Dipalma JA. U.S. practices for colon cancer screening. *Keio J Med* 2005; 54:179-83.

7. Estimativa 2006: Incidência de câncer no Brasil. Rio de Janeiro: INCA, 2005. 94p.

8. Jeffery GM, Hickey BE, Hider P. Follow-up strategies for patients treated for non-metastatic colorectal cancer [Cochrane Database System Review]. Oxford, United Kingdom, Cochrane Library, CD002200, 1, 2002.

9. Johnson FE, Virgo KS, Fossati R. Follow-up for patients with colorectal cancer after curative-intent primary treatment. *J Clin Oncol* 2004; 22:1363-5.

10. Labianca R, Beretta GD, Mosconi S, Milesi L, Pessi MA. Colorectal cancer: screening. *Ann Oncol* 2005; 16(suppl 2):27-32.

11. Ladabaum U, Song K. Projected national impact of colorectal cancer screening on clinical and economic outcomes and health services demand. *Gastroenterology* 2005; 129:1151-62.

12. Pfister DG, Benson III AB, Somerfield MR. Clinical practice. Surveillance strategies after curative treatment of colorectal cancer. *N Engl J Med* 2004; 350:2375-82.

13. Pigone M, Rich M, Teutsch SM, Berg AO, Lohr KN. Screening for colorectal cancer in adults at average risk: a summary of the evidence for the U.S. Preventive Services Task Force. *Ann Inter Med* 2002; 137:132-41.

14. Raju R, Cruz-Correa M. Chemoprevention of colorectal cancer. *Dis Colon Rectum* 2005; 49:113-25.

15. Ransohoff DF. Colon cancer screening in 2005: status and challenges. *Gastroenterology* 2005; 128(6):1685-95.

16. Rex DK, Kahi CJ, Levin B et al. Guidelines for colonoscopy surveillance after cancer resection: a consensus update by the American Cancer Society and the US Multi-Society Task Force on Colorectal Cancer. *Gastroenterology* 2006; 130:1865-71.

17. Rodríguez-Moranta F, Salo J, Arcusa A et al. Postoperative surveillance in patients with colorectal cancer who have undergone curative resection: a prospective, multicenter, randomized, controlled trial. *J Clin Oncol* 2006; 24:386-96.

18. Sarfaty M, Peterson K, Wender R. How to increase colorectal cancer screening rates in practice: a primary care clinician's evidence-based tool box and guide. The American Cancer Society and The Centers of Disease Control and Prevention 2006, 152p.

19. Schofield JH, Steele RJ. Guidelines for follow up after resection of colorectal cancer. *Gut* 2002; 51:3-5.

20. Schwartz RW, McKenzie, S. Update on postoperative colorectal cancer surveillance. *Curr Surg* 2005; 62(5):491-4.

21. Smith RA, Cokkinides V, Eyre HJ. American Cancer Society Guidelines for the early detection of cancer, 2005. *Cancer J Clin* 2005; 55:31-44.

22. Song K, Fendrick AM, Ladabaum U. Fecal DNA testing compared with conventional colorectal cancer screening methods: a decision analyses. *Gastroenterology* 2004; 126:1270-9.

23. Subramanian S, Klosterman M, Amonkar MM, Hunt TL. Adherence with colorectal screening guidelines: a review. *Preventive Medicine* 2004; 38:536-50.

24. Vieira RAC, Rossi BM, Lopes A et al. Rastreamento do câncer colorretal – Artigo de revisão. *Acta Oncol Bras* 1997; 17:40-6.

25. Winawer S, Fletcher R, Rex D et al. American Gastroenterological Association. Colorectal cancer screening and surveillance: clinical guidelines and rationale – Update based on new evidence. *Gastroenterology* 2003; 124:544-60.

26. Winawer SJ, Zauber AG, Fletcher RH et al. Guidelines for colonoscopy surveillance after polypectomy: a consensus update by the US Multi-Society Task Force on Colorectal Cancer and the American Cancer Society. *Gastroenterology* 2006; 130:1872-85.

Câncer de Reto Baixo – Qual a Melhor Abordagem?

Capítulo 21

Fábio Lopes de Queiroz
Antônio Lacerda Filho

INTRODUÇÃO

Nos últimos 20 anos tem sido observada melhora significativa nos resultados do tratamento cirúrgico do câncer de reto. Esta melhora deveu-se, em grande parte, à adoção de novas técnicas e à padronização da operação, bem como à indicação mais precisa da radioterapia e da quimioterapia. Isso possibilitou a obtenção de melhores índices de sobrevida e, principalmente, redução acentuada na recorrência local, para taxas menores que 5%. Além disso, foi reduzido o número de operações amputativas, obtendo-se maior taxa de preservação esfincteriana, com grande impacto positivo na qualidade de vida dos pacientes.

A importante redução da recorrência local no tratamento do câncer de reto, em geral, não foi tão nítida quando se analisam, separadamente, os tumores de reto muito baixos ou aqueles localizados no esfíncter anal, onde habitualmente se faz necessária a amputação abdominoperineal (AAP). Nesta situação, os índices de recorrência ainda podem ser considerados elevados.

EVOLUÇÃO DO TRATAMENTO DOS TUMORES DE RETO

Historicamente, os tumores do reto inferior, ou seja, aqueles localizados a até 5cm da margem anal, sempre foram tratados pela amputação abdominoperineal, descrita por Miles em 1908. O desenvolvimento de técnica cirúrgica mais apurada, sobretudo com a utilização progressiva de grampeadores mecânicos, a introdução da excisão total do mesorreto (ETM) com dissecção sob visão até o assoalho pélvico e redução na margem de segurança distal ao tumor, reduzir dramaticamente a necessidade da AAP, sem prejuízo dos princípios oncológicos. Atualmente, em serviços especializados em cirurgia colorretal, a freqüência de AAP não deve ultrapassar 15% do total de operações para o tratamento do câncer de reto[16].

Os tumores de reto inferior passíveis de cirurgia preservadora de esfíncter por ressecção anterior (RA) e ETM apresentaram redução acentuada na taxa de recorrência local, conforme se observa nos tumores de reto proximal. Já os tumores ultrabaixos, ou com acometimento de esfíncter, nos quais a AAP se faz necessária, continuam com alta taxa de recidiva local. Heald e cols.[17] observaram, em série de 521 pacientes submetidos a tratamento cirúrgico de câncer de reto, taxa de recorrência pélvica de 5% em 5 e 10 anos de acompanhamento naqueles submetidos à ressecção anterior e ETM. Já os pacientes submetidos à AAP, ainda que associada a ETM, apresentaram taxa de recidiva de 17% e 36%, respectivamente. A maior taxa de recorrência local após a AAP, quando comparada à ressecção anterior, reflete o alto risco de recorrência das lesões mais distais[18,34,58].

Não está claro se é a altura do tumor ou outros fatores que determinariam maior taxa de recorrência local. Do mesmo modo, também não está claro se os princípios da ETM representam vantagem para os pacientes submetidos à AAP [18,22].

POSSÍVEIS FATORES ENVOLVIDOS NA RECORRÊNCIA LOCAL

Alguns aspectos têm sido levantados na tentativa de explicar a alta taxa de recorrência. Merecem destaque a localização do tumor, a técnica cirúrgica, a ocorrência de perfuração tumoral durante a operação, a implantação de células tumorais na ferida operatória e o envolvimento de linfonodos pélvicos laterais.

Localização do tumor

Os tumores de reto de localização muito baixa apresentam, em geral, maior taxa de recorrência[8,30,25]. Norstein e Langmark[35], em estudo clássico envolvendo 1.049 pacientes submetidos a tratamento curativo para câncer de reto, observaram que, nos pacientes com estádios I e II da classificação TNM, a taxa de recorrência local foi maior nos tumores localizados mais próximos da margem anal. Já nos tumores do estádio III, a distância da margem não foi fator importante, o que sugere que o tipo de abordagem utilizada em tumores mais iniciais poderia estar influenciando negativamente o resultado oncológico. Kapiteijn e cols.[20] observaram que a distância da margem foi fator de risco para recorrência, tanto na análise univariada como na multivariada, enquanto o tipo de ressecção não teve valor prognóstico[20].

O limite de distância da margem anal a partir do qual os tumores apresentam maior taxa de recidiva, independentemente da causa, não está claro. Os tumores de reto inferior que ainda podem ser tratados por ressecção anterior e ETM apresentam taxa de recorrência semelhante à dos tumores de reto médio. Os tumores de localização muito baixa, nas quais se faz necessária a AAP, considerando-se os princípios atuais de indicação dessa operação, apresentam maiores taxa de recorrência. A explicação para este fato parece envolver o comportamento do tumor, a presença de metástases para linfonodos pélvicos laterais, bem como peculiaridades da própria técnica cirúrgica.

Wibe e cols.[58], do Norwegian Rectal Cancer Group, em uma série de 2.136 pacientes, observaram que, em tumores de reto inferior, a freqüência de lesões avançadas (estádio T4), a ressecção R1 e a perfuração intra-operatória do tumor ou da parede retal são mais freqüentes, o que explicaria os piores resultados oncológicos para tumores localizados nessa região. Ressaltam que, se a cirurgia for otimizada, evitando-se ao máximo a perfuração peroperatória e o envolvimento da margem de ressecção circunferencial, o prognóstico para os tumores de reto inferior parece não ser significativamente diferente do encontrado nos tumores mais altos, o que também foi observado por outros autores[8,30,25].

Envolvimento linfonodal

A drenagem linfática do reto pode ocorrer basicamente por três vias: em direção aos vasos mesentéricos inferiores (VMI), que é mais comum, em direção aos linfonodos laterais dos vasos ilíacos internos e à fossa obturatória, e em direção a linfonodos perineais e da região inguinal.

A drenagem para linfonodos pélvicos laterais foi descrita por Gerota[14] em 1895. Villemin e cols.[57] descreveram detalhadamente as vias de drenagem linfática da pelve utilizando injeção de corantes. Seus estudos confirmaram a presença de vasos linfáticos laterais que drenavam exclusivamente o reto inferior abaixo da valva média de Houston. As lesões de reto superior, da mesma forma que lesões do retossigmóide, drenam quase que exclusivamente no sentido cefálico, em direção aos VMI.

As lesões neoplásicas mais distais têm drenagem mais irregular e drenam para linfonodos laterais ou inguinais mais freqüentemente que as lesões proximais. A obstrução neoplásica de canais linfáticos pode levar a drenagem anômala, mesmo em tumores mais altos do reto. A taxa global de incidência de metástases para linfonodos laterais é da ordem de 10% no câncer de reto e é maior para lesões do terço inferior que para tumores dos terços médio e superior. A drenagem de células neoplásicas para linfonodos laterais aumenta quanto mais baixo e avançado é o tumor, podendo ocorrer em até 38% nos tumores do estádio III. Esses linfonodos, em geral, não são removidos nas cirurgias convencionais realizadas para tratamento do câncer de reto[19,26,52].

Na série de Polglase e cols.[38], as recorrências pélvicas ocorreram na ressecção ultrabaixa ou na AAP. Nicholls e Hall[33] sugerem que essa recorrência local pode estar relacionada com o envolvimento de linfonodos da parede pélvica lateral, que não são necessariamente removidos na ressecção convencional, com ou sem ETM. Portanto, a ressecção cirúrgica padrão não remove linfonodos pélvicos contendo depósitos tumorais, o que pode predispor à recorrência.

Diversos autores japoneses acreditam que o prognóstico pode ser melhorado se for realizada linfadenectomia mais ampliada. Senba[46], em estudos anatômicos realizados no início do século passado, concluiu que os linfáticos laterais são distribuídos em torno das artérias ilíacas e no espaço obturatório. Takahashi e cols.[50], em estudo envolvendo 764 pacientes com tumores de reto, observaram que havia maior acometimento linfonodal lateral em tumores mais baixos (Quadro 21.1).

Baseando-se nessas evidências, a linfadenectomia pélvica bilateral tem sido executada sistematicamente nas operações de ressecção para tumores de reto inferior realizadas no Japão. Nesse contexto, os cirurgiões japoneses preconizam *cirurgia limitada*,

Quadro 21.1. Nível do tumor e envolvimento linfonodal lateral

Nível do tumor	Numero de pacientes	Linfonodos laterais positivos (%)
> 6,1cm	308	2 (0,6)
5,1 a 6cm	72	1 (1,4)
4,1 a 5cm	69	6 (7,5)
3,1 a 4cm	65	6 (7)
2,1 a 3cm	72	12 (16,7)
1,1 a 2cm	80	10 (12,5)
0 a 1cm	98	29 (29,6)
Todos	764	66 (8,6)

Extraída de Takahashi e cols.[50]

que corresponde apenas à ETM clássica, para tumores de reto em estádio inicial. Para tumores avançados do reto superior, preconizam *dissecção* estendida (padronizada), que inclui o folheto parietal da fáscia endopélvica, a excisão da fáscia de Denonvilliers e a retirada de linfonodos ao longo das artérias ilíacas bilateralmente com ressecção de grupos de linfonodos N2. Para tumores avançados de reto inferior são incluídos linfonodos da fossa obturatória e da parede da pelve verdadeira (N3). Com essa operação ampliada, têm sido obtidos resultados semelhantes em termos de sobrevida e recorrência para tumores de reto inferior e superior.

Desse modo, pacientes com tumores de reto inferior tratados por dissecção estendida (padronizada) têm apresentado taxas de sobrevida de 97,8% e 80,6% para tumores Dukes A e B, respectivamente, as quais são tão altas quanto as obtidas pela *cirurgia limitada* para os tumores do reto superior. Mesmo pacientes com tumores Dukes C têm sobrevida de 51,1% em 5 anos, quase tão alta quanto as obtidas para tumores de reto superior (Quadro 21.2). Após cirurgia estendida (padronizada), a taxa de recorrência foi de 6%, indicando que o complexo linfático do câncer de reto inferior é eliminado por esta técnica. Moryia e cols.[26] observaram taxa de recorrência pélvica ainda menor para esses tumores (4%).

Esses dados contrastam com o consenso geral de que o câncer de reto inferior tem, usualmente, prognóstico pior que o de reto superior, o que, na verdade, pode ser atribuído à ressecção inadequada das metástases linfáticas regionais.

Quadro 21.2. Sobrevida em 5 anos de 341 pacientes submetidos à cirurgia curativa para câncer de reto de acordo com o tipo de cirurgia

	Pacientes %	Pacientes n	Dukes A %	Dukes A n	Dukes B %	Dukes B n	Dukes C %	Dukes C n
Dissecção limitada	97,4	(38/39)	97,4	(38/39)	–	–	–	–
Dissecção padronizada	75,4	(80/106)	90,9	(10/11)	84,1	(37/44)	64,7	(33/51)
Dissecção estendida	71,4	(140/196)	97,8	(45/46)	80,6	(50/62)	51,1	(45/88)

Extraída de Takahashi e cols.[50]

Por outro lado, estudos retrospectivos têm demonstrado que não há benefícios em se realizar linfadenectomia estendida para tumores de reto, quando comparada com ETM exclusiva. Argumenta-se que, quando há acometimento dos linfonodos pélvicos, a doença já seria avançada, não justificando, portanto, operação com maior morbidade. Cawthorn e cols.[7] observaram que pacientes com margens laterais positivas após ETM usualmente morrem de doença sistêmica antes de desenvolverem recorrência local. Scott e cols.[45] relataram que três de cada quatro pacientes com margem circunferencial envolvida após ETM desenvolvem recorrência local e, portanto, não haveria sentido em se praticar operação ampliada, uma vez que a doença seria avançada e os pacientes desenvolveriam doença a distância.

Pode-se concluir que a questão do acometimento linfonodal pélvico como causa da maior taxa de recidiva local em tumores de reto inferior ainda é controversa. Além de não existirem estudos prospectivos que tratam exclusivamente dessa possibilidade em tumores de reto inferior, há que se considerar que, a despeito do cuidado na preservação nervosa durante linfadenectomias pélvicas realizadas no Japão, as taxas de distúrbios genitourinários pós-operatórios ainda são expressivas [19,26,27,50]. Desse modo, o aumento da morbidade ocasionada pela dissecção pélvica alargada associada à ETM, só deve ser aceita quando houver evidências convincentes de sua real eficácia oncológica.

Técnica cirúrgica

Wibe e cols.[59] e Nagtegaal e cols.[31], em análise histopatológica, observaram que tumores de reto inferior apresentam, mais freqüentemente, envolvimento das margens circunferenciais, o que implica aumento significativo da taxa de recorrência local e redução da sobrevida. Esses autores acreditam que uma técnica cirúrgica inadequada possa explicar a maior taxa de recorrência em tumores de reto inferior.

A ETM pode ser obtida até o nível do assoalho pélvico, onde termina o mesorreto, incluindo-se os tecidos contidos pelo folheto visceral da fáscia endopélvica. Esta técnica, adotada na maioria dos serviços especializados, melhorou significativamente os resultados do tratamento do câncer de reto ressecados por via abdominal. Entretanto, a abordagem técnica dos tumores de reto muito baixos, com ressecção da musculatura do assoalho pélvico e da região anoperineal realizada pelo tempo perineal clássico da AAP, não sofreu alterações. Miles, analisando 65 pacientes operados, encontrou taxa de recidiva local de 29,5%, bem semelhante às atuais, mesmo após a introdução da ETM[51].

Dessa maneira, a ETM tem apresentado impacto oncológico somente em pacientes nos quais a ressecção anterior é possível. O fato de a recorrência perineal surgir invariavelmente no sítio cirúrgico da AAP e, raramente, acontecer em anastomoses ultrabaixas após ressecção anterior sugere que o implante de células durante a operação possa ser fator importante[17].

Wibe e cols.[58] observaram que a não ocorrência de perfuração intra-operatória e a obtenção de margem cicunferencial livre são mais importantes que a técnica cirúrgica em si. Em estudo recente, Chuwa e cols.[8] não encontraram diferença em relação à recidiva entre pacientes submetidos à AAP (5,4%) e à RA (3,6%). Esses autores acreditam que os piores resultados oncológicos da AAP relatados na literatura devem estar associados à técnica cirúrgica, ressaltando que a ressecção adequada do reto por via perineal somente pode ser alcançada com a avaliação de suas relações anatômicas com o sacro e o cóccix. A dissecção inadequada desse plano seria a principal causa de recorrência na cirurgia do câncer de reto inferior. A não observância desse plano pode resultar em efeito de cone invertido na AAP, deixando tecido mesorretal e depósitos de tumor, o que levaria a recorrência. A ressecção incompleta de todo o mesorreto e da doença retoanal pode explicar as diferenças entre a recorrência na AAP e na RA com ETM.

Nagtegaal e cols.[31] demonstraram que o mesorreto foi incompletamente removido por cirurgiões treinados na técnica em 23,9% dos pacientes submetidos à cirurgia curativa para tumores de reto. Observaram ainda que, em pacientes com tumores localizados abaixo de 5cm, obteve-se maior taxa de remoção incompleta do mesorreto; segundo os autores, em pacientes submetidos à AAP, em apenas 34% obteve-se excisão completa do mesorreto, o que se reflete nos piores resultados oncológicos da AAP.

A obtenção de margens laterais inadequadas ao nível do tumor pode ser considerada, portanto, o principal determinante de pior prognóstico após AAP. Em estudo recente, Marr e cols.[25] analisaram, prospectivamente, 561 pacientes com câncer retal submetidos à ETM exclusiva. Foram observados índices significativamente maiores de recorrência local após AAP (22,3%) que após RA (13,5%) e melhores taxas de sobrevida global após RA que após AAP (59% *versus* 48%). Consideram que as altas taxas de envolvimento tumoral da margem circunferencial radial em pacientes submetidos à AAP, quando comparados com pacientes submetidos à RA (41% *versus* 12%), estão associadas à excisão inadequada de tecido, além do plano da camada muscular própria ao nível da invasão máxima do tumor, sendo esta a principal causa dos maus resultados oncológicos da AAP [25].

Alguns autores acreditam que o efeito de cone invertido do mesorreto causado por seu estreitamento natural no assoalho pélvico é o principal determinante de ressecção inadequada na AAP. Nesses casos, o plano da ressecção cirúrgica freqüentemente segue a fáscia mesorretal, passando sobre a superfície ou penetrando a musculatura esfincteriana. Assim, apenas uma fina camada tecidual protege a margem cirúrgica da disseminação circunferencial direta do tumor[31]. O espécime cirúrgico obtido tem a forma de ampulheta com uma *cintura* evidente, a qual provavelmente corresponde ao ponto de vulnerabilidade oncológica (Figuras 21.1 e 21.2).

Perfuração do tumor

A perfuração intestinal é causa importante de piora dos resultados oncológicos na cirurgia do câncer colorretal[32], estando associada a redução na sobrevida em 5 anos e aumento significativo da taxa de recorrência local, particularmente nos tumores de reto. Esse efeito é mais acentuado quando a perfuração ocorre no sítio do tumor. A possibilidade de ocorrer perfuração é maior em tumores muito baixos submetidos à

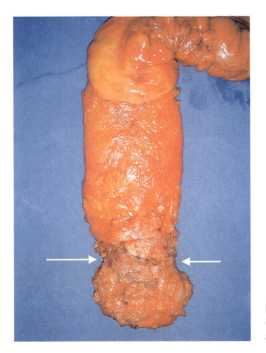

Figura 21.1. Peça de amputação abdominoperineal (clássica) com excisão total do mesorreto mostrando aspecto de ampulheta com *cintura* evidente (*setas*).

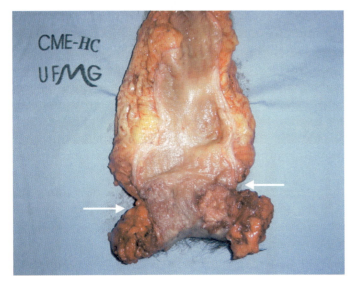

Figura 21.2. Peça aberta de amputação abdominoperineal clássica mostrando o término abrupto da gordura mesorretal e a escassez de tecido perirretal ao nível tumoral (*setas*).

AAP[39,48,62]. Em estudo de 1.219 peças cirúrgicas de pacientes submetidos a tratamento de câncer de reto inferior, Nagtegaal e cols.[30] encontraram taxa de perfuração de 5,9%. A maioria foi observada em peças de AAP (13,7% em AAP *versus* 2,5% em RA, com $p < 0,001$). A maior parte das perfurações ocorreu na área do tumor. Nos casos de AAP, a perfuração foi mais freqüente na região do canal anal que no mesorreto e, em geral, ocorreu na região posterior. A ocorrência da perfuração aumentou de 9% para 23% a taxa de recorrência local dos tumores de reto inferior.

Implante de células tumorais

A existência de ferida operatória extensa após realização de AAP poderia, teoricamente, facilitar a implantação de células tumorais esfoliadas durante a operação, predispondo à recidiva. Quando é necessária a realização da AAP, além do maior risco de perfuração, as abordagens abdominal e perineal concomitantes poderiam facilitar a esfoliação de células tumorais, o que contaminaria a ferida cirúrgica, causando o implante naquela região[24]. O fato de a recorrência perineal ser quase que invariavelmente na ferida operatória da AAP e raramente ocorrer após ressecção anterior com anastomose mecânica ultrabaixa sugere que o implante tumoral possa ser mecanismo importante de recidiva local[17].

INDICAÇÕES ATUAIS DE AAP

O objetivo principal do tratamento cirúrgico dos tumores de reto inferior é obter margens cirúrgicas proximal, distal e circunferencial livres de doença e, sempre que oncologicamente seguro, preservar a função esfincteriana[50].

Sabe-se que a disseminação no tecido mesorretal é aspecto mais importante e freqüente do que o acometimento intramural nos tumores de reto e que, em geral, a margem macroscópica do tumor coincide com a microscópica. Diversos estudos têm demonstrado que 81% a 95% dos tumores de reto têm disseminação intramural apenas até 1cm da lesão primária [53,60,61]. Os tumores que ultrapassam essas margens tendem a ser indiferenciados, com metástases linfonodais ou a distância. Na maioria dos casos, margem distal de 2cm tem sido considerada suficiente, uma vez que remove toda a doença microscópica. Entretanto, em tumores de reto inferior sem achados histopatológicos adversos, margem de 1cm é considerada aceitável[1,21]. A margem cirúrgica deve ser medida na peça fresca, pois a fixação pelo formol reduz a mesma em até 50%. A margem proximal é determinada pelo suprimento sanguíneo. Deve-se buscar margem radial maior que 2mm, pois margens menores estão associadas a maior índice de recorrência[29].

Logo, com a necessidade de margens distais menores que as recomendadas no passado, a AAP deve ser indicada apenas nos casos em que não é possível respeitar os princípios acima. São, portanto, indicações de AAP: impossibilidade técnica de se realizar a ressecção anterior, geralmente em casos de grandes tumores de reto inferior, pacientes muito obesos ou com pelve excessivamente estreita ou, ainda, quando há acometimento esfincteriano[18,30,25].

NOVA ABORDAGEM PARA A AMPUTAÇÃO ABDOMINOPERINEAL DO RETO

Uma margem circunferencial acometida na AAP implica alta taxa de recorrência local, demonstrando que a ressecção inadequada é o principal fator determinante dos resultados insatisfatórios freqüentemente obtidos com a AAP.

A AAP, como ainda universalmente realizada hoje, é operação não radical, e esforços devem ser feitos para se praticar uma cirurgia mais alargada. Esta nova abordagem para os tumores inferiores teria o impacto equivalente ao obtido com a ETM para os tumores de reto médio e superior. Seu objetivo seria remover a peça cirúrgica como um cilindro, seguindo o plano do mesorreto acima, através e abaixo dos músculos elevadores. Desse modo, essa operação mais ampliada poderia melhorar a situação atual de alta recorrência e baixa sobrevida, especialmente porque a radioterapia e a quimioterapia adjuvantes seriam pouco eficazes em pacientes com margem circunferencial positiva.

Essa abordagem mais radical para a AAP foi descrita por Holm[30]. Nela, o câncer de reto inferior é removido utilizando-se ressecção perineal alargada, semelhante à abordagem originalmente utilizada pelos cirurgiões na primeira metade do século XX, a qual foi substituída pela chamada AAP moderna. Nesse tipo de operação, há predomínio do tempo abdominal sobre o tempo perineal, o que foi mantido mesmo após a introdução da ETM.

A área mais importante de ressecção que está ao redor do tumor encontra-se localizada no assoalho pélvico, onde a visualização e o acesso são limitados. Esta dificuldade levaria a uma maior taxa de perfuração e envolvimento da margem de ressecção circunferencial, como já discutido anteriormente.

É importante salientar que, no mesorreto distal e no canal anal, há menos tecido para a invasão tumoral antes que seja transposta a margem de ressecção lateral. Nessa

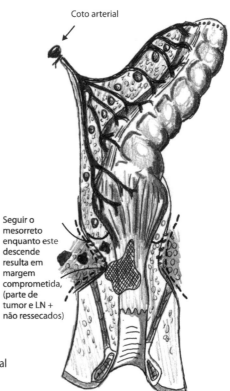

Figura 21.3. Plano de dissecção da amputação abdominoperineal convencional.
(LN+, linfonodos metastáticos.)

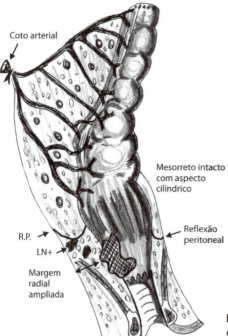

Figura 21.4. Ressecção abdominoperineal ampliada com extensão das margens laterais para a musculatura do assoalho pélvico (RP, reflexão peritoneal; LN +, linfonodos metastáticos.)

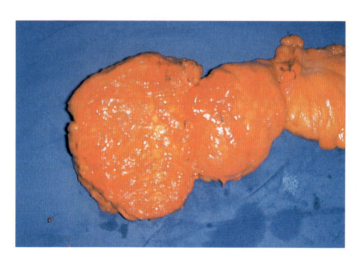

Figura 21.5. Peça cirúrgica *ideal* de amputação abdominoperineal do reto com o plano do mesorreto mantendo continuidade lateral com a musculatura do assoalho pélvico, atenuando a formação de *cintura* e o formato de ampulheta.

situação, estudos de morfometria digital[30] demonstraram que há menor ressecção de tecido justamente no ponto máximo de invasão tumoral. Tal fato predispõe ao envolvimento da margem lateral, exceto em tumores em estádios muito iniciais. A fibrose pós-radioterapia pode dificultar ainda mais o reconhecimento dos limites do tumor.

Chuwa e cols.[8], Nagtegaal e cols.[30] e Marr e cols.[25] atribuem seus bons resultados com a AAP, semelhantes aos obtidos com a RA, à técnica cirúrgica utilizada. Esses autores recomendam que, com o paciente na posição de Trendelenburg, é importante reconhecer que a dissecção anorretal deve prosseguir em dois diferentes planos que formam um ângulo reto entre si. O plano horizontal é formado pela curva do sacro, enquanto o plano vertical é formado pelo assoalho pélvico e pelo cóccix. Não se deve seguir uma curva gradual acompanhando o reto como descrito por Heald e cols.[18] (Figura 21.3). Deve-se evitar a dissecção do mesorreto formando um efeito de cone invertido precoce ou mesmo formando um estreitamento ao nível do plano esfincteriano, em forma de ampulheta. Deve-se evitar também dissecção no plano da musculatura interna da parede do reto, o qual seria um ponto de alta vulnerabilidade, levando à perda da margem radial e facilitando a ocorrência de perfuração. O plano do mesorreto deve continuar lateralmente com a musculatura do assoalho pélvico, a qual deve ser ressecada com margem lateral maior (Figura 21.4).

Essa abordagem é facilitada pela colocação do paciente em posição de decúbito ventral e pela excisão associada do cóccix, permitindo ressecção mais adequada com margem de segurança confiável. Os músculos elevadores devem ser incluídos no espécime, com suas relações anatômicas intactas A remoção do cóccix aumenta o acesso ao plano dos elevadores e facilita uma excisão ampla. Essa abordagem perineal resulta em espécime ressecado completamente diferente, com mais tecido removido e margem de ressecção muito mais distante da muscular própria e dos esfíncteres (Figura 21.5). Essa operação deve ser considerada especialmente para tumores T3 ou para aqueles ainda mais avançados (T4 ou N1-2).

A utilização da via laparoscópica para o tratamento do câncer de reto tem sido descrita, mas a efetividade oncológica dessa via de acesso para tumores de reto não está totalmente estabelecida. O maior entrave técnico para a ampla adoção do método é a necessidade de longa curva de aprendizado, além da dificuldade para a realização de anastomose em tumores e reto médio e inferior. A utilização de técnicas laparoscópicas assistidas manualmente (*hand-assisted laparoscopy – HAL*) pode aumentar as indicações e facilitar o procedimento, porém, até o momento, não há evidência científica suficiente para indicar essa abordagem em tumores de reto inferior[9].

INDICAÇÕES PARA RADIOTERAPIA E QUIMIOTERAPIA EM TUMORES DE RETO INFERIOR

A quimioterapia e a radioterapia devem ser indicadas para pacientes portadores de câncer de reto em estádios II e III, pois tais pacientes têm risco aumentado de recorrência local e à distância[31,53].

O estudo NSABP R02[61], compreendendo pacientes com doença nos estádios II e III que foram randomizados para receber quimioterapia pós-operatória ou quimioterapia e radioterapia pós-operatória, demonstrou que a radioterapia não aumentava o tempo livre de doença ou a sobrevida global, mas reduzia a incidência cumulativa de recorrência local.

Dois outros estudos randomizados[13,56] compararam a realização de cirurgia isolada e de cirurgia associada com radioterapia e quimioterapia em pacientes com estádios II e III. A taxa de recorrência local, nesses estudos, foi de 25%, sendo de 30% para a cirurgia isolada, e houve redução significativa na recorrência local e melhora na sobrevida com a terapia combinada. A partir desses e de outros estudos, ficou evidente o benefício do tratamento cirúrgico e da terapia combinada nos estádios II e III.

A despeito dos benefícios, a morbidade associada ao tratamento combinado adjuvante é significativa, valendo ressaltar que, em vários estudos[2,28,54], mais de 20% dos pacientes recusaram ou não completaram o tratamento devido à ocorrência de complicações. Diarréia, cistite, reações dermatológicas, enterite, obstrução intestinal, estenose da anastomose, além de comprometimento dos resultados funcionais, como a ocorrência de incontinência anal, são complicações relatadas.

Desse modo, a terapia neo-adjuvante tornou-se um atrativo, pois oferece possíveis vantagens teóricas, como a remoção do segmento de reto irradiado e a redução do tumor, facilitando a cirurgia. Tumores de localização anterior, aqueles com acometimento linfonodal, com invasão além da área de dissecção ou do tipo mucinoso também deveriam ser considerados para radioterapia e quimioterapia pré-operatórias[53].

Três estudos de metanálise[6,10,12] demonstraram redução da recorrência local em 50% e aumento da sobrevida em 15% com a utilização da radioterapia e quimioterapia neo-adjuvantes. Porém, a utilização do esquema combinado pré-operatório pode levar a perda de estadiamento histológico adequado e implicar a irradiação desnecessária de um subgrupo de pacientes.

As taxas de recorrência local alcançadas por Heald e cols.[17] com a ETM sem radioterapia ou quimioterapia foram muito melhores que os resultados até então obtidos, mesmo com a terapia complementar. Baseados nesses dados, e também devido ao potencial de complicações da terapia adjuvante, esses autores não recomendam o uso da terapia combinada, exceto em tumores que ultrapassam os limites do mesorreto.

Por outro lado, no estudo do Dutch Colorectal Cancer Group[20], no qual 1.861 pacientes foram distribuídos em dois grupos – um grupo recebia radioterapia pré-operatória de curta duração e o outro, apenas tratamento cirúrgico, a taxa de recorrência local foi menor no grupo submetido à neo-adjuvância (2,4% *versus* 8,2%, respectivamente). Esses resultados indicam que a radioterapia pré-operatória reduz a recorrência local, mesmo quando é realizada operação de ótimo padrão. Essa abordagem também reduziu, de forma mais intensa, o risco de recorrência local em pacientes com tumores de reto inferior abaixo de 5cm, quando comparados com lesões acima de 5cm, na análise univariada. Ainda nesse estudo, a radioterapia pré-operatória não beneficiou o subgrupo de pacientes nos quais a margem de ressecção lateral foi positiva.

Pahlman e cols.[36], em estudo randomizado, compararam a radioterapia de curta duração pré-operatória com radioterapia pós-operatória convencional, obtendo menor taxa de recorrência local no primeiro grupo. Sauer e cols.[42,43] relatam maior taxa de preservação esfincteriana com a radioterapia pré-operatória, bem como redução na recorrência local e menor taxa de estenose pós-operatória em tumores muito baixos.

A orientação do National Cancer Institute[10] é a de que tumores T3-T4, ou aqueles com linfonodos positivos, sejam tratados por radioterapia pós-operatória, situação na qual se tem estadiamento anatomopatológico adequado.

Na Europa, há tendência em se buscar maior precisão no estadiamento pré-operatório, incluindo a utilização da ressonância nuclear magnética (RNM) para se indicar a terapia complementar no pré-operatório, evitando-se possíveis complicações desse procedimento após a cirurgia. Heald e cols.[18] acreditam que somente haveria indicação da terapia combinada pré-operatória quando a lesão tumoral ultrapassasse os limites de segurança de uma ressecção adequada, ou seja, quando houvesse acometimento tumoral das margens laterais do mesorreto, ou quando tal acometimento atingisse até 2mm da margem.

Brown e cols.[4,5], em estudo com 98 pacientes, relatam concordância entre a RNM e o exame anatomopatológico de 92% em relação ao envolvimento da margem lateral e de 85% em relação ao estado linfonodal. A invasão de vasos maiores que 3mm foi evidente na ressonância em 15 de 18 pacientes nesse estudo. Esses autores sugerem que a identificação de fatores de risco cirúrgicos e histopatológicos poderia permitir maior seleção dos pacientes para terapia pré-operatória.

Segundo Peschaud e cols.[37], a sensibilidade da ressonância é menor em tumores inferiores e anteriores, havendo tendência a *superestadiamento* e, como conseqüência, a indicação de possíveis tratamentos desnecessários. Dessa maneira, a RNM permitiria melhor avaliação pré-operatória, evidenciando pacientes nos quais a cirurgia isolada não seria capaz de remover toda a doença pélvica ou nos quais houvesse maior risco deste fato ocorrer. Já em pacientes nos quais a ressecção em bloco de todo o mesorreto fosse capaz de remover completamente a doença, não haveria benefício da terapia combinada pré-operatória. Estudos comparativos bem conduzidos serão necessários para melhor definir essa situação. No futuro, com a melhoria do estadiamento pré-operatório, essas decisões serão baseadas na localização exata do tumor, no *status* da margem circunferencial de ressecção, no tipo de operação proposta e nas evidências da eficácia da radioterapia e da quimioterapia pré ou pós-operatória.

TÉCNICAS PARA AUMENTAR A PRESERVAÇÃO ESFINCTERIANA

Ressecção local

A excisão local dos tumores de reto com intenção curativa é modalidade apropriada para pacientes selecionados, portadores de câncer de reto do estádio T1 com baixa probabilidade de doença metastática linfonodal. Estudos comparativos com AAP admitem a indicação da excisão local com intenção curativa para tumores T1, bem diferenciados, menores do que 3cm e que ocupam menos de 40% da circunferência da parede retal[41,47,49].

O grau de penetração na parede do reto está correlacionado com o risco de metástases linfonodais. Nos tumores limitados à submucosa, a metástase linfonodal ocorre em 6% a 11% dos casos. A incidência de acometimento linfonodal aumenta dramaticamente em tumores pouco diferenciados. Nas ressecções locais, o tumor deve ser excisado completamente em toda a espessura da parede retal com margens macroscópicas livres. Quando achados histopatológicos adversos são encontrados, a excisão radical deverá ser realizada.

Bentrem e cols.[3] em estudo retrospectivo recente, envolvendo 319 pacientes submetidos à excisão local ou cirurgia radical no Memorial Sloan-Kettering Cancer Center, encontraram que o grupo de pacientes submetidos à excisão local apresentou risco três a cindo vezes maior de recorrência, sugerindo que a excisão local seja reservada para pacientes com tumores de baixo risco que aceitem a possibilidade aumentada de recorrência, o acompanhamento prolongado e a necessidade de possível cirurgia radical de resgate.

Microcirurgia endoscópica transanal

A microcirurgia endoscópica transanal (TEM – *transanal endoscopic microsurgery*) é baseada nos mesmos princípios da excisão local, mas inclui o uso de equipamento especialmente desenvolvido para permitir ressecções de lesões localizadas até 20cm da margem anal[11,23,47].

Tanto a excisão local como a microcirurgia transanal endoscópica podem ser utilizadas para ressecções paliativas em pacientes com doença metastática que não são bons candidatos para procedimentos mais radicais.

Ressecção interesfincteriana

A ressecção interesfincteriana de tumores de reto inferior é técnica cirúrgica de ressecção de reto estendida para o espaço interesfincteriano. É realizada por abordagem abdominoperineal com ETM e excisão de todo o esfíncter interno ou de parte dele. Schiessel e cols.[44] encontraram, em 121 pacientes submetidos a essa técnica, com acompanhamento médio de 72,86 meses, 5,3% de recorrência local e bons resultados funcionais, semelhantes aos obtidos por Rullier e cols.[40].

Abordagem exclusiva com radioterapia e quimioterapia

A resposta patológica completa pode ocorrer em 7% a 30% dos pacientes portadores de tumor de reto submetidos a radioterapia e quimioterapia neo-adjuvantes. Com base nesses achados, Habr-Gama e cols.[15], estudando grupo de 265 pacientes portadores de tumor de reto inferior submetidos a tratamento combinado neo-adjuvante, obtiveram resposta clínica completa em 71 pacientes (26,8%). Esses pacientes não foram submetidos a tratamento cirúrgico, sendo acompanhados rigorosamente. Esse grupo foi comparado ao grupo de pacientes que foi submetido à cirurgia após radioterapia e quimioterapia, cuja peça cirúrgica evidenciou resposta patológica completa. Não foram observadas diferenças na sobrevida global em 5 anos e na sobrevida livre de doença. No grupo sem cirurgia, dois pacientes apresentaram recorrência intraluminal, tendo sido tratados com sucesso por ressecção local e braquiterapia. Esses autores acreditam que o grupo de pacientes com resposta clínica completa não se beneficiam da cirurgia e que o tratamento exclusivo com radioterapia e quimioterapia apresenta excelentes resultados em seguimento de longo prazo.

Tulchinsky e cols.[5], estudando 17 pacientes que apresentaram resposta patológica completa, observaram que apenas em um paciente havia linfonodos positivos, concluindo que o desaparecimento da lesão na parede do reto correlaciona-se bem (94%) com a ausência de células viáveis no mesorreto e que uma excisão transanal poderia ser recomendada em grupo bastante selecionado.

A adoção dessa conduta ainda carece de respaldo científico, devendo restringir-se a estudos clínicos, uma vez que os dados são escassos e não há estudos prospectivos analisando os resultados em longo prazo ou que definam qual seria a melhor forma de selecionar pacientes para esse tratamento.

CONCLUSÃO

O tratamento cirúrgico dos tumores de reto inferior apresenta piores resultados que aqueles obtidos para tumores de reto médio e superior. Os principais fatores potencialmente envolvidos incluem a técnica cirúrgica com margens de ressecção inadequadas, ocorrência de perfuração, implantes de células esfoliadas e acometimento de linfonodos pélvicos laterais. Esses tumores necessitam, portanto, de abordagem diferenciada. Estadiamento pré-operatório preciso do tumor faz-se necessário a fim de se definir pela melhor abordagem terapêutica. Esta deve incluir a adoção de técnica cirúrgica adequada, sempre com excisão total do mesorreto, a indicação precisa de radioterapia e quimioterapia, bem como a utilização de técnicas especiais para preservar o mecanismo esfincteriano. Quando indicada, deve-se realizar-se amputação abdominoperineal mais ampliada. A dissecção linfonodal alargada e o tratamento exclusivo com radioterapia e quimioterapia ainda necessitam de mais estudos antes de serem utilizados na prática clínica.

REFERÊNCIAS BIBLIOGRÁFICAS

1. Andreols S, Leo F, Belli F *et al*. Distal intramural spread in adenocarcinoma of the lower third of the rectum treated with total rectal resection and coloanal anastomosis. *Dis Colon Rectum* 1997; 40:25-9.
2. Balslev I, Pederson M, Teglbjaerg PS *et al*. Postoperative radiotherapy in Dukes B and C carcinomas of the rectum and rectosigmoid. A randomized multicenter study. *Cancer* 1986; 58:22-8.
3. Bentrem DJ, Okabe S, Wong WD, *et al*. T1 adenocarcinoma of the rectum- transanal excision or radical surgery? *Ann Surg* 2005; 242(4):472-9.
4. Brown G, Kirkham A, Williams GT *et al*. High-resolution MRI of the anatomy important in total mesorectal excision of the rectum. AJR 2004; 182:431-9.
5. Brown G, Radcliffe AG, Newcombe GR *et al*. Preoperative assessment of prognostic factors in rectal cancer using high-resolution magnetic resonance imaging. *Br J Surg* 2003; 90:355-364.
6. Camma C, Gluta M, Florica F *et al*. Preoperative radiotherapy for resectable rectal cancer: a metanalysis. *JAMA* 2000; 284:1008-15.
7. Cawthorn SJ, Paramus DV, Gibbs NM *et al*. Extent of mesorectal spread and involvement of lateral resection margin as prognostic factors after surgery for rectal cancer. *Lancet* 1990; 335:1055-9.
8. Chuwa EWL, SeoW-Choen F. Outcomes for abdominoperineal resections are not worse than those of anterior resections. *Dis Colon Rectum* 2006; 49:41-9.
9. Clinical Outcomes of Surgical Therapy Study group. A comparison of laparoscopically assisted and open colectomy for colon cancer. *N Engl J Med* 2004; 350:2050-9.

10. Colorectal Cancer Collaborative Group. Adjuvant radiotherapy for rectal cancer: a systematic overview of 8507 patients from 22 randomized trials. *Lancet* 2001; 358:1291-304.

11. Ecintz A, Morsehel M, Junginger T. Comparison of results after transanal endoscopic microsurgery and radial resection for T1 carcinoma of the rectum. *Surg Endosc* 1998; 12:1145-8.

12. Figueiredo A, Zuraw L, Wong RK et al. The use of preoperative radiotherapy in the management of clinically resectable rectal cancer (Practice Guideline No 2-13): Cancer Care Ontario Practice Guideline Iniciative, 2004.

13. Gastrointestinal Tumor Study Group. Prolongation of the disease free interval in surgically treated rectal carcinoma. *N Engl J Med* 1985; 312:1465-72.

14. Gerota D. Die lymphgefaesse dês rectum und anus. *Arch Anat Physiol Anat Abt* 1895; 240-56.

15. Habr-Gama A, Perez RO, Nadalin W et al. Operative versus nonoperative treatment for stage 0 distal rectal cancer following chemoradiation therapy long term results. *Ann Surg* 2004; 240:711-8.

16. Heald RJ. Rectal cancer: surgical options. *Eur J Cancer* 1995; 31A:1189-92.

17. Heald RJ, Moran BJ, Ryall RDH, Sexton R, MacFarlane J. Rectal cancer – The Basingstoke Experience of TME 1978-1997. *Arch Surg* 1998; 133:894-9.

18. Heald RJ, Smedh RK, Kald A, Sexton R, Moran BJ. Abdominal excision of the rectum – an endangered operation. *Dis Colon Rectum* 1997; 40:747-51.

19. Hida J, Yasutomi M, Maruyama T et al. Results from pelvic exenteration for locally advanced colorectal cancer with lymphnode metastases. *Dis Colon Rectum* 1998; 41(2):165-8.

20. Kapiteijn E, Marijnen CAM, Nagtegaal ID et al. Preoperative radiotherapy combined with TME for resectable rectal cancer. *N Eng J Med* 2001; 345:638-46.

21. Kuvshinoff B, Maghfoor I, Miedema B et al. Distal margin requirements after preoperative chemoradiotherapy for distal rectal carcinomas are < 1cm distal margins Sufficient. *Ann Surg Oncol* 2001; 8:163-9.

22. Law WL, Chu KW. Impact of total mesorectal excision on the results of surgery of distal rectal cancer. *Br J Surg* 2001; 88:1607-12.

23. Lezoche F, Guerrieri M, Paganini AM, Feliciotti F. Transanal endoscopic microsurgical excision of irradiated and nonirradiated rectal cancer. A 5-year experience. *Surg Laparosc Endosc* 1998; 8:249-56.

24. Long RT, Edwards RH. Implantation metastasis as a cause of local recurrence of colorectal cancer. *Am J Surg* 1989; 157:194-201.

25. Marr R, Birbeck K, Garvican J, Macklin C et al. The modern abdominoperineal excision – the next challenge after total mesorectal excision. *Ann Surg* 2005; 242(1):74-82.

26. Moriya Y, Hojo K, Sawada T, Koyama Y. Significance of lateral node dissection for advanced rectal carcinoma at or below the peritoneal reflection. *Dis Colon Rectum* 1989; 32:307-315.

27. Moriya Y, Sugihara K, Akasu T, Fujita S. Nerve-sparing surgery with lateral node dissection for advanced lower rectal cancer. *Eur J Cancer* 1995; 31:1229-32.

28. MRC Rectal Cancer Working Party. Randomized trial of surgery alone versus surgery followed by radiotherapy for mobile cancer of the rectum. *Lancet* 1996; 348:1610-4.

29. Nagtegaal ID, Marijnem CA, Kranenbarg FK et al Circunferencial margin involvement is still on important predictor of local recurrence in rectal carcinoma: not one millimeter but two millimiters is the limit. *Am J Surg Pathol* 2002; 26:350-7.

30. Nagtegaal ID, van de Velde CJH, Marijnem CAM, van Krieken HJM, Quirke P. Low rectal cancer: a call for a change of approach in APR. *J Clin Oncol* 2005; 23:9257-64.

31. Nagtegaal ID, van de Velde CJ, van der Worp E et al. Macroscopic evaluation of rectal cancer resection specimen: clinical significance of the pathologist in quality control. *J Clin Oncol* 2002; 20:1729-34.

32. Nelson H, Petrelli N, Carlin A et al. Guidelines 2000 for colon and rectal cancer surgery. *J Natl Cancer Inst* 2001; 93:583-96.

33. Nicholls RJ, Hall C. Treatment of non-disseminated cancer of the lower rectum. *Br J Surg* 1996; 83:15-18.

34. Nivatvongs S. Management of adenocarcinoma of the low rectum – introduction. *World J Surg* 1992; 16:428-9.

35. Norstein J, Langmark F. Results of rectal cancer treatment: a national experience. In: Soreide O, Norstein J eds. *Rectal cancer surgery – optimisation, standardisation, documentation.* Berlin: Springer, 1997:17-45.

36. Pahlman L, Glimelius B. Pre or postoperative radiotherapy in rectal and rectosigmoid carcinomas: report from a randomized multicenter trial. *Ann Surg* 1990; 211:187-95.

37. Peschaud F, Cuenod CA, Benoist S et al. Accuracy of magnetic resonance imaging in rectal cancer depends on location of the tumor. *Dis Colon Rectum* 2005; 48:1603-9.

38. Polglase AL, Grodski SF, Tremayne AB, Chee JBL, Bhathal PS. Local recurrence following surgical treatment for carcinoma of the lower rectum. *ANZ J Surg* 2004; 74:745-50.

39. Ranbarger KR, Johnson WD, Chang JC. Prognostic significance of surgical perforation of the rectum during APR for rectal carcinoma. *Am J Surg* 1982; 143:186-188.

40. Rullier E, Zerbib F, Laurent C et al. Intersphincteric resection with excision of internal anal sphincter for conservative treatment of very low rectal cancer. *Dis Colon Rectum* 1999; 42(9):1168-75.

41. Russel AH, Harris J, Rosenberg PJ et al. Anal sphincter conservation for patients with adenocarcinoma of the distal rectum: long-term results of radiation therapy oncology group protocol 89-02. *Int J Radiat Oncol Biol Phys* 2000; 46:313-22.

42. Sauer R, Becker H, Hohenberger W et al. Preoperative versus postoperative chemotherapy for rectal cancer. *N Engl J Med* 2004; 351:1731-40.

43. Sauer R, Fletkau R, Wittekind C et al. Adjuvant versus neoadjuvant radiochemotherapy for locally advanced rectal cancer. A progress report of a fase III randomized trial. *Strahlenther Onkol* 2001; 177:173-81.

44. Schiessel R, Novi G, Ilolzer B et al. Technique and long-term results of intersphincteric resection for low rectal câncer. *Dis Colon Rectum* 2005; 48:1858-67.

45. Scott N, Jackson P, al-Jaberi MF et al. Total mesorectal excision and local recurrence: a study of tumor spread in the mesorectum distal to rectal cancer. *Br J Surg* 1995; 82:1031-33.

46. Senba Y. An anatomical study of lymphatic system of the rectum. *Hukuoka Med Coll* 1927; 20:1213-68.

47. Sengupta S, Tjandra JJ. Local excision of rectal cancer: what is the evidence? *Dis Colon Rectum* 2001; 44:1345-61.

48. Slanetz CA. The effect of inadvertent intraoperative perforation on survival and recurrence in colorectal cancer. *Dis Colon Rectum* 1984; 27:792-7.

49. Steele GD, Herndon JF, Bleday R et al. Sphincter-sparing treatment for distal rectal adenocarcinoma. *Ann Surg Oncol* 1999; 6:433-41.

50. Takahashi T, Ueno M, Azekura K, Ota H. The lynphatic spread of rectal cancer and the effect of dissection: Japanese contribution and experience. *In*: Soreide O, Norstein J eds. *Rectal cancer surgery – optimisation, standartisation, documentation*. Berlin: Springer, 1997: 165-80.

51. Takahashi T, Ueno M, Azekura K, Ohta H. Lateral node dissection and total mesorectal excision for rectal cancer. *Dis Colon Rectum* 2000; 43(10)suppl:S59-68.

52. Taylor FW.Cancer of the colon and rectum: a study of routes of metastases and death. *Surgery Aug* 1962; 52:305-8.

53. Tjandra JJ, Kilkenny JW, Buie WD et al. Practice parameters for the management of rectal cancer (revised). *Dis Colon Rectum* 2005; 48:411-23.

54. Treurnier-Donker AD, van Putten WL, Wereldsma JC et al. Postoperative radiation therapy for rectal cancer. An interim analysis of a prospective randomized multicenter trial in the Netherlands. *Cancer* 1991; 67:2042-8.

55. Tulchinsky H, Rabau M, Shacham-Shemueli E et al. Can rectal cancers with pathologic T0 after neoadjuvant chemoradiation (ypT0) be treated by transanal excision alone? *Ann Surg Oncol* 2006; 13(3):347-52.

56. Tveit KM, Guldvog I, Hagan S et al. Randomized controlled trial of postoperative radiotherapy and short term time scheduled 5-fluorouracil against surgery alone in the treatment of Dukes B and C rectal cancer. *Br J Surg* 1997; 84:1130-5.

57. Villemin F, Haurd P, Montagne M, Recherches anatomiques sur les lymphatiques du rectum et de l´anus. *Rev Chir* 1925; 63:39-80.

58. Wibe A, Syse A, Andersen E et al. Norwegian Rectal Cancer Group. Oncological outcomes after total mesorectal excision for cure for cancer of the lower rectum: anterior vs. APR. *Dis Colon Rectum* 2004; 47:48-58.

59. Wibe A, Rendedal PR, Svensson E et al. Prognostic significance of the circumferencial resection margin following TME for rectal cancer. *Br J Surg* 2002; 89:327-34.

60. Willians NS, Dixon MF, Johnston D. Reappraisal of the 5cm rule of distal excision for carcinomas of the rectum: a study of distal intramural spread and of patients survival. *Br J Surg* 1983; 70:150-4

61. Wolmark N, Fisher B. An analysis of survival and treatment failure following abdominoperineal and sphincter-saving resection in Dukes B and C rectal carcinoma. A report of the NSABP clinical trials. National Surgical Adjuvant Breest and Bowel Project. *Ann Surg* 1986; 204:480-9.

62. Zirngibl H, Husemann B, Hermanek P. Intraoperative spillage of tumor cells in surgery for rectal cancer. *Dis Colon Rectum* 1990; 33:610-4.

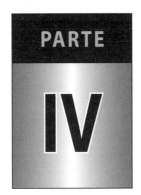

FÍGADO

Nódulos Hepáticos Não-hemangiomatosos

Capítulo 22

André Castro Lyra
Rosa Brim
Luiz Guilherme Costa Lyra

INTRODUÇÃO

Os nódulos hepáticos podem ser de natureza sólida ou não-sólida e benigna ou maligna. Podem ter origem em lesões primária do fígado, especificamente em hepatócitos ou no epitélio de ductos biliares, ou originar-se do mesênquima ou de neoplasias metastáticas (Quadro 22.1). Além da presença do nódulo, deve ser considerado

Quadro 22.1. Tumores hepáticos classificação quanto a origem

Hepatócito
- Adenoma hepatocelular
- Carcinoma hepatocelular
- Carcinoma fibrolamelar
- Hiperplasia nodular focal
- Hiperplasia regenerativa nodular

Biliar
- Cistoadenoma/cistoadenocarcinoma
- Colangiocarcinoma (intra-hepático)
- Cisto simples
- Hamartoma biliar

Mesenquimal
- Hemangioma
- Angiossarcoma
- Tumores lipomatosos
- Hamartoma mesenquimal
- Hemangioendotelioma infantil
- Hemangioendotelioma epitelióide

se o paciente apresenta-se com fígado normal ou com cirrose hepática. O carcinoma hepatocelular desenvolve-se mais em fígados cirróticos, enquanto que a hiperplasia nodular focal está presente em fígados normais. O conhecimento dessa diversidade é necessário para que o médico adote a conduta adequada.

Este capítulo se limitará a descrever os nódulos de origem hepatocelular. Em concordância com a nomenclatura atual[13], existem dois tipos de lesão nodular hepatocelular:

- Lesões regenerativas
- Lesões neoplásicas ou displásicas

NÓDULOS REGENERATIVOS

As lesões nodulares regenerativas são conseqüência da proliferação localizada de hepatócitos com o suporte estromal. Pertencem a esta categoria de lesão:

- Nódulos regenerativos monoacinares e multiacinares.
- Nódulos cirróticos.
- Hiperplasia nodular focal.

Os nódulos regenerativos *mono e multiacinares* correspondem a uma área bem definida, aumentada, do parênquima hepático em resposta a necrose ou circulação alterada, ou em resposta a outro estímulo. Os *nódulos monoacinares* contêm um espaço porta e diâmetro entre 0,1 e 10mm. Os *multiacinares* apresentam múltiplos espaços porta, diâmetro acima de 2mm, freqüentemente entre 5 e 15mm, não havendo evidência de que evoluam para malignidade. Na tomografia computadorizada (TC) helicoidal, também denominada multifásica ou trifásica, os nódulos multiacinares macrorregenerativos são marcadamente homogêneos e hiperatenuantes na fase arterial do procedimento.

Os *nódulos cirróticos* são nódulos regenerativos completamente circundados por septo fibroso. Podem ser macronodulares e alcançar diâmetros de 3mm e, devido à pobre vascularização, não são bem visualizados na fase arterial da TC. As lesões acima descritas muitas vezes necessitam ser diferenciadas de nódulos neoplásicos.

Um tipo de *nódulos macrorregenerativos* é, com freqüência, descrito na síndrome de Budd-Chiari e caracteriza-se como nódulos múltiplos, geralmente pouco identificados na tomografia convencional, mas perceptíveis na TC helicoidal ou na ressonância magnética. Não há evidência de transformação maligna, porém estes nódulos podem ser confundidos com carcinoma hepatocelular multifocal[3]. A hiperplasia nodular focal será descrita com mais detalhes neste capítulo por ser a mais freqüente.

NÓDULOS DISPLÁSICOS OU NEOPLÁSICOS

As lesões neoplásicas ou displásicas incluem:

- Adenoma hepatocelular.
- Nódulos displásicos focais.
- Carcinoma hepatocelular.

Os *nódulos displásicos focais* são usualmente encontrados em fígados cirróticos e correspondem a um *cluster* de hepatócitos de, pelo menos, 1mm de diâmetro, com displasia presente, mas sem critérios histológicos para definir malignidade. A displasia histologicamente é classificada como de *baixo grau* (aumento do número de células com aumento da relação núcleo/citoplasma) ou de *alto grau* (espessamento das traves de hepatócitos com núcleos celulares de formatos e tamanhos variáveis). O adenoma hepatoceular e o carcinoma hepatocelular serão analisados separadamente.

CARACTERIZAÇÃO POR MÉTODOS DE IMAGEM

O aprimoramento e a difusão dos exames de imagem têm permitido a identificação de nódulos sólidos no fígado, cabendo ao médico assistente utilizar o arsenal disponível para sua elucidação, ponderando a elevada morbidade e mortalidade de lesões malignas, quando não tratadas precocemente, e a complexidade, o custo e o desgaste emocional do paciente frente a esta propedêutica armada.

É de fundamental importância que o médico tenha o conhecimento das potencialidades e, principalmente, das limitações de cada método de imagem disponível, a fim de otimizar o desempenho destes (sensibilidade, especificidade, acurácia, valor preditivo positivo/negativo, custo e inocuidade) e, principalmente, evitar danos durante a investigação diagnóstica.

A *ultra-sonografia* (US) é método cujo princípio biofísico para formação da imagem são as ondas sonoras, fazendo com que suas maiores vantagens sejam: inocuidade e portabilidade (pode ir à cabeceira do doente). Suas maiores desvantagens são: biótipo do paciente (obesos/ascite), pouca especificidade quanto à caracterização das lesões e o fato de ser operador-dependente, tanto em relação à sensibilidade como à especificidade, na caracterização dos nódulos.

A *tomografia computadorizada* (TC) é método que utiliza a radiação ionizante (raios) como princípio biofísico e tem o potencial de realizar medidas das densidades nas diversas estruturas, assim como seu comportamento hemodinâmico, fator de grande importância na diferenciação das lesões focais hepáticas, nos estudos (trifásicos/helicoidais/multidetectores) realizados com bombas injetoras (Figura 22.1). A principal limitação é a hipersensibilidade às substâncias contrastantes (iodados), assim como lesão e disfunção renal.

A *ressonância magnética* (RM) tem como princípio biofísico, na formação de suas imagens, a radiofreqüência, fazendo com que não haja restrição à sua utilização mesmo na população pediátrica e em mulheres em fase reprodutiva, o que acontece com a tomografia computadorizada. Suas principais restrições são: presença de marcapasso, próteses metálicas, claustrofobia e tempo prolongado de exame. Quanto ao uso do meio de contraste convencional (gadolínio), observam-se necessidade de menor volume e menor risco de efeitos adversos. Existem meios de contraste específicos para pesquisa de nódulo ainda com utilização restrita.

A *cintilografia* tem na utilização de radiofármacos que emitem radiação o seu princípio biofísico, tornando-se bastante específica nas pesquisas de lesões focais (hemangioma/hemácias marcadas), mas pobre na caracterização morfológica dos nódulos.

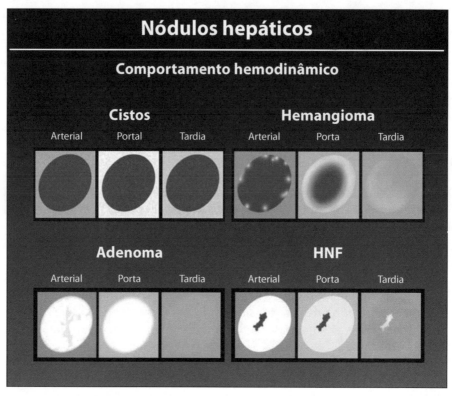

Figura 22.1. Comportamento hemodinâmico de nódulos hepáticos benignos, com as fases arterial, porta e tardia de visualização do contraste. Os cistos são bem identificados pelo US e não possuem vascularização. O hemangioma apresenta enchimento vascular centrípeto (periferia para o centro). O adenoma tem enchimento preferencial na fase arterial, igualando-se, na fase tardia, ao parênquima circundante. A hiperplasia nodular focal apresenta área central hipocaptante na fase arterial e captação desta área na fase tardia – *cicatriz central*

Quadro 22.2. Princípio, limites e custos dos principais métodos de imagem utilizados para o diagnóstico dos nódulos hepáticos

Método	Princípio	Planos	Limites	Custos
		NÓDULOS HEPÁTICOS		
US	Som	Múltiplos	Operador Biótipo Morfologia	1X
TC	RX	Axial/Helicoidal	Hipersensibilidade Insuficiência renal	6,4X
RM	Radiofreqüência	Múltiplos	Acesso Tempo Artefatos metabólicos	6,8X

A *tomografia por emissão de prótons* (PET) oferece o potencial de associar a especificidade dos radiofármacos e a sensibilidade da TC, apresentando como maior limitação a curta meia-vida dos radiofármacos, o que limita seu uso a grandes centros (Quadro 22.2).

A *arteriografia* método invasivo que utiliza radiação ionizante, cateterismo de estruturas vasculares e injeções de contraste iodado. Atualmente, participa da propedêutica armada como instrumento terapêutico (quimioembolizações), uma vez que o diagnóstico, em sua maioria é efetuado pelas técnicas supracitadas. Os Quadros 22.2 e 22.3 apresentam, de modo resumido, a contribuição, os princípios, os limites e os custos dos principais métodos.

QUADRO CLÍNICO, DIAGNÓSTICO E TRATAMENTO

Os nódulos hepáticos benignos são freqüentemente assintomáticos. O diagnóstico, na maioria das vezes, é estebelecido após o achado incidental de avaliações de rotina por meio de exames de imagem, notadamente através da ultra-sonografia abdominal. Os nódulos malignos muitas vezes são diagnosticados quando ainda não provocam manifestações clínicas, salvo quando a tumoração é identificada em estágio evolutivo mais avançado, ou na presença de cirrose associada ao carcinoma hepatocelular ou, ainda, na vigência de manifestações da neoplasia primária quando nos nódulos metastáticos.

A seguir, serão discriminados os aspectos diagnósticos terapêuticos e prognósticos dos nódulos hepáticos não-hemangiomatosos mais observados na prática médica.

Hiperplasia nodular focal

A hiperplasia nodular focal (HNF) constitui tumoração benigna, incidentalmente descoberta em mulheres jovens que se submetem a exames de imagem por alguma razão, ou por vago desconforto no quadrante abdominal superior direito. Raros casos foram descritos em homens e crianças. Sua patogenia tem sido explicada como resposta hiperplásica a uma anormalidade vascular localizada no fígado com parênquima normal. Em geral, são tumores solitários, bem-circunscritos, não-encapsulados, volumosos, com diâmetro médio de 4cm, variando entre 1 e 11cm. Como característica importante observa-se, no tumor, a presença de cicatriz central visível em 65% das HNF acima de 3cm, porém pouco identificada na HNF com menos de 3cm de diâmetro[2]. Da cicatriz central emergem septos que dividem a lesão em numerosos nódulos de hepatócitos normais, irregularmente agrupados. A cicatriz tem correspondência com ramificações da artéria hepática e contém parede vascular espessa, permitindo amplo suprimento arterial para a lesão. As principais características microscópicas da HNF são os septos fibrosos circundados por áreas de proliferação hepatocelular (Figuras 22.2 e 22.3). Os nódulos da HNF não têm veia centrolobular nem espaço porta, e os ductos biliares observados na cicatriz central não têm conexão com a árvore biliar.

A HNF deve ser diferenciada do adenoma hepatocelular, do carcinoma hepatocelular e da metástase hipervascularizada. A maioria dos casos não necessita tratamento, exceto quando a tumoração promove compressão em estruturas vizinhas. As Figuras 22.2 e 22.3 demonstram as imagens tomográficas e da RM da HNF.

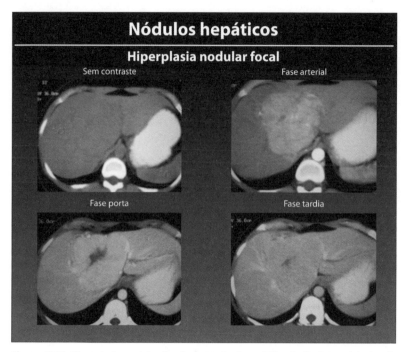

Figura 22.2. Hiperplasia nodular focal caracterizada na TC pelo *flush* arterial, cicatriz central visível na fase arterial como área hipodensa, mantida na fase porta e captante na fase tardia.

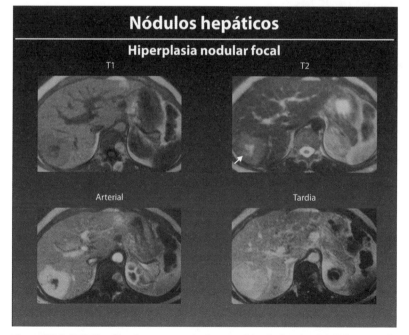

Figura 22.3. HFN identificada por ressonância magnética A cicatriz central é acentuada na seqüência T2, mantendo o mesmo padrão de captação da tomografia (Figura 22.2).

Adenoma hepatocelular

Os adenomas hepatocelulares são mais freqüentes em mulheres em idade reprodutiva. Estão associados ao uso de anticoncepcionais. Em menor freqüência, relacionam-se à glicogenólise tipo-1 e ao uso de anabolizantes, sendo raros no sexo masculino. Caracterizam-se por serem bem delimitados, geralmente solitários, raramente encapsulados, medindo, em média, entre 5 a 15cm, mas podendo chegar a 30cm. À microscopia, as células aproximam-se de um hepatócito normal, com citoplasma eosinofílico e núcleo pequeno e regular. Devido ao elevado grau de vascularização, podem apresentar hemorragia intratumoral, às vezes com repercussão dolorosa. Esta característica contra-indica a biópsia devido ao alto risco de hemorragia.

Na maioria dos casos, o adenoma hepático é assintomático, sendo o diagnóstico obtido incidentalmente por métodos de bioimagem. Pode, entretanto, manifestar-se com quadro de dor abdominal devido a hemorragia ou necrose intratumoral, principalmente nos tumores com mais de 5cm. Na vigência de ruptura do adenoma e hemorragia intraperitoneal, alguns pacientes desenvolvem choque hemorrágico. Ao exame físico, raramente palpa-se a tumoração. Dependendo da localização, pode manifestar-se como síndrome de Budd-Chiari, devido a compressão da veia hepática[10].

O diagnóstico é definido pela avaliação clínica associada, fundamentalmente, às características dos métodos de imagem (Figura 22.4). O conhecimento da hemodinâmica do adenoma hepatocelular e de outros nódulos do fígado contribui para estabelecer o diagnóstico diferencial entre os nódulos Os adenomas contêm gordura passível de ser detectada pela RM.

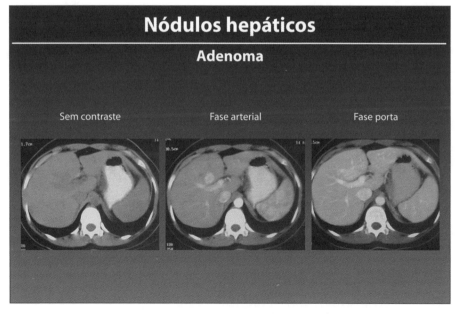

Figura 22.4. A tomografia trifásica (helicoidal) abdominal revela, no segmento IV do fígado, adenoma hepatocelular com *flush* na fase arterial do procedimento.

Em princípio, o tratamento é a ressecção cirúrgica, devido ao potencial de malignização ou risco de ruptura espontânea para a cavidade peritoneal. Em usuárias de anticoncepcionais, notadamente com lesão pequena (< 5cm) e assintomática, é recomendável atitude expectante, observando a evolução da paciente após a retirada do anticoncepcional. Nesta situação, poderá ocorrer regressão total do adenoma[4].

Quando os adenomas hepáticos são múltiplos, correspondem ao que se denomina *adenomatose hepática*, condição rara, descrita em caucasianos, definida pela presença de mais de dez adenomas em fígado com parênquima normal, predominando em mulheres, porém sem relação com uso de contraceptivos orais. Embora a evolução natural dessa enfermidade ainda não seja bem conhecida, as lesões tendem a ser progressivas, podendo levar a disfunção hepática, hemorragia espontânea e/ou transformação maligna. As opções terapêuticas variam desde o tratamento conservador até ressecção cirúrgica e transplante hepático, nas formas mais sintomáticas e agressivas da adenomatose hepática.

Carcinoma hepatocelular

O carcinoma hepatocelular (CHC) é a complicação mais grave da doença crônica do fígado. Corresponde a cerca de 90% dos tumores hepáticos primários e representa, em todo o mundo, a quinta causa mais comum de câncer no homem e a oitava na mulher, sendo responsável por mais de um milhão de mortes anualmente. Na China, é a segunda causa mais freqüente de óbito por câncer[15]. A sua distribuição geográfica nas diferentes populações do globo é bastante variável, sendo alta na Ásia e na África (mais de cinco casos por um milhão habitantes) e baixa na Europa e na América do Norte. Homens são duas a quatro vezes mais afetados que mulheres. Nos países de alto risco, o CHC pode aparecer antes dos 20 anos de idade, enquanto que nos de baixo risco é raro antes dos 50 anos de idade. Durante os últimos 20 anos, a incidência de CHC nos EUA tem aumentado de 1,4 a 2,4/100.000, com concomitância de 41% de elevação na taxa de mortalidade. No Brasil, existem variações acentuadas quanto à incidência de CHC nas diferentes regiões do país. Há indicativos de que, nos grandes centros urbanos do Sudeste e do Sul, o vírus C da hepatite é o fator etiológico principal; em outras regiões, principalmente na Amazônia, o vírus B é predominante[7].

O maior fator de risco para CHC é a cirrose. Todos os tipos de cirrose predispõem ao desenvolvimento de CHC, mas a incidência é particularmente alta em pacientes com infecção crônica pelos vírus B e C adquiridos nas décadas de 1950-1980. O álcool é outro fator de risco pois, além de causar cirrose nos pacientes com hepatite C, aumenta a replicação viral e acelera a doença hepática[14] (Quadro 22.3).

O CHC é o primeiro câncer do homem amplamente prevenível pela vacina para o vírus da hepatite B e por triagem do sangue e seus derivados para os vírus B e C da hepatite[8].

A manifestação clínica do CHC pode diferir segundo a presença ou ausência de cirrose: dor abdominal ou desconforto no hipocôndrio direito são mais comuns em pacientes não-cirróticos; nos indivíduos com cirrose, na maioria das vezes, o tumor é assintomático, sendo o diagnóstico obtido ocasionalmente pela ultra-sonografia. A taxa de sobrevida em 5 anos, para pacientes sintomáticos não tratados, é menor que

Quadro 22.3. Fatores de risco para o desenvolvimento do CHC. Associação com o vírus B predomina na Ásia e na África, mas no Ocidente predomina o vírus C. Existem indícios de que diabetes, obesidade e contraceptivos orais são fatores de risco para desenvolvimento do CHC

Idade (> 50 anos)

Sexo masculino

VHB – Ásia, África   (70% a 80%)

VHC – Ocidende   (70% a 80%)

Estágio da doença hepática: cirrose

    Hemocromatose

    Álcool – Cofator

    Aflatoxina – Cofator (VHB) mutação p53

Diabetes? Obesidade?

Contraceptivos orais?

5%. Entretanto, a taxa de sobrevida em 5 anos é de 80% para pacientes com cirrose que apresentam CHC pequeno (< 2cm) e são submetidos ao transplante hepático. A detecção de pequenos CHC é crítica para o manejo desses pacientes. A sobrevida de pacientes com CHC está diretamente relacionada ao número, ao tamanho e à localização da lesão no momento do diagnóstico.

Diagnóstico precoce

O CHC de pequena dimensão, o micro-CHC (*small*), corresponde a tumores com menos de 2cm de diâmetro. Uma vez diagnosticado, permite atitudes terapêuticas prontas e adequadas, melhorando substancialmente o prognóstico dos pacientes. Para estabelecer o diagnóstico precoce, utilizam-se triagens com determinações séricas de alfafetoproteína e exames de ultra-sonografia abdominal em pacientes com doença crônica parenquimatosa do fígado. O intervalo ideal para a triagem não está definido. Intervalos de 6 meses têm sido utilizados para detectar a maioria dos tumores, antes que alcançarem diâmetro superior a 5cm (Quadro 22.4) O intervalo de 6 meses parece ser o mais apropriado para indivíduos com infecção crônica pelo vírus B em fase de risco maior para CHC, este é, na vigência de hepatite crônica ou de cirrose. Intervalos mais longos seriam considerados nos indivíduos com infecção crônica pelo vírus B, no estágio de portadores inativos, ou seja, com carga viral abaixo de 10.000 cópias de HBV DNA. Parece indiscutível a necessidade de novos testes, dotados de mais acuracidade, para estabelecer o diagnóstico precoce do CHC.

A alfafetoproteína (AFP) é uma proteína fetal que permanece elevada até o sexto mês de vida. Em condição de regeneração hepática, como acontece na recuperação após agressão aguda, a exemplo das hepatites virais, a AFP pode elevar-se em níveis moderados. Na vigência do CHC, as células tumorais produzem AFP em níveis bas-

Quadro 22 4. Diagnóstico precoce do CHC. Resultados de estudos prospectivos utilizando US e AFP. Em tumores < 5cm, os resultados são variáveis quando se utilizam o US e dosagem de AFP como testes de triagem. Na inexistência de testes mais eficientes, estes métodos são recomendados para a prática clínica

Autor	País	Paciente/CHC	Períodos de triagem (meses)	Nódulo solitário < 5cm
Henrion, 2000	Bélgica	141/6	6	6 (100%)
Blondi, 2001	Itália	311/61	6	49 (80%)
Cafurelli, 2002	Itália	1599/269	4	252 (94%)
Velazquez, 2003	Espanha	463/38	3 a 6	15 (39%)

Adaptado de Song FJ e cols.[11]

tante elevados, havendo relação com a dimensão do tumor. Por outro lado, diversos estudos têm mostrado que um terço dos CHC não tem elevação da AFP. Ainda não está bem estabelecido se o CHC com menor grau de diferenciação celular cursa com níveis mais elevados de AFP. Outros tumores embrionários, como o carcinoma de testículo, podem elevar a AFP, porém o envolvimento hepático é raro e as características destes tumores permitem estabelecer o diagnóstico diferencial.

A dosagem de AFP vem sendo utilizada como marcador sérico de CHC em humanos há muitos anos (sensibilidade de 39% a 65%, especificidade de 76% a 94% e valor preditivo positivo de 9% a 50%)[6]. Os estudos que utilizaram valores de AFP como marcadores de triagem para CHC apresentam grandes variações em seus desenhos e nas características dos pacientes (tipo de infecção viral, tipo e gravidade da doença hepática). A sensibilidade e a especificidade da dosagem de AFP dependem da prevalência e da incidência do CHC na população em estudo, assim como do ponto de corte (*cut-off*) escolhido para o diagnóstico, embora não pareçam ser afetadas pelo tipo de infecção viral. Isto tem importância na medida em que pacientes com hepatite viral crônica que apresentam exacerbação da atividade viral podem subseqüentemente elevar os níveis séricos de AFP. Valores ≥ 400ng/ml (normal até 15ng/ml) são geralmente considerados diagnósticos de CHC, embora nem sempre sejam verificados durante processos de triagem. Em adição, não existe indicação, na literatura, com relação a um nível de corte específico na dosagem de AFP que determine a necessidade de investigação complementar. Aumento progressivo da dosagem AFP, ao longo do tempo, mesmo com os valores absolutos bem abaixo de 400ng/ml, pode ser considerado suspeito e exige investigação diagnóstica. Entretanto, a taxa de detecção do CHC não é melhorada pelo aumento dos níveis de AFP se o US não for capaz de identificar nódulo no fígado[6].

Diagnóstico

O diagnóstico, quando precoce, é incidental, e os tumores são assintomáticos. Quando estabelecido tardiamente, caracteriza-se por deterioração do curso clínico em pacientes com hepatopatia crônica.

Existe considerável superposição na aparência dos diferentes tipos de nódulos cirróticos nos diversos métodos de imagem, tornando de fundamental importância o conhecimento da potencialidade e das limitações de cada um deles na investigação dessa doença. A ultra-sonografia (US) tornou-se acessível para identificar lesões hepáticas desde o começo da década de 1980. A pesquisa de CHC por meio do US tem sensibilidade examinador-dependente. A sensibilidade da ultra-sonografia tem variado de 35% a 84% nos diversos estudos. A combinação de AFP e US em modelos matemáticos aumenta a sensibilidade do estudo em 5% a 10%, quando comparados com US apenas. A utilização de métodos seccionais, TC e RM, tem como vantagens o aumento da sensibilidade e da especificidade nessa investigação, apesar de elevar o custo da investigação[1] (Figuras 22.5 e 22.6). A determinação da prioridade entre os métodos seccionais é de fundamental importância na tentativa de efetuar investigação rápida e segura, e um custo menor. Entretanto, na maioria das vezes, é necessária a utilização de TC e RM (Quadro 22.5). Na suspeita de CHC, a RM contribui, dentre outros aspectos, com a identificação de gordura no tumor, já que, com exceção dos tumores do tecido adiposo, somente os adenomas e o CHC contêm gordura no seu interior.

O quadro clínico laboratorial associado aos exames de imagem (Figura 22.6) dispensa, na maioria das vezes, a realização da biópsia hepática[12]. A disseminação de células neoplásicas através da agulha de biópsia é mínima, embora possa ocorrer. Na universidade de Pittsburgh foi observada em 0,3% de 1.500 punções-biópsias (Quadro 22.6).

O delineamento para tratamento do CHC está relacionado à dimensão do tumor, ao número de lesões e se existe lesão extra-hepática ou metástase (Quadro 22.7).

Na avaliação do tratamento deve-se considerar:

- Tratar a doença hepática.
- Tratar a infecção pelo vírus B.
- Tratar a infecção pelo vírus C.
- Suprimir fatores de risco (álcool / ferro).
- Tratar o tumor.

Neste capítulo será abordado o tratamento do tumor. A ressecção cirúrgica deve ser reservada para fígados sem cirrose e o transplante hepático, para fígados cirróticos e massa tumoral < 5cm. A terapia locorregional do tumor, como alcoolização, termoablação ou quimioembolização, está discriminada no Quadro 22.8. Deve-se evitar alcoolização ou termoablação em tumores de localização periférica. O lipiodol, antes muito utilizado na quimioembolização, na atualidade é pouco empregado por haver outros meios que obtêm a embolização de um ramo da artéria hepática[5]. Não há indicação para tratamento do CHC com quimioterapia sistêmica.

Prognóstico

O prognóstico está na dependência de o CHC ser unicêntrico, de a hepatopatia estar compensada ou descompensada e de haver invasão vascular ou lesão extra-hepática. Cerca de 50% dos indivíduos com tumor único, hepatopatia compensada e sem invasão vascular alcançam sobrevida de 3 anos. Independente das características do tumor, a sobrevida é inferior a 3 meses em 50% dos pacientes com hepatopatia descompensada. O Quadro 22.9 resume as principais características prognósticas segundo o grupo de Barcelona.

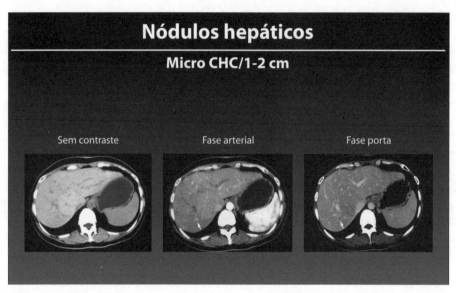

Figura 22.5. Micro-CHC. Na fase sem contraste, TC sugere pequena massa hipodensa. A fase arterial revela massa hipervascular < 2cm. Na fase porta, a massa está hipoatenuante.

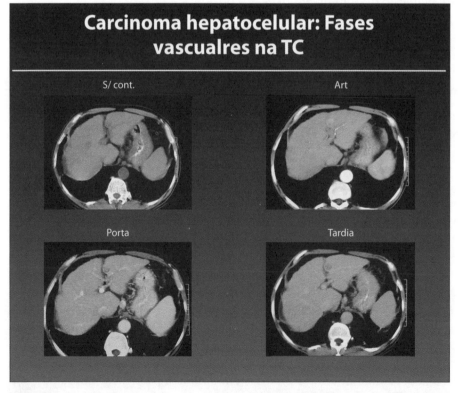

Figura 22.6. Carcinoma hepatocelular no segmento IV do fígado, mais bem visualizado na fase arterial da TC.

Quadro 22.5. Etapas para disgnóstico do CHC

Apresentação clínica

Presença de hepatopatia crônica (cirrose)

Identificar massa > 2cm em fígado cirrótico por duas modalidades de bioimagem

AFP elevada em dois terços dos casos

Avaliar o sistema vascular através de contraste com TC e RM

Quadro 22.6. Quando realizar biópsia hepática na presença de massa suspeita de CHC

Massa < 2cm – Necessário histologia

Massa > 2cm + cirrose (ou DCF) + AFP≥ 400ng/ml = CHC – Dispensa a biópsia

*Imagem com identificação vascular

Universidade de Pittsburgh: 1.500 Bx de CHC: 0,3% disseminação pela agulha de Bx.

A biópsia hepática poucas vezes é utilizada para o diagnóstico do CHC, o qual é estabelecido pelo quadro clínico laboratorial associado aos métodos de imagem

Quadro 22.7. Critérios para estadiar o CHC e planejar a conduta terapêutica.

1. Intra-hepático
2. Extra-hepático (metástase)

Intra-hepático

1. Número e dimensão das lesões
2. Invasão vascular (veias porta e veias cava inferior)

Critérios para transplante

1. Lesão < 5cm
2. ≤ 3cm

Quadro 22.8. CHC: tratamento do tumor. Normas para decisões quanto ao tratamento a ser empregado. O tratamento locorregional exige habilidade do operador com o procedimento específico

Cirrose: Limite para todas as modalidades de tratamento, *EXCETO O TRANSPLANTE*	
Ressecção cirúrgica	Sem cirrose
Transplante	TU ≤ 5cm
Alcoolização	1 ou 2 TU ≤ 3cm US-TC-RMI
Termoablação	1 ou 2 TU ≤ 3cm US-TC-RMI
Quimioembolização	TU > 4cm

Quadro 22.9. CHC: prognóstico (grupo de Barcelona)

Sobrevida	TU unicêntrico
3 anos	DCPF compensada
(50%)	Sem invasão vascular
	Sem lesão extra-hepática
Sobrevida	DCPF descompensada
3 meses	Testes hepáticos deteriorados
(50%)	Independe características do TU

Prevenção do CHC

A prevenção do CHC está relacionada à eliminação dos vírus B e C da hepatite através de triagem na transfusão de sangue e seus derivados. Para a hepatite B, foi observado, em Formosa, que a vacinação de crianças reduziu os índices de novos casos de CHC (Figura 22.7).

O tratamento da hepatite C, com boa resposta sustentada, mostrou-se eficaz para diminuir o número de casos de CHC, principalmente na população asiática (Figura 22.8 e Quadro 22.10).

Carcinoma fibrolamelar

O carcinoma fibrolamelar é neoplasia maligna, em geral observada no adulto jovem, no segundo decênio de vida, que atinge ambos sexos. Trata-se de tumor de crescimento lento, caracterizado por septos fibrosos em fígado sem lesão hepática prévia, com hepatócitos neoplásicos eosinofílicos, dispostos em trabéculas separadas por estroma conjuntivo. Não está relacionado aos vírus B ou C da hepatite, e os fatores de risco são desconhecidos. Em geral, quando diagnosticado, apresenta-se como tumor focal, solitário, lobulado, bem demarcado, relativamente volumoso, com diâmetro muitas vezes acima de 12cm[9]. O tumor não secreta alfafetoproteína, mas são descritos níveis séricos elevados de neurotensina e de vitamina B_{12}. O carcinoma fibrolamelar pode apresentar-se com cicatriz central semelhante à observada na hiperplasia nodular focal, tornando difícil o diagnóstico diferencial entre estes nódulos.

O quadro clínico corresponde desde a ausência de sintomas até queixa de dor abdominal. Diferentemente da maioria dos CHC, o carcinoma fibrolamelar ocorre em pacientes com fígado normal e AFP freqüentemente normal. Os achados de imagem estão descritos na Figura 22.9.

O carcinoma fibrolamelar evolui com sobrevida mais prolongada que o CHC, em média de 28 a 32 meses. Porém, na vigência de ressecção cirúrgica, a sobrevida de 5 anos alcança índices de 56% a 65%. Resultados recentes mostram que a sobrevida é prolongada com o tratamento cirúrgico mais agressivo, por meio da hepatectomia subtotal ou do transplante hepático.

Nódulos Hepáticos Não-hemangiomatosos

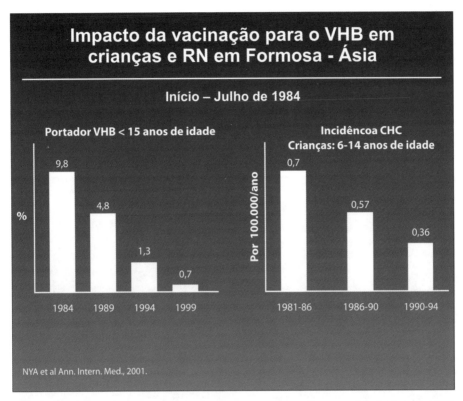

Figura 22.7. Impacto da vacinação para o VHB em crianças e RN em Formosa – Ásia (início Julho 1984). Observa-se redução do CHC em Formosa após o programa de vacinação em crianças instituído na década de 1980.

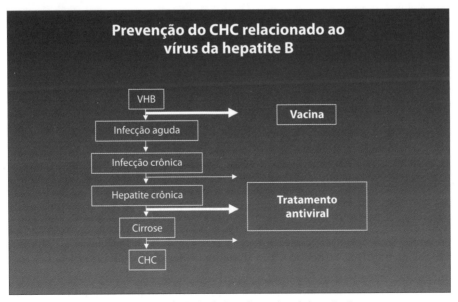

Figura 22.8. Prevenção do CHC relacionado ao vírus da hepatite B.

Hepatites por Drogas

Capítulo 23

Aécio Flávio Meirelles de Souza
Fábio Heleno de Lima Pace
Juliano Machado de Oliveira
Kátia Valéria Bastos Dias Barbosa

INTRODUÇÃO

As hepatites induzidas por drogas podem ser assintomáticas, manifestando-se apenas por alterações das enzimas hepáticas, ou se apresentam com espectro clínico variado, muitas vezes na forma de hepatites agudas benignas ou, mais raramente, como necrose hepática maciça, hepatites crônicas, cirrose e até tumores hepáticos.

Vários produtos industriais, poluentes ambientais, defensivos agrícolas e medicamentos de uso rotineiro produzem lesões hepáticas, visto ser o fígado o principal responsável pelo metabolismo e pela excreção dessas substâncias.

O diagnóstico das hepatites induzidas por drogas é eminentemente clínico e de difícil comprovação. Devido à ausência de manifestações clínicas e bioquímicas específicas, geralmente torna-se necessária a exclusão de outras afecções. A suspensão imediata do agente responsável ainda é a melhor opção terapêutica. A reintrodução da droga, ou mesmo a administração de substâncias com estruturas químicas semelhantes, envolve risco de desenvolvimento de doença hepática grave, às vezes com evolução fatal.

EPIDEMIOLOGIA

A hepatotoxicidade ainda é a principal causa da retirada, do comércio, de medicamentos que se mostraram seguros durante seu período de teste. A maioria das reações hepatotóxicas por drogas é secundária a mecanismos de hipersensibilidade, com baixo risco de lesão hepática. Isso explica o reconhecimento tardio desse efeito colateral.

Poucos estudos epidemiológicos comprovam a prevalência das lesões hepáticas determinadas por uso de medicamentos. Estima-se, no entanto, que drogas sejam responsáveis por cerca de 40% dos quadros de hepatites sintomáticas em pacientes acima dos 50 anos. A evolução com a forma fulminante ocorre em 20% dos indivíduos com hepatites medicamentosas que evoluem com icterícia[16]. As hepatites crônicas e a cirrose hepática são manifestações raras, sendo responsáveis por menos de 1% dos casos[8]. Aproximadamente 1.100 drogas são consideradas hepatotóxicas[16]. Em nosso meio, também são observadas as doenças hepáticas induzidas por medicações alternativas e chás medicinais, usados indiscriminadamente.

PATOGENIA

A maioria das drogas ingeridas por via oral é lipossolúvel, sendo o fígado o principal responsável por sua metabolização. Esses metabólitos hidrossolúveis serão eliminados através da bile ou dos rins, de acordo com seu peso molecular. A metabolização das drogas, um fenômeno dinâmico, é feita principalmente pelo citocromo P-450, um sistema enzimático localizado nos microssomos do retículo endoplasmático liso de muitas células, especialmente hepatócitos. Participam ainda desse sistema o NADPH e o citocromo C redutase, além de cofatores[16].

Na fase I, ou oxidativa, as substâncias sofrem processos de oxidação, redução ou hidrólise. Em geral, elas circulam ligadas às proteínas e muitas não atingem integralmente a circulação sanguínea, devido a sua remoção durante passagem inicial pelo fígado. A depuração das substâncias depende da integridade do sistema enzimático P-450, do fluxo sanguíneo hepático e da taxa protéica. Desse modo, medicamentos como propranolol, cimetidina, propoxifeno e triantereno, que apresentam altas taxas de eliminação em primeira passagem hepática, têm baixa biodisponibilidade sistêmica quando tomados por via oral. Esta disponibilidade é elevada em portadores de *shunts* portossistêmicos, o que determina altas concentrações plasmáticas do medicamento, podendo exacerbar seus efeitos adversos.

Na fase II há conjugação dos metabólitos ou, mais raramente, da própria substância com aminoácidos, sulfatos, grupos metílicos e, principalmente, com o ácido glicurônico. Algumas drogas só utilizam esta fase, sendo conjugadas diretamente.

Em geral, os metabólitos formados são desprovidos de toxicidade hepática. Por vezes, há formação de substâncias hepatotóxicas que determinam lesão hepática por mecanismos intrínsecos ou imunoalérgicos[8].

Fatores moduladores da hepatotoxicidade

Fatores relacionados ao paciente e ao medicamento estão envolvidos no mecanismo da hepatotoxicidade por drogas.

Fatores genéticos

A eficácia da metabolização das drogas é influenciada por variações genéticas do sistema P-450 que podem modular a hepatotoxicidade de algumas delas. Isso justifica a variação metabólica individual observada para uma mesma substância, como ocorre, por exemplo, com a isoniazida e os contraceptivos orais[8,16]. Existem mais de 500 variantes genéticas do P-450, cerca de 28 isoenzimas descritas em humanos, 15 delas encontradas no fígado[16]. A nomenclatura atual designa os citocromos P-450 como CYP, seguida de um número arábico que indica a família do gene. As principais responsáveis pelo metabolismo das drogas pertencem às famílias de genes, CYP1, CYP2, CYP3 e CYP4. Uma das mais importantes famílias é a CYP2D6, que está relacionada com a oxidação de vários medicamentos.

Interações medicamentosas

A atividade do P-450 pode ser alterada com o uso concomitante de substâncias que competem entre si por uma mesma ligação enzimática. Sendo assim, drogas com menor afinidade têm metabolização mais lenta, aumentando a hepatotoxicidade dos metabólitos reativos formados. Desse modo, o etanol, em uso crônico, induz o CYP2E1 e aumenta os efeitos tóxicos do acetaminofen[15]. Por outro lado, a inibição enzimática também pode determinar reações adversas, como, a trioleandomicina, que bloqueia o CYP3A4, inibindo o metabolismo dos estrógenos, cujo acúmulo pode causar colestase.

Idade

As hepatites medicamentosas são mais freqüentes em idosos, possivelmente devido à redução do fluxo sanguíneo e tamanho do fígado nessa faixa etária. Drogas como aspirina e ácido valpróico podem causar hepatite em crianças e adultos jovens.

Sexo

Mulheres são mais predispostas a lesões induzidas por vários medicamentos, como metildopa, nitrofurantoína, diclofenaco, tetraciclina homens são mais vulneráveis à hepatite induzida pela isoniazida.

Estado nutricional

As enzimas do P-450 e a glutationa têm sua atividade diminuída com a desnutrição, favorecendo a hepatotoxicidade de várias drogas, como, por exemplo, o acetaminofen. Os obesos apresentam maior propensão à hepatotoxicidade pelo halotano que a população em geral[6,8].

Doença hepática

A insuficiência hepática retarda o metabolismo de muitos medicamentos, cujas doses devem ser reajustadas de acordo com a gravidade da hepatopatia[6].

Doenças sistêmicas

Exemplos de doenças sistêmicas que favorecem a hepatotoxicidade por drogas incluem o, que aumenta o risco de hepatite por halotano, e a infecção pelo HIV, que potencializa a hepatotoxicidade do sulfametoxazol-trimetoprima, oxacilina e dapsona [6].

Mecanismos de defesa celular

A lesão hepática só ocorrerá se os mecanismos de defesa celular forem vencidos. Para protegerem sua integridade estrutural, as células hepáticas têm sistema antioxidante constituído por várias enzimas, como as catalases, peroxidases e, principalmente, a glutationa-peroxidase. A glutationa se conjuga espontaneamente com os metabólitos reativos, convertendo-os em produtos atóxicos, impedindo sua ligação às macromoléculas, que levariam à morte celular. Quando seus níveis séricos estão baixos, como na desnutrição e no alcoolismo crônico, medicamentos usados em doses terapêuticas podem tornar-se hepatotóxicos. Os próprios metabólitos tóxicos formados podem fixar-se sobre as estruturas ativas do P-450, produzindo sua autodestruição[16]. Substâncias exógenas, como as vitaminas E, A e C, também atuam contra as hepatotoxinas formadas.

Desse modo, o clareamento sistêmico dos medicamentos e xenobióticos está intimamente relacionado à competência do sistema metabolizador de drogas, ao fluxo sanguíneo hepático e aos níveis da albumina sérica.

Substâncias hepatotóxicas

As substâncias hepatotóxicas são classificadas em previsíveis ou tóxicas e não previsíveis ou idiossincráticas. Substâncias previsíveis apresentam alta incidência de hepatotoxicidade, caracterizam-se por induzir lesão hepática regularmente e são dose-dependentes. Drogas como o acetaminofen, em altas doses, podem ter seus efeitos reproduzidos em modelos experimentais, apresentam um curto e constante período de latência e evoluem, muitas vezes, com lesões em outros órgãos, principalmente rins e pulmões. A lesão hepática pode ser produzida pela própria substância química (menos comum) ou, preferentemente, por seus metabólitos tóxicos, através de lesões não-seletivas, como a peroxidação da membrana lipídica, desnaturação protéica e outras alterações destrutivas. À histologia, essas alterações são traduzidas por necrose ou esteatose e morte celular[16]. Enquadram-se nessa classe o CCl_4, o clorofórmio e, muitas outras substâncias industriais. As hepatotoxinas previsíveis também podem lesar as células hepáticas por interferirem em seu metabolismo essencial ou ligar-se covalentemente a macromoléculas que são indispensáveis à manutenção da vida celular. Esse efeito citotóxico manifesta-se através de necrose ou esteatose[8]. São exemplos desse grupo as tetraciclinas, metotrexato e mercaptopurina. Os esteróides anabólicos e os anticoncepcionais podem induzir a colestase. Algumas drogas interferem na captação, no transporte ou na conjugação da bilirrubina, determinando icterícia, como a rifampicina, a novobiocina e alguns contrastes colangiográficos.

Substâncias não previsíveis ou idiossincráticas lesam o hepatócito, devido à susceptibilidade alterada do paciente. Nestes casos observa-se um mecanismo alérgico ou uma aberração metabólica produzida pela droga em um indivíduo sensível[11]. As drogas que induzem lesão hepática por um fenômeno de hipersensibilidade do hospedeiro caracterizam-se por determiná-la em baixa incidência, não estando relacionada com a dose empregada. As manifestações clínicas têm curto período de latência, em geral de 1 a 5 semanas, acompanhadas, por vezes, de manifestações imunoalérgicas, como febre, erupção cutânea e eosinofilia. A reintrodução da droga determina uma reagudização do quadro. As alterações histológicas são traduzidas por necrose ou colestase. Enquadram-se nessa classe o halotano e a metildopa.

O mecanismo pelo qual as drogas podem lesar o fígado, por meio de reações de hipersensibilidade, é ainda hipotético. Provavelmente, a droga ou seu metabólito atuaria como hapteno, ligando-se a um antígeno da membrana celular, produzindo resposta humoral, com aparecimento de anticorpos para proteínas microssomais específicas (CYP metabolizador de drogas)[7]. No entanto, utilizando-se técnicas imunológicas apuradas, não foi possível detectar, de maneira constante, a presença desses anticorpos no plasma de pacientes afetados. O mais provável é que o próprio fármaco ou seu metabólito combinem-se de modo covalente com macromoléculas hepáticas, o que lhes conferiria capacidade antigênica. Com a sensibilização dos linfócitos T e nova exposição do paciente à droga, instalar-se-ia necrose hepatocitária, associada a reação de hipersensibilidade tardia. No entanto, ligações covalentes podem ocorrer com uso de várias drogas, sem manifestações de hipersensibilidade, enquanto outras, como o halotano, induzem a produção de anticorpos sem produzirem obrigatoriamente lesão hepática importante[7].

Muitas drogas produzem lesão hepática de modo infreqüente, sem apresentarem características de *alergia medicamentosa*. Essas substâncias lesariam o hepatócito por meio de uma aberração metabólica idiossincrática do hospedeiro, que passaria a produzir metabólitos tóxicos[5]. Nesta situação, a lesão hepática não está relacionada com a dose empregada, tem um período de latência variável (de 1 semana a meses ou anos) e apresenta, em caso de reexposição, recorrência tardia (dias ou meses), como ocorre com a isoniazida.

MANIFESTAÇÕES CLÍNICAS

A doença hepática induzida por drogas pode ser totalmente assintomática, expressando-se tão-somente por alterações bioquímicas, ou manifestando-se de maneira variada, como hepatite aguda ou crônica, cirrose e mesmo tumores hepáticos. A lesão hepática induzida por drogas manifesta-se por elevação acima de duas vezes o valor máximo de referência (2N) das taxas séricas das alanino aminotransferases (ALT) ou da bilirrubina conjugada (BD). Em alguns casos, observa-se elevação conjunta da aspartato aminotransferase (AST), da fosfatase alcalina (FA) e da bilirrubina total (BT), com pelo menos uma dessas dosagens sendo superior a 2N[1].

Doença hepática subclínica

Muitas drogas podem induzir alterações hepáticas assintomáticas, traduzidas apenas por elevação das enzimas hepáticas, e que evoluem às vezes com resolução biológica espontânea, caracterizando fenômeno conhecido como *tolerância*. Alterações hepáticas subclínicas, não avaliadas de modo prospectivo, podem provavelmente, ocorrer durante tratamento com medicamentos de uso contínuo.

Várias drogas são apontadas como responsáveis por alterações hepáticas subclínicas, produzindo alterações enzimáticas em menos de 5% dos pacientes. Como exemplos, temos as sulfonamidas, os salicilatos, a quinidina, o INH. Elevações assintomáticas das aminotransferases são encontradas em 50% dos pacientes que utilizam tacrine[8].

Doença hepática aguda

As hepatites agudas são responsáveis por cerca de 90% dos casos da doença hepática induzida por drogas[8,16]. Manifestam-se com alterações clínicas e laboratoriais que perduram, em geral, menos de 3 meses, mas apresentam evoluções distintas[6]. De acordo com critérios bioquímicos, elas são classificadas em lesão aguda tipo hepatocelular, colestática ou mista[1].

Lesão aguda hepatocelular

Caracteriza-se pela elevação das ALT acima de 2N, ou pela relação ALT/FAL igual ou superior a cinco. Sua sintomatologia é inespecífica, assemelhando-se àquela das hepatites virais, acompanhada ou não por fenômenos de hipersensibilidade. As aminotransferases elevam-se bastante, mas se normalizam rapidamente com a suspensão da droga. Pode ocorrer evolução grave, e até mesmo fatal. A necrose hepatocelular, principalmente em região centrolobular, associada a infiltrado inflamatório com presença de eosinófilos, sugere hepatotoxicidade.

Rápida resolução histológica tende a ocorrer com a interrupção da droga. Algumas substâncias, como o CCl_4, clorofórmio, cocaína, toxinas industriais, aspirina e acetaminofen, produzem lesão hepática através de ação tóxica direta, em geral por dosagem excessiva. Há período de latência curto e intimamente relacionado com a dose da droga empregada. Predominam, de início, os sintomas de: anorexia, náuseas e vômitos. Nas formas graves, a dor abdominal é persistente e contínua, situando-se no hipocôndrio direito e no epigástrio. A icterícia, quando presente, pode ser pronunciada, com elevação precoce das dosagens séricas das aminotransferases. As necroses hepáticas graves determinam diminuição do volume hepático, hipoprotrombinemia, níveis baixos do fator V e hipoalbuminemia. Há aparecimento de ascite, manifestações hemorrágicas, encefalopatia hepática e insuficiência renal. As hepatites tóxicas mais brandas têm boa evolução após a suspensão da droga. Entretanto, a manutenção de seu uso pode culminar com cirrose hepática que se instala silenciosamente ou depois de surtos repetidos de hepatite aguda.

De modo geral, o período prodrômico da lesão hepática aguda causada por medicamentos de uso rotineiro é de 1 a 5 semanas. O acetaminofen, quando ingerido em altas doses, pode determinar agressão hepática em menos de 7 dias, enquanto a isoniazida tem período de latência que se estende por vários meses. Podem ocorrer sintomas de hipersensibilidade, o que sugere mecanismo imunológico. Esta é a forma mais

Quadro 23.1. Medicamentos responsáveis por hepatites agudas do tipo citotóxicas

Anestésicos
  Clorofórmio, enflurano, halotano, metoxiflurano, tiopental.
Antineoplásicos
  Cisplatina, clorambucil, ciclofosfamida, interleucina-2, interferon, L-asparaginase, mercaptopurina, mitomicina, procarbazina, vincristina
Medicamentos cardiovasculares
  Amiodarona, aspirina, captopril, diltiazem, labetolol, estreptoquinase, metildopa, nifedipina, papaverina, procainamida, quinidina, suloctidil, verapamil, hidralazina, lisinopril, espironolactona, furosemida
Medicamentos utilizados em gastroenterologia
  Cimetidina, ranitidina, sulfasalazina, mesalazina, omeprazol
Medicamentos utilizados em endocrinologia
  Carbutamida, clorpropamida, fenofibrate, clofibrate, nicotinamida, propiltiuracil, sinvastatina, tolbutamida
Medicamentos utilizados em doenças infecciosas e parasitárias
  Albendazol, PAS, carbenicilina, clindamicina, cloranfenicol, dapsone, eritromicina, etionamida, fluconazol, griseofulvina, hicantone, isoniazida, cetoconazol, levamisol, mebendazol, metronidazol, nitrofurantoína, oxacilina, pirazinamida, roxitromicina, sulfamidas, tiabendazol, zidovudine
Medicamentos utilizados em neuropsiquiatria
  Ácido valpróico, amitriptilina, carbamazepina, diazepan, fenitoína, fenobarbital, haloperidol, imipramina, L-dopa
Analgésicos e anti-reumáticos
  Alopurinol, aspirina, benoxaprofen, colchicina, clometacina, dantrolene, diclofenaco, fenbufene, fenilbutazona, ibuprofeno, indometacina, naproxene, paracetamol, propoxifeno, piroxicam, sulindac
Medicamentos diversos
  Etreitinato, vitamina A.

comum das hepatites agudas medicamentosas e, geralmente, apresenta uma evolução benigna, com resolução do quadro em 1 a 3 meses após a suspensão da substância. São exemplos de medicamentos que podem causar lesão hepática aguda com características imunoalérgicas: fenitoína, alopurinol, halotano, nitrofurantoína, propiltiuracil, nevirapina e diclofenaco. Muitos medicamentos, no entanto, determinam quadros clínicos e bioquímicos de lesão hepática aguda citotóxica, sem manifestações alérgicas, como o ácido valpróico, o diclofenaco, a flutamida, a isoniazida, a Kava-Kava, o labetolol e o tacrine. No Quadro 23.1 estão listados alguns medicamentos responsáveis por hepatite do tipo hepatocelular.

Lesão hepática aguda colestática

Caracteriza-se por um aumento isolado da fosfatase alcalina acima de 2N, ou por uma relação ALT/FAL igual ou inferior a dois. Essas lesões são muito freqüentes e apresentam prognóstico melhor do que as hepatocelulares. Podem apresentar-se das seguintes formas:

a. *Colestase pura* – manifestada por prurido importante e icterícia, às vezes acentuada. Dosagem de aminotransferases são normais ou pouco alteradas, mas há elevação da bilirrubina conjugada, da fosfatase alcalina e da GGT. Fenômenos de hipersensibilidade são incomuns. A histologia hepática demonstra lesões centrolobulares com depósitos de bilirrubinas nos hepatócitos e canalículos biliares dilatados, contendo pigmentos biliares. Estrógenos, andrógenos, tamoxifeno e eritromicina são algumas das drogas responsáveis por esse tipo de lesão.

b. *Hepatite colestática* – apresenta início insidioso, com quadro de icterícia associada a dor abdominal, febre e calafrios, simulando, às vezes, colangite aguda. Em geral, acompanha-se de fenômenos de hipersensibilidade, por vezes até a síndrome de Stevens-Johnson. O prognóstico é bom, com recuperação completa do quadro em poucas semanas, embora possa ocorrer evolução crônica. Essa é das mais freqüentes apresentações de doença hepática aguda. Clorpromazina, haloperidol, azatioprina, sulfametoxazol, captopril e nifedipina são alguns medicamentos associados a esse quadro.

Lesão hepática aguda mista

Caracteriza-se por uma relação ALT/FAL situada entre dois a cinco. A icterícia está presente na maioria dos casos, simulando obstrução biliar, mas aliada à sintomatologia da lesão hepatocelular. Além das lesões histológicas, características de agressão hepatocelular e colestática, pode haver também presença de granulomas. Manifestações de hipersensibilidade são freqüentes, e o prognóstico é muito bom. Alguns medicamentos responsáveis por essa forma incluem amoxicilina-ácido clavulínico, fenotiazídicos, azitromicina e antidepressivos tricíclicos. No Quadro 23.2 são apresentados alguns medicamentos responsáveis por hepatite aguda dos tipos colestática e mista.

Hepatite aguda grave

Habitualmente, a evolução das hepatites medicamentosas é favorável após a suspensão da droga. Entretanto, necrose hepática maciça ou submaciça pode ocorrer, seja pela reutilização inadvertida da substância, seja pela manutenção da terapêutica, principalmente em vigência de icterícia. A evolução fatal pode ocorrer em 90% dos casos, sendo o transplante hepático o tratamento indicado. Recuperações clínica desenvolvimento de cerrose são evoluções possíveis. Os principais medicamentos responsáveis por esse quadro são acetaminofen, halotano, isoniazida, pirazinamida, hidralazina, ácido valpróico e fenilbutazona, dentre outros. Medicações alternativas, como Kava-Kava, Ma Huang e ervas chinesas, são também incriminadas.

Hepatites crônicas

Medicamentos usados por longo prazo, mesmo de modo irregular, são capazes de induzir lesões hepáticas crônicas, semelhantes às hepatites auto-imunes do tipo 1 predominam no sexo feminino e se acompanham, em geral, de fenômenos de hipersensibilidade e esplenomegalia[2]. As aminotransferases elevam-se moderadamente, acompanhadas de hipoalbuminemia e hipergamaglobulinemia. Anticorpos antimúsculo liso e antinucleares às vezes estão positivos. Algumas drogas apresentam anticorpos específicos, como o anti-LKM2 para o ácido tielínico e o anti-LM para a hidralazina. Metildopa, nitrofurantoína, halotano, diclofenaco, aspirina, minociclina e propiltiuracil têm sido responsabilizados pelo desenvolvimento de hepatites crônicas.

Quadro 23.2. Medicamentos responsáveis por hepatites do tipo colestática ou mista

Medicamentos antineoplásicos e imunossupressores
Azatioprina, clorambucil, ciclosporina, cisplatina, interleucina-2, mitomicina, mercaptopurina, tioguanina

Medicamentos cardiovasculares
Amiodarona, benzidarona, captopril, clortalidona, espironolactona, fenindiona, metildopa, nifedipina, papaverina, procainamida, quinidina, verapamil, warfarin

Medicamentos utilizados em gastroenterologia
Cimetidina, cisaprida, penicilamina, ranitidina, mesalazina, sulfasalazina

Medicamentos utilizados em endocrinologia
Acetohexamida, carbimazol, carbutamida, clofibrate, clorpropramida, fenofibrate, glibenclamida, metilmazol, propiltiuracil, tolbutamida, lovastatina

Medicamentos utilizados em doenças infecciosas e parasitárias
Ácido nalidíxico, PAS, amoxicilina-acido clavulânico, cefalosporinas, cloranfenicol, cortrimexazol, eritromicina, etambutol, flucloxacilina, ganciclovir, griseofulvina, metronidazol, cetoconazol, norfloxacina, nitrofurantoína, ofloxacina, oxacilina, penicilina, rifampicina, roxitromicina, sulfamidas, tetraciclina, tiabendazol, trioleandomicina, didanozina, zidovudina, estavudina, ritonavir, interleucinas

Medicamentos utilizados em neuropsiquiatria
Ácido valpróico, amitriptilina, carbamazepina, clordiazepóxido, clorpromazina, desipramina, diazepan, fenobarbital, fenitoína, flurazepam, haloperidol, iproniazida, imipramida, meprobamato, triazolon

Analgésicos e anti-reumáticos
Alopurinol, colchicina, diclofenaco, fenilbutazona, ibufenac, ibuprofeno, naproxeno, penicilamina, piroxicam, probenecide, propoxifeno, sulindac

Medicamentos diversos
Etretinato

Colestase pura
Contraceptivos orais, anabolizantes, azatioprina

Colangite esclerosante
Tiabendazol, injeção de 5-fluorouracil ou floxuridine na artéria hepática
Injeção de Formol em cisto hidático

Colestase crônica/Ductopenia

Semelhantes à cirrose biliar primária, manifestam-se após hepatite colestática aguda (principalmente quando associada a colangite), com destruição ductular importante. A evolução é lenta e arrastada, mesmo após a suspensão da terapêutica. Especula-se, nesses casos, a possibilidade de sensibilização de alguns componentes da membrana celular, o que determinaria antigenemia persistente. Há descrição de mais de 30 medicamentos[9] que produzem síndrome ductopênica, como amitriptilina, amoxicilina-clavulanato, eritromicina, azitromicina, clorpromazina e tiabendazol.

Hepatite granulomatosa

A hepatite granulomatosa é causada por mecanismo alérgico. Pode haver prurido e hepatomegalia. As aminotransferases estão pouco alteradas e predominam elevação da GGT e fosfatase alcalina. Alguns exemplos de medicamentos com potencial de causar hepatite granulomatosa são alopurinol, carbamazepina, diltiazen e quinidina.

Doença hepática gordurosa não-alcoólica

Pode ser macro ou microvesicular. A primeira caracteriza-se por acúmulo de triglicérides intracitoplasmáticos, sendo o hepatócito ocupado por uma única e volumosa gota única de gordura. Às vezes ocorrem hepatomegalia e alterações discretas das enzimas hepáticas. Como diversas condições se associam a essa lesão, e necessária a pesquisa de diagnósticos diferenciais. Na esteatose microvesicular, o hepatócito é preenchido por múltiplos e pequenos vacúolos de lípides justapostos. Neste caso, causas não-medicamentosas são raras, o que facilita o diagnóstico etiológico. Corticóides, halotano, aspirina e ácido valpróico são alguns medicamentos associados a esse quadro.

Esteatoepatite não-alcoólica (NASH)

Caracteriza-se pela associação de uma esteatose micro ou macrovesicular, presença de lesão hepatocelular significativa com balonização e degeneração, inflamação lobular mista difusa e fibrose perissinusoidal e perivenular. Os medicamentos são responsáveis por menos de 2% dos casos, e o maleato de perexilene e a amiodarona são os mais freqüentemente incriminados Essas drogas se acumulam nas mitocôndrias, onde inibem a cadeia respiratória e a beta-oxidação dos ácidos graxos. O diagnóstico diferencial com hepatopatia alcoólica é feito pela história clínica e a evidência de uma fosfolipoidose lisossomal. A histoquímica mostra acúmulo de fosfolípides. A microscopia eletrônica evidencia numerosos lisossomas volumosos, contendo imagens pseudomielínicas[4]. Inicialmente, há apenas discreto aumento das aminotransferases. De maneira insidiosa, podem aparecer hepatomegalia, fibrose ou cirrose hepática, mesmo após a suspensão do medicamento, visto que este abandona os lisossomas lentamente. Outros medicamentos, como tamoxifeno, bloqueadores do canal de cálcio e metotrexato, também são incriminados. É importante um acompanhamento médico desses pacientes com dosagem periódica das aminotransferases, visto que a lesão hepática é determinada por efeito acumulativo da droga.

Lesões vasculares

Várias lesões vasculares do fígado podem ter origem medicamentosa. As principais são:

- *Dilatação perissinusoidal* – desencadeada por contraceptivos, é assintomática ou manifesta-se com hepatomegalia.

- *Fibrose perissinusoidal* – caracteriza-se por acúmulo de colágeno no espaço de Disse, podendo ser assintomática ou apresentar-se com hepatomegalia ou hipertensão porta. É determinada por uso prolongado de vitamina A, metotrexato e derivados do arsênico.

- *Hiperplasia e a hipertrofia das células de Ito* – sugerem efeito tóxico por vitamina A ou metotrexato, sendo este último potencializado pelo uso concomitante de bebidas alcoólicas.

- *Peliose hepática* – é a lesão sinusoidal mais grave. Caracteriza-se pela presença não sistematizada nos lóbulos hepáticos de cavidades císticas com sangue que se comunicam com os sinusóides geralmente dilatados. É observada, sobretudo, em transplantados renais em uso de corticóides e azatioprina. Contraceptivos orais e tamoxifeno são também incriminados.

- *Doença venoclusiva* – há obstrução progressiva das vênulas intra-hepáticas, acompanhada de necrose centrolobular. É observada principalmente após rádio e quimioterapia em pacientes que se submeterão a transplante de medula óssea. Os principais medicamentos envolvidos são azatioprina, tioguanina, mercaptopurina, dacarbazina, mitomicina, adriamicina e vincristina. Ervas ditas medicinais, como os derivados da pirrolidizidina (chá de confrei), também são responsáveis por esse tipo de lesão.

- *Síndrome de Budd-Chiari* – é semelhante à doença venoclusiva, deferindo destes por não haver lesões das veias centrolobulares. A utilização de contraceptivos orais duplica o risco de trombose das veias supra-hepáticas. Esses medicamentos, além de possuírem efeito trombogênico próprio, podem também facilitar a ocorrência de fenômenos trambóticos em indivíduos susceptíveis, como os portadores de doença mieloproliferativa latente. Outros medicamentos também são incriminados, como a ciclofosfamida, a dacarbazina e a vincristina.

Tumores hepáticos

Também têm sido relacionados com o uso de algumas drogas, sendo o adenoma o principal deles. Em geral é assintomático, às vezes complica-se com dores em hipocôndrio direito ou hemorragias intraperitoneais. Sua incidência que é de 1/1.000.000 pessoas, pode ser aumentada em até 500 vezes como o uso de anticoncepcionais. A suspensão do medicamento pode induzir a estabilização do processo e, mais raramente, a diminuição do tamanho do tumor.

Plantas medicinais

A medicina fitoterápica tem crescido em todo o mundo e, no Brasil, ela é praticamente desprovida de controle sanitário. O aumento de sua popularidade deve-se a vários fatores, entre os quais, a crença de que os produtos naturais são isentos de toxicidade. Sua hepatotoxicidade é de difícil comprovação, já que a automedicação é freqüente, e o paciente, em geral, não informa o uso a seu médico[12]. O risco aumenta com a utilização de compostos contendo várias plantas, com a seleção inadequada da porção atóxica da mesma, e pela contaminação química ou por microrganismos, favorecida por armazenamento inadequado. A doença hepática induzida por produtos naturais varia desde alterações das enzimas hepáticas até hepatites agudas, hepatite crônica, doença venoclusiva e até mesmo cirrose hepática. Várias ervas medicinais têm sido incriminadas como responsáveis por hepatites agudas graves, exigindo, por vezes, transplante hepático[3]. Além disso, muitos produtos naturais podem interagir com medicamentos tradicionais, interferindo no seu metabolismo, modificando sua ação terapêutica ou exacerbando seus efeitos hepatotóxicos[14].

Quadro 23.3. Plantas medicinais potencialmente hepatotóxicas

Alcalóides da pirrolidizina ***Crotalaria*, cilício** ***Heliotropium*** ***Synphytum officinale* (confrei)** Doença venoclusiva	***Valeriana officinalis* (valeriana)** Hepatite aguda	**Ervas chinesas:** ***Jin Bu Huan, Ma-huang,*** ***Syo-saiko-to*** Hepatite aguda e crônica Fibrose – Colestase Esteatose microvesicular
***Cassia angustifolia* (Sene)** Hepatite aguda	***Margosa oil* (Nim)** Síndrome de Reye Esteatose Microvesicular	***Plantago ovata* (Isabgol)** Hepatite de células gigantes
Germander **(erva cavalhinha)** Hepatite aguda Hepatite fulminante Hepatite crônica Cirrose	***Piper methysticum*** **(Kava-Kava)** Hepatite aguda Colestase Hepatite fulminante	***Croton cajucara* benth** **(sacaca)** Hepatite aguda Hepatite fulminante Hepatite crônica
Camellia sinensis **(chá verde)** Hepatite aguda Hepatite fulminante	***Rhamnus purshiana*** **(cáscara sagrada)** Hepatite colestática Hipertensão portal	***Larrea tridentata* (chaparral)** Colestase, Colangite Hepatite crônica Cirrose

No Brasil, o uso popular de ervas medicinais vem promovendo a divulgação crescente de doença hepática induzida por essas drogas, às vezes com evolução para o óbito. No Quadro 23.3 são apresentadas algumas ervas responsabilizadas por lesões hepáticas.

DIAGNÓSTICO

O diagnóstico baseia-se em anamnese criteriosa e detalhada, com definição da casualidade entre o uso do medicamento e o início das manifestações clínicas, bem como no conhecimento dos fármacos que podem lesar o fígado. Dado importante é a observação da evolução clínica com a suspensão do medicamento. As hepatites tipo hepatocelulares, ao contrário das formas colestáticas, se resolvem repidamente. As alterações dos testes de função hepática informam apenas o tipo e a gravidade da lesão, não demonstrando, entretanto, a natureza do agente agressor. A histologia hepática não é utilizada rotineiramente, sendo reservada para casos de difícil diagnóstico.

Os principais critérios para avaliar a responsabilidade de uma droga como causadora de doença hepática podem ser esquematizados como se segue:

a. Critérios cronológicos que relacionam o aparecimento das manifestações hepáticas com o início do uso do medicamento e a resolução da doença com a suspensão da droga. Esse dado importantes, principalmente nos casos de hepatites agudas[10,13]. É considerado sugestivo um intervalo de 1 semana a 3 meses entre o início do uso da droga e o aparecimento de manifestações clínicas. Em casos de reexposição à droga, esse intervalo pode ser de 1 a 2 dias apenas. Para algumas substâncias, como a isoniazida, pode-se observar um intervalo de 3 meses a 1, embora isto seja infreqüente. A normalização dos testes hepáticos com a suspensão da droga é muito sugestiva, principalmente se ocorrer em poucos dias. Em geral as aminotransferases têm suas taxas reduzidas em 50% após 1 semana e se normalizam em 1 a 3 meses. Nas doenças colestáticas, como aquelas produzidas pela clorpromazina, pode haver resolução lenta, durando vários meses. A reintrodução da medicação, em geral provoca recidiva imediata, principalmente nas hepatites imunoalérgicas. A reintrodução da droga não deve ser usada como ferramenta diagnóstica, devido ao risco de insuficiência hepática.

b. Anamnese criteriosa e detalhada em relação às drogas utilizadas. Muitos medicamentos hepatotóxicos são de uso rotineiro e tidos como inócuos, como a aspirina, os antiinflamatórios, os contraceptivos orais e os chás caseiros.

c. Deve ser sempre excluída a possibilidade de outras etiologias para a doença hepática, como hepatites virais, alcoólicas, auto-imunes e metabólicas e obstruções das vias biliares. Nos casos de colestase pronunciada, devem-se utilizar meios propedêuticos adequados para demonstrar a permeabilidade das vias biliares e suas possíveis alterações intra ou extra-hepáticas.

d. Pesquisa de anticorpos antimúsculo liso e antinúcleo que, apesar de inespecíficos, podem estar associados ao uso de determinados medicamentos, como clometacina, metildopa e nitrofurantoína. Anticorpos específicos, como anti-LKM2 (anti-CYP2C), estão relacionados com o uso do ácido tielínico e do anti-LM (anti-CYP1A) na hepatite por hidralazina.

e. Biópsia hepática deverá ser realizada em casos específicos, nos quais os dados histológicos possam auxiliar o diagnóstico preciso e permitir avaliação prognostica.

PREVENÇÃO

A prevenção se inicia com a detecção da hepatotoxicidade da droga, antes de sua comercialização. No entanto, em virtude da baixa freqüência de efeitos hepatotóxicos (em torno de 1/10.000), muitas vezes são necessários vários anos de uso de determinada medicação para que se reconheça sua hepatotoxicidade. Para diminuir esse risco, devemos evitar:

- administrar uma droga comprovadamente responsável por doença hepática prévia;
- usar medicamentos que possam produzir reações cruzadas, como AINH, penicilinas, antibióticos macrolídeos, antidepressivos tricíclicos e derivados fenotiazídicos, entre outros;
- administração simultânea de várias drogas que possam produzir indução ou inibição metabólica;

Como pacientes idosos, desnutridos, alcoolistas crônicos, portadores de HIV e hepatopatas crônicos são mais susceptíveis aos efeitos tóxicos de muitos fármacos, o uso de medicamentos nesses casos deve ser cuidadoso.

Em pacientes que utilizam drogas sabidamente hepatotóxicas, é recomendável a dosagem periódica das aminotransferases, visando a um diagnóstico precoce de possível lesão hepática.

TRATAMENTO

A imediata suspensão da droga responsabilizada pelo desencadeamento da doença hepática é a principal medida a ser adotada. A evolução é favorável, de modo geral. Nos casos graves, as medidas de sustentação inerentes à insuficiência hepática se fazem necessárias, sendo o transplante hepático indicado nas hepatites fulminantes. A utilidade dos corticóides nas formas imunoalérgicas ainda não foi comprovada. Melhor conhecimento da patogenia das hepatopatias produzidas por drogas vem permitindo enfoque terapêutico mais objetivo e racional. Na intoxicação aguda pelo acetaminofen, têm sido utilizadas diversas substâncias, como vitamina E, pentoxifilina, ácido ursodesoxicólico, s-adenosilmetionina, n-acetilcisteína, com o objetivo de diminuir os efeitos tóxicos das citocinas e promover a regeneração hepática.

REFERÊNCIAS BIBLIOGRÁFICAS

1. Council for International Organizations of Medical Sciences (CIOMS). Criteria of drug-induced liver disorders. Report of an international consensus meeting. *J Hepatol* 1990; 11:272-276.
2. Czaja AJ. Autoimmune liver disease. *Curr Opin Gastroenterol* 2000; 16:262-270.
3. Estes JD, Stolpman D, Olyaci A. High prevalence of potentially hepatotoxic herbal supplement use in patients with fulminant hepatic failure. *Arch Surg* 2003; 10:852-8.
4. Geoffrey C, Farrell MD. Drugs and steatohepatitis. *Sem Liver Dis* 2002; 22:185-94.
5. Kaplowitz N. Drug-induced hepatocellular injury and cholestasis. Mechanisms of acute and chronic liver disesaes: implications for diagnosis, pathogenesis and treatment. AASLD Postgraduate Course 2002: 79-86.
6. Kaplowitz N. Drug-induced liver disorders: introduction and overview. *In*: Kaplowitz N, DeLeve LD eds. *Drug-induced liver disease*. New York: Marcel Dekker, 2003.
7. Kaplowitz N. Imune mechanisms in drug-induced hepatotoxicity: therapeutic implications. acute and chronic liver diseases: immunologic mechanisms and therapy. AASLD Postgraduate Course 2005: 186-9.
8. Larrey D. Drug-induced liver diseases. *J Hepatol* 2000; 32:77-88.
9. Madrey WC. Drug-induced hepatotoxicity. *J Clin Gastroenterol* 2005; 39:S83-S89.
10. Maria VAJ, Victorino RMN. Development and validation of a clinical scale for the diagnosis of drug-induced hepatitis. *Hepatology* 1997;26:664-9.
11. Pessayre D, Larrey D, Biour M. Drug-induced liver injury. *In*: Bircher J, Benhamou JP, McIntyre N, Rizzetto M & Rodes J eds. *Oxford textbook of clinical hepatology*. 2 ed., vol. 2. Oxford: Oxford University Press, 1999.

12. Peyrin-Biroulet L, Barrauld H, Petit-Laurent F *et al*. Hépatotoxicité de la phytothérapie: données cliniques, biologiques, histologiques et mécanismes en cause pour quelques exemples caractéristiques. *Gastroenterol Clin Biol* 2004; 28:540-50.

13. Report of an International Consensus Meeting. Criteria of drug-induced liver disorders. *J Hepatol* 1990; 11: 272-6.

14. Stickel F, Patsenker E, Schuppan D. Herbal hepatotoxicity. *J Hepatol* 2005; 43:901-10.

15. Zimmerman HJ, Madrey WC. Acetaminophen (Paracetamol) hepatotoxicity with regular intake of alcohol: analysis of instances of therapeutic misodventure. *Hepatology* 1995; 22:767-73.

16. Zimmerman HJ. Hepatotoxicity. *In*: The adverse effects of drugs and other chemicals on the liver. 2. ed Philadelphia: Lippincott Willians & Wilkins, 1999.

Esteatoepatite Não-alcoólica

Capítulo 24

Guilherme Santiago Mendes

INTRODUÇÃO

A esteatose hepática ocorre quando o volume de gordura acumulado no citoplasma dos hepatócitos, especialmente triglicérides, excede 5% do peso total do fígado. Essa gordura hepatocitária acumula-se sob a forma de macrovacúolos, embora microvacúolos possam coexistir[27]. Antes considerada pouco relevante, a esteatose tem-se tornado objeto de intensa pesquisa nos últimos anos, pelo reconhecimento de seu potencial patogênico. Como o conhecimento adquirido sobre a doença é ainda incipiente, é natural que haja divergências acerca de conceitos, mecanismos fisiopatológicos, diagnóstico e tratamento.

A primeira discussão é sobre a denominação. A literatura tem preferido o termo doença hepática gordurosa não-alcoólica (DHGNA) com o objetivo de incluir no mesmo espectro a esteatose, a esteatoepatite não-alcoólica (EHNA), a fibrose e a cirrose decorrentes da progressão da EHNA. Cabe discutir se a esteatose é, de fato, uma doença, já que a grande maioria dos pacientes com impregnação excessiva de gordura no fígado não vai desenvolver EHNA, fibrose ou cirrose. A esteatose constitui-se, efetivamente, em condição na qual sobrecarga metabólica para o fígado, que pode produzir doença em indivíduos geneticamente predispostos. Assim sendo, o termo fígado gorduroso não-alcoólico (FGNA) poderia ser mais adequado e menos alarmante. Alguns autores sugerem que, como o desequilíbrio metabólico tem papel preponderante na gênese da hepatopatia, seria preferível designá-la como doença hepática esteatótica associada à síndrome metabólica[18].

Uma outra questão conceitual discutível é o significado de *não-alcoólico*. Embora não haja consenso, a maioria dos autores concorda que o limite de consumo alcoólico semanal seja de 140g, o que significa, na prática, cerca de nove latas de cerveja, oito doses de *whisky* ou 1,5 litro de vinho. Esse número é baseado em estudos experimentais que indicam que o consumo acima desse limite, independente de outros fatores, é suficiente para produzir esteatose hepática.

EPIDEMIOLOGIA

Estudos norte-americanos indicam prevalência de cerca de 15% da DHGNA na população geral, com base em dados de ultra-sonografia (US) e tomografia computadorizada (TC). Quando se consideram achados de necropsia, esse índice chega a 20%. Na população obesa (IMC > 30), a prevalência da DHGNA ultrapassa 60% e entre os diabéticos tipo II chega a 75%. Há evidências de prevalência considerável de DHGNA em pacientes pediátricos.

No Brasil, não há dados definitivos sobre a prevalência da DHGNA, e inquérito nacional está em curso.

Esses dados são suficientes para dimensionar a DHGNA, hoje considerada a hepatopatia mais comum no mundo. O fato de a obesidade representar, cada vez mais, grande problema de saúde pública, especialmente no mundo ocidental, faz crer que a relevância da DHGNA seja ainda maior em futuro próximo.

FISIOPATOLOGIA

Atualmente, a fisiopatologia da EHNA baseia-se no *modelo dos dois golpes* (Figura 24.1). De acordo com esse modelo, haveria duas etapas distintas e seqüenciais na progressão da esteatose rumo à EHNA[5,9,26].

O primeiro golpe seria determinado, a princípio, pelo aumento da resistência periférica à insulina. Diante dessa dificuldade de utilização da glicose como fonte de energia, duas condições se estabeleceriam – hiperinsulinemia e aumento da atividade lipolítica no tecido adiposo periférico, esta última com o intuito de utilizar a gordura como fonte alternativa de energia. Em decorrência disso, mais ácidos graxos passariam a circular e atingiriam o fígado para serem metabolizados. No fígado, os ácidos graxos procedentes da lipólise, além daqueles provenientes da absorção entérica (quilomícrons) e do metabolismo de carboidratos e aminoácidos, podem seguir dois caminhos:

- *oxidação,* com conseqüente formação de corpos cetônicos – o objetivo desta via é a produção de energia para consumo;

- *esterificação,* com conseqüente formação de triglicérides – o objetivo desta via é o armazenamento de energia. Esses triglicérides podem combinar-se com o colesterol e os fosfolipídios para formar as lipoproteínas de muito baixa densidade (VLDL), que são a principal via de excreção desses lípides dos hepatócitos (Figura 24.2).

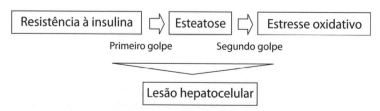

Figura 24.1. Modelo etiopatogênico dos *dois golpes*.

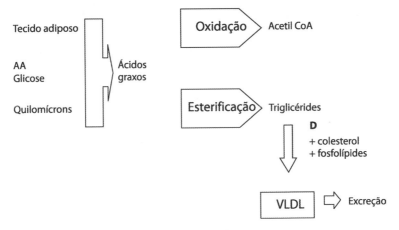

Figura 24.2. Metabolismo hepatocitário dos ácidos graxos.

A insulina pode interferir na seqüência desses processos mitocondriais. Sua ação leva a redução da atividade oxidativa, que determina maior produção de triglicérides por esterificação. Ao mesmo tempo, a produção de VLDL é inibida, bloqueando-se, assim, a principal via de excreção hepatocitária de triglicérides (Figura 24.3). Em conseqüência, há acúmulo de triglicérides no citoplasma do hepatócito e a esteatose se estabelece.

O *segundo golpe* é decorrente do estresse oxidativo devido ao acúmulo progressivo de gordura hepatocitária. A capacidade de oxidação mitocondrial é excedida, e processos de peroxidação lipídica são desencadeados, produzindo formas reativas de oxigênio e elétrons livres. Esses radicais livres são normalmente inativados por antioxidantes naturais – glutationa e vitamina E – mas, quando a capacidade de antioxidação é superada, eles podem envolver-se em reações químicas que promovem ativação de citocinas. Os produtos da peroxidação lipídica, como o dialdeído malônico, e as citocinas ativadas (TGF-β, TNF-α, IL-8) estimulam a migração de polimorfonucleares,

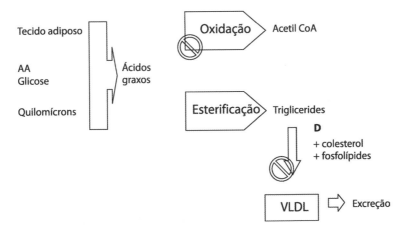

Figura 24.3. Papel da insulina no metabolismo hepatocitário dos ácidos graxos.

a formação de hialinos, a morte celular e fibrose. Dessa forma se estabelece a doença hepática gordurosa estabelecida.

Embora esse modelo patogênico seja convincente para explicar a grande maioria dos casos, existem pacientes que não apresentam nenhuma condição metabólica aparente que determine aumento da resistência periférica à insulina. Nessas situações, deve-se inferir sobre uma potencial síndrome metabólica ainda não claramente manifesta – a história familiar pode ser contributiva. Outro aspecto a ser considerado refere-se ao envolvimento de drogas que possam interferir com os processos mitocondriais de oxidação lipídica, como hormônios (estrógenos e progestágenos), corticosteróides, amiodarona, ácido valpróico, tamoxifeno, tetraciclinas, entre outras[27]. A esteatose decorrente da inibição mitocondrial por drogas é predominantemente microvacuolar.

HISTÓRIA NATURAL

Com base em estudos experimentais, estima-se que cerca de 20% dos pacientes com esteatose hepática possam desenvolver EHNA e, destes, 25% evoluiriam para cirrose hepática[12]. Considerando esses dados, menos de 10% dos pacientes com esteatose evoluiriam para doença hepática avançada e insuficiência hepatocelular.

Os fatores que determinam a progressão da esteatose para formas mais graves de lesão hepática não estão elucidados. Estudos que dosaram anticorpos contra produtos da peroxidação lipídica evidenciaram que títulos mais elevados estavam relacionados às formas mais ativas da doença, indicando que o grau de estresse oxidativo seria fator importante[2]. Sabe-se também que condição inflamatória crônica que ocorre em pacientes com síndrome metabólica, pode gerar produção anormal de fatores pró-inflamatórios (a partir do tecido adiposo periférico e do próprio fígado) potencialmente estimulantes da fibrogênese[6]. O fato de apenas uma minoria dos pacientes desenvolver fibrose hepática sugere que a genética deve ter papel determinante[8].

Hoje, admite-se que muitos dos casos de cirrose criptogênica podem ser justificados pela progressão de EHNA prévia. A possibilidade da ocorrência de carcinoma hepatocelular em pacientes com cirrose por DHGNA já foi relatada[20,24].

Fatores de risco

Algumas condições podem predispor a evolução rumo à cirrose hepática, como obesidade (IMC > 30), diabetes melito tipo II, idade superior a 40 anos e sexo feminino[3].

No início dos estudos, a DHGNA era considerada doença essencialmente ligada ao sexo feminino, mas publicações mais recentes têm demonstrado prevalência cada vez maior entre homens. A despeito disso, reconhece-se que os casos de evolução mais grave ocorrem, de fato, em pacientes do sexo feminino[12].

APRESENTAÇÃO CLÍNICA

A grande maioria dos pacientes é assintomática. Em cerca de 20% dos casos pode haver queixas de desconforto e sensação de peso no hipocôndrio direito. Raramente, esse sintoma pode manifestar-se como dor intensa, de um modo geral em pacientes muito ansiosos.

O sedentarismo é habitual entre esses pacientes, e elementos da chamada síndrome metabólica podem ser detectados com freqüência como hipertensão arterial, hiperlipemia, hiperglicemia, hiperuricemia e obesidade central[12].

O aumento de proporção da medida cintura/quadril e o acúmulo de gordura na região abdominal são achados relevantes. Essa distribuição de gordura associa-se com impregnação de vísceras internas, notadamente o fígado, causando a chamada obesidade visceral.

DIAGNÓSTICO

Imagem

Como a maioria dos pacientes é assintomática, o diagnóstico faz-se, muitas vezes, a partir de achado incidental de ultra-sonografia. É importante ressaltar que a imagem clássica do fígado hiperecogênico não é sinônimo de esteatose hepática. Outras condições, como hemocromatose ou doenças fibrosantes de outra etiologia, podem produzir aspecto ecográfico semelhante. Nas fases em que a esteatose é ainda incipiente, a sensibilidade da ultra-sonografia é baixa.

A tomografia computadorizada (TC) é, também, exame bastante sensível e tem boa correlação com a histologia, mas é dispensável na seqüência propedêutica. Quando realizada, mostra fígado com densidade mais baixa e vasculatura proeminente, mesmo na fase pré-contraste[27].

Laboratório

Os exames laboratoriais que mais freqüentemente se alteram são a gamaglutamil transferase (GGT), a alanino aminotransferase (ALT) e a ferritina.

A GGT é enzima sintetizada pelo fígado, que pode elevar-se em qualquer situação de sobrecarga metabólica. Essa sobrecarga pode ser determinada pelo álcool, por drogas e, freqüentemente, pelo excesso de gordura. Sua elevação isolada não permite afirmar a existência de lesão hepática.

A ALT geralmente se eleva em níveis discretos, e raramente atinge cinco vezes o limite superior da normalidade. Eleva-se proporcionalmente mais do que a asparato aminotransferase (AST), o que é diferencial em relação à doença hepática alcoólica. Nas situações em que já exista fibrose avançada, AST costuma predominar. A elevação de ALT não estabelece o diagnóstico de esteatoepatite, pois a ALT pode estar elevada mesmo na fase de esteatose.

A ferritina é proteína de fase aguda sintetizada pelo fígado, que pode elevar-se em situações de estresse metabólico, lesão hepatocelular ou sobrecarga de ferro. Como é freqüente sua elevação na DHGNA, postulou-se, a princípio, que a associação com sobrecarga de ferro pudesse ser condição freqüente, mas tal fato não foi sustentado por trabalhos subseqüentes[13]. Na maioria das vezes, a elevação de ferritina não se acompanha de aumento dos índices de saturação de transferrina, pois sua elevação ocorre por estresse oxidativo ou lesão hepatocelular, e não por sobrecarga de ferro.

Hiperbilirrubinemia não costuma ocorrer, a não ser em casos de doença fibrosante avançada. Se houver evidências laboratoriais de colestase, outras formas de hepatopatia devem ser inicialmente consideradas.

Exames de exclusão

Diante da hipótese diagnóstica de DHGNA, deve-se sempre realizar exames que afastem outras potenciais condições envolvidas. Faz parte da rotina a realização marcadores de hepatite C (anti-HCV) e hepatite B (HBsAg, Anti-HBcIgG), além da aferição das reservas de ferro (índice de saturação de transferrina). Embora a sobrecarga de ferro não seja freqüente sua identificação, é relevante, pois pode potencializar a atividade fibrogênica da DHGNA. Em pacientes que apresentam aumento de aminotransferase, deve-se pesquisar, também, marcadores de hepatite auto-imune (FAN, ASMA, anti-LKM). A realização de outros exames mais específicos, como ceruloplasmina e alfa-1-antitripsina, pode ser individualizada, já que a prevalênncia da doença de Wilson e da deficiência de alfa-1-antitripsina é muito baixa.

O diagnóstico de DHGNA pode ser inferido a partir de evidências clínicas, ecográficas e laboratoriais, mas sua confirmação é essencialmente histopatológica[22].

Biópsia hepática

A necessidade da realização de biópsia hepática para o diagnóstico da DHGNA é tema de muita controvérsia. De fato, a biópsia é o único exame que permite definir o diagnóstico. Além disso, é com base em achados histopatológicos que se pode estadiar a DHGNA e estabelecer o prognóstico[11]. Embora não exista consenso, uma classificação histopatológica muito utilizada para avaliação da DHGNA é a de Matteoni[19] (Figura 24.4).

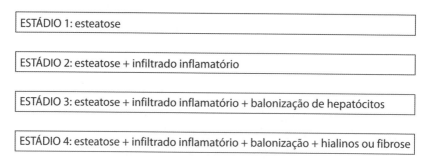

Figura 24.4. Classificação de Matteoni para DHGNA.

Com base nos critérios expostos na Figura 24.4, apenas os estádios 3 e 4 configuram a EHNA. Pacientes com EHNA têm pior prognóstico devido ao risco de progressão para cirrose.

Embora a biópsia hepática seja o exame ideal para o diagnóstico, a sua realização rotineira em prováveis portadores de DHGNA é discutível, por vários motivos:

- A prevalência da DHGNA na população é muito alta, o que exigiria a realização de um número grande de biópsias hepáticas. Mesmo sendo um procedimento de custo aceitável e baixo risco, complicações podem ocorrer.
- A evolução de pacientes com esteatose hepática rumo à cirrose ocorrerá na minoria deles (estima-se que em menos de 10%).
- Como ainda não há tratamento definido para EHNA, seu diagnóstico histopatológico não tem implicações terapêuticas. A definição de uma droga comprovadamente eficaz para o tratamento da EHNA pode mudar essa assertiva e justificar a necessidade de biópsias mais freqüentes.

Diante dessas ponderações, uma proposta razoável, assumida por muitos, consiste em reservar a biópsia hepática para situações específicas:
- Pacientes que têm diagnóstico provável, mas não apresentam fatores de risco para a doença.
- Pacientes com diagnóstico presuntivo que tenham cumprido as orientações básicas (perda de peso, atividade física, correção da hiperlipemia/hiperglicemia), mas que mantenham os exames laboratoriais alterados.
- Pacientes de grupo de risco (obesos, diabéticos, sexo feminino, idade > 40 anos) – nestes casos, o diagnóstico histológico de EHNA e a documentação do risco de evolução para cirrose podem servir como fatores estimulantes à adesão terapêutica.

TRATAMENTO

Ainda não há evidências científicas suficientes para propor uma droga de escolha para o tratamento da DHGNA. A pretensão terapêutica baseia-se em duas premissas:
- Diminuir a resistência periférica à insulina, bloqueando a primeira etapa da seqüência patogênica. Com esse objetivo, dois grupos de drogas são promissoras[1]: biguanidas (metformina) e glitazonas (rosiglitazona e pioglitazona).

A metformina já foi testada experimentalmente[16] e em pequenos grupos de seres humanos, demonstrando ser benéfica. É droga de custo acessível, com baixo potencial hepatotóxico, devendo ser evitada apenas em pacientes com insuficiência hepática, devido ao risco de produzir acidose lática. Embora os resultados preliminares sejam animadores, o número de pacientes incluídos nos estudo é muito pequeno. Para pacientes com DHGNA e indícios claros de síndrome metabólica, a metformina é uma opção interessante – na pior das hipóteses, seria benéfica para o controle de outras manifestações da síndrome.

Apesar do pequeno número de pacientes estudadas, foi observada uma melhora histopatológica do fígado de portadores de DHGNA, com uso de rosiglitazona[21] e pioglitazona[23] Um trabalho mostrou vantagens na associação de pioglitazona e vitamina E[25]. A troglitazona[4] foi abandonada devido a seu potencial hepatotóxico. O custo das glitazonas é bem maior do que o da metformina.

- Reduzir o estresse oxidativo determinado pela esteatose, bloqueando a segunda etapa da seqüência patogênica que leva à lesão hepatocelular. Com esse objetivo já foram tentados o ácido ursodesoxicólico (AUDC), a vitamina E, a betaína e a acetilcisteína.

O entusiasmo inicial com o AUDC foi arrefecido por trabalho recente que não mostrou nenhum benefício histológico em pacientes com DHGNA que usaram o AUDC em dose terapêutica por 2 anos[17].

Um trabalho, com resultados questionáveis, mostrou benefícios histológicos da vitamina E combinada à vitamina C[15]. O uso de vitaminas pode ser conveniente para o médico, por sua inocuidade, mas ainda é uma abordagem empírica.

A betaína e a acetilcisteína, por sua pretensa ação antioxidante, também foram propostas, mas faltam estudos consistentes sobre sua eficiência.

Diante disso, o tratamento da DHGNA continua sendo baseado em medidas comportamentais:

- Redução gradual do peso, pois a perda acelerada pode agravar a sobrecarga hepática de gordura. Este fato deve ser considerado em pacientes submetidos à cirurgia bariátrica. Pacientes que apresentem indícios pré-operatórios de cirrose hepática não devem ser operados, pois podem sofrer descompensação grave no pós-operatório.
- Atividade física.
- Dieta, preferencialmente orientada por um nutricionista.
- Controle da hiperglicemia e da hiperlipemia porventura existentes. O uso bem orientado de drogas que auxiliem a perda de peso, como orlistat ou sibutramina, é seguro, sendo o manejo dessas drogas feito normalmente por endocrinologistas. As estatinas merecem consideração à parte. Embora, supostamente, devessem ser evitadas em pacientes com hipertransaminasemia, têm baixo potencial hepatotóxico e mostram-se benéficas nos casos em que a elevação de aminotransferases é secundária a sobrecarga de gordura. Diante do diagnóstico de DHGNA, pacientes com hiperlipemia podem, e devem, ser tratados com estatina[14]. O uso da genfibrozila também é desejável, se a hipertrigliceridemia predominar.

É importante ressaltar que o paciente com DHGNA é, quase sempre, vítima de seus maus hábitos de vida. Fazê-lo valorizar a própria saúde e acreditar que a mudança de hábitos pode evitar doenças vai melhorar sua qualidade de vida e torná-la mais feliz. É este o grande desafio de seu médico.

REFERÊNCIAS BIBLIOGRÁFICAS

1. Adam LA, Angulo P. Treatment of nonalcoholic steatohepatitis: antioxidants or insulin sensitizers? *Clin Gastroenterol Hepatol* 2004; 2:1059-60.
2. Albano E, Moltaran E, Occhino G, Reale E, Vidali M. Review article: role of oxidative stress in the progression of nonalcoholic steatosis. *Aliment Pharmacol Ther* 2005; 22:71-3.
3. Angulo P, Keach JC, Batts KP, Lindor KD. Independent predictors of liver fibrosis in patients with non-alcoholic steatohepatitis. *Hepatology* 1999; 30:1356-62.
4. Caldwell SH. A pilot study of a thiazolidinedione, troglitazone, in nonalcoholic steatohepatitis. *Am J Gastroenterol* 2001; 96:519-25.

5. Chitturi S, Farrel GC. Etiopathogenesis of nonalcoholic steatohepatitis. *Sem Liver Dis* 2001; 21:27-41.

6. Choi S, Diehl AM. Role of inflammation in nonalcoholic steatohepatitis. *Curr Opin Gastroenterol* 2005; 21:702-7.

7. Choudury J, Sanyal AJ. Clinical aspects of fatty liver disease. *Semin Liver Dis* 2004; 24:349-62.

8. Day CP. The potential role of gene in nonalcoholic fatty liver disease. *Clin Liver Dis* 2004; 8:673-91.

9. Day CP, James OFW. Steatohepatitis: a tale of two hits? *Gastroenterology* 1998; 114: 842-45.

10. Dixon JB, Bathal PS, O'Brien PE. Nonalcoholic fatty liver disease: predictors of nonalcoholic steatohepatitis and liver fibrosis in the severely obese. *Gastroenterology* 2001; 121:91-100.

11. Elitsur Y, Lawrence Z, Wang R, Durst PR. Treatment for NASH: the value of histology. *Am J Gastroenterol* 2005; 100:250-1.

12. Falck-Ytter Y, Younossi Z, Marchesini G, McCulough A. Clinical features and natural history of nonalcoholic steatosis syndrome. *Sem Liver Dis* 2001; 21:81-8.

13. Fargion S. Hyperferritinemia, iron overload and multiple metabolic alterations identify patients at risk for nonalcoholic steatohepatitis. *Am J Gastroenterol* 2001; 96:2448-55.

14. Ghali P, Lindor KD. Hepatotoxity of drugs used for treatment of obesity and its comorbidities. *Semin Liver Dis* 2004; 24:389-97.

15. Harrison SA, Ward JA, Schenker S. The role of vitamin E and C therapy in NASH. *Am J Gastroenterol* 2004; 99:1862.

16. Hookman P, Barkin JS. Current biochemical studies of a nonalcoholic fatty liver disease and nonalcoholic steatohepatitis suggest a new therapeutic approach. *Am J Gastroenterol* 2003; 98:2093-7.

17. Lindor KD, Kowdley KV, Hethcote EJ et al. Ursodeoxycholic acid for treatment of nonalcoholic steatohepatitis: results of a randomized trial. *Hepatology* 2004; 39:770-8.

18. Loria P, Leonardo A, Carulli N. Should nonalcoholic fatty liver disease be renamed? *Dig Dis* 2005; 23:72-82.

19. Matteoni CA, Younossi ZM, Gramlich T et al. Nonalcoholic fatty liver disease: a spectrum of clinical and pathological severity. *Gastroenterology* 1999; 116:1413-9.

20. Moris S, Yamasaki T, Sakaida I et al. Hepatocelular carcinoma with nonalcoholic steatohepatitis. *J Gastroenterol* 2004; 39:391-6.

21. Neuschwander-Tetri BA, Brunt EM, Bacon BR et al. Histological improvement in NASH following increased insuline sensitivity with PPAR-y ligand rosiglitazone for 48 weeks. *Hepatology* 2002; 36:379.

22. Ong JP, Younossi ZM. Approach to the diagnosis and treatment of nonalcoholic steatohepatitis. *Clin Liver Dis* 2005; 9:617-34.

23. Promrat K, Lutchman G, Uwaifo GT et al. Pilot study of pioglitazone treatment for nonalcoholic steatohepatitis. *Hepatology* 2004; 39:188-96.

24. Qian Y, Fan JG. Obesity, fatty liver and liver cancer. *Hepatobiliary Pancreat Dis Int* 2005; 4:173-7.

25. Sanyal AJ, Mofrad PS, Contos MJ. A pilot study of vitamin E versus vitamin E and pioglitazone for the treatment of nonalcoholic steatohepatis. *Clin Gastroenterol Hepatol* 2004; 2:1107-15.

26. Sass DA, Chang P, Chopra KB. Nonalcoholic fatty liver: a clinical review. *Dig Dis Sci* 2005; 50:171-80.
27. Sherlock S, Dooley J. Nutritional and metabolic liver diseases. *In*: Sherlock S, Dooley eds. *Diseases of the liver and biliary system*. Oxford: Blackwell Science, 2002: 423-52.

Hemocromatose

Capítulo 25

Cláudia Alves Couto
Luciana Costa Faria

INTRODUÇÃO

A hemocromatose hereditária (HH) é doença genética de herança autossômica recessiva, caracterizada por distúrbio do metabolismo do ferro, que resulta no acúmulo sistêmico do metal e, conseqüentemente, no desencadeamento de lesões no fígado e em outros órgãos-alvo. A forma clássica de apresentação – diabetes, pigmentação bronzeada da pele e cirrose – foi inicialmente descrita no século XIX. Nos decênios de 1970 e 1980, foi reconhecida como doença autossômica recessiva, ligada à região que codifica o HLA-A3. Em 1996, o *gene da HH* (gene HFE) foi identificado no braço curto do cromossomo 6. A identificação do gene HFE e de outras mutações em outros genes que controlam o metabolismo do ferro, potencialmente capazes de produzir formas semelhantes de sobrecarga de ferro com dano tecidual, proporcionou, em poucos anos, grande evolução no conhecimento acerca do metabolismo desse metal. Os testes genéticos revolucionaram o diagnóstico da HH. Na Europa e na América do Norte, a prevalência da HH é estimada em cerca de 1/200 habitantes[1,31,43]. No Brasil, não existem dados acerca de sua freqüência populacional.

GENÉTICA DA HEMOCROMATOSE HEREDITÁRIA

Atualmente são reconhecidos pela base de dados da OMIM (*Online Mendelian Inheritance in Man*) quatro tipos de HH envolvendo genes diferentes, citados no Quadro 25.1.

Hemocromatose hereditária clássica – relacionada ao gene HFE (tipo 1)

A HH clássica é uma doença autossômica recessiva associada à mutação do gene HFE, localizado no braço curto do cromossomo 6. Na maioria dos casos, a mutação

Quadro 25.1. Classificação genética da hemocromatose hereditária (OMIM)

Tipo	Gene	Cromossomo	Proteína	Herança
Clássica (tipo 1)	HFE	6p	HFE	AR
Tipo 2 a	HJV	1q	Hemojuvelina	AR
Tipo 2 b	HAMP	19q	Hepcidina	AR
Tipo 3	TfR2	7q	Receptor 2 da transferrina	AR
Tipo 4 (doença da ferroportina)	SCL40A1	2q	Ferroportina	AD

AR: autossômica recessiva, AD: autossômica dominante, OMIM: *Online Mendelian Inheritance in Man*.

consiste na alteração de uma única base que resulta na substituição de tirosina por cisteína na posição 282 da proteína HFE (C282Y)[9]. Essa mutação parece ter origem em um ancestral celta no nordeste da Europa há cerca de 2.000 anos e, atualmente, o estado de homozigose é encontrado em aproximadamente 5 em cada 1.000 pessoas descendentes de populações do nordeste europeu[9].

Todos os indivíduos homozigotos para a mutação C282Y são geneticamente predispostos a uma cadeia de eventos que pode culminar em graves lesões de diversos órgãos, secundárias à deposição de ferro tecidual. O conhecimento atual não nos permite prever em quais indivíduos e em que extensão a mutação irá se expressar fenotipicamente. Uma pequena proporção dos homozigotos C282Y nunca desenvolve nem mesmo evidências laboratoriais de distúrbios do metabolismo do ferro[32].

A história natural da HH clássica caracteriza-se pela progressão gradual, muito variável, que depende de diversas características individuais. O envolvimento sintomático de órgãos (quando ele ocorre) geralmente se instala na quarta ou quinta décadas de vida, com sintomas inespecíficos, como fadiga e artralgias. O envolvimento hepático, que pode variar de aumento discreto de aminotransferases (com ou sem hepatomegalia), cirrose e carcinoma hepatocelular, usualmente predomina. No entanto, doenças endócrinas (diabetes, hipogonadismo hipogonadotrófico, impotência e hipotireoidismo), desordens cardíacas (arritmias e insuficiência cardíaca) e lesões articulares (artrite destrutiva) podem ocorrer. Embora o metabolismo do ferro seja anormal, a eritropoese não é prejudicada e alterações hematológicas não são, em geral, encontradas. A resposta à flebotomia terapêutica é, em geral, favorável, reduzindo reservas plasmáticas e tissulares de ferro, sem risco de desencadear anemia[2,4,32].

Outras mutações do gene HFE, menos comuns que a mutação C282Y, foram descritas. Os efeitos clínicos de uma mutação em que ácido aspártico substitui histidina na posição 63 (H63D), por exemplo, parecem ser discretos, embora 1% a 2% dos indivíduos heterozigotos compostos para C282Y e H63D possam expressar a doença[13,35]. O significado clínico de outras formas mais raras de heterozigose composta, como a heterozigose para a mutação C282Y, mutação em que cisteína substitui serina na posição 65 (S65C), ou heterozigose para H63D e S65C, é ainda controverso[33,41,42].

A proteína HFE assemelha-se às proteínas de classe I do complexo de histocompatibilidade principal e não é capaz de se ligar ao ferro. A interação entre HFE e o receptor da transferrina (TfR1), que media a captação de ferro ligado à transferrina pela maioria das células, foi amplamente documentada, embora seus efeitos biológicos ainda não sejam conhecidos[10,14]. A importância dessa interação para a patogênese da HH ainda não foi esclarecida. A mutação C282Y leva à ruptura de uma ponte dissulfeto na proteína HFE, que é essencial para sua ligação à β_2-microglobulina[40]. Esta ligação é necessária para estabilização intracitoplasmática, transporte e expressão da proteína HFE na superfície celular e nas membranas endossômicas, onde HFE interage com TfR1. A mutação H63D não altera a interação HFE-TfR1. Embora a função biológica de HFE não seja conhecida, algumas evidências sugerem que ela possa ser importante para a síntese da hepcidina pelos hepatócitos.

Hemocromatose hereditária juvenil (tipo 2, subtipos A e B)

A hemocromatose hereditária juvenil caracteriza-se fenotipicamente por aparecimento precoce dos sintomas (segunda ou terceira décadas de vida). Os excessos de ferro plasmático e tecidual (avaliados pelos níveis de saturação da transferrina e de ferritina, respectivamente) são precocemente identificados. O acometimento hepático nesses casos é constante. Diabetes, hipogonadismo hipogonadotrófico, cardiomiopatia, arritmias e insuficiência cardíaca são freqüentes[7,19]. A evolução para o óbito por insuficiência cardíaca antes dos 30 anos não é rara.

A maioria dos casos de HH juvenil identificados até o momento estão relacionados a mutações no gene da hemojuvelina (HJV), localizado no cromossomo 1q, que codifica a proteína hemojuvelina (HJV) (subtipo 2A)[28,38]. Raros casos de HH juvenil foram recentemente atribuídos a uma mutação em homozigose no gene HAMP[37], localizado no cromossomo 19, que codifica a hepcidina, um peptídeo que desempenha papel fundamental no metabolismo do ferro (subtipo 2B).

A função da HJV ainda não é bem conhecida. Entretanto, os níveis de hepcidina estão reduzidos em indivíduos com mutações no gene da HJV[29], e estudo recente mostrou que, *in vitro*, a HJV é regulador da transcrição da hepcidina[20].

A hepcidina é um peptídeo antimicrobiano produzido pelos hepatócitos em resposta ao estímulo inflamatório e à presença do ferro[18,30]. O RNAm da hepcidina é praticamente confinado ao fígado e codifica uma proteína precursora de 84 aminoácidos, enquanto as formas circulantes consistem apenas na porção C terminal (peptídeos de 20 e 25 aminoácidos). Evidências em modelos animais indicam que a hepcidina é o principal regulador negativo (inibidor) do transporte de ferro no intestino delgado e placenta, além de inibir a liberação do metal pelos macrófagos. Animais transgênicos que hiperexpressam a hepcidina morrem no período perinatal devido a anemia por deficiência de ferro, apesar da sobrecarga de ferro no sistema reticuloendotelial[26].

Atualmente, considera-se que a hepcidina iniba o efluxo de ferro do intestino e de macrófagos pela interação com a principal proteína de exportação de ferro dos mamíferos, a ferroportina (FPN). Em cultura de células que expressam a FPN, a hepcidina liga-se à FPN e leva à sua degradação, após internalização[25]. A hepcidina concentra-se muito em órgãos que expressam a FPN[34]. Isso explica a provável redução da expressão de FPN e da saída de ferro do interior de células como enterócitos e macrófagos, sempre que os níveis circulantes de hepcidina estão aumentados (inflamação e sobrecarga de ferro)[32,36]. É possível que os níveis de ferro sérico ou de saturação da transferrina determinem o estímulo para síntese de hepcidina, mas os detalhes dessa estimulação ainda não são conhecidos.

Hemocromatose hereditária relacionada ao receptor 2 da transferrina (tipo 3)

Em 1999, o gene que codifica um segundo receptor da transferrina (TfR2) foi clonado[16]. Ao contrário do TfR1, o novo receptor se expressa muito no fígado e não é regulado pela quantidade de ferro intracelular. O TfR2 medeia a captação de ferro ligado à transferrina pelos hepatócitos, possivelmente por meio de endocitose mediada por receptor, mas sua afinidade *in vitro* pela transferrina é 25 a 30 vezes menor que aquela do TfR1. A importância biológica de TfR2 permanece obscura, mas estudos recentes sugerem um papel na síntese hepática de hepcidina[16].

Embora relativamente poucos casos tenham sido descritos até o momento[6,12,22], a expressão fenotípica da sobrecarga de ferro associada a mutações no gene que codifica o receptor 2 da transferrina (TfR2) assemelha-se bastante àquela da HH clássica. Essas duas formas da doença são representativas da HH com aparecimento tardio dos sintomas (quarta ou quinta décadas de vida). Caracterizam-se por acúmulo gradual do ferro, início relativamente tardio da deposição parenquimatosa do metal e envolvimento hepático predominante.

Sobrecarga de ferro relacionada à ferroportina (tipo 4)

A sobrecarga de ferro relacionada à ferroportina (FPN), atualmente classificada na base de dados da OMIM como HH tipo 4, foi clinicamente reconhecida em 1999[31]. Em 2001 foi reconhecida sua ligação ao gene SLC40A1, que codifica a FPN, proteína envolvida no transporte de ferro para o exterior da célula[23].

A ausência de atividade da FPN leva à retenção anormal e ao acúmulo de ferro no organismo, principalmente por macrófagos do sistema reticuloendotelial do fígado e do baço e, em menor extensão, por hepatócitos e enterócitos. Esse seqüestro intracelular de ferro tende a diminuir o *pool* de ferro plasmático, reduzindo o ferro disponível para ligação à transferrina e utilização pela medula óssea. Isso explica por que os valores da saturação da transferrina são normais ou reduzidos, exceto nas fases tardias da doença. Sua transmissão é autossômica dominante. O início dos sintomas ocorre habitualmente na quarta ou quinta décadas de vida. Os casos relatados, em sua maioria, apresentaram-se fenotipicamente menos graves, quando comparados aos pacientes com HH clássica, possivelmente devido ao menor potencial de lesão orgânica associado à deposição de ferro no sistema reticuloendotelial que em órgãos parenquimatosos. A flebotomia terapêutica é, em geral, mal tolerada, causando rápida redução da saturação de transferrina, risco de desencadear anemia e persistência de níveis elevados de ferritinemia[31].

Alguns autores consideram incorreta a inclusão da doença associada à mutação do gene da PPN no mesmo grupo das outras causas de HH, por se tratar de uma entidade diferente em termos clínicos e fisiopatológicos, com estratégias diagnóstica e terapêutica distintas.

PATOGÊNESE DA HEMOCROMATOSE HEREDITÁRIA

A primeira manifestação bioquímica da HH é aumento da saturação da transferrina, que reflete afluxo não controlado de ferro para a corrente sanguínea a partir de enterócitos e macrófagos. A absorção duodenal de ferro é inapropriadamente elevada para as reservas de ferro do organismo, sugerindo falha nos mecanismos de retrocontrole negativo na HH[21]. A flebotomia desencadeia, em indivíduos normais, aumento agudo e transitório da absorção de ferro (de 1 a 2mg/dia para 5mg/dia), mas em indivíduos com HH essa resposta é excessiva (8 a 10mg/dia) e prolongada[39]. O resultado final é uma absorção diária de ferro que excede as perdas em aproximadamente 3mg/dia na HH[8].

Embora a única forma de aumentar as reservas corporais de ferro seja via absorção intestinal excessiva, os macrófagos (normalmente uma fonte muito mais importante de ferro plasmático que enterócitos ou hepatócitos) são também importantes na patogênese da HH. Eles são invariavelmente pobres em ferro na HH e parecem liberar mais ferro ou reter menos o metal ligado à transferrina que em indivíduos normais[31].

Historicamente, o intestino foi considerado o órgão principal para o acúmulo excessivo de ferro na HH. Estudos mostrando que o HFE é normalmente expresso em células das criptas intestinais reforçaram essa idéia, levando ao desenvolvimento de um modelo patogênico específico[31]. Nesse modelo, a deficiência relativa de ferro dos enterócitos maduros e a absorção intestinal excessiva de ferro foram atribuídas a uma interação anormal entre TfR1 e HFE. A presença da forma mutante C282Y da proteína HFE, incapaz de interagir com TfR1, levaria à falta de ferro nas células das criptas intestinais, e essas dariam origem a células filhas deficientes desse metal. Essas células seriam *programadas* para reagir à privação de ferro por meio da absorção excessiva e persistente do metal a partir do lúmen intestinal, transferindo-o completamente à corrente sanguínea, independente das necessidades eritropoéticas. Mais recentemente, esse modelo foi contestado, com a descoberta da hepcidina e seu papel central na homeostase do ferro. Conseqüentemente, as atenções foram direcionadas para o fígado como o sítio primário de alteração do metabolismo do ferro na HH[31].

A expansão progressiva do *pool* de ferro plasmático na HH, que ocorre mais rapidamente nas formas juvenis da doença, deve-se, provavelmente, à transferência em excesso do metal para o compartimento sanguíneo, a partir de enterócitos e macrófagos do sistema reticuloendotelial. O principal regulador do efluxo de ferro a partir dos enterócitos e macrófagos é a hepcidina. Em indivíduos com HH relacionada a mutações dos genes HFE, TfR2 e HJV, a expressão hepática e os níveis séricos e urinários da hepcidina estão significativamente reduzidos[5,24,29]. Sua expressão hepática também se encontra reduzida em camundongos *knockout* para os genes HFE, TfR2 e HJV[15,16]. Hipoteticamente, essas três proteínas poderiam ser importantes como sensores dos níveis circulantes de ferro, agindo na regulação da transcrição do gene da hepcidina, ainda que por meio de mecanismos e com impacto funcional diferentes. O HFE teria papel no transporte de ferro nos endossomos e/ou nas membranas plasmáticas; e TfR2, altamente expresso nos hepatócitos, sinalizaria o ferro sérico livre e ligado à transferrina, e a HJV regularia a expressão da hepcidina em resposta a alterações nas concentrações de ferro extracelular. A HJV solúvel poderia também sinalizar os níveis de ferro nos tecidos periféricos, como músculos esqueléticos. Quando todas essas três proteínas funcionam corretamente, e o gene HAMP, que codifica a hepcidina, é normal, a quantidade de ferro transferida ao compartimento sanguíneo será adequada às necessidades do organismo, sem depósitos excessivos do metal[31].

A contribuição relativa de cada um desses três genes é provavelmente diferente. A perda de uma das proteínas reguladoras menores (HH associada a mutações dos genes HFE ou TfR2) resultaria em aumento do afluxo de ferro para o compartimento sanguíneo, mas com a manutenção de atividade residual da hepcidina. Desse modo, haveria acúmulo gradual de ferro, com apresentação menos grave e tardia da doença. A perda do regulador principal da hepcidina, a HJV, teria um efeito mais dramático no acúmulo do ferro, resultando em fenótipo mais grave da doença, a forma juvenil. Finalmente, a perda completa da hepcidina (HH relacionada ao gene HAMP), a despeito da normalidade dos genes HFE, TfR2, HJV, também resultaria em uma forma grave, com início precoce dos sintomas.

Esse modelo que unifica a patogênese da HH em torno da hepcidina ainda necessita ser validado por novos estudos. As funções precisas dos diversos genes envolvidos precisam ser elucidadas, e é possível que, em futuro próximo, novas descobertas venham contribuir para desvendar os mistérios envolvidos no metabolismo humano do ferro e suas alterações.

CLASSIFICAÇÃO DA SOBRECARGA SECUNDÁRIA DE FERRO

Deve-se diferenciar a HH de outras causas secundárias de sobrecarga de ferro. Sobrecarga secundária deve ser investigada em pacientes com anemia crônica, múltiplas transfusões, suplementação de ferro prolongada ou doença hepática crônica. Nas causas secundárias, o ferro se acumula mais nas células de Kupffer que nos hepatócitos. No entanto, na ausência de marcadores genéticos, formas graves de sobrecarga de ferro primária ou secundária podem ser indistinguíveis do ponto de vista clínico e histopatológico[4]. O Quadro 25.2 cita as causas mais freqüentemente associadas à sobrecarga secundária de ferro.

Quadro 25.2. Doenças associadas à sobrecarga de ferro

Anemias crônicas	Sobrecarga exógena	Doença hepática crônica
Talassemia maior	Suplementação crônica	Hepatites virais
Anemia sideroblástica	Hemotransfusão	Doença hepática alcoólica
Anemias hemolíticas congênitas	Sobrecarga dietética	Esteatoepatite não-alcoólica

QUADRO CLÍNICO

A HH é causada pelo acúmulo tecidual progressivo de ferro, decorrente da maior absorção intestinal do metal. Isso induz a lesão de órgãos-alvo, principalmente, fígado, glândulas endócrinas e coração, levando ao aparecimento de cirrose hepática, diabetes melito, cardiomiopatia, hipogonadismo, artrite e hiperpigmentação. Na HH clássica, os sintomas clínicos surgem apenas tardiamente, quando a sobrecarga de ferro orgânica excede 15 a 40g. A presença de sobrecarga tecidual é incomum nos primeiros 20 anos de vida. Entre 20 e 40 anos de idade há aumento progressivo da sobrecarga de ferro, podendo surgir alterações laboratoriais e sintomas inespecíficos, como fadiga e artralgias. Após os 40 anos de idade, podem-se observar lesões de órgãos-alvo[4,1,43].

A expressão clínica da HH é variável podendo ocorrer precocemente em alguns indivíduos. Alguns fatores, como idade, sexo, dieta, uso de álcool, perda sanguínea menstrual e gravidez, além de fatores ambientais e genéticos desconhecidos, podem influenciar a apresentação clínica. Sabe-se que, apesar de homens e mulheres não apresentarem diferença quanto à prevalência da mutação do gene HFE, a HH é menos freqüente no sexo feminino. Fatores como uso abusivo de álcool e infecção pelo vírus C podem acelerar a evolução da HH[4].

No passado, até o início do decênio de 1990, a HH era diagnosticada apenas em estágio avançado, quando o paciente se apresentava com o quadro clássico de diabetes melito, hiperpigmentação cutânea e cirrose[11,27]. Atualmente, a maioria dos pacientes diagnosticados é assintomática. Quando a doença se manifesta, os sintomas mais comuns são fadiga, artralgias e impotência sexual. O Quadro 25.3 descreve a incidência das manifestações clínicas mais comumente observadas nos pacientes diagnosticados com HH, antes e após a década de 1990[2]. Deve-se ressaltar que o diagnóstico precoce de HH e seu tratamento adequado podem prevenir manifestações clínicas da doença. No entanto, uma vez presentes, muitas dessas manifestações são irreversíveis, como observado no Quadro 25.4.

DIAGNÓSTICO

Os principais critérios utilizados para diagnóstico da HH são: (1) saturação de transferrina maior que 45%; (2) elevação de ferritina superior a 200ng/ml para mulheres e 300ng/ml para homens; (3) siderose hepática graus III ou IV; (4) concentração hepática de ferro superior a 80mmol/g do peso seco; (5) índice hepático de ferro, que equivale à razão entre a concentração hepática de ferro e a idade do paciente, superior a 1,9; (6) genotipagem com homozigose a mutação C282Y do HFE; (7) exclusão de causas secundárias de sobrecarga de ferro; e (8) retirada superior a 5g de ferro por sessão de flebotomia (o que equivale a aproximadamente 20 sessões de flebotomia em indivíduos sem HH)[1,4,23].

Recomenda-se a investigação para HH em todo paciente com manifestações clínicas de hepatopatia crônica de causa ignorada diabetes tipo 2 (particularmente se associado a hepatomegalia e elevação de AST e ALT) artropatia atípica, cardiomegalia

Quadro 25.3. Achados clínicos na hemocromatose hereditária

Características do estudo clínico	Finch e Finch, 1955	Niederau e cols. 1959 a 1983	Bacon e Sadiq, 1990 a 1995
Número de indivíduos	711 homens	145 homens	26 homens
	76 mulheres	18 mulheres	14 mulheres
Idade média	NR	46 anos	46 anos
Sintomas			
Fraqueza	NR	9%	73%
Impotência	14%	38%	12%
Artralgias	NR	43%	13%
Sinais clínicos			
Cirrose	NR	69%	13%
Hepatomegalia	93%	83%	13%
Hiperpigmentação	85%	75%	5%
Diabetes melito	82%	55%	5%
Alteração de exames hepáticos	NR	62%	33%
Doença cardíaca	68%	36%	0

NR: não relatado.

Quadro 25.4. Manifestações clínicas da hemocromatose hereditária

Manifestações reversíveis
Coração: cardiomiopatia, distúrbios de condução
Fígado: dor abdominal, alteração de enzimas hepáticas, hepatomegalia
Pele: bronzeamento (deposição de melanina), escurecimento (deposição de ferro)
Infecção: *Vibrio vulnificus, Listeria monocytogenes, Pasteurella pseudotuberculosis.*
Remoção de > 5 g de ferro por flebotomia (250mg = 500ml de sangue)

Manifestações irreversíveis
Fígado: cirrose, hepatocarcinoma
Glândula pituitária: hipogonadismo secundário à insuficiência primária
Pâncreas: diabetes melito
Tireóide: hipotireoidismo
Genitália: hipogonadismo primário
Articulações: artropatias em metacarpofalangianas, pseudogota

e disfunção sexual sem causa aparente. Esse diagnóstico também deve ser cogitado em todo indivíduo assintomático com perfil bioquímico de sobrecarga de ferro, elevação de enzimas hepáticas de causa ignorada, hepatomegalia, bem como em portadores de alteração de atenuação ou de sinal no parênquima hepático identificados à tomografia computadorizada ou à ressonância magnética. Não existem recomendações para rastreamento populacional da doença, mesmo na Europa e na América do Norte, onde ela é mais prevalente [43].

A concentração sanguínea de ferro varia com a alimentação. Deve-se respeitar jejum para coleta de sangue e para dosagem do índice de saturação da transferrina. O índice de saturação de transferrina elevado é a primeira alteração fenotípica na HH. No entanto, seu resultado pode ser normal precocemente no curso da HH. Em outras situações, como hepatites agudas, hepatites crônicas virais e doença hepática alcoólica, alterações no índice de saturação da transferrina e da ferritina podem ser observadas em cerca de 30% a 50% dos casos. A concentração sérica de ferritina, que reflete sobrecarga hepática de ferro, é também reagente de fase aguda, encontrando-se elevada em condições infecciosas e inflamatórias, na ausência de sobrecarga do metal. Conseqüentemente, a ferritina não deve ser usada isoladamente como marcador diagnóstico para HH[4].

Os índices de saturação de transferrina e ferritina são os exames solicitados para avaliação inicial do paciente com suspeita clínica de HH. Se ambos forem normais, interrompe-se a investigação. Se estiverem alterados, procede-se à determinação do genótipo do HFE. Inicialmente, pesquisam-se as mutações mais comuns do gene HFE, C282Y e H63D. Os casos positivos, homozigotos (C282Y/C282Y) ou heterozigotos para as duas mutações (C282Y/H63D) devem ser e encaminhados para tratamento, sem necessidade de biópsia hepática com finalidade diagnóstica. Os demais, que apresentam persistência de alteração da ferritina, são submetidos à biópsia hepática para avaliação diagnóstica e/ou pesquisa das mutações associadas a outras formas de HH. A Figura 25.1 sugere a abordagem diagnóstica no paciente com suspeita clínica de HH[31].

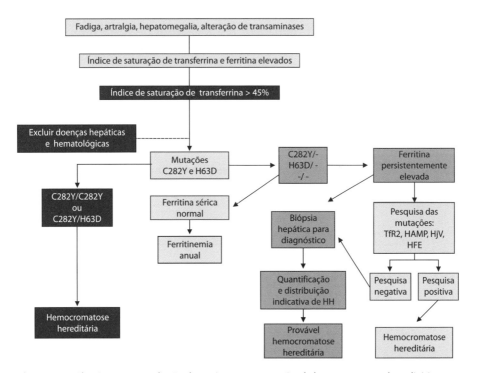

Figura 25.1. Algoritmo para avaliação do paciente com suspeita de hemocromatose hereditária.

Os familiares de primeiro grau de pacientes com HH tipo 1 (clássica) devem ser rastreados entre 15 e 20 anos de idade, por meio da avaliação da saturação de transferrina e ferritina ou, inicialmente, com a determinação do genótipo[4].

Ao se solicitar o genótipo no algoritmo de avaliação do indivíduo com suspeita de HH no Brasil, deve-se levar em conta a baixa freqüência de mutações do HFE observadas em nossos pacientes com HH (apenas 60%)[3]. O encontro de várias mutações diferentes nos outros genes associados à HH torna o diagnóstico genético de difícil implementação rotineira, especialmente na nossa população. Desse modo, a despeito da menor freqüência das mutações do HFE observadas em pacientes brasileiros, deve-se proceder inicialmente à genotipagem das mutações C282Y e H63D. Caso o paciente apresente homozigose para a mutação C282Y, o diagnóstico de HH pode ser estabelecido[4,31].

Em indivíduos com diagnóstico genótipo de HH, mas sem marcadores clínicos e laboratoriais de cirrose (idade menor que 40 anos e/ou ferritina inferior a 1.000ng/ml e/ou AST e ALT normais), pode-se iniciar o tratamento sem realização de biópsia hepática. Na presença desses marcadores, deve-se considerar a realização de biópsia hepática para estadiamento da doença. A exclusão de causas secundárias de sobrecarga de ferro e biópsia hepática devem ser realizadas em portadores de hemozigose para mutação C2824, mutação combinada do C2824 com H63D, ou na ausência de qualquer dessas duas mutações[43].

A biópsia hepática na HH clássica está associada à sobrecarga parenquimatosa de ferro, com ou sem fibrose ou cirrose, a depender do estágio da doença. Caracteristicamente, observa-se fibrose ou cirrose sem qualquer reação inflamatória nos espaços porta ou no lóbulo hepático. A sobrecarga de ferro pode acometer hepatócitos, assim como células dos ductos biliares, sendo mais bem observada com a coloração de Perls.

A avaliação histológica do fígado é também útil na diferenciação entre HH e sobrecarga de ferro secundária, onde a siderose ocorre preponderantemente no sistema reticuloendotelial e nas células de Kupffer. Exceção ocorre na HH tipo 3 (doença da ferroportina), em que a deposição de ferro, excepcionalmente, apresenta padrão semelhante ao obsevado na sobrecarga secundária. Nas fases inicias, podem ser observadas anemia e saturação de transferrina normal. Nesse estágio, a hiperferritinemia é o único marcador da doença. Embora a doença ainda não tenha sido descrita no Brasil, ela

Quadro 25.5. Critérios para diagnóstico de hemocromatose hereditária

Saturação de transferrina > 45%

Ferritina > 200mg/ml (mulheres) ou > 300mg/ml (homens)

Siderose hepática graus III ou IV

Concentração hepática de ferro > 80mM/g do peso seco

Índice hepático de ferro (concentração hepática de ferro/idade) > 1,9

Remoção de > 5 g de ferro por flebotomia (250mg = 500ml de sangue)

Pesquisas de mutações genéticas da HH

deve ser sempre aventada na presença de hiperferritinemia, particularmente quando associada às alterações clínicas e laboratoriais de doença hepática. É bom ter em mente que existem outras causas mais freqüentes de elevação da ferritina, como síndrome dismetabólica, esteatoepatite não-alcoólica, infecções, tumores e doenças inflamatórias crônicas.

A sobrevida dos pacientes portadores de HH é inversamente proporcional à presença de lesão em órgãos-alvo, sendo menor em cirróticos e diabéticos[4].

TRATAMENTO

O tratamento na HH é baseado na realização de flebotomias, por ser método eficaz e de baixo custo. Cada retirada de 400 a 500ml de sangue total equivale à remoção de 200 a 250mg de ferro. Deve-se realizar uma ou duas flebotomias de 500ml, semanalmente, evitando-se queda significativa dos níveis hematimétricos. A depleção dos estoques de ferro é confirmada pelo achado de ferritina sérica abaixo de 50mg/ml e índice de saturação de transferrina < 50%. Após atingida essa meta, a maioria dos pacientes necessitará de cerca de quatro a oito flebotomias anuais para manter a ferritina abaixo de 50ng/ml[2,4].

Os pacientes com HH devem evitar suplementos dietéticos e alimentos ricos em ferro.

O transplante de fígado é a única alternativa eficaz para pacientes com doença crônica parenquimatosa do fígado descompensada. Recomenda-se que o tratamento por flebotomia deva ser tentado, se possível, em todo paciente com HH em lista de transplante hepático. Essa medida visa reduzir o risco de complicações infecciosas e cardíacas, associadas à sobrecarga de ferro, no pós-transplante. De modo geral, a sobrevida pós-transplante é menor nos portadores de HH que naqueles com insuficiência hepática de outras etiologias em decorrência dessas complicações[17].

REFERÊNCIAS BIBLIOGRÁFICAS

1. Bacon BR, Sadiq SA. Hereditary hemochromatosis: presentation and diagnosis in 1990s. *Am J Gastroenterol* 1997, 92:784-9.
2. Bacon BR. Hemochromatosis: diagnosis and management. *Gastroenterology* 2001; 120:718-725.
3. Bittencourt PL, Palácios SA, Couto CA et al. Analysis of HLA-A antigens and C282Y and H63D mutations of the HFE gene in Brazilian patients with hemochromatosis. *Braz J Med Biol Res* 2002; 35:329-335.
4. Brandhagen DJ, Fairbanks VF, Baldus W. Recognition and management of hereditary hemochromatosis. *Am Family Physician* 2002; 65:853-8.
5. Bridle KR, Frazer DM, Wilkins SJ et al. Disrupted hepcidin regulation in HFE-associated haemochromatosis and the liver as a regulator of body iron homeostasis. *Lancet* 2003, 361:669-73.
6. Camaschella C, Roetto A, Cali A et al. The gene TFR2 is mutated in a new type of haemochromatosis mapping to 7q22. *Nature Genetics* 2000; 25:14-5.

7. Cazzola M, Ascari E, Barosi G et al. Juvenile idiopathic haemochromatosis: a life-threatening disorder presenting as hypogonadotropic hypogonadism. *Hum Genet* 1983, 65:149-54.
8. Crosby WH. The control of iron balance by the intestinal mucosa. *Blood* 1963, 22:441-9.
9. Feder JN, Gnirke A, Thomas W et al. A novel MHC class I like gene is mutated in patients with hereditary haemochromatosis. *Nature Genetics* 1996, 13:399-408.
10. Feder JN, Tsuchihashi Z, Irrinki A, Lee VK. The hemochromatosis founder mutation in HLA H disrupts beta2 microglobulin interaction and cell surface expression. *J Biol Chem* 1997, 272:14025-28.
11. Finch SC, Finch CA. Idiopathic hemochomatosis, an iron storage disease. *Medicine* [Baltimore] 1955; 34:381-430.
12. Girelli D, Bozzini C, Roetto A et al. Clinical and pathologic findings in hemochromatosis type 3 due to a novel mutation in transferrin receptor 2 gene. *Gastroenterology* 2002; 122:1295-302.
13. Gochee PA, Powell LW, Cullen DJ et al. A population-based study of the biochemical and clinical expression of the H63D hemochromatosis mutation. *Gastroenterology* 2002, 122:646-51.
14. Gross CN, Irrinki A, Feder JN et al. Co-trafficking of HFE, a nonclassical major histocompatibility complex class I protein, with the transferrin receptor implies a role in intracellular iron regulation. *J Biol Chem* 1998; 273:22068-74.
15. Huang FW, Pinkus JL, Pinkus GS et al. A mouse model of juvenile hemochromatosis. *J Clin Invest* 2005, 115:2187-91.
16. Kawabata H, Fleming RE, Gui D et al. Expression of hepcidin is downregulated in TfR2 mutant mice manifesting a phenotype of hereditary hemochromatosis. *Blood* 2005, 105:376-81.
17. Kowdley KV, Brandhagen DJ, Gish RG et al. National hemochromatosis Transplant Registry. Survival after liver transplantation in patients with hepatic iron overload: the national hemochromatosis transplant registry. *Gastroenterology* 2005;129:494-503.
18. Krause A, Neitz S, Magert HJ et al. LEAP-1, a novel highly disulfide-bonded human peptide, exhibits antimicrobial activity. *FEBS Lett* 2000; 480:147-50.
19. Lamon JM, Marynick SP, Roseblatt R, Donnelly S. Idiopathic hemochromatosis in a young female: a case study and review of the syndrome in young people. *Gastroenterology* 1979, 76:178-83.
20. Lin L, Goldberg YP, Ganz T. Competitive regulation of hepcidin mRNA by soluble and cell-associated hemojuvelin. *Blood* 2005, 106:2884-9.
21. Lynch SR, Skikne BS, Cook JD. Food iron absorption in idiopathic hemochromatosis. *Blood* 1989, 74:2187-93.
22. Mattman A, Huntsman D, Lockitch G et al. Transferrin receptor 2 (TfR2) and HFE mutational analysis in non-C282Y iron overload: identification of a novel TfR2 mutation. *Blood* 2002, 100:1075-7.
23. Montosi G, Donovan A, Totaro A et al. Autosomal-dominant hemochromatosis is associated with a mutation in the ferroportin (SLC11A3) gene. *J Clin Invest* 2001, 108:619-23.
24. Nemeth E, Roetto A, Garozzo G et al. Hepcidin is decreased in TfR2 hemochromatosis. *Blood* 2004, 105:1803-6.
25. Nemeth E, Tuttle MS, Powelson J et al. Hepcidin regulates iron efflux by binding to ferroportin and inducing its internalization. *Science* 2004; 306:2090-93.

26. Nicolas G, Bennoun M, Porteu A *et al*. Severe iron deficiency anaemia in transgenic mice expressing liver hepcidin. *Proc Natl Acad Sci USA* 2002; 99:4596-601.
27. Niederau C, Fischer R, Sonnenberg A *et al*. Survival and causes of death in cirrhotic and in non cirrhotic patients with primary hemochromatosis. *N Engl J Med* 1985; 313:1256-62.
28. Papanikolaou G, Samuels ME, Ludwig EH *et al*. Mutations in HFE2 cause iron overload in chromossome 1q-linked juvenile hemochromatosis. *Nat Genet* 2004; 36:77-82.
29. Papanikolaou G, Tzilianos M, Christakis JI *et al*. Hepcidin in iron overload disorders. *Blood* 2005, 105:4103-5.
30. Park CH, Valore EV, Waring AJ *et al*. Hepcidin, a urinary antimicrobial peptide synthesized in the liver. *J Biol Chem* 2001, 276:7806-10.
31. Pietrangelo A. Medical progress: hereditary hemocromatosis – a new look at an old disease. *N Engl J Med* 2004; 350:2383-97.
32. Pietrangelo, A. Molecular insights into the pathogenesis of hereditary haemochromatosis. *Gut* 2006; 55:564-8.
33. Pointon JJ, Wallace D, Merryweather-Clarke AT, Robson KJ. Uncommon mutations and polymorphisms in the hemochromatosis gene. *Genet Test* 2000, 4:151-61.
34. Rivera S, Nemeth E, Gabayan V *et al*. Synthetic hepcidin causes rapid dose-dependent hypoferremia and is concentrated in ferroportin-containing organs. *Blood* 2005, 106:2196-9.
35. Rochette J, Pointon JJ, Fisher CA *et al*. Multicentric origin of hemochromatosis gene (HFE) mutations. *Am J Hum Genet* 1999, 64:1056-62.
36. Roetto A, Camaschella C. Newinsihts into iron homeostasis through the study of non-HFE hereditary haemochromatosis. *Best Practice & Research Clinical Haematology* 2005; 18:235-250.
37. Roetto A, Papanikolaou G, Politou M *et al*. Mutant antimicrobial peptide hepcidin is associated with severe juvenile hemochromatosis. *Nat Genet* 2003, 33:21-2.
38. Roetto A, Totaro A, Cazzola M *et al*. Juvenile hemochromatosis locus maps to chromosome 1q. *Am J Human Gen* 1999; 64:1388-93.
39. Smith PM, Godfrey BE, Williams R. Iron absorption in idiopathic haemochromatosis and its measurement using a whole-body counter. *Clin Sci* 1969, 37:519-31.
40. Waheed A, Parkkila S, Zhou XY *et al*. Hereditary hemochromatosis: effects of C282Y and H63D mutations on association with beta(2)-microglobulin, intracellular processing, and cell surface expression of the HFE protein in COS-7 cells. *Proc Natl Acad Sci* USA 1997, 94:12384-9.
41. Wallace DF, Dooley JS, Walker AP. A novel mutation of HFE explains the classical phenotype of genetic hemochromatosis in a C282Y heterozygote. *Gastroenterology* 1999, 116:1409-12.
42. Wallace DF, Walker AP, Pietrangelo A *et al*. Frequency of the S65C mutation of HFE and iron overload in 309 subjects heterozygous for C282Y. *J Hepatol* 2002, 36: 474-9.
43. Tavill AS. Diagnosis and management of hemochromatosis. *Hepatology* 2001; 33:1321-8.

Trombose de Veia Porta

Capítulo 26

Agnaldo Soares Lima
Leandro Ricardo de Navarro Amado

INTRODUÇÃO

A trombose de veia porta foi descrita, pela primeira vez, em 1868 por Balfour e Stewart[5], sendo hoje considerada causa pouco freqüente de hipertensão porta pré-sinusoidal. Acomete tanto adultos como crianças e ocorre em associação com múltiplos fatores predisponentes, gerando grande número de complicações clínicas. A incidência da trombose de veia porta varia entre 0,05% e 0,5%. A doença é considerada a principal causa de hipertensão porta extra-hepática nos países ocidentais[7,38].

Nos últimos decênios, vários avanços contribuíram para melhor compreensão da etiopatogenia e das conseqüências clínicas da trombose de veia porta. Nos dias atuais, com o incremento dos métodos de imagem como a ultra-sonografia e a tomografia computadorizada, essa condição vem sendo diagnosticada com freqüência cada vez maior[50].

Acredita-se que a trombose de veia porta ocorra na presença de um ou mais fatores predisponentes[15,44,50], como distúrbios pró-trombóticos, trombofilias e fatores locais, sendo, em alguns casos, idiopática. Entre as várias complicações associadas à trombose, as principais são a hemorragia por varizes gastroesofágicas e a isquemia venosa mesentérica[45].

Neste capítulo, os autores fazem revisão da literatura sobre a trombose de veia porta, dando ênfase aos aspectos de fisiopatologia, etiologia, manifestações clínicas e métodos de propedêutica por imagem. Finalmente, discutem as opções de tratamento e o prognóstico de pacientes portadores de trombose de veia porta, destacando aqueles pacientes que a apresentam antes e após o transplante hepático.

FISIOPATOLOGIA

A hipertensão porta é a complicação mais comum e mais letal das hepatopatias crônicas. Resulta do aumento da resistência ao fluxo porta e do aumento do fluxo sanguíneo que entra no sistema porta. Várias causas podem levar ao aumento da resistência vascular ao fluxo porta. O local onde ocorre essa resistência é a base da classificação dos tipos de hipertensão porta[22].

A hipertensão porta é classificada em três tipos: pré-sinusoidal (extra-hepática ou intra-hepática), sinusoidal e pós-sinusoidal (hepática e supra-hepática). A trombose de veia porta é uma das formas de hipertensão porta extra-hepática pré-sinusoidal.

A obstrução da veia porta é decorrente de três mecanismos: trombose venosa, invasão venosa por tumor ou compressão extrínseca[52]. A compressão da veia porta sem que haja trombose, invasão ou estenose de seu lúmen não costuma causar obstrução.

As conseqüências clínicas da trombose de veia porta dependem da extensão da trombose em relação à circulação porta. A montante da obstrução vascular, ocorrem poucas conseqüências intestinais, caso a veia mesentérica superior esteja pérvia. Se o trombo acomete a junção esplenomesentérica e obstrui a veia mesentérica superior e suas arcadas, pode ocorrer isquemia venosa mesentérica com conseqüente infarto intestinal. Em 20% a 50% dos casos, o infarto intestinal será responsável por morte devida à peritonite e à falência de múltiplos órgãos, mesmo que o segmento acometido seja ressecado[20]. Em conseqüência da enterectomia decorrente da isquemia venosa mesentérica, pode surgir a síndrome do intestino curto, entidade com altas taxas de morbidade e mortalidade.

A jusante da obstrução da veia porta, poucas são as conseqüências relacionadas à função hepática[52]. Manifestações clínicas de doença hepática são raras e, às vezes, transitórias. Os níveis de albumina e de bilirrubina e o tempo de protrombina geralmente se encontram dentro dos valores de referência, exceto nos pacientes cirróticos que já cursavam com disfunção do fígado. Histologicamente, ocorrem poucas alterações na arquitetura hepática enquanto a trombose acomete somente a veia porta e seus principais ramos intra-hepáticos.

Sabe-se que o fluxo sanguíneo porta é responsável por dois terços do fluxo sanguíneo hepático. Porém, mesmo com a obstrução completa ao fluxo porta, a trombose de veia porta gera poucas conseqüências clínicas[22]. Isso se deve a dois mecanismos compensatórios. O primeiro mecanismo é decorrente da vasodilatação da artéria hepática em resposta ao baixo fluxo porta, na tentativa de aumentar o fluxo sanguíneo hepático. O segundo consiste no desenvolvimento de veias colaterais que passam pelo segmento trombosado da veia porta, formando o chamado cavernoma porta. O desenvolvimento de colaterais ocorre na parede e na periferia de órgãos adjacentes ao segmento obstruído da veia porta, como via biliar, vesícula biliar, pâncreas, antro gástrico e duodeno (Figura 26.1). Devido às alterações anatômicas causadas por essas estruturas, podem surgir erros na interpretação de exames de imagem, o que leva a diagnósticos errôneos de neoplasia de vias biliares ou pancreáticas, pancreatite ou colecistite.

Como conseqüência da dilatação da artéria hepática e do surgimento do cavernoma, o fluxo sanguíneo hepático é pouco reduzido, mas a pressão porta é aumentada[40]. O aumento da pressão porta deve ser visto como mecanismo compensatório que permite a manutenção da perfusão porta através dos vasos colaterais. Ou seja, a perfusão hepática porta é mantida em troca de um estado de hipertensão porta e suas temidas conseqüências, como a hemorragia digestiva alta secundária à ruptura de varizes gastroesofágicas.

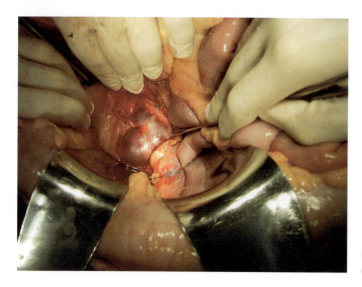

Figura 26.1. Grande colateral esplenorrenal espontânea.

ETIOLOGIA

Várias doenças clínicas e cirúrgicas podem causar a trombose de veia porta. Dentre elas encontram-se infecções, processos inflamatórios, condições que diminuem o fluxo porta, invasão direta ou compressão extrínseca da veia porta por tumores abdominais, estados de hipercoagulabilidade e manipulação da veia porta.

Estudos mais antigos consideravam que a maioria dos pacientes portadores de trombose de veia porta não apresentava fatores predisponentes, e esta era, em sua maioria, considerada idiopática[57]. Recentemente, com os avanços nos métodos propedêuticos para o diagnóstico de estados de hipercoagulabilidade e doenças mieloproliferativas, a incidência de causas idiopáticas de trombose de veia porta vem diminuindo cada vez mais, limitando-se a incidências entre 8% e 15%[44,51].

De acordo com conceitos atuais, a trombose venosa seria o resultado da combinação de vários fatores. Eles compreendem fatores genéticos predisponentes decorrentes da mutação de um ou mais genes, estímulos trombogênicos adquiridos e fatores locais indutores de trombose[40,44]. Essa teoria multifatorial, que explica o surgimento da trombose venosa, parece aplicar-se à trombose de veia porta. Estudos recentes identificaram fatores trombofílicos em aproximadamente 60% dos pacientes portadores de trombose de veia porta e fatores locais indutores de trombose em 40% deles[52].

Distúrbios pró-trombóticos

Distúrbios pró-trombóticos herdados são classificados em dois subgrupos (Quadro 26.1). No primeiro subgrupo encontram-se as doenças raras associadas a alto risco para o desenvolvimento de trombose, como as deficiências de proteína C, proteína S e antitrombina. A prevalência dessas doenças na população é muito baixa, atingindo

Quadro 26.1. Estados de trombofilia associados à trombose de veia porta

Estados de trombofilia	
Distúrbios pró-trombóticos herdados	**Distúrbios pró-trombóticos adquiridos**
Alto risco de trombose (baixa prevalência)	Baixo risco de trombose (alta prevalência)
Deficiência de proteína C	Doenças mieloproliferativas
Deficiência de proteína S	Síndrome antifosfolípide
Deficiência de antitrombina	Hemoglobinúria paroxística noturna
Baixo risco de trombose (alta prevalência)	Condições comuns
Mutação no fator V de Leiden	Anticoncepcionais orais
Mutação no fator II da protrombina	Gravidez e puerpério
	Processos inflamatórios
	Neoplasias
	Hiper-homocisteinemia

níveis menores que 0,04%[51]. No segundo subgrupo, incluem-se a mutação no fator V de Leiden e a mutação no fator II da protrombina. Ambas se associam a baixos riscos de trombose, apesar da maior incidência na população (> 2%)[40].

Acreditava-se que a trombose de veia porta fosse complicação comum da cirrose hepática. Atualmente, ela é considerada pouco freqüente na ausência de hepatocarcinoma, tendo prevalência de 0,6% a 26% em hepatopatas cirróticos[1,38]. Sua patogênese ainda é desconhecida, acreditando-se que o baixo fluxo porta associado à linfangite periporta e a fibrose promoveriam a formação do trombo. Nos pacientes portadores de cirrose hepática, os níveis dos inibidores naturais da coagulação, proteína C, proteína S e antitrombina III, além dos fatores de coagulação, estão freqüentemente diminuídos devido à redução da capacidade sintética do fígado. Com isso, torna-se difícil diferenciar deficiências congênitas de adquiridas dos anticoagulantes naturais, assim como avaliar o papel desses fatores na patogênese da trombose de veia porta[1]. Porém, mutações genéticas de genes relacionados às trombofilias foram encontradas em 69% dos cirróticos com trombose de veia porta, o que leva a crer que as trombofilias herdadas têm papel importante na patogênese da trombose de veia porta em portadores de cirrose hepática[1].

A trombose de veia porta pode estar associada à gravidez e ao uso de anticoncepcionais orais[56,57]. Durante a gravidez há aumento de vários fatores de coagulação (I, VII, VIII, IX, X e XII), assim como diminuição da atividade fibrinolítica, gerando um estado pró-coagulante.

O Quadro 26.2 apresenta os distúrbios pró-trombóticos que mais freqüentemente se associam à trombose de veia porta.

Fatores locais

Fatores locais associados a estados de trombofilia latentes podem causar trombose do sistema porta (Quadro 26.3).

Quadro 26.2. Principais distúrbios pró-trombóticos associados à trombose de veia porta, segundo Denninger e cols.[15]

Etiologia	%
Distúrbio mieloproliferativo primário	22
Distúrbio pró-trombótico	42
Distúrbio mieloproliferativo primário + distúrbio pró-trombótico	8
Síndrome do anticorpo antifosfolípide	4
Mutação do fator V de Leiden	3
Mutação do fator II da protrombina	14
Mutação da metilenotetraidrofolatorredutase	11
Deficiência de proteína C	30
Deficiência de proteína S	0
Deficiência de antitrombina	4

Quadro 26.3. Fatores locais relacionados à trombose de veia porta

Processos inflamatórios e infecciosos	Alteração do sistema venoso porta
Onfalite neonatal	Derivações cirúrgicas
Diverticulite	Esplenectomia
Apendicite	Colectomia
Pancreatite	Complicação de colecistectomia
Úlcera duodenal	Complicação de gastrectomia
Colecistite aguda	**Neoplasias abdominais**
Linfadenite tuberculosa	**Cirrose**

Processos inflamatórios e infecciosos

A primeira categoria de fatores locais que podem precipitar a trombose de veia porta inclui condições inflamatórias e infecciosas abdominais.

Estima-se que a causa mais comum de trombose de veia porta em crianças seja a infecção, que ocorre em 43% a 52% de todos os casos. Dentre as causas infecciosas, a onfalite neonatal é a mais comum, e está presente em 10% a 20% das crianças com trombose de veia porta[12]. A trombose de ocorrência neonatal é descrita após quadros de onfalite ou cateterismo da veia umbilical, complicados com flebite. Entretanto, o cateterismo da veia umbilical, na ausência de sepse ou distúrbios pró-trombóticos, provavelmente não tem relação com a trombose de veia porta. As primeiras manifestações clínicas podem desenvolver-se apenas na vida adulta, com o surgimento de complicações como sangramento de varizes esofágicas e esplenomegalia.

A trombose séptica da veia porta, também chamada pileflebite séptica, geralmente está associada a apendicite ou diverticulite[52]. Outras infecções abdominais que se associam à trombose de veia porta incluem o abscesso hepático amebiano, a pancreatite aguda necrosante, as infecções das vias biliares, as infecções do sítio cirúrgico no pós-operatório de procedimentos abdominais e a sepse[12].

A pancreatite é o processo inflamatório abdominal que mais causa trombose de veia porta, compreendendo 3% a 5% de todos os casos[12]. A trombose de veia porta na pancreatite resulta da pileflebite durante o processo inflamatório agudo, de agudizações de pancreatites crônicas ou de compressão extrínseca da veia porta causada por pseudocisto pancreático.

Alterações do sistema porta

A segunda categoria de fatores locais associados à trombose de veia porta são as alterações mecânicas do sistema porta, sejam elas cirúrgicas ou traumáticas (Quadro 26.3). Em geral, esses fatores não precipitam a trombose de veia porta, a menos que haja associação com distúrbios pró-trombóticos ou hipertensão porta.

A trombose da veia porta é complicação rara e potencialmente fatal da esplenectomia. Sua incidência varia de 6,3% a 10%, podendo chegar a 55% em alguns estudos[24,55]. Acredita-se que a trombose, nesse contexto, seja subdiagnosticada por se manifestar por meio de sintomas vagos e inespecíficos, como inapetência e náuseas, sendo muitas vezes assintomática[41]. Os fatores de risco conhecidos para o surgimento de trombose de veia porta, no pós-operatório de esplenectomia, são esplenomegalia, distúrbios mieloproliferativos, trombocitose pós-operatória e estados de hipercoagulabilidade. Pacientes sabidamente portadores desses fatores de risco devem ser submetidos às medidas profiláticas de anticoagulação para prevenção da trombose de veia porta. Além disso, a propedêutica por imagem (ultra-sonografia ou tomografia computadorizada), objetivando o diagnóstico pós-operatório precoce, deve ser considerada nesses pacientes[24,37,41,55].

Alguns estudos sugeriram maior risco de trombose venosa após colecistectomia laparoscópica, como conseqüência de aumento do tempo cirúrgico e aumento da pressão intra-abdominal, causando estase venosa e maior predisposição para oclusão trombótica da veia porta[31]. Apesar disso, a colecistectomia laparoscópica substituiu a colecistectomia aberta como procedimento cirúrgico de rotina, devido à baixa incidência dessa complicação na prática clínica.

Neoplasias abdominais

As neoplasias estão entre as principais causas de trombose de veia porta, em adultos, com incidências que variam de 21% a 24%[34,53]. O câncer de pâncreas e o hepatocarcinoma respondem pela maioria dos casos, sendo o câncer de pâncreas responsável por cerca de 12% e o hepatocarcinoma por 5% a 6% dos casos de trombose de veia porta nos países ocidentais. Além deles, os cânceres de pulmão, estômago, próstata, útero, carcinóide maligno, rim, colangiocarcinoma e linfoma hepático primário já foram descritos em associação com trombose de veia porta[12,45].

O surgimento de trombose de veia porta em portadores de neoplasias decorre de três fatores, o primeiro dos quais seria o estado de hipercoagulabilidade induzido pelo tumor, predispondo o surgimento de trombose. Acredita-se que esse estado de hipercoagulabilidade esteja relacionado ao aumento da atividade dos mecanismos de coagulação e produção de pró-coagulantes[2,6,17]. Outro mecanismo inclui a diminuição da fibrinólise com conseqüente aumento do inibidor do ativador de plasminogênio[2]. Além disso, a própria quimioterapia, utilizada como tratamento de neoplasias, especialmente o tamoxifeno e a L-asparaginase, a terapia hormonal e os fatores de crescimento hematopoéticos induzem estado de hipercoagulabilidade em portadores de câncer[30]. O segundo mecanismo ocorreria a partir da invasão da veia porta pelo tumor, com conseqüentes estase venosa e trombose. A compressão extrínseca da veia porta pela massa tumoral, pela fibrose periporta pós-opertória, ou após radioterapia, representa o terceiro mecanismo.

Cirrose

A cirrose, como fator isolado, dificilmente causa trombose de veia porta. Estudos em pacientes cirróticos sem hepatocarcinoma e com boa função hepática mostraram baixas prevalências de trombose de veia porta[38]. Assim, a trombose de veia porta, em pacientes cirróticos sem neoplasias e em boas condições, geralmente está associada a distúrbios pró-trombóticos, devendo ser considerada fator local que se associa para o surgimento da oclusão porta[52].

MANIFESTAÇÕES CLÍNICAS

Um paciente pode apresentar-se assintomático na presença de trombose crônica da veia porta, quando o evento agudo, habitualmente sintomático, não resultou no diagnóstico da oclusão. Em crianças, o diagnóstico da trombose ocorre por volta dos 6 anos e, em adultos, por volta dos 40 anos[12]. Não há diferenças quanto à incidência da trombose entre os gêneros masculino e feminino, exceto na cirrose, cuja prevalência é maior em homens[57].

Pacientes com trombose de veia porta aguda ou subaguda podem ter seu quadro complicado por hematêmese, distensão ou dor abdominal. Outras manifestações comuns são náuseas, vômitos, anorexia, perda ponderal e diarréia. Também podem prevalecer os sintomas da doença de base associada. Hematêmese em decorrência da ruptura de varizes gastroesofágicas é o sinal clínico mais comum e a razão mais freqüente para a procura de atendimento médico nos pacientes com trombose de veia porta. Nos pacientes com trombose neonatal, diagnosticada antes do primeiro episódio de hemorragia digestiva alta, o sangramento ocorrerá por volta dos 4 anos de idade. Aproximadamente 10% dos pacientes com trombose nunca terão hemorragia digestiva alta. A freqüência aumenta entre os 10 e os 14 anos e diminui após a puberdade. Na grande maioria, os sangramentos são volumosos e necessitam transfusões múltiplas. A dor abdominal, quando presente, pode estar associada à trombose da veia mesentérica superior.

Ao exame físico, 75% a 100% dos pacientes apresentam esplenomegalia, com o baço se estendendo de 8 a 9cm da margem costal esquerda[12]. Hepatomegalia também é achado bastante comum. A presença de ascite é pouco comum, sendo geralmente moderada e transitória. Ascite pode ocorrer após evento trombótico agudo ou antes do desenvolvimento de circulação colateral[57]. Sinais de insuficiência hepática, como icterícia ou aranhas vasculares, raramente são encontrados, a menos que o paciente seja portador de cirrose. A encefalopatia hepática não é comum em adultos e geralmente se segue a evento desencadeante, como hemorragia ou infecção.

MANIFESTAÇÕES LABORATORIAIS

Exames laboratoriais

A maioria dos exames laboratoriais é normal. Os valores de hemoglobina podem estar diminuídos após evento de hemorragia digestiva alta. A leucopenia e a trombocitopenia estão relacionadas ao hiperesplenismo. Diante da presença de trombocitose, deve-se suspeitar de distúrbio mieloproliferativo[57]. As provas de função hepática não estão alteradas, exceto no cirrótico, embora elevações de aminotransferases, fosfatase alcalina e bilirrubinas possam ser encontradas em pacientes sem hepatopatia prévia.

ANATOMIA PATOLÓGICA

A biópsia hepática de pacientes não-cirróticos e com trombose da veia porta revela-se normal, exceto por aumento de reticulina em torno dos tratos portas, em padrão similar ao encontrado em pacientes não-cirróticos com fibrose periporta[57].

ENDOSCOPIA DIGESTIVA ALTA

Achados de endoscopia digestiva alta incluem a presença de varizes esofágicas e de varizes de fundo gástrico.

MÉTODOS DE IMAGEM

O diagnóstico por imagem da trombose de veia porta necessitava de métodos invasivos, como a flebografia porta ou a portografia, após injeção na artéria mesentérica superior. Recentemente, os avanços dos métodos de propedêutica por imagem, como a ultra-sonografia com Doppler, a tomografia computadorizada e a ressonância magnética, oferecem a possibilidade de diagnóstico não-invasivo da trombose de veia porta, com grande precisão[12,45].

A ultra-sonografia é também método seguro e preciso na avaliação da suspeita de oclusão de veia porta e no seguimento de pacientes com o diagnóstico de trombose de veia porta. A presença de trombo hiperecogênico no interior do lúmen da veia porta é a melhor evidência encontrada ao ultra-som[12,39]. No entanto, coágulos exibem padrões de ecogenicidade variável e podem, se formados recentemente, apresentar-se hipoecogênicos ou anecóicos[39]. Outros sinais, como a dilatação de vasos proximais à obstrução, a presença de colaterais e a não identificação da veia porta, também podem ser encontrados. A ausência de variação no diâmetro da veia porta com a respiração, associada a diâmetro de veia porta maior que 13 a 15mm, constitui sinal altamente indicativo de oclusão de veia porta[12]. Quando se trata de trombo antigo, o diâmetro da veia porta pode estar normal ou diminuído. A transformação cavernomatosa pode levar até 12 meses para ocorrer, embora essa alteração tenha sido demonstrada até mesmo em 5 semanas após o início da trombose. A ultra-sonografia também detecta esplenomegalia e avalia a extensão do trombo em relação à veia mesentérica superior. É exame não-invasivo, acessível e com alta sensibilidade na detecção da trombose de veia porta.

A ultra-sonografia associada ao Doppler é método ainda mais preciso na confirmação do diagnóstico da trombose da veia porta suspeitado à ultra-sonografia simples. Quando há obstrução completa da veia porta pelo trombo, o Doppler não obtém o sinal do fluxo venoso porta[39]. Sinal típico ao Doppler é obtido quando se detecta fluxo através de veias colaterais no hilo hepático[12]. Atualmente, com a utilização do Doppler com fluxo colorido, tornou-se mais fácil a identificação da trombose, mostrando fluxo em torno de trombos que obstruem parcialmente o lúmen da veia porta. O método pode visualizar mudanças na hemodinâmica porta, revelando-se melhor do que a ultra-sonografia simples e a tomografia computadorizada[49].

A tomografia computadorizada pode ser utilizada para confirmação diagnóstica e no seguimento de pacientes com trombose diagnosticada. O método necessita da infusão de contraste venoso para demonstração da trombose. Não é operador-dependente como a ultra-sonografia e não sofre influência de artefatos, como gases intestinais. O diagnóstico da trombose pela tomografia computadorizada revela falha de enchimento no lúmen da veia porta. O trombo é, em geral, isodenso ou hipodenso em relação às partes moles. Trombos recentes (com menos de 1 mês) podem ser hiperdensos e obscuros à tomografia contrastada. O segmento hepático suprido pelo ramo porta obstruído pode aparecer hipodenso devido à diminuição de seu conteúdo em glicogênio, ao depósito de gordura ou à diminuição da depuração do contraste[39].

A angiotomografia *multislice* se tem mostrado útil no diagnóstico de alterações vasculares hepáticas, principalmente em pacientes em pós-operatório de transplante hepático. O método é menos invasivo do que a angiografia convencional e não é inteiramente examinador-dependente[28]. Sua acurácia pode atingir até 95% na detecção de complicações vasculares pós-operatórias de transplante hepático, como estenoses da artéria hepática e veia porta[4,28].

A ressonância magnética foi introduzida recentemente na avaliação da trombose de veia porta, sendo um exame complementar ao Doppler colorido na confirmação de oclusão vascular. A trombose de veia porta freqüentemente produz área de sinal anormal no lúmen da veia porta, que aparece isointensa em imagens T1. Porém, o sinal pode aparecer hiperintenso, se o trombo é recente. A trombose de veia porta tipicamente tem sinal mais intenso em imagens T2. As imagens de eco-gradiente proporcionam delineamento preciso das estruturas vasculares e ajudam no esclarecimento de dúvidas nas imagens de *spin-echo*[39].

Recentemente, a angiorressonância tem mostrado grande utilidade na avaliação do fluxo e da patência do sistema venoso porta, e no diagnóstico de trombose de veia porta. O método é capaz de distinguir entre fluxo lento de sangue e trombos recentes da veia porta[23]. Além disso, é possível marcar o fluxo sanguíneo com pulso de radiofreqüência para determinação da direção e da velocidade do fluxo[12]. Em muitos centros, a angiorressonância é utilizada na avaliação do sistema venoso porta em pacientes em pré ou pós-operatório de transplante hepático.

Atualmente, a angiografia diagnóstica vem sendo cada vez menos utilizada, limitando-se ao estudo do sistema porta no pré-operatório de pacientes candidatos à cirurgia. O procedimento mais comum é a arteriografia da artéria mesentérica superior ou do tronco celíaco, com a captação de imagens na fase venosa. A trombose de veia porta é caracterizada como uma falha de enchimento ou não-opacificação da veia porta ou de um de seus ramos. Porém, a veia porta pode não ser visualizada quando o fluxo venoso mesentérico é desviado através de colaterais portossistêmicas[39].

TRATAMENTO

Os tratamentos para trombose recente ou tardia devem ser considerados separadamente. A trombose aguda da veia porta cursa com manifestações inespecíficas e é muitas vezes assintomática, fazendo com que o diagnóstico não seja reconhecido na maioria dos casos. Caso as manifestações melhorem e a trombose não seja tratada em sua fase aguda, costuma surgir de circulação colateral, que pode culminar com a transformação cavernomatosa da veia porta e hipertensão porta[45]. Portanto, é desejável que estratégia terapêutica eficaz seja instituída para evitar esse quadro. Vários estudos demonstraram a resolução da trombose com a utilização de várias opções terapêuticas, como heparinização seguida de anticoagulação oral, venografia seletiva com infusão de trombolíticos na veia porta e trombectomia cirúrgica. Evidências mostram que a anticoagulação precoce reduz o risco de eventos trombóticos em até 75% dos pacientes por meio da recanalização das veias porta e mesentérica[9,10]. Pacientes com trombose aguda da veia porta tratados com anticoagulação apresentaram melhor evolução clínica e radiológica[9]. Assim, existe relação risco-benefício favorável à anticoagulação, em pacientes com trombose recente da veia porta, já que ela não aumenta o risco ou a gravidade do sangramento e reduz o risco de novos eventos trombóticos[9,10]. O benefício obtido com a anticoagulação é confrontado pelo emprego de métodos invasivos utilizados para recanalização da veia porta, como trombectomia cirúrgica, uso endovascular de trombolíticos e *shunt* portossistêmico intra-hepático transjugular (TIPS)[9].

Na trombose crônica da veia porta, no entanto, faltam evidências que comprovem os benefícios da anticoagulação sistêmica[45]. Anos após o desenvolvimento da trombose de veia porta, a hemorragia digestiva alta decorrente da ruptura de varizes gastroesofágicas pode ser manifestação recorrente, sendo a anticoagulação, nesses casos, prejudicial. Estudos indicam que o tratamento com propranolol e escleroterapia endoscópica foi eficaz para o controle do sangramento devido à hipertensão porta secundária à trombose de veia porta[3,26]. O papel do TIPS no tratamento da trombose de veia porta permanece inconclusivo devido às dificuldades e aos riscos do procedimento e da oclusão do *shunt*[42,54]. Os *shunts* cirúrgicos são opções menos atrativas devido à alta morbidade e à impossibilidade do procedimento diante de trombose difusa do sistema porta.

PROGNÓSTICO

A evolução clínica de pacientes portadores de trombose de veia porta é marcada por episódios repetidos de hemorragia digestiva alta devida à ruptura de varizes esofagogástricas, com incidência de dois e cinco episódios de sangramento por paciente[12]. O prognóstico é bem mais favorável em pacientes não-cirróticos. Em crianças, após a puberdade, os episódios de sangramento diminuem em 10% a 20% devido ao surgimento de *shunts* esplenorrenais ou esplenogástricos espontâneos. A maioria dos pacientes tolera os sangramentos repetidos sem que haja deterioração da função hepática. A taxa de mortalidade provocada pelo sangramento de varizes gastroesofágicas em pacientes não-cirróticos portadores de trombose de veia porta é de aproximadamente 5%[12].

Embora a encefalopatia hepática seja rara no momento do diagnóstico da trombose de veia porta, ela pode surgir em estágios mais avançados da doença. Pacientes com maiores riscos para o desenvolvimento de encefalopatia são aqueles com cirrose hepática e submetidos a derivações cirúrgicas no sistema porta[12,45].

Outra complicação rara, porém temida da trombose de veia porta, é o infarto intestinal secundário à isquemia venosa mesentérica. Ocorre quando o trombo se estende à veia mesentérica superior, sendo fatal se não houver o tratamento cirúrgico. Mesmo com a ressecção intestinal, a mortalidade aproxima-se dos 20%[12].

Os pacientes portadores de cirrose hepática têm evolução e prognóstico diferentes. Além dos episódios repetidos de hemorragia digestiva, alterações da função hepática e ascite de difícil controle são freqüentes.

Pacientes portadores de neoplasias geralmente apresentam ascite, anorexia e perda ponderal no momento do diagnóstico. Raramente apresentam complicações da trombose de veia porta, devido à curta expectativa de vida, sendo raro o sangramento por varizes gastroesofágicas nesses pacientes.

TROMBOSE PORTA E TRANSPLANTE HEPÁTICO

No início da experiência com o transplante hepático, a trombose completa com obstrução da veia porta era considerada contra-indicação absoluta ao procedimento, devido às dificuldades técnicas encontradas durante o implante do enxerto e às altas taxas de mortalidade pós-operatória[13,16,19,21,25,35,47]. As dificuldades técnicas incluíam o sangramento excessivo e a incapacidade se estabelecer fluxo porta adequado ao enxerto.

Atualmente, a incidência de trombose de veia porta em pacientes cirróticos candidatos ao transplante hepático varia de 2% a 14%[25,35,47]. Porém, com os avanços nos métodos de propedêutica por imagem e nas técnicas cirúrgicas, pacientes portadores de obstrução completa ou parcial da veia porta podem hoje ser submetidos ao transplante hepático com sucesso.

Dentre os pacientes candidatos ao transplante hepático, aqueles com maior tendência ao desenvolvimento de trombose de veia porta são os portadores de cirrose auto-imune, cirrose pós-necrótica, cirrose criptogênica, doenças hematológicas (síndrome de Budd-Chiari, policitemia, deficiência de antitrombina III), tumores hepáticos e pacientes submetidos a operações que envolvem a veia porta, como as derivações portas e a esplenectomia[35,47].

Devido ao impacto que a trombose da veia porta exerce na morbidade e na mortalidade no pós-operatório de transplante hepático, o estudo da circulação porta e o diagnóstico de trombose de veia porta devem ser realizados no pré-operatório, possibilitando melhor planejamento cirúrgico.

O método de imagem mais utilizado como triagem pré-operatória da trombose de veia porta é a ultra-sonografia com Doppler. O método pode avaliar a patência vascular e a presença de trombose parcial ou completa da veia porta, com sensibilidade que varia de 70% a 100%[13]. Caso persista a suspeita de trombose de veia porta, a propedêutica deve ser complementada com angiotomografia ou angiorressonância, que permitem avaliar a extensão da trombose e a permeabilidade da junção esplenomesentérica[13,16,35]. A angiografia sempre esteve reservada aos casos de suspeita de trombose completa do sistema porta[35]. Atualmente, no entanto, a angiotomografia em equipamento *multislice* supera em detalhes a angiografia porta arterial.

A técnica cirúrgica ideal para o tratamento da trombose de veia porta durante o transplante hepático depende da extensão da trombose do sistema porta e da experiência do cirurgião (Quadro 26.4). Na grande maioria dos casos, o trombo encontra-se na porção proximal da veia porta. Em se tratando de trombo recente localizado na porção proximal da veia porta, a trombectomia é realizada através de incisão transversal na veia, com introdução de cateter de Fogarty para retirada do trombo[8,16]. Caso

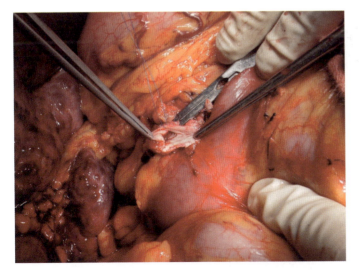

Figura 26.2. Trombo no interior da veia porta encontrado durante transplante hepático. Realizada retirada do trombo através de manobras de eversão e dissecção da veia porta.

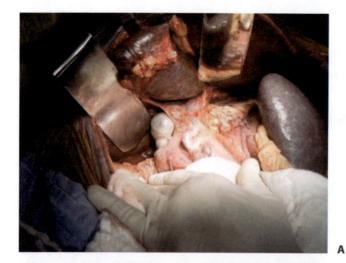

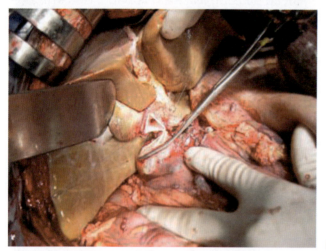

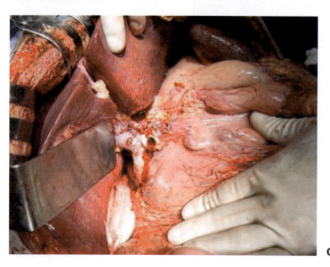

Figura 26.3. Trombose de veia porta em paciente transplantado. **A.** Colateral volumosa em hilo hepático. **B.** Anastomose da veia porta do enxerto em colateral calibrosa do receptor. **C.** Reperfusão do enxerto hepático com bom fluxo em veia porta que pode ser observado através do refluxo sanguíneo em artéria hepática.

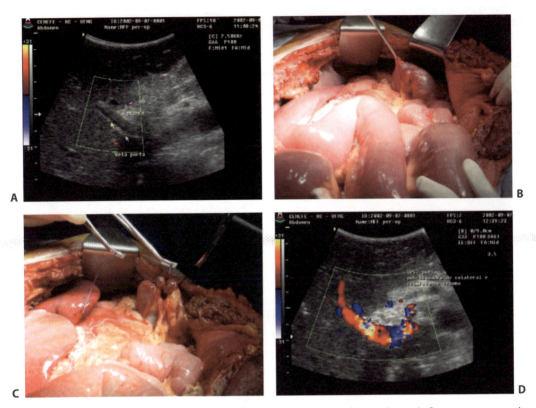

Figura 26.4. A. Doppler peroperatório evidenciando baixo fluxo porta secundário ao desvio do fluxo porta por grande colateral. **B.** Colateral no hipocôndrio esquerdo. **C.** Ligadura da colateral. **D.** Restabelecimento do fluxo porta.

Quadro 26.4. Principais técnicas operatórias para tratamento da trombose de veia porta no transplante hepático

Técnica	Extensão da trombose porta
Trombectomia ou tromboendovenectomia	Trombose distal à confluência esplenomesentérica
Anastomose na confluência esplenomesentérica ou uso de enxertos	Trombose próxima à confluência esplenomesentérica
Enxerto de veia ilíaca a partir da veia mesentérica superior distal	Trombose se estendendo à veia mesentérica superior proximal
Anastomose na veia gástrica esquerda ou colaterais calibrosas	Trombose se estendendo à veia mesentérica superior com veias colaterais
Interposição de cava ou transplante multivisceral	Trombose difusa do sistema porta

seja encontrado trombo organizado na veia porta, a técnica de escolha é a tromboendovenectomia, que consiste na eversão do lúmen da veia porta com excisão do trombo (Figura 26.2). Nos casos em que o trombo envolve a porção média ou distal da veia porta, sem acometer a confluência das veias mesentérica superior e esplênica, a anastomose da veia porta do enxerto pode ser realizada na confluência esplenomesentérica. Se a veia porta encontra-se completamente trombosada e a porção distal da veia mesentérica superior está obstruída, a técnica preferida é a interposição de enxerto de veia ilíaca do doador entre a porção não comprometida da veia mesentérica superior e a veia porta. Quando a trombectomia não é possível e a veia mesentérica superior encontra-se completamente trombosada, opta-se pelo uso da veia gástrica esquerda ou de colateral calibrosa (Figuras 26.3 e 26.4). Para aqueles pacientes com trombose completa da circulação porta, a transposição de cava, procedimento que desvia a circulação da veia cava para o fígado, é procedimento inovador e viável, mas associado a grande morbidade[16,35,47]. O prognóstico dos pacientes submetidos à transposição de cava parece satisfatório, embora persista o risco da hemorragia digestiva secundária à hipertensão porta. Por isso, o transplante multivisceral seria outra alternativa para esses pacientes[25].

A complicação pós-opertória mais temida do transplante em receptores portadores de trombose de veia porta é a retrombose precoce. A incidência de retrombose pode atingir taxas de até 30%, dependendo da extensão e da gravidade da trombose de veia porta no pré-operatório. Alguns autores recomendam a anticoagulação profilática por 3 meses para prevenção da retrombose nesses pacientes[13].

A trombose de veia porta em pós-operatório de transplante hepático de receptores sem trombose no pré-opertório constitui evento pouco freqüente e que, geralmente, ocorre no local da anastomose (Figura 26.5). A incidência de trombose precoce atinge valores entre 1% e 2%. Complicações técnicas durante o transplante, o diâmetro pequeno da veia porta e os *shunts* cirúrgicos no pré-operatório são fatores de risco conhecidos para trombose porta pós-transplante. A oclusão manifesta-se por meio de sinais de não-funcionamento do enxerto, hemorragia digestiva alta por varizes esofágicas secundária à hipertensão porta e ascite volumosa. Nos pacientes que necessitam

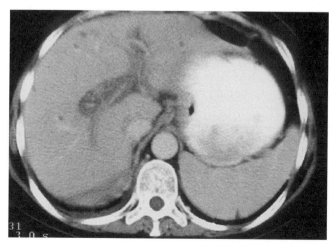

Figura 26.5. Tomografia computadorizada evidenciando trombose de veia porta em pós-operatório de transplante hepático.

Quadro 26.5. Resultados do transplante hepático associado à trombose de veia porta

Referência	N° de casos	Reconstrução da veia porta	Retrombose	Mortalidade	Seguimento
Stieber e cols.[46]	32	13 TV ou EVCE	38,5	32,4	–
		14 BVM	21,4		
		5 TV + AS	0		
Lerut e cols.[32,33]	38	24 TV	4,2	21,1	–
		8 BVM	0		
		3 DC	33,3		
		1 EVCE	0		
		2 colaterais	0		
Shaked e Busuttil[43]	23	14 TV	4,2	35	–
		6 BVM	11,1		
		1 EVCE	0		
		2 GE ou colateral	0		
Moreno e cols.[36]	14	13 TV	23	42,6	6 vivos > 1 ano
		1 BVM	100		2 vivos > 5 meses
Figueras e cols.[18]	10 TVPC	10 BVM	10	0	87% vivos em 1 ano
Davidson e cols.[14]	14	13 TV	23	14,3	8 vivos em 37 meses
		1 GE	0		
Langnas e cols.[29]	16	8 EVCE	12,5	18,8	81% vivos em 12,5 meses
		5 TV	20		
		3 BVM	0		
Cherqui e cols.[11]	3 TVPC	10 TV	0	9,1	8 vivos entre 4 a 39 meses
	8 TVPP	1 colateral	0		
Kirsh e cols.[27]	8	6 BVM	0	12,5	63% vivos em 1 ano
		2 EVCE	0		

TV, trombectomia venosa; EVCE, enxerto venoso na confluência esplenomesentérica; BVM, *bypass* venoso mesoporta; GE, anastomose na veia gástrica esquerda; colaterais, anastomose em colaterais do hilo hepático; AS, anticoagulação sistêmica; DC, dissecção da confluência; TVPC, trombose venosa porta completa; TVPP, trombose venosa porta parcial.

tratamento, as opções terapêuticas incluem a angioplastia, a trombólise percutânea da veia porta, o uso de *stents*, a reconstrução cirúrgica da anastomose porta e, em último caso, o retransplante[48].

Apesar de a trombose de veia porta, atualmente, não constituir contra-indicação formal ao transplante hepático, a extensão da trombose porta causa impacto significativo na evolução e nos resultados pós-operatórios (Quadro 26.5). Dados de literatura revelam maior taxa de mortalidade em receptores portadores de trombose de veia porta (45,5% *versus* 36%), o que pode ser atribuído às dificuldades técnicas do transplante e às maiores perdas sanguíneas durante o ato operatório. Estudos demonstram maior necessidade de hemotransfusão e maior incidência de insuficiência renal e não-funcionamento do enxerto[35]. Candidatos a transplante hepático portadores de trombose de veia porta, especialmente aqueles com obstrução de mais de 50% da veia porta, com ou sem obstrução da veia mesentérica superior, são mais susceptíveis ao desenvolvimento de complicações peroperatórias, apresentam taxas de mortalidade maiores e menor expectativa de vida[35].

CONCLUSÃO

A trombose de veia porta é condição grave, embora muitas vezes assintomática. Diante da suspeita de seu diagnóstico, esforços devem ser dirigidas para sua confirmação rápida e instituição do tratamento adequado. Somente assim se podem evitar a transformação cavernomatosa da veia porta e o surgimento da hipertensão porta, com suas temidas conseqüências. O transplante hepático tem morbidade e mortalidade maiores em receptores com trombose da veia porta, mas não há contra-indicação absoluta, na maioria dos candidatos, ao procedimento.

REFERÊNCIAS BIBLIOGRÁFICAS

1. Amitrano L, Brancaccio V, Guardascione MA *et al*. Inherited coagulation disorders in cirrhotic patients with portal vein thrombosis. *Hepatology* 2000; 31:345-8.
2. Arkel YS. Thrombosis and cancer. *Semin Thromb Hemost* 1999; 25:173-82.
3. Braillon A, Moreau R, Hadengus A *et al*. Hyperkinetic circulatory syndrome in patients with presinusoidal portal hypertension. Efect of propranolol. *J Hepatol* 1989; 9:312-8.
4. Brancatelli G, Katyal S, Federle MP, Fontes P. Three-dimentional multislice helical computed tomography with the volume rendering technique in the detection of vascular complications after liver transplantation. *Transplantation* 2002; 27:237-42.
5. Balfour GW, Stewart TG. Case of enlarged spleen complicated with ascites, both depending upon varicose dilation and thrombosis of the portal vein. *Edimburgh Med J* 1869; 14:589-98.
6. Blom JW, Doggen CJ, Osanto S, Rosendaal F. Malignancies, prothrombotic mutations, and the risk of venous thrombosis. *JAMA* 2005; 293:715-22.
7. Belli L, Romani F, Riolo F *et al*. Trombosis of portal vein in absence of hepatic disease. *Surg Gynecol Obstet* 1989; 169:46-9.

8. Bertelli R, Nardo B, Montalti R et al. Liver transplantation in recipients with portal vein thrombosis: experience of a single transplant center. *Transp Proc* 2005; 37:1119-21.

9. Condat B, Pessione F, Denninger MH, Hillaire S, Valla D. Recent portal or mesenteric venous thrombosis: increased recognition and frequent recanalization on anticoagulant therapy. *Hepatology* 2000; 32:466-70.

10. Condat B, Pessione F, Denninger MH et al. Current outcome of portal vein thrombosis in adults: risk and benefit of anticoagulant therapy. *Gastroenterology* 2001; 120:490-7.

11. Cherqui D, Duvoux C, Rahmouni A et al. Orthotopic liver transplantation in the presence of partial or total portal vein thrombosis. Problems in diagnosis and management. *World J Surg* 1993; 17:669-74.

12. Cohen J, Edelman RR, Chopra S. Portal vein thrombosis: a review. *Am J Med* 1992; 92:173-82.

13. Charco R, Fuster J, Fondevila C et al. Portal vein thrombosis in liver transplantation. *Transpl Proc* 2005; 37:3904-5.

14. Davidson BR, Gibson, Dick R, Burroughs A, Rolles K. Incidence, risk factors, management, and outcome of portal vein abnormalities at orthotopic liver transplantation. *Transplantation* 1994; 57:1174-7.

15. Denninger MH, Chaït Y, Casadevall N et al. Cause of portal or hepatic venous thrombosis in adults: the role of multiple concurrent factors. *Hepatology* 2000; 31:587-91.

16. Desai NM, Olthoff KM. Portal vein thrombosis and other venous anomalies in liver transplantation. *In*: Busuttil RW, Klintmalm GB eds. *Transplantation of the liver*. Philadelphia: Elsevier Saunders, 2005: 743-54.

17. Falanga A, Rickles FR. Pathophysiology of the thrombophilic state in the cancer patient. *Semin Thromb Hemost* 1999; 25:173-82.

18. Figueras J, Torras J, Rafecas A et al. Extra-anatomic venous graft for portal vein thrombosis in liver transplantation. *Trans Int* 1997; 10:407-8.

19. Gimeno FA, Calvo J, Loinaz C et al. Comparative analysis of the results of orthotopic liver transplantation in patients with and without portal vein thrombosis. *Transpl Proc* 2005; 37:3899-903.

20. Grendell JH, Ockner RK. Mesenteric venous thrombosis. *Gastroenterology* 1982; 82:358-72.

21. Gómez-Gutierrez M, Quintela J, Marini M et al. Portal vein trombosis in patients undergoing orthotopic liver transplantation: intraoperative endovascular radiological procedures. *Transpl Proc* 2005; 37:3906-8.

22. Groszmann RJ, de Francis R. Portal hypertension. *In*: Schiff ER, Sorrell MF, Maddrey WC eds. *Schiff's diseases of the liver*. Philadelphia: Lippincott-Raven, 1998: 387-452.

23. Haddad MC, Clarck DC, Sharif HS et al. MR, CT, and ultra-sonography of splancnic venous thrombosis. *Gastrointest Radiol* 1992; 17:34-40.

24. Ikeda M, Sekimoto M, Takiguschi S et al. High incidence of thrombosis of the portal venous system after laparoscopic splenectomy: a prospective study with contrast-enhanced CT scan. *Ann Surg* 2005; 241:208-16.

25. Jamieson NV. Changing perspectives in portal vein thrombosis and liver transplantation. *Transplantation* 2000; 69:1772-4.

26. Kahn D, Krieg JE, Terblanche J et al. A 15-year experience of injection sclerotherapy in adult patients with extra-hepatic portal venous obstruction. *Ann Surg* 1994; 219:34-9.

27. Kirch JP, Howard TK, Klintmalm GB, Husbberg BS, Goldstein RM. Problematic vascular reconstruction in liver transplantation. Part II. Portovenous conduits. *Surgery* 1990; 107:544-8.
28. Katyal S, Oliver JH, Buck DG, Federle MP. Detection of vascular complications after liver transplantation. Early experience with multislice CT angiography with volume rendering. *Am J Roentgenol* 2000; 175:1735-9.
29. Langnas AN, Marujo WC, Stratta RJ et al. A selective approach to preexisting portal vein thrombosis in patients undergoing liver transplantation. *Am J Surg* 1992; 163:132-6.
30. Lee AY, Levine MN. The thrombophilic state in the cancer patient. *Semin Thromb Hemost* 1999; 25:137-45.
31. Lindberg F, Rasmussen I, Siegbahn A, Bergqvist D. Coagulation activation after laparoscopic cholecystectomy in spite of thomboembolism prophylaxis. *Surg Endosc* 2000; 14:858-861.
32. Lerut J. Portal vein thrombosis and liver transplantation. *Transpl Int* 1998; 11:70.
33. Lerut JP, Mazza D, Laterre PF et al. Adult liver transplantation and abnormalities of splanchnic veins. Experience in 53 patients. *Transpl Int* 1997; 10:125-32.
34. Macpherson AIS. Portal hypertension due to extrahepatic portal venous obstruction. A review of 40 cases. *J Coll Surg Edimb* 1984; 29:4-10.
35. Manzanet G, Sanjuán F, Orbis P et al. Liver transplantation in patients with portal vein thrombosis. *Liver Transpl* 2001; 7:125-31.
36. Moreno GE, García GI, Gómez Sanz R et al. Liver transplantation in patients with thrombosis of the portal, splenic or superior mesenteric vein. *Br J Surg* 1993; 80:81-5.
37. Olson MM, Ilada PB, Apelgren KN. Portal vein thrombosis. *Surg Endosc* 2003; 17:1322.
38. Okuda K, Ohnishi K, Kimura K et al. Incidence of portal vein thrombosis in liver cirrhosis. An angiographic study in 708 patients. *Gastroenterology* 1985; 89:278-86.
39. Parvey HR, Raval B, Sandler CM. Portal vein thrombosis: imaging findings. *Am J Roentgenol* 1994; 162:77-81.
40. Rosendaal FR. Venous thrombosis: a multicausal disease. *Lancet* 1999; 353:1167-73.
41. Riet MV, Burger JWA, Muiswinkel JMV et al. Diagnosis and treatment of portal vein thrombosis following splenectomy. *Br J Surg* 2000; 87:1229-33.
42. Radosevich PM, Ring EJ, LaBerge JM et al. Transjugular intrahepatic portosystemic shunts in patients with portal vein occlusion. *Radiology* 1993; 186:523-7.
43. Shaked A, Busutil RW. Liver transplantation in patients with portal vein thrombosis and central portocaval shunts. *Ann Surg* 1991; 214:696-702.
44. Shafer AI. Hypercoagulable states: molecular genetics to clinical practice. *Lancet* 1994; 344:1739-42.
45. Sobhonslidsuk A, Reddy R. Portal vein thrombosis: a concise review. *Am J Gastroenterol* 2002; 97:535-41.
46. Stieber AC, Zetti G, Todo S et al. The spectrum of portal vein thrombosis in liver transplantation. *Ann Surg* 1991; 213:199-206.
47. Seu P, Shackleton C, Shaked A et al. Improved results of liver transplantation in patients with portal vein thrombosis. *Arch Surg* 1996; 131:840-5.
48. Settmacher U, Nüssler NC, Glanemann M et al. Venous complications after orthotopic liver transplantation. *Clin Transpl* 2000; 14:235-41.

49. Ueno N, Sasaki A, Tomiyama T et al. Color Doppler ultra-sonography in the diagnosis of cavernous transformation of the portal vein. *J Clin Ultrasound* 1997; 25:227-33.

50. Valla DC. Portal vein thrombosis and prothrombotic disorders. *J Gastroenterol Hepatol* 1999; 14:1051-2.

51. Valla D, Casadevall N, Huisse MG et al. Etiology of portal vein thrombosis in adults. A prospective evaluation of primary myeloproliferative disorders. *Gastroenterology* 1988; 94:1063-9.

52. Valla DC, Condat B. Portal vein thrombosis: pathophysiology, pathogenesis and management. *J Hepatol* 2000, 32:865-71.

53. Witte CL, Brewer ML, Witte PH et al. Protean manifestations of the pylethrombosis. A review of thirty four patients. *Ann Surg* 1985; 202:191-202.

54. Walser EM, NcNees SW, Dela PO et al. Portal venous thrombosis: percutaneous therapy and outcome. *J Vasc Interv Radiol* 1998; 9:119-27.

55. Winslow ER, Brunt LM, Drebin JA, Soper NJ, Klingensmith ME. Portal vein thrombosis after splenectomy. *Am J Surg* 2002; 184:631-6.

56. Walker ID. Thrombophilia in pregnancy. *J Clin Pathol* 2000; 53:573-80.

57. Webb LJ, Sherlock S. The aetiology, presentation and natural history of extrahepatic portal venous obstruction. *Q J Med* 1979; 192:627-39.

Tratamento Cirúrgico de Metástases Hepáticas Múltiplas

Capítulo 27

Alexandre Prado de Resende
Silvia Zenóbio Nascimento
Marcelo Medeiros Chaves França

INTRODUÇÃO

O fígado é um órgão freqüentemente acometido por lesões metastáticas de tumores diversos, em especial daqueles originários do trato digestivo. Em grande número de casos, esse acometimento é exclusivamente hepático e não impede a realização de tratamento cirúrgico com finalidade curativa. Portadores de metástases hepáticas de tumores de estômago, mama, melanoma, pâncreas, papila duodenal, sarcomas e tumores do trato urogenital podem ser tratados cirurgicamente, em casos muito selecionados. Nesses tumores, em geral, exige-se a presença de lesão única e período de acompanhamento para certificação de que não existam novas metástases no fígado ou em outros órgãos, antes de se proceder ao tratamento cirúrgico.

No tratamento dos tumores de origem colorretal e neuroendócrinos, as indicações de tratamento cirúrgico são mais liberais, sendo aceitos critérios mais amplos para a indicação cirúrgica, como a presença de metástases múltiplas. Devido à maior freqüência dos tumores de origem colorretal, quando comparados aos neuroendócrinos, as considerações realizadas no decorrer deste capítulo serão unicamente referentes a eles.

A incidência de tumores colorretais tem aumentado em todo o mundo, principalmente em função de alterações de hábitos alimentares e comportamentais da população. Nos EUA, os tumores colorretais são atualmente a segunda causa de morte relacionada ao câncer. Durante a evolução da doença, estima-se que aproximadamente 50% dos pacientes irão apresentar metástases hepáticas, sincrônicas ou metacrônicas. Estas metástases são exclusivas no fígado em 30% dos casos[64].

Quando não tratadas cirurgicamente, as metástases hepáticas estão associadas a prognóstico muito ruim, tendo sobrevida mediana que oscila entre 6 e 12 meses, a despeito dos avanços em drogas quimioterápicas[1,64]. As ressecções hepáticas são o padrão ouro no tratamento dessas metástases, estando associadas a sobrevida em 5 anos que varia entre 25% e 51% na maioria das séries[32,33,59,64,71,74].

Infelizmente, ainda hoje, muitos pacientes com doença secundária no fígado, em especial aqueles portadores de lesões múltiplas, são considerados sem possibilidade de terapêutica com finalidade curativa, por profissionais pouco afeitos aos atuais avanços nesta área da gastroenterologia. Tal fato leva à condenação de parte desses pacientes a tratamentos paliativos, privando-os de terapêuticas com potencial de cura.

O conceito inicialmente aceito, a partir da década de 1980, era o de que lesões metastáticas únicas deveriam ser tratadas cirurgicamente, com finalidade curativa, e que lesões múltiplas não apresentavam indicação de tratamento cirúrgico. Nos anos de 1990, com os avanços da técnica cirúrgica, do conhecimento da evolução e da história natural da doença, passaram a ser aceitas as indicações de cirurgia em até três metástases, desde que restritas ao mesmo lobo. Esta indicação se ampliou, posteriormente, a pacientes portadores de três lesões, ainda que bilobares e, atualmente, em função da melhora nos métodos de imagem (em especial no que diz respeito à localização de doença extra-hepática) e do emprego de outros procedimentos terapêuticos associados à cirurgia, o número de lesões no fígado deixou de ser contra-indicação ao seu tratamento. Este conceito, já bastante consolidado na literatura médica[1,4,34,48,59,62,71,74,77], ainda não se firmou em nosso meio, sendo importante a consolidação do mesmo para que pacientes com doença potencialmente curativa não sejam avaliados e tratados de forma meramente paliativa.

FATORES PROGNÓSTICOS

Os avanços na cirurgia hepática e a melhoria nos cuidados perioperatórios têm reduzido muito a morbimortalidade associada a esses procedimentos, permitindo, atualmente, a realização de procedimentos sobre o fígado considerados inimagináveis há alguns decênios. Existe, portanto, necessidade de definição dos limites nos quais a ressecção cirúrgica pode ser indicada, ainda com benefícios reais ao paciente. É sabido que a apresentação das metástases no fígado pode fazer-se de maneira extremamente variável. Elas podem ser sincrônicas ou surgir posteriormente à ressecção do tumor primário (metacrônicas), podem ser únicas ou múltiplas. Quando múltiplas, podem estar localizadas em um único lobo ou difundir-se pelo parênquima.

Além do estadiamento adequado dos candidatos a tratamento cirúrgico, o que se busca é selecionar aqueles de melhor prognóstico, nos quais os benefícios da cirurgia seriam mais evidentes. Com este intuito, são inúmeras as séries publicadas, buscando identificar fatores de bom prognóstico baseados em parâmetros pré- e peroperatórios, muitas das quais com resultados contraditórios. Em comum, na maioria dessas publicações, podem ser apontados como fatores de mau prognóstico a presença de doença extra-hepática, a presença de margens cirúrgicas acometidas e a ocorrência de lesão metastática sincrônica. Alguns critérios relacionados a mau prognóstico foram definidos por alguns estudos e questionados em outros, tais como o tamanho e o número de metástases, o estadiamento do tumor primário e os níveis de CEA[10,13,26,33,51,64,67] (Quadro 27.1).

Quadro 27.1. Fatores preditivos de recorrência após ressecção de metástases colorretais

Séries	Idade	Estágio	Sincrônico	Tamanho	Metástases Número	Bilobar	Satélite	QT	Margens	CEA
Foster, 1978	–	N	N	S	S	–	–	–	–	–
Adson, 1984	–	S	N	N	N	N	–	–	–	–
Fortner, 1984	N	S	–	N	N	–	–	N	N	N
Butler, 1986	N	S	N	N	N	–	–	N	N	–
Hughen, 1988	–	S	S	S	S	S	–	S	S	S
Nordinger, 1987	–	–	–	N	N	–	–	–	–	–
Coboum, 1987	–	N	N	–	S	–	N	–	–	–
Schalag, 1990	–	–	S	–	–	–	–	–	–	–
Doci, 1991	N	S	N	N	N	N	–	–	–	N
Younes, 1991	–	N	N	S	S	–	–	–	–	S
Scheele, 1991	N	S	S	N	N	N	S	–	S	–
Rosen, 1992	–	N	N	N	N	–	S	–	N	–
Cady, 1992	N	N	N	N	S	–	–	–	S	S
Gayowski, 1994	S	S	S	N	S	S	–	–	S	S
Nordinger, 1995	S	S	S	S	S	N	–	–	S	S
Scheele, 1995	N	S	S	S	N	N	S	–	S	S
Fong, 1997	N	S	S	S	S	S	–	S	S	S
Fong, 1999	N	S	S	S	S	S	–	–	S	S

Adaptado de Fong Y e cols.[26]
S – Sim; N – Não; QT – Quimioterapia; CEA – Antígeno carcinoembrionário.

Além de fatores relacionados à sobrevida, também foram avaliados fatores associados à maior recorrência das metástases no fígado. Dentre estes, têm sido citados a expressão do gene *p53* e o tempo de duplicação tumoral. Tumores com potencial de crescimento rápido foram associados a maior agressividade, sendo considerado (em análise multivariada) variável independente na recorrência das metástases hepáticas[76].

TOMOGRAFIA COMPUTADORIZADA COM EMISSÃO DE PÓSITRONS (PET)

Nenhum dos critérios prognósticos propostos chegou, no entanto, a exercer grande impacto na prática clínica. O mesmo não se pode dizer do emprego da tomografia computadorizada com emissão de pósitrons (PET), que vem sendo atualmente empregada, com grande impacto na avaliação clínica dos candidatos à ressecção hepática.

A PET consiste na administração de radiofármaco e no registro da captação do marcador pelas células tumorais. O radiofármaco mais utilizado atualmente é a 18-Flúor-2-dexo-D-glicose (FDG), análogo da glicose que mimetiza o seu metabolismo e compete com ela na via metabólica. Devido ao hipermetabolismo existente nas células neoplásicas, há uma concentração do radiofármaco em áreas acometidas pela neoplasia, que são captadas através do mapeamento de corpo inteiro (PET *scan*) ou de imagens tomográficas (PET TC). A grande acurácia da PET no diagnóstico inicial de metástases hepáticas e no estadiamento tumoral resulta de dois fatores: a detecção precoce das alterações metabólicas tumorais em topografias que se superpõem às alterações anatômicas em outros métodos de imagem e a possibilidade de mapeamento global do paciente, localizando metástases em sítios não usuais.

No diagnóstico de metástases hepáticas, a TC helicoidal ou a RM são ainda hoje superiores à PET, devido à caracterização anatômica mais detalhada e à possibilidade de detecção de lesões menores. Esse diagnóstico, no entanto, não exclui a necessidade da PET, que deve ser considerada exame complementar aos anteriores e que tem indicações precisas. O PET *scan* deve ser empregado tanto na avaliação pré-operatória como no seguimento pós-operatório dos pacientes, podendo auxiliar a detecção de metástases em sítios não usuais. A sua sensibilidade na detecção de doença extra-hepática é bastante superior à da TC. Já a PET TC deve ser empregada antes da hepatectomia em pacientes já submetidos à ressecção do tumor primário, apresentando maior sensibilidade para detecção de recidiva local, bem como no seguimento pós-operatório, onde também tem maior acurácia na detecção de recidiva hepática das metástases. Outra ótima indicação da PET TC é no seguimento de pacientes com metástases hepáticas tratados por métodos ablativos, em especial pela radiofreqüência (Quadro 27.2).

Quando adequadamente empregada na avaliação pré-operatória dos pacientes, a PET alterou a conduta terapêutica prevista em 23% dos casos, por definir critérios de contra-indicação à cirurgia ou pela alteração do procedimento inicialmente proposto[27]. A seleção de pacientes a serem ressecados, excluindo aqueles com doença extra-hepática fora de possibilidade de tratamento, e a adequação do procedimento a ser

Apesar do acometimento de linfonodos da área 1, os portadores de metástases hepáticas múltiplas podem ser considerados para ressecção, associada ao esvaziamento linfonodal do pedículo. Tal abordagem deve restringir-se a centros de excelência, com grande experiência em cirurgia hepatobiliar, pois é um procedimento tecnicamente complexo, cuja realização deve respeitar baixos índices de morbimortalidade; do contrário, os efeitos adversos da intervenção cirúrgica podem superar seu eventual benefício.

RADIOFREQÜÊNCIA

Inicialmente preconizada para o tratamento paliativo de tumores hepáticos, com emprego restrito a pacientes sem indicação de cirurgia, a ablação por radiofreqüência vem ganhando espaço importante no armamentário terapêutico disponível aos portadores de neoplasia no fígado, seja primária, seja secundária.

A ablação por radiofreqüência (ARF) é fundamentada na aplicação de energia térmica, em que ondas de radiofreqüência produzidas a partir de um gerador são aplicadas diretamente sobre o tumor através de agulha. A agitação iônica produzida gera calor local e necrose por coagulação, podendo provocar a completa destruição do tecido neoplásico. O acesso ao tumor pode ser feito por via percutânea, guiada por exames de imagem, ou por acesso direto ao tumor, por laparotomia ou laparoscopia. Quando empregada no tratamento de metástases hepáticas, a ARF deve ser realizada, preferencialmente, por laparotomia ou laparoscopia, e sempre associada à realização do US intra-operatório. A relativa contra-indicação à abordagem percutânea deve-se à necessidade de exploração da cavidade peritoneal, para excluir a presença de doença extra-hepática, e à maior sensibilidade do US intra-operatório na detecção de outros nódulos no fígado[21]. Outra vantagem do emprego da ARF, por via cirúrgica, é a possibilidade de clampeamento do pedículo hepático durante a terapêutica, em especial para o tratamento de lesões próximas a grandes vasos. Nestes casos, o calor gerado pela radiofreqüência é dissipado pelo fluxo sanguíneo, levando a destruição tecidual limitada. O clampeamento vascular permite melhor ação local durante a ablação.

O emprego da ARF no tratamento de metástases hepáticas de tumores colorretais tem indicações bem definidas. Seu emprego deve ser restrito, preferencialmente, a lesões menores que 3,5cm, quando não passíveis de ressecção. Quando possível, a ressecção deve ser indicada, uma vez que apresenta menores índices de recorrência local (5% contra 37% da ARF)[1]. Em pacientes com doença multinodular, em que a ressecção completa das lesões não é tecnicamente viável, o emprego de ARF no tratamento das lesões residuais é bastante útil. Mesmo em lesões de maior diâmetro, nas quais a possibilidade de recorrência local é muito alta, a ARF pode ser empregada, buscando retardar a progressão da doença até que se faça a regeneração hepática, propiciando condições seguras para nova ressecção hepática posterior[20,54].

EMBOLIZAÇÃO PORTA

A embolização porta pré-operatória tem como objetivo tornar factíveis ressecções hepáticas maiores em pacientes cujo volume hepático remanescente era originariamente considerado pequeno para assegurar boa função hepática pós-operatória. Tem como finalidade ocluir o ramo porta do segmento hepático a ser ressecado, levando à atrofia deste, seguida de hipertrofia compensatória do lobo contralateral, que será preservado após a ressecção.

Essa técnica foi desenvolvida a partir do conhecimento de que o fluxo venoso porta é responsável por promover a regeneração hepatocelular. Esta propriedade hepatotrófica se deve ao aporte ao fígado de várias substâncias presentes no sangue porta, como a insulina, o glucagon e um fator de crescimento hepatocitário chamado hepatopoetina A, identificado na década de 1980[83]. A diminuição do *clearance* dessas substâncias pelo parênquima ressecado ou privado do fluxo porta e o maior aporte desses fatores hepatotróficos nos segmentos remanescentes levam ao aumento da síntese de DNA, do estímulo mitótico e da regeneração hepática[14].

A embolização porta é realizada por via percutânea, dirigida por US. É, então, realizada a injeção de solução de N-butil-2-cianoacrilato e lipiodol, de forma seletiva, nos ramos portas correspondentes aos segmentos hepáticos a serem ressecados. Após um período de 4 a 8 semanas, é observado aumento volumétrico, que varia de 20% a 50%, dos segmentos não embolizados a serem preservados, tornando mais segura a ressecção. Tal procedimento pode ser realizado, com sucesso, em aproximadamente 90% dos casos. É geralmente bem tolerado, realizado sob anestesia local e sedação. Os pacientes podem apresentar, como complicações, vômitos, febre e dor abdominal, freqüentemente associados à elevação discreta das transaminases e a pequenos focos de necrose hepatocitária[14,39]. Especial cuidado deve ser observado para evitar a progressão dos agentes embolizantes para o tronco da veia porta, causando a oclusão desta e impedindo posterior ressecção.

Em pacientes portadores de metástases hepáticas sincrônicas, não passíveis de ressecção simultânea, e nos quais são observados os critérios para indicar a embolização porta, uma boa opção é a ligadura do ramo porta durante o ato operatório para a ressecção do tumor primário, evitando a necessidade do procedimento por via percutânea.

Adotada freqüentemente em centros especializados em cirurgias hepatobiliares, a embolização porta não apenas aumenta o número de candidatos à hepatectomia, mas também diminui significativamente a incidência de complicações após ressecções hepáticas maiores[29]. É recomendada nos casos de hepatectomia direita alargada (trissegmentectomias), nas hepatectomias direitas associadas a cirurgias gastrointestinais maiores ou em pacientes com algum grau de disfunção hepática (colestase, esteatose ou pós-quimioterapia) a serem submetidos a ressecções extensas[8,18,23].

Nos casos de metástases colorretais múltiplas e bilobares, a embolização porta pré-operatória apresenta sério inconveniente. Foi observado que as lesões localizadas na região não embolizada, sujeita aos mesmos estímulos tróficos que o parênquima hepático, apresentam taxa de crescimento superior à observada em casos de progressão da doença em fígados não-embolizados[6,17,38]. Elias e cols.[17] constataram variação no aumento volumétrico das metástases de 60% a 970%. Este aumento dos nódulos é acompanhado de aceleração da atividade proliferativa das células neoplásicas e de provável aumento na chance de recorrência da doença. Tem sido relatada ainda redução na sobrevida livre de doença em pacientes submetidos à embolização porta[28,43].

Quando a realização da embolização porta é indispensável em portadores de lesões hepáticas múltiplas, alguns autores recomendam tratar primeiramente as lesões localizadas nos segmentos a serem preservados da embolização, seja por ressecção, seja por métodos ablativos, antes da realização do procedimento[35,37].

DOENÇA METASTÁTICA EXTRA-HEPÁTICA

Desde que as hepatectomias começaram a ser indicadas no tratamento de metástases hepáticas de tumores colorretais, a presença de doença extra-hepática tem sido considerada uma contra-indicação clássica à ressecção. Este conceito se deve a vários estudos publicados entre os decênios de 1970 e 1990, nos quais a análise de pequenos subgrupos de pacientes com doença extra-hepática apontava para prognóstico muito desfavorável.

Nos últimos anos, alguns passos têm sido dados no sentido de estender as indicações de hepatectomia, mesmo em portadores de doença extra-hepática. Nos portadores de lesões pulmonares associadas às metástases hepáticas, as ressecções pulmonares já são largamente aceitas, havendo ainda alguma discussão quanto ao melhor momento de realizá-las. Elas, portanto, já não constituem contra-indicação às hepatectomias[4,49,61]. A invasão por contigüidade de estruturas adjacentes (omento, diafragma, parede gástrica, veia cava retroepática) também não constitui contra-indicação à ressecção, desde que a ressecção se faça em monobloco, com a ressecção completa do tumor (ressecção R0).

Em importante publicação, Elias e cols.[19] relatam a realização de hepatectomia associada à ressecção da doença extra-hepática, o que aumentou a sobrevida a longo prazo de pacientes com doença avançada, atingindo, neste grupo de pacientes, 28% em 5 anos, comparável à sobrevida em 5 anos de 33% obtida pelos autores quando a ressecção hepática foi realizada em pacientes sem doença extra-hepática no mesmo período. Para obtenção de ressecção completa (R0), os autores empregaram linfadenectomias e peritoniectomias, associadas à quimioterapia intraperitoneal peroperatória. Em 50% dos casos, a ressecção com finalidade curativa (R0) não pôde ser realizada. Nesse estudo, Elias e cols.[19] concluíram, ainda, que a presença de mais de cinco metástases no fígado associadas com doença extra-hepática, ou nos casos de múltiplos focos extra-hepáticos, a ressecção não deve ser realizada, pois terá percentual de cura muito baixo.

Até que novos estudos possam confirmar os bons resultados obtidos por Elias e cols.[19] e sedimentar o limite na indicação de hepatectomia em portadores de doença extra-hepática, o tratamento cirúrgico, nesses casos, deverá ser considerado apenas em casos de exceção, em pacientes muito bem selecionados, com doença localizada.

MARGENS CIRÚRGICAS

Dentre os diversos fatores que sabidamente influem no prognóstico pós-ressecções de metástases hepáticas de tumores colorretais, o acometimento das margens cirúrgicas é seguramente dos mais importantes. Na abordagem de pacientes com metástases múltiplas, a obtenção de margens livres é muitas vezes dificultada pela localização das lesões, fazendo com que, em número significativo de casos, a presença de margem acometida na peça cirúrgica, e não o número de metástases, seja o fator determinante de mau prognóstico.

A maioria das publicações recomenda, ainda hoje, que a margem cirúrgica seja de, no mínimo, 1cm[9,44,80]. No entanto, os dados que embasam esta recomendação são escassos. Utilizando técnicas genéticas e histológicas para o estudo das margens cirúrgicas em pacientes submetidos à hepatectomia por metástase hepática de tumor colorretal, Kokudo e cols.[41] concluíram que as micrometástases em torno das lesões hepáticas não são comuns, e que a maioria delas, quando ocorrem, são na borda tumoral. Esses autores sugerem que a margem cirúrgica de 2mm seria suficientemente segura para uma ressecção curativa (6% de risco de recorrência em margens). Assim sendo, na impossibilidade técnica de margem cirúrgica maior, margens menores não contra-indicam a ressecção[41]. Tais achados são corroborados por outros estudos, como o conduzido pelo M.D. Anderson Cancer Center[55], utilizando dados multicêntricos. Nesse estudo, foram avaliadas as margens cirúrgicas de 557 ressecções hepáticas, também por metástases de tumores colônicos. Em 45 pacientes, as margens eram positivas. Em 129, eram negativas, mas com espessura entre 1 e 4mm. A margem livre foi de 5 a 9mm em 85 pacientes e superior a 1cm em 298 pacientes. Os resultados obtidos demonstram que, apesar de as margens cirúrgicas positivas estarem associadas a maior risco de recorrência local do tumor, a espessura das margens cirúrgicas livres não afetou a sobrevida nem o risco de recorrência local.

A impossibilidade de obtenção de margem maior ou igual a 1cm deixou, portanto, de ser considerada contra-indicação à hepatectomia. Sempre que possível, no entanto, deve ser obtida margem livre de neoplasia.

RESSECÇÃO REGRADA OU NÃO-REGRADA

Outro assunto controverso na literatura médica diz respeito ao tipo de ressecção hepática a ser realizada: a hepatectomia regrada ou não-regrada. A ressecção regrada, ou anatômica, é norteada pelo conhecimento da anatomia segmentar do fígado descrita por Couinaud[12], enquanto a denominação não-regrada, ou não-anatômica, se refere às ressecções não-segmentares, tumorectomias ou ressecções em cunha das metástases hepáticas. Em portadores de tumores primários do fígado, os benefícios das ressecções regradas são mais bem definidos. Na doença metastática, tal benefício tem sido questionado[15,42,50,73,82,84].

De modo geral, pequenas lesões localizadas próximo à borda hepática podem ser ressecadas de forma não-anatômica, enquanto lesões maiores geralmente necessitam de ressecções anatômicas. Metástases, mesmo pequenas, localizadas profundamente no parênquima hepático podem exigem ressecção regrada, principalmente se próximas a pedículos vasculares ou veias de drenagem. Muitas vezes, devido à presença de lesões múltiplas, o cirurgião deve decidir entre a realização de várias ressecções não-anatômicas ou de hepatectomia maior que resseque todas as lesões de uma só vez. A primeira opção preserva mais parênquima hepático, é tecnicamente mais difícil e tem risco maior de sangramento peroperatório. Já a hepatectomia regrada, em geral, proporciona margem cirúrgica maior entre a linha de secção e os tumores e melhor controle dos vasos intra-hepáticos. Porém, como remove maior quantidade de tecido hepático sadio, acarreta risco maior de disfunção hepática pós-operatória e, teoricamente, segundo alguns autores, de desenvolvimento de metástases hepáticas *adormecidas* por mecanismos envolvidos na regeneração do fígado remanescente[53]. Outro inconveniente apontado nas ressecções anatômicas maiores diz respeito à possibilidade de surgimento de futura lesão metacrônica nos segmentos hepáticos contralaterais. A ressecção hepática prévia poderia inviabilizar futura re-ressecção.

Estudo de metanálise publicado por Yasui K e cols.[82], envolvendo 73 publicações com mais de 50 hepatectomias, demonstrou que as ressecções anatômicas foram realizadas em 63% dos pacientes. Não houve diferença, em termos de morbimortalidade, recorrência hepática ou taxas de sobrevida de 3, 5 e 10 anos, quando essas ressecções foram comparadas às não-regradas.

Em contraponto a essas observações, outros estudos observaram vantagens significativas das ressecções anatômicas, não apenas quanto à menor incidência de complicações[73], mas também no que diz respeito, à menor taxa de recorrência intra-hepática e maior sobrevida[15,50]. DeMatteo e cols.[15] avaliaram 267 pacientes submetidos a ressecção hepática por metástases colorretais. Eles observaram a presença de margens comprometidas em 16% das 119 ressecções não-anatômicas e em apenas 2% das 148 ressecções anatômicas. A sobrevida foi significativamente maior nas hepatectomias anatômicas (53 meses contra 38 das não-anatômicas).

Como conclusão, podemos afirmar que, quando é possível a obtenção de margens cirúrgicas adequadas, o tipo de ressecção não parece ser, por si só, fator prognóstico relevante[44]. A ressecção deve ser planejada de modo individualizado, levando-se em consideração a localização e o número de metástases, o estado funcional do fígado, os achados do US intra-operatório e o estado clínico do paciente. No momento dessa definição, devemos estar atentos para o fato de que, nas ressecções não-regradas, as margens são mais freqüentemente subestimadas[80].

QUIMIOTERAPIA (QT) NEO-ADJUVANTE

Esquemas quimioterápicos utilizando 5-fluorouracil e leucovorin associados à oxaliplatina e/ou ao irinotecano promoveram aumento na sobrevida de pacientes tratados exclusivamente com QT e sinalizaram para a possibilidade de transformar lesões hepáticas inicialmente irressecáveis em lesões passíveis de ressecção com potencial curativo. Este resultado pode ser obtido por meio da redução volumétrica das lesões no fígado (*downsizing*) ou mesmo da possibilidade de obtenção de redução nos parâmetros de estadiamento da doença (*downstaging*)[59].

Os portadores de metástases hepáticas múltiplas podem ser beneficiados com esta abordagem. Adam e cols.[2] relatam série de 1.439 pacientes portadores de metástases hepáticas. Destes, apenas 335 (23%) puderam ser ressecados. Os demais 1.104 foram encaminhados à quimioterapia, sendo reavaliados periodicamente quanto à resposta obtida. Dentre estes pacientes, 138 (12,5%), a maioria dos quais portadores de lesões múltiplas, apresentaram boa resposta à quimioterapia e foram submetidos à terapia cirúrgica de resgate. Para tornar possível a ressecção, além da quimioterapia, outras táticas cirúrgicas foram empregadas, como as embolizações portas pré-operatórias, as hepatectomias em dois tempos, as re-ressecções e, em alguns casos, as ressecções de doença extra-hepática. Quando considerados apenas os pacientes submetidos à cirurgia de resgate, esses autores obtiveram sobrevida de 33% em 5 anos e 23% em 10 anos, sendo a sobrevida livre de doença de 22% e 17% dos casos, respectivamente. A recorrência foi freqüente, tendo sido observada no fígado em 29% dos casos e em outros sítios em 43%, refletindo a gravidade da doença metastática e a possibilidade de doença residual microscópica nos nódulos que aparentemente desapareceram.

Outro achado importante desse estudo[2] é que, após a ressecção, em apenas 7% dos pacientes pôde-se evidenciar a necrose completa da lesão no estudo histopatológico da peça cirúrgica. A persistência de células tumorais viáveis no fígado confirma a necessidade de abordagem cirúrgica desses pacientes e explica por que os pacientes portadores de metástases hepáticas tratados exclusivamente com quimioterapia apresentam sobrevida em 5 anos inferior a 5%, mesmo nos casos de resposta completa (desaparecimento das metástases aos exames de imagem). Nestes casos, ao recorrer, a doença apresenta-se, em geral, sob a forma de lesões multicêntricas e/ou com acometimento extra-hepático importante, tornando inviável o tratamento cirúrgico posterior. O objetivo da quimioterapia não deve ser, portanto, fazer desaparecer as lesões, mas reduzi-las, tornando possível sua ressecção. Mesmo quando ocorre o desaparecimento completo das metástases após o tratamento quimioterápico, alguns autores têm recomendado o tratamento cirúrgico, com a ressecção dos segmentos hepáticos correspondentes às lesões prévias, como forma de evitar a recorrência[59,60].

RE-RESSECÇÃO

Um conceito já fortemente consolidado na abordagem de portadores de metástases hepáticas de tumores colorretais diz respeito ao tratamento de lesões recidivadas no fígado. Pacientes tratados com uma segunda, ou mesmo com repetidas ressecções do fígado podem atingir níveis de sobrevida em 5 anos bastante satisfatórios[24,56,57,75,81]. Nestes casos, é fundamental um reestadiamento da doença, confirmando sua localização exclusiva no fígado.

No que diz respeito ao aspecto técnico, as re-ressecções são procedimentos bastante complexos, com níveis de morbimortalidade superiores àqueles observados em uma primeira ressecção. Tal fato se deve à formação de aderências, à distorção da anatomia ocorrida em função da regeneração hepática e, até mesmo, ao acometimento funcional do fígado por repetidos esquemas de quimioterapia, tornando o parênquima hepático funcionalmente comprometido. Nestes casos, as considerações técnicas, como tolerância à isquemia e volume hepático residual a ser preservado, devem ser transpostas dos conhecimentos empregados nas ressecções de pacientes cirróticos.

RESSECÇÃO EM DOIS TEMPOS

Os pacientes portadores de lesões múltiplas em posição bilobar muitas vezes não podem ser submetidos à ressecção em um único tempo cirúrgico, devido à impossibilidade de preservação de parênquima funcional mínimo que garanta a segurança do procedimento. Nestes casos, tem sido preconizada a ressecção em dois tempos, aproveitando a capacidade de regeneração do fígado para propiciar maior segurança à ressecção, sem comprometer os resultados oncológicos obtidos[3,35,37].

São duas as técnicas descritas para a ressecção em dois tempos. A primeira possibilidade, é a de ressecar o lobo hepático com maior acometimento, associado sempre que possível à ablação das lesões no lobo preservado. Após período de 8 a 12 semanas, uma vez ocorrida a regeneração do fígado, o paciente pode ser reoperado, sendo ressecados os nódulos residuais. A quantidade de parênquima preservado será, então, significativamente maior, pois estarão preservados segmentos hepáticos hipertrofiados[3]. Nestas situações, são descritos pacientes que sobrevivem com função hepática normal e um único segmento preservado.

A segunda opção de ressecção hepática em dois tempos surgiu devido à observação de que, nos casos de hepatectomia do lobo mais acometido, as metástases residuais no lobo de menor acometimento estavam sujeitas aos mesmos estímulos de regeneração a que estavam sujeitos os segmentos hepáticos preservados. Tal fato poderia acarretar crescimento significativo do tumor, simultaneamente à regeneração do fígado, o que muitas vezes tornaria inviável a segunda intervenção. Foi, então, proposta a ressecção da doença do lobo menos acometido, com clareamento de toda a doença ali existente e ligadura ou embolização do ramo porta contralateral no mesmo tempo cirúrgico. A redução do fluxo porta deverá levar à atrofia do lobo acometido pela neoplasia residual, com aumento vicariante do lobo hepático contralateral (já livre de doença), permitindo a reintervenção com a ressecção do lobo mais acometido, e já atrofiado, com maior segurança[35,37].

Consideramos que ambas as opções são válidas, cabendo a definição de qual delas empregar ao estudo detalhado de cada caso, havendo situações especiais em que cada uma das técnicas pode ser superior à outra.

QT ADJUVANTE

Após a ressecção das metástases no fígado, existe consenso quanto à necessidade de tratamento adjuvante como forma de prevenir a recorrência da doença, seja no fígado, seja em outros sítios. Nestes casos, o que se discute é a droga a ser empregada e a duração do tratamento[47,78].

Um procedimento que já havia sido praticamente abandonado, devido a elevados índices de complicação, consiste na realização da quimioterapia intra-arterial. Existem, no entanto, recentes estudos com o emprego da quimioterapia intra-arterial adjuvante, após ressecção completa das metástases, associada à quimioterapia sistêmica. Tais estudos, apesar de ainda restritos a um número reduzido de pacientes, têm mostrado tendência à obtenção de menores índices de recidiva local e maiores índices de sobrevida[11,30]. Apesar da perspectiva promissora, a QT intra-arterial é procedimento tecnicamente complexo, com elevada morbidade. Até que estudos com maior casuística possam comprovar sua eficácia, seu emprego deve ser restrito a ensaios clínicos.

REFERÊNCIAS BIBLIOGRÁFICAS

1. Abdalla EK, Vauthey JN. Colorectal metastases: ressect or ablate? *Ann Surg Oncol* 2006; 13(5):602-3.

2. Adam R, Delvart V, Pascal G et al. Rescue surgery for unresectable colorectal liver metastases downstaged by chemotherapy: a model to predict long-term survival. *Ann Surg* 2004; 240(4):644-57.

3. Adam R, Laurent A, Azoulay D, Castaing D, Bismuth H. Two-stage hepatectomy: a planned strategy to treat irresectable liver tumors. *Ann Surg* 2000; 232(6):777-85.

4. Ambiru S, Miyazaki M, Ito H et al. Resection of hepatic and pulmonary metastases in patients with colorectal carcinoma. *Cancer* 1998; 82:274-8.

5. Azoulay D, Raccuia JS, Castaing D, Bismuth H. Right portal vein embolization in preparation for major hepatic resection. *J Am Coll Surg* 1995; 181:267-9.

6. Barbaro B, Di Stasi C, Nuzzo G et al. Preoperative right portal vein embolization in patients with metastatic liver disease. Metastatic liver volumes after RPVE. *Acta Radiol* 2003; 44:98-102.

7. Beckurts KT, Holscher AH, Thorban S et al. Significance of lymph node involvement at the hepatic hilum in the resection of colorectal liver metastases. *Br J Surg* 1997; 84:1081-4.

8. Belghiti J. Arguments for a selective approach of preoperative portal vein embolization before major hepatic resection. *J Hepatobiliary Pancreat Surg* 2004; 11(1):21-4.

9. Bentrem DJ, DeMatteo RP, Blumgart LH. Surgical therapy for metastatic disease to the liver. *Annu Rev Med* 2005; 56:139-56.

10. Chafai N, Chan CLH, Bokey EL et al. What factors influence survival in patients with unresected synchronous liver metastases after resection of colorectal cancer? *Colorectal Disease* 2005; 7:176-181.

11. Chouker A, Martignoni A, Schauer R et al. Beneficial effects of ischemic preconditioning in patients undergoing hepatectomy: the role of neutrophils. *Arch Surg* 2005; 140(2):129-36.

12. Clancy TE, Dixon E, Perlis R, Sutherland FR, Zinner MJ. Hepatic arterial infusion after curative resection of colorectal cancer metastases: a meta-analysis of prospective clinical trials. *J Gastrointest Surg* 2005;9(2):198-206.

13. Couinaud C. Príncipes directeurs dês hepatectomies réglées. *Chirurgie* 1980; 106:103-8.

14. D´Albuquerque LC, Silva AO, Nascibem M. Metástases hepáticas. *In*: Habr-Gama A, Gama-Rodrigues J, Cecconello I et al. Eds. *Gastrão 2001 – Atualização em Cirurgia do Aparelho Digestivo e Coloproctologia*. Frontis Editorial, 2001.

15. De Baere T, Roche A, Elias D et al. Preoperative portal vein embolization for extension of hepatectomy indications. *Hepatology* 1996; 24:1386-91.

16. DeMatteo RP, Palese C, Jarnagin WR et al. Anatomic segmental hepatic resection is superior to wedge resection as an oncologic operation for colorectal liver metastases. *J Gastrointest Surg* 2000; 4(2):178-84.

17. Elias D, Cavalcanti A, Sabourin JC et al. Resection of liver metastases from colorectal cancer: the real impact of the surgical margin. *Eur J Surg Oncol* 1998; 24(3):174-9.
18. Elias D, De Baere T, Roche A et al. During liver regeneration following right portal embolization the growth rate of liver metastases is more rapid than that of the liver parenchyma. *Br J Surg* 1999; 86:784-8.
19. Elias D, Debaere T, Roche A et al. Preoperative selective portal vein embolizations are an effective means of extending the indications of major hepatectomy in the normal and injured liver. *Hepatogastroenterology* 1998; 45 (19):170-7.
20. Elias D, Liberale G, Vernerey D et al. Hepatic and extrahepatic colorectal metastases: When resectable, their localization does not matter, but their total number has a prognostic effect. *Ann of Surg Oncol* 2005; 12 (11):900-9.
21. Elias D, Santoro R, Ouellet JF et al. Simultaneous percutaneous right portal vein embolization and left liver tumor radiofrequency ablation prior to a major right hepatic resection for bilateral colorectal metastases. *Hepatogastroenterol* 2004; 51(60):1788-91.
22. Elias D, Sideris L, Pocard M et al. Incidence of unsuspected and treatable metastatic disease associated with operable colorectal liver metastases discovered only at laparotomy (and not treated when performing percutaneous radiofrequency ablation). *Ann Surg Oncol* 2005; 12(4):298-302.
23. Elias D, Sideris L, Pocard M et al. Results of R0 resection for colorectal liver metastases associated with extrahepatic disease. *Ann Surg Oncol* 2004; 11:274-80.
24. Farges O, Belghiti J, Kianmanesh R et al. Portal vein embolization before right hepatectomy: Prospective clinical trial. *Ann Surg* 2003; 237:208-17.
25. Fernandéz-Trigo V, Shamsa F, Sugarbaker PH et al. Repeat liver resections from colorectal metastasis. *Surgery* 1995; 117:296-304.
26. Filder IJ. Seed and soil revisited. Contribution of the organ microenvironment to cancer metastases. *Surg Oncol Clin North Am* 2001;10:257-69.
27. Fong Y, Fortner J, Sun RL et al. Clinical score for predicting recurrence after hepatic resection for metastatic colorectal cancer: analysis of 1001 consecutive cases. *Ann Surg* 1999; 230:309-318.
28. Fong Y, Saldinger PF, Akhurst T et al. Utility of 18F-FDG positron emission tomography scanning on selection of patients for resection of hepatic colorectal metastases. *Am J Surg* 1999; 178(4):282-7.
29. Hai Liu, Yong Fu. Portal vein embolization before major hepatectomy. *World J Gastroenterol* 2005; 11(14):2051-54.
30. Hemming AW, Reed AI, Howard RJ et al. Preoperative portal vein embolization for extended hepatectomy. *Ann Surg* 2003; 237: 686-91.
31. Hofmann C, Buttenschoen K, Straeter J, Henne-Bruns D, Kornmann M. Pre-clinical evaluation of the activity of irinotecan as a basis for regional chemotherapy. *Anticancer Res* 2005;25(2A):795-804.
32. Hughes KS, Rosenstein RB, Songhorabodi S et al. Resection of the liver for colorectal carcinoma metastases: a multi-institutional study of long-term survivors. *Dis Colon Rectum* 1988; 31:1-4.
33. Hughes KS. Resection of the liver for colorectal carcinoma metastases: a multi-institutional study of indications for resection. *Surgery* 1988, 103:278-87.
34. Iwatsuki S, Dvorchik I, Madariaga JR et al. Hepatic resection for metastatic colorectal adenocarcinoma: a proposal of a prognostic scoring system. *J Am Coll Surg* 1999; 189:291-9.

35. Jaeck D, Bachellier P, Nakano H et al. One or two-stage hepatectomy combined with portal vein embolization for initially nonresectable colorectal liver metastases. *Am J Surg* 2003; 185(3):221-9.

36. Jaeck D, Nakano H, Bachellier P et al. Significance of hepatic pedicle lymph node involvement in patients with colorectal liver metastases: a prospective study. *Ann Surg Oncol* 2002; 9:430-8.

37. Jaeck D, Oussoultzoglou E, Rosso E et al. Two-stage hepatectomy procedure combined with portal vein embolization to achieve curative resection for initially unresectable multiple and bilobar colorectal liver metastases. *Ann Surg*. 2004; 240(6):1037-49.

38. Jaeck D. The significance of hepatic pedicle lymph nodes metastases in surgical management of colorectal liver metastases and of other liver malignancies. *Ann Surg Oncol* 2003; 10(9):1007-11.

39. Kawasaki S et al. Resection for multiple metastatic liver tumors after portal embolization. *Surgery* 1994; 115(6):674-7.

40. Kawasaki S, Makuuchi M, Miyagawa S, Kakazu T. Radical operation after portal embolization for tumor of hilar bile duct. *J Am Coll Surg* 1994; 178(5):480-6.

41. Knol JA, Marn CS, Francis IR et al. Comparisons of dynamic infusion and delayed computed tomography, intraoperative ultrasound and palpation in the diagnosis of liver metastases. *Am J Surg* 1993, 165:81-8.

42. Kokudo N, Miki Y, Sugai S et al. Genetic and histologic assessment of surgical margins in resected liver metastases from colorectal carcinoma. *Arch Surg* 2002; 137:833-40.

43. Kokudo N, Tada K, Seki M et al. Anatomical major resection versus nonanatomical limited resection for liver metastases from colorectal carcinoma. *Am J Surg* 2001; 181(2):153-9.

44. Kokudo N, Tada K, Seki M et al. Proliferative activity of intrahepatic colorectal metastases after preoperative hemihepatic portal vein embolization. *Hepatology* 2001; 34:267-72.

45. Malafosse R, Penna C, Sa Cunha A, Nordlinger B. Surgical management of hepatic metastases from colorectal malignancies. *Annals of Oncology* 2001; 12:887-894.

46. Marchesa P, Milsom JW, Hale JC, O'Malley CM, Fazio VW. Intraoperative laparoscopic liver ultrasonography for staging of colorectal cancer. Initial experience. *Dis Col Rectum* 1996; 39(10 Suppl):S73-S78.

47. Markus S, Thomas HF, Peer W et al. Does the novel PET/CT imaging modality impact on the treatment of patients with metastatic colorectal cancer of the liver? *Ann Surg* 2004, 240(6):1027-36.

48. Meyerhardt JA, Mayer RJ. Systemic therapy for colorectal cancer. *N Engl J Med* 2005; 352:476-87.

49. Minagawa M, Makuuchi M, Torzilli G et al. Extension of the frontiers of surgical indications in the treatment of liver metastases from colorectal cancer. *Ann Surg* 2000; 231:487-99.

50. Murata S, Moriya Y, Akasu T et al. Resection of both hepatic and pulmonary metastases in patients with colorectal carcinoma. *Cancer* 1998; 83:1086-93.

51. Nagakura S, Shirai Y, Yokoyama N et al. Major hepatic resection reduces the probability of intrahepatic recurrences following resection of colorectal carcinoma liver metastases. *Hepatogastroenterology* 2003; 50(51):779-83.

52. Nordlinger B, Guiguet M, Vaillant JC et al. Surgical resection of colorectal carcinoma metastases to the liver. A prognostic scoring system to improve case selection, based on 1568 patients. Association Française de Chirurgie. *Cancer* 1996; 77:1254-62.

53. Nordlinger B, Jaeck D, Guiguet M et al. Surgical resection of hepatic metastases. Multicentric retrospective study by the French Association of Surgery. In: Nordlinger B, Jaeck D. eds. Treatment of hepatic metastases of colorectal cancer. Paris: Springer-Verlag, 1992: 129-46.

54. Panis Y, Ribeiro J, Chretien Y, Nordlinger B. Dormant liver metastases: an experimental study. Br J Surg 1992; 79(3):221-3.

55. Pawlik TM, Izzo F, Cohen DS, Morris JS, Curley SA. Combined resection and radiofrequency ablation for advanced hepatic malignancies: results in 172 patients. Ann Surg Oncol 2003; 10(9):1059-69.

56. Pawlik TM, Scoggins CR, Zorzi D et al. Effect of surgical margin status on survival and site of recurrence after hepatic resection for colorectal metastases. Ann Surg 2005; 241(5):715-22.

57. Petrowsky H, Gonen M, Jarnagin W et al. Second liver resections are safe and effective treatment for recurrent hepatic metastases from colorectal cancer. A bi-institutional analysis. Ann Surg 2002; 235:863-71.

58. Pinson CW, Wright JK, Chapman WC et al. Repeat hepatic surgery for colorectal cancer metastases to the liver. Ann Surg 1996; 223:765-76.

59. Poper H. Coming of age. Hepatology 1985; 6:1224-6.

60. Poston G, Adam R, Vauthey JN. Downstaging or downsizing: time for a new staging system in advanced colorectal cancer? J Clin Oncol 2006; 24(18):2702-6.

61. Poston GJ, Adam R, Alberts S et al. Oncosurgery: a strategy for improving resectability with curative intent in metastatic colorectal cancer. J Clin Oncol 2005, 23(28):7125-34.

62. Regnard JF, Grunenwald D, Spaggiari L et al. Surgical treatment of hepatic and pulmonary metastases from colorectal cancers. Ann Thorac Surg 1998; 66(1):214-8.

63. Roh MS. Expanding the indications for hepatic resection in patients with colorectal liver metastases. Annals Surg Oncol 2004: 11(3):238-9.

64. Rosen CB, Nagorney DM, Taswell HF et al. Perioperative blood transfusion and determinants of survival after liver resection for metastatic colorectal carcinoma. Ann Surg 1992; 216:492-505.

65. Sasaki A, Iwashita Y, Shibata K et al. Analysis of preoperative prognostic factors of long-term survival after hepatic resection of liver metastasis of colorectal carcinoma. J Gastrointest Surg 2005; 9:374-80.

66. Scheele J, Rudroff C, Altendorf-Hofman A. Resection of colorectal liver metastases revisited. J Gastrointest Surg 1997; 1:408-22.

67. Scheele J, Stangl R, Altendorf-Hofmann A et al. Resection of colorectal liver metastases. World J Surg 1995; 19:59-71.

68. Scheele J, Stangl R, Altendorf-Hofmann A, Gall FP. Indicator of prognosis after hepatic resection for colorectal secondaries. Surgery 1991; 110(1):13-29.

69. Sebagh M. Evaluation histologique et biochimique de la toxicite hepatique d'une chimiotherapie systemique. Gastroenterol Clin Biol 1996; 20:Al.

70. Selvaggi F, Cuocolo A, Sciaudone G et al. FGD-PET in the follow up of recurrent colorectal cancer. Colorectal Disease 2003; 5:496-500.

71. Selzner M, Hany TF, Wildbrett P et al. Does the novel PET/CT imaging modality impact on the treatment of patients with metastatic colorectal cancer of the liver? Ann Surg 2004; 240(6):1027-34; discussion 1035-6.

72. Shimada H, Tanaka K, Masui H et al. Results of surgical treatment for multiple (> or =5 nodules) bi-lobar hepatic metastases from colorectal cancer. Langerbecks Arch Surg 2004; 389(2):114-21.

73. Solomon MJ, Stephem MS, Gallinger S et al. Does intraoperative hepatic ultrasonography change surgical decision making during liver resection. *Am J Surg* 1994; 168:307-10.

74. Stewart GD, O'Suilleabhain CB, Madhavan KK et al. The extent of resection influences outcome following hepatectomy for colorectal liver metastases. *Eur J Surg Oncol* 2004; 30(4):370-6.

75. Strasberg SM, Dehdashti F, Siegel BA et al. Survival of patients evaluated by FDG PET before hepatic resection for metastatic colorectal carcinoma: a prospective database study. *Ann Surg* 2001; 233:293-299.

76. Sugawara G, Isogai M, Kaneoka Y, Suzuki M, Yamaguchi A. Repeat hepatectomy for recurrent colorectal metastases. *Surg Today* 2005; 35(4):282-9.

77. Tanaka K, Shimada H, Miura M et al. Metastatic tumor doubling time: most important prehepatectomy predictor of survival and nonrecurrence of hepatic colorectal cancer metastases. *World J Surg* 2004; 28:263-270.

78. Tanaka K, Shimada H, Togo S et al. Is hepatic resection for multiple liver metastases from colorectal carcinoma acceptable treatment? *Hepatogastroenterol* 2001; 48(39):803-7.

79. Tournigand C, André T, Achille E et al. FOLFIRI followed by FOLFOX6 or the reverse sequence in advanced colorectal cancer: A randomized GERCOR study. *J Clin Oncol* 2004; 22:229-37.

80. Vitola J, Delbeke D. Positron emission tomography for evaluation of colorectal carcinoma. *Sem Roent* 2002; 37(2):118-28.

81. Wray CJ, Lowy AM, Mathews JB et al. The significance and clinical factors associated with a subcentimeter resection of colorectal liver metastases. *Ann Surg Oncol* 2005; 12(5):374-80.

82. Yamamoto J, Kosuge T, Shimada K et al. Repeat liver resection for recurrent colorectal liver metastases. *Am J Surg* 1999; 178:275-81.

83. Yasui K, Kato T. A significance and indication of anatomical major hepatic resection of the liver metastases from colorectal cancer (in Japanese). *Shoukaki Geka* 1993; 16:1693-9.

84. Zarnegar R, Michalopoulos G. Purification and biological characterization of human hepatopoietin A, a polypeptide growth factor for hepatocytes. *Cancer Res* 1989; 49:3314-20.

85. Zorzi D, Mullen JT, Abdalla EK et al. Comparison Between Hepatic Wedge Resection and Anatomic Resection for Colorectal Liver Metastases. *J Gastrointest Surg* 2006; 10(1):86-94.

Ascite Quilosa

Capítulo 28

Teresa Cristina de Abreu Ferrari
Gláucia Cristina da Silva

INTRODUÇÃO

Ascite quilosa é o acúmulo de líquido leitoso rico em triglicérides na cavidade peritoneal, líquido este proveniente do extravasamento de linfa de vasos linfáticos rotos, dilatados ou obstruídos.

Quiloperitônio é achado incomum, com prevalência relatada de 1/20.000 admissões hospitalares[5]. A maioria dos autores acredita que a sua freqüência esteja aumentando devido à realização de cirurgias torácicas e abdominais mais agressivas e à sobrevida maior dos pacientes com câncer[1].

Muitos casos de ascite quilosa são subclínicos, e acredita-se que sua prevalência seria maior se fosse realizada investigação do líquido ascítico de todos os indivíduos com ascite[1].

ANATOMIA

Os linfáticos compreendem um sistema de drenagem que proporciona o retorno de líquido e proteínas do interstício para o sistema venoso. Estima-se que os linfáticos reabsorvam 80 a 200g de proteínas por dia; isto representa mais de 50% do total de proteínas séricas circulantes[1]. Os linfáticos do trato gastrointestinal ainda têm a função de transportar os lipídios absorvidos para o sistema circulatório.

A confluência de troncos linfáticos forma, ao nível das vértebras lombares L1-L2, uma estrutura sacular, denominada cisterna do quilo. A partir dessa estrutura, surge o ducto torácico, o qual passa através do hiato aórtico do diafragma, e ascende no mediastino, drenando para o sistema venoso ao nível da junção das veias jugular interna e subclávia esquerdas.

A cisterna do quilo e o ducto torácico transportam a linfa de todo o corpo, com exceção do hemitórax e do membro superior direitos.

Existe, ainda, circulação colateral linfática que se comunica com as veias cava inferior, renais, adrenais e hepáticas. Esses canais não são funcionantes, exceto na presença de hipertensão linfática[1].

PATOGENIA E FISIOPATOLOGIA

Os principais mecanismos que levam à ocorrência de ascite quilosa são: (1) exsudação de quilo através de vasos linfáticos dilatados na parede do intestino e do mesentério, devido à presença de obstrução dos vasos ao nível do mesentério ou cisterna do quilo (p. ex., infiltração por células malignas)[1]; (2) extravasamento de quilo através de fístula linfoperitoneal (p. ex., trauma cirúrgico)[1]; (3) exsudação de quilo através da parede de vasos linfáticos retroperitoneais dilatados e, algumas vezes, sem válvulas (p. ex., linfangiectasia congênita)[1]; e (4) aumento da produção de linfa hepática devido à hipertensão venosa ao nível da veia cava superior e das veias hepáticas (p. ex., insuficiência cardíaca direita)[5].

A hipertensão linfática crônica resulta em deposição de colágeno, com aumento da espessura da membrana basal dos vasos linfáticos e conseqüente diminuição de sua capacidade de absorção. Isto resulta em enteropatia perdedora de proteínas, com diarréia crônica, esteatorréia e desnutrição. Esta condição é agravada por dieta rica em gordura, a qual aumenta o fluxo linfático intestinal[1]. O fluxo de linfa no ducto torácico é de aproximadamente 1ml/min, mas pode aumentar para 200ml/min após refeição rica em gordura[12].

Os triglicérides de cadeia longa (aqueles com ácidos graxos com mais de 12 átomos de carbono) são incorporados em quilomícrons para serem absorvidos pelos linfáticos intestinais. Por outro lado, os triglicérides de cadeias curta (aqueles que contêm ácidos graxos com menos de oito átomos de carbono) e média (triglicérides que contêm ácidos graxos com oito a 12 átomos de carbono) são absorvidos diretamente através dos enterócitos para o sistema venoso porta, não fazendo parte da constituição da linfa[1].

O comprometimento da drenagem linfática acarreta perda de lipídios e proteínas, com conseqüentes desnutrição e comprometimento imunológico. A deficiência imunológica nesses pacientes é significativa e decorre da perda de linfócitos e proteínas (ocasionando, entre outras deficiências protéicas, hipogamaglobulinemia)[1,12]. Estima-se uma perda de 10^9 a 50×10^9 linfócitos por dia no líquido ascítico[10].

ETIOLOGIA

As neoplasias abdominais são a principal causa de ascite quilosa em adultos, sendo os linfomas responsáveis por cerca de metade dos casos. Em crianças, doenças congênitas dos linfáticos são a causa mais comum[1,12].

As principais causas de ascite quilosa estão relacionadas a seguir.

Congênitas

Diversas síndromes que se caracterizam por hipoplasia ou malformação dos linfáticos podem originar ascite quilosa em crianças. A hipoplasia linfática primária cursa com linfedema, ascite quilosa e/ou quilotórax. Na síndrome de Turner, 80% das crianças têm linfedema. Na síndrome das unhas amarelas, observam-se linfedema e ascite quilosa, associados à distrofia das unhas. A síndrome de Klippel-Trenaunay caracteriza-se por malformação venosa e linfática com edema dos membros inferiores e ascite quilosa. Hiperplasia linfática primária é também reconhecida como causa de ascite quilosa, havendo duas formas da doença: hiperplasia bilateral (os linfáticos não são muito dilatados e contêm válvulas) e megalinfáticos (vasos muito dilatados e sem válvulas)[1,5].

Inflamatórias

Tuberculose e filariose são as causas inflamatórias mais comuns de ascite quilosa[1,5]. Na filariose observa-se obstrução parcial ou completa dos grandes linfáticos, incluindo-se o ducto torácico, que leva a hipertensão linfática e conseqüente ruptura dos vasos. Em pacientes com AIDS a, infecção pelo *Mycobacterium avium intracellulare* tem sido relatada como causa de ascite quilosa[2,5,9]. Radioterapia abdominal causa inflamação e fibrose dos vasos linfáticos, o que podem determinar o aparecimento de ascite quilosa em média, 12 meses após o tratamento[1,5]. Pericardite pode causar ascite quilosa devido ao extravasamento de linfa conseqüente ao aumento da pressão venosa hepática e da impedância à drenagem linfática[1,5]. Peritonite encapsulante é uma entidade rara, que também pode causar ascite quilosa. Caracteriza-se por densa membrana que encarcera total ou parcialmente o intestino delgado, podendo ser idiopática ou secundária a diálise peritoneal crônica, tuberculose, uso de drogas fibrinogênicas ou *shunts* peritoniovenosos[1]. Fibrose retroperitoneal idiopática (doença de Ormond) também é causa relatada de quiloperitônio[1,5]. Mesenterite retrátil caracteriza-se por espessamento fibroso crônico e retração do mesentério, podendo causar dor abdominal e ascite quilosa[1]. Na pancreatite aguda ou crônica, a compressão de vasos linfáticos pelo pâncreas inflamado e a lesão direta desses vasos pelas enzimas pancreáticas são mecanismos que podem levar à ascite quilosa, apesar de ser condição rara[1,5]. Doença celíaca e doença de Wipple podem originar ascite quilosa devido à hiperplasia nodular mesentérica[1]. Na sarcoidose, a ascilite quilosa, pode ocorrer devido a extravasamento de linfa secundário a aumento da pressão hidrostática e obstrução linfática, decorrentes do envolvimento nodular difuso do fígado e de linfonodos, com trombose venosa mesentérica e porta[1].

Neoplásicas

Neoplasia é a causa mais comum de ascite quilosa em adultos, sendo os linfomas responsáveis por um terço a 80% dos casos[1,2,5,10,16]. Tumores de ovário, testículo, próstata, mama, cólon, rim, pâncreas e estômago podem causar ascite quilosa por ruptura dos vasos linfáticos, invasão direta ou compressão extrínseca[1,5]. Tumor carcinóide pode originar ascite quilosa por envolvimento nodular linfático e produção de fibrose, provavelmente associada à produção aumentada de serotonina[1,18]. Linfangiomiomatose é uma neoplasia rara, freqüentemente fatal, que acomete mulheres no período reprodutivo e evolui com hiperplasia de músculo liso pulmonar, mediastinal e abdominal, desencadeando dispnéia e derrames cavitários quilosos[1].

Trauma cirúrgico

Causa rara de quiloperitônio, resulta, em geral, de lesão do ducto torácico, da cisterna do quilo ou de seus tributários maiores[12]. Com freqüência, a ascite quilosa surge até 1 semana após o procedimento cirúrgico. Quando o início é mais tardio, o quiloperitônio é resultante de adesão, fibrose ou compressão extrínseca dos vasos[1]. Os procedimentos cirúrgicos mais comumente associados ao aparecimento de ascite quilosa são: cirurgia aórtica, dissecção de linfonodos retroperitoneais, ressecção de veia cava inferior, *shunt* esplenorrenal, implante de cateter para diálise peritoneal, transplante hepático e cirurgia pélvica para tratamento de neoplasia ginecológica[1,5,10,11,12,14].

Traumatismo

A síndrome da criança espancada é responsável por cerca de 10% dos casos de ascite quilosa na infância. Nesta síndrome, assim como no traumatismo abdominal fechado acidental, lesão intestinal ou mesentérica parece ser o mecanismo responsável pela formação do quiloperitônio[1,5].

Miscelânea

Na cirrose hepática, 0,5% dos pacientes com ascite têm ascite quilosa. Esta se deve à hipertensão porta, com aumento do fluxo de linfa hepática, levando a elevação da pressão na cisterna do quilo e no ducto torácico e ruptura de vasos linfáticos. Em pacientes cirróticos, o fluxo de linfa pode estar 20 vezes aumentado (de 1 litro para 20 litros por dia). Outras causas de ascite quilosa em cirróticos são aparecimento de carcinoma hepatocelular, realização de *shunt* cirúrgico, ou lesão do ducto torácico durante escleroterapia de varizes esofágicas[1,5]. Insuficiência cardíaca direita pode levar ao desenvolvimento de ascite quilosa devido ao aumento da formação e ao prejuízo da drenagem de linfa, secundários à hipertensão linfática, com dilatação dos vasos linfáticos[5]. Síndrome nefrótica é causa descrita de ascite quilosa, mas sua patogenia é desconhecida[1,5].

DIAGNÓSTICO

Diagnóstico clínico

A anamnese e o exame físico devem ser cuidadosos. É importante perguntar sobre perda ou ganho de peso, sinais e sintomas de neoplasia maligna, história familiar de derrames quilosos e linfedema, cirurgia abdominal recente, viagens, traumatismo abdominal e doença renal ou hepática[5].

Em geral, os pacientes queixam-se de distensão abdominal dolorosa, dispnéia devida a pressão intra-abdominal aumentada, anorexia, fraqueza, esteatorréia, edema e náuseas. Se o diagnóstico não é definido, o paciente com ascite quilosa pode evoluir com perda de peso, desnutrição e morte[1,4,5].

Ao exame físico, podem-se observar ascite, derrame pleural, edema de membros inferiores, linfadenomegalia, caquexia, massa abdominal e hérnia da parede abdominal. Em pacientes cirróticos, podem ser encontrados estigmas de hepatopatia crônica: icterícia, eritema palmar, aranhas vasculares, bem como sinais de encefalopatia[5].

Diagnóstico laboratorial

A análise do líquido peritoneal obtido por paracentese confirma o diagnóstico. O derrame quiloso é leitoso, turvo, inodoro e estéril. O nível de triglicérides no líquido ascítico define o diagnóstico. Alguns autores consideram o derrame quiloso quando o nível de triglicérides é superior a 110mg/dl[1,10]. Para outros, no entanto, são necessários valores maiores do que 200mg/dl[2,5,16].

O exame microscópico revela presença de leucócitos com predominância de linfócitos T[10]. A propedêutica do líquido ascítico deve incluir: citologia, citometria, coloração de Gram e cultura, quantificação de proteínas, glicose, desidrogenase lática (LDH), amilase e triglicérides[5]. Pesquisa de BAAR (bacilo álcool-ácido-resistente) e dosagem de adenosina deaminase são indicadas no caso de suspeita de tuberculose, embora o diagnóstico de tuberculose peritoneal geralmente exige biópsia do peritônio[6].

Faz parte da propedêutica e da avaliação do estado geral do paciente a realização de hemograma, bioquímica hepática e dosagem de eletrólitos, LDH, triglicérides, colesterol, amilase e lipase. O gradiente de albumina (diferença entre albumina sérica e albumina do líquido ascítico), quando superior a 1,1g/dl, indica tratar-se de um transudato e sugere que a hipertensão porta é a etiologia mais provável da ascite. O derrame quiloso contém entre 2,5 e 7,0g/dl de proteínas, configurando, portanto, um exsudato[5].

A tomografia computadorizada (TC) do abdome pode revelar linfonodos hiperplásicos e massas abdominais. A TC possibilita ainda avaliar a localização e a extensão do fluido ascítico, mas não distingue as substâncias presentes na ascite[5,12].

A linfocintilografia consiste na injeção de radioisótopo e dextran em espaço interdigital dos pés, que são então captados pelos linfáticos. Este método propedêutico permite avaliação funcional do sistema linfático, bem como confirmação ou exclusão da existência de lesões no sistema linfático, como linfoceles, linfangiectasias, oclusões etc. É considerado método simples, seguro, rápido e isento de complicações[1,12].

A linfangiografia é realizada injetando-se contraste oleoso em vasos linfáticos cateterizados no dorso dos pés. A qualidade da imagem obtida é superior em relação à linfocintilografia; no entanto, trata-se de exame tecnicamente mais difícil e com risco de complicações, como linfedema transitório, exacerbação da ascite quilosa, necrose tissular, reações de hipersensibilidade e até mesmo óbito, registrado em 0,2% dos casos (a maioria decorrente de embolia gordurosa). Desse modo essa técnica tem sido progressivamente menos utilizada[1,6,10,12].

A laparoscopia é método diagnóstico com potencialidade terapêutica, sendo indicada em casos de ascite quilosa de etiologia não definida[1].

A laparotomia também permite diagnóstico e tratamento de casos com possibilidade de abordagem cirúrgica[1,4].

TRATAMENTO

A abordagem terapêutica de escolha, quando possível, consiste na eliminação da causa desencadeante. A manutenção da nutrição e a diminuição da formação do quilo são outras metas do tratamento.

Inicialmente, o tratamento deve ser conservador. Abordagem cirúrgica, se indicada, deve ser realizada quando não se observa melhora da ascite após várias semanas de tratamento conservador otimizado[12].

Dieta

A maioria dos derrames quilosos responde à abordagem inicial com alimentação rica em proteínas, pobre em gorduras e com suplemento de triglicérides de cadeia média (TCM). A restrição de triglicérides de cadeia longa evita a conversão destes em monoglicérides e ácidos graxos livres, os quais são transportados como quilomícrons pelos linfáticos intestinais. Ao contrário, os TCM são absorvidos diretamente pelas células intestinais e transportados como ácidos graxos livres e glicerol diretamente para o fígado, pela veia porta. O uso de dieta pobre em gordura e com suplemento de TCM reduz, então, a produção de linfa[1,5,10,12].

Pacientes cirróticos devem ser abordados do mesmo modo que na presença de ascite simples: dieta pobre em sódio associada ao uso de diuréticos. Óleo de TCM não deve ser usado em pacientes com doença hepática avançada, pois pode desencadear narcose e coma[2,6].

Nutrição parenteral total

Quando a ascite quilosa persiste, apesar de dieta oral adequada, o paciente deve ser colocado em jejum e iniciada nutrição parenteral total (NPT). Os objetivos são reduzir a produção de linfa com repouso do intestino e restaurar os déficits nutricionais. NPT deve ser iniciada precocemente para pacientes com fístulas de alto débito ou que já se apresentam desnutridos[1,10,12].

Somatostatina e octreotide

A terapia com somatostatina ou seu análogo sintético, octreotide (com duração de ação mais prolongada), deve ser indicada precocemente no tratamento da ascite quilosa. Deve ser instituída antes de qualquer procedimento invasivo, associada ou não à NPT. Essas drogas diminuem dramaticamente o débito de fístulas linfáticas 24 a 72 horas após administração subcutânea ou endovenosa[12]. Tais agentes têm sido usados com sucesso no tratamento da ascite quilosa de diferentes etiologias[3,5,8,10-13,15,19], sendo praticamente isentos de efeitos colaterais, exceto por possível desencadeamento de hiperglicemia. A literatura relativa ao emprego desses compostos no tratamento da ascite quilosa se restringe a relatos de casos. No entanto, observaram-se benefícios e segurança com o uso de ambas as drogas, nas diversas circunstâncias em que foram empregadas[3,5,8,10-13,15,19].

Acredita-se que o octreotide melhore a ascite quilosa por diversos mecanismos: inibição da secreção de linfa por meio de ação em receptores da somatostatina encontrados em vasos linfáticos normais da parede intestinal; redução das secreções gástrica, pancreática e intestinal; redução da absorção intestinal de gordura; e diminuição do fluxo sanguíneo esplâncnico e portal, sem efeitos significativos sobre a circulação sistêmica[3,7,12,13,19].

Não há consenso na literatura com relação à posologia e à duração do tratamento com octreotide. O tempo de tratamento depende da etiologia do quiloperitonio, da possibilidade de cura do processo e da eficácia da droga no controle de ascite. Alguns estudos mostraram resultados satisfatórios com doses que variaram de 100 a 300µg por via subcutânea, em dose única diária ou em dose fracionada (duas a três vezes ao dia), por um tempo mínimo de 2 semanas[10,11,13,15,19]. Para os casos em que não se espera cura do processo responsável pela ascite, controle satisfatório foi obtido com o uso crônico de octreotide de liberação lenta, 20mg por via intramuscular, em doses mensais[13]. Em alguns estudos, nos quais trauma cirúrgico foi a etiologia do derrame quiloso, somatostatina foi utilizada com sucesso por via endovenosa, em infusão contínua, na dose de 6mg/dia, por 12 a 14 dias. Para evitar o efeito-rebote com a suspensão da droga, deve-se reduzir sua dose progressivamente[7,17].

Paracentese

Paracentese de alívio é medida paliativa para diminuir desconforto abdominal e dispnéia. A reposição do volume intravascular com albumina para prevenir disfunção circulatória pós-paracentese é desnecessária, exceto na presença de cirrose hepática[5,6].

Paracenteses de repetição têm o risco de desencadear hipoproteinemia, desnutrição e peritonite. No entanto, são uma opção razoável para pacientes com doença terminal, que não respondem ao tratamento com dieta e não são candidatos à abordagem cirúrgica[1,6,12].

Shunt peritoniovenoso

O *shunt* peritoniovenoso, medida paliativa mais agressiva, consiste na confecção de *shunt* entre a cavidade peritoneal e a veia subclávia ou jugular interna. Está indicado nos casos de ascite quilosa refratária grave e com contra-indicação para tratamento cirúrgico. Esse procedimento está associado à ocorrência de complicações graves, como sepse, coagulação intravascular disseminada, distúrbios eletrolíticos, edema pulmonar, embolia gasosa e até mesmo óbito[1,5,12]. Devido à alta viscosidade do quilo, obstrução do *shunt* tem sido relatada em até 100% dos casos[1]. Por isso, esse procedimento deve ser evitado na abordagem terapêutica da ascite quilosa[6,16].

Tratamento cirúrgico

Abordagem cirúrgica pode beneficiar pacientes com causas congênitas, obstrutivas e pós-operatórias de quiloperitônio[4]. A resolução cirúrgica da ascite quilosa é alcançada, mais comumente, quando o extravasamento do quilo pode ser identificado por exame de imagem no pré ou peroperatório e reparado (p. ex., ligadura de vasos linfáticos e/ou ressecção de segmento do intestino comprometido).

O tratamento cirúrgico está indicado para os casos em que não se observa melhora após tratamento conservador por, pelo menos, 2 a 6 semanas[10,12].

Cirurgia precoce raramente está indicada, devido à possibilidade de melhora com medidas conservadoras, exceto nos pacientes com ascite quilosa pós-operatória, nos quais o ponto de drenagem pôde ser identificado por exame de imagem. Nestes casos, alguns autores recomendam cirurgia precoce para correção da fístula; fase em que o paciente ainda não desenvolveu comprometimento nutricional e/ou imunológico. Por outro lado, a localização da fístula e seu reparo podem ser difíceis, não sendo incomum o insucesso da reoperação, com recorrência da ascite quilosa[12].

Em pacientes com cirrose hepática e ascite quilosa refratária ao tratamento conservador e com função hepática relativamente preservada, a inserção de *shunt* portossistêmico intra-hepático transjugular (TIPS) poder ser considerada, levando-se em conta as complicações do procedimento (trombose das veias hepáticas e da veia porta, encefalopatia hepática etc.). A diminuição da produção de ascite decorre da redução da pressão porta[6].

Etilefrine

Etilefrine é uma droga simpaticomimética que diminui o fluxo de linfa por causar contração da musculatura lisa dos vasos. Existem poucos relatos de casos de uso bem-sucedido da droga em pacientes com derrame quiloso pós-operatório[10,12].

Embolização percutânea

Cateterismo transabdominal percutâneo direto da cisterna do quilo, com contrastação dos vasos linfáticos e embolização, é técnica descrita com sucesso, em alguns relatos de casos. Entretanto, exige avaliação adicional[1,12].

PROGNÓSTICO

O prognóstico depende da etiologia da ascite quilosa. Quando decorrente de trauma cirúrgico, o prognóstico é bom, e a maioria dos casos responde ao tratamento com medidas conservadoras[12,16]. Entretanto, a maioria dos casos de ascite quilosa em adultos é secundária a neoplasia e, portanto, tem mau prognóstico.

CONCLUSÃO

Apesar de se tratar de condição de prevalência relativamente baixa, a ascite quilosa associa-se a morbimortalidade significativa, devido ao rápido desenvolvimento de desnutrição e imunossupressão.

A abordagem deve ser individualizada e ajustada à gravidade, à etiologia e às particularidades de cada caso. Em geral, recomenda-se que todos os pacientes sejam tratados, inicialmente, de maneira conservadora.

Dieta rica em proteínas, pobre em gorduras e com suplemento de TCM deve ser indicada como primeira linha de tratamento. NPT deve ser instituída em pacientes que não responderam a esse tratamento inicial por 3 semanas, ou precocemente naqueles já desnutridos, com risco de desnutrição rápida ou com fístula de alto débito.

A terapia com octreotide deve ser iniciada em associação à NPT ou após sua falência (a decisão depende de avaliação individual do caso). Octreotide é usado em preferência à somatostatina, devido à duração de ação mais prolongada.

Se não se observa melhora com tratamento conservador e o paciente tem indicação e condições para abordagem cirúrgica, avaliação pré-operatória do sistema linfático deve ser realizada. Uma vez identificado o ponto de extravasamento linfático, o paciente é encaminhado para tratamento cirúrgico. Se o exame de imagem não localiza o local da lesão linfática, abordagem cirúrgica com realização de linfangiograma peroperatório pode ser considerada[1].

Pacientes com ascite quilosa resultante de complicação de intervenção cirúrgica, que apresentam boas condições para serem submetidos a cirurgia e nos quais é possível localizar o ponto de extravasamento da linfa por meio de métodos de imagem, podem ser considerados para tratamento cirúrgico precoce.

Quando o paciente não apresenta condições para intervenção cirúrgica e não responde ao tratamento conservador, medidas paliativas estão indicadas. Estas compreendem: paracenteses de repetição, TIPS para indivíduos com cirrose hepática e *shunt* peritoniovenoso. No que diz respeito a esta última modalidade terapêutica, deve-se levar em consideração o risco de complicações graves e a alta taxa de obstrução do *shunt* em curto intervalo de tempo.

REFERÊNCIAS BIBLIOGRÁFICAS

1. Aalami OO, Allen DB, Organ Jr CH. Chylous ascites: a collective review. *Surgery* 2000; 128:761-8.
2. Almakdisi T, Massoud S, Makdisi G. Lymphomas and chylous ascites: review of the literature. *Oncologist* 2005; 10:632-5.
3. Bathia C, Pratap U, Slavik Z. Octreotide therapy: a new horizon in treatment of iatrogenic chyloperitoneum. *Arch Dis Child* 2001; 85:234-5.
4. Browse NL, Wilson NM, Russo F, Al-Hassan H, Allen DR. Aetiology and treatment of chylous ascites. *Br J Surg* 1992; 79:1145-50.
5. Cárdenas A, Chopra S. Chylous ascites. *Am J Gastroenterol* 2002; 97:1896-900.

6. Cárdenas A, Gelrud A, Chopra S. Chylous, bloody, and pancreatic ascites. *In*: Rose BD ed. Waltham MA, *Up ToDate*, 2006.
7. Collard JM, Laterre PF, Boemer F, Reynaert M, Ponlot R. Conservative treatment of postsurgical lymphatic leaks with somatostatin-14. *Chest* 2000; 117:902-5.
8. Ferrandière M, Hazouard E, Guicheteau V *et al*. Chylous ascites following radical nephrectomy: efficiency of octreotide as treatment of a ruptured thoracic duct. *Intensive Care Med* 2000; 26:484-5.
9. Keaveny AP, Karasik MS, Farber HW. Successful treatment of chylous ascites secondary to *Mycobacterium avium* complex in a patient with the acquired immune deficiency syndrome. *Am J Gastroenterol* 1999; 94:1689-90.
10. Laterre PF, Dugernier T, Reynaert MS. Chylous ascites: diagnosis, causes and treatment. *Acta Gastroenterol Belg* 2000; 63:260-3.
11. Lee PH, Lin CL, Lai PC, Yang CW. Octreotide therapy for chylous ascites in a chronic dialysis patient. *Nephrology* 2005; 10:344-7.
12. Leibovitch I, Mor Y, Golomb J, Ramon J. The diagnosis and management of postoperative chylous ascites. *J Urol* 2002; 167:449-57.
13. Leong RWL, House AK, Jeffrey GP. Chylous ascites caused by portal vein thrombosis treated with octreotide. *J Gastroenterol Hepatol* 2003; 18:1211-13.
14. Manolitsas TP, Abdessallam S, Fowler JM. Chylous ascites following treatment for gynecologic malignancies. *Gynecol Oncol* 2002; 86:370-4.
15. Mincher L, Evans J, Jenner MW, Varney VA. The successful treatment of chylous effusions in malignant disease with octreotide. *Clin Oncol* 2005; 17:118-21.
16. Press OW, Press NO, Kaufman SD. Evaluation and management of chylous ascites. *Ann Intern Med* 1982; 96:358-64.
17. Ulíbarri JI, Sanz Y, Fuentes C *et al*. Reduction of lymphorrhagia from ruptured thoracic duct by somatostatin. *Lancet* 1990; 336:258.
18. Warner RRP, Croen EC, Zaveri K, Ratner L. A carcinoid tumor associated with chylous ascites and elevated tumor markers. *Int J Colorectal Dis* 2002; 17:156-60.
19. Widjaja A, Gratz KF, Ockenga J, Wagner S, Manns MP. Octreotide for therapy of chylous ascites in yellow nail syndrome. *Gastroenterology* 1999; 116:1017-18.

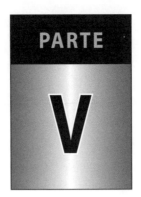

PARTE V

PÂNCREAS

Pancreatite Aguda sem Causa Aparente

Capítulo 29

Dulce Reis Guarita

DEFINIÇÃO E CLASSIFICAÇÃO

A pancreatite aguda (PA) corresponde a processo inflamatório agudo do pâncreas que pode envolver também tecidos peripancreáticos e/ou órgãos e sistemas a distância; os critérios de gravidade incluem a associação com falência de órgãos (p. ex., demonstrada por meio de choque, insuficiência pulmonar e falência renal) e/ou a presença de complicações locais, especialmente a necrose pancreática[4].

A necrose pancreática, que ocorre em 20% dos pacientes com PA, é representada por uma ou mais áreas de parênquima do pâncreas não viável, associada(s) habitualmente a necrose gordurosa peripancreática; pode ser estéril ou infectada, caracterizando-se o processo infectado pela presença de bactérias ou fungos [4].

A coleção fluida extrapancreática surge quando a secreção pancreática extravasa para fora do pâncreas, seja para o espaço pararrenal anterior, seja para outros locais. Ela pode surgir tanto nas pancreatites intersticiais como naquelas necrosantes, geralmente mantém-se estéril e, na maioria das vezes, desaparece durante a evolução da PA[4].

O pseudocisto de pâncreas é coleção de suco pancreático rico em enzimas, limitada por parede não epitelizada, geralmente estéril, sendo habitualmente necessárias pelo menos 4 semanas a partir do início da PA para que a parede do pseudocisto pancreático tenha tecido de granulação ou fibrose[4].

O abscesso pancreático corresponde ao pseudocisto de pâncreas infectado, definido como coleção intra-abdominal de pus circunscrita, geralmente próxima à glândula pancreática, com pouca ou nenhuma necrose, decorrente de PA ou de trauma; os abscessos de pâncreas surgem, em geral, 4 a 6 semanas após o início da PA[4].

A classificação mais adotada para estudar as PA é a classificação de Atlanta, proposta em 1992 e usada também neste texto[2,9,52]:

- Pancreatite aguda leve (intersticial) – corresponde a 80% a 90% dos casos de PA, caracteriza-se por doença restrita ao pâncreas, com evoluções clínica e laboratorial favoráveis; em geral é autolimitada, cursando com mortalidade de cerca de 2%, habitualmente relacionada ao estado prévio do paciente[1,9].

- Pancreatite aguda grave (necrosante) – corresponde a doença sistêmica grave, com necrose pancreática e/ou peripancreática e disseminação generalizada das enzimas pancreáticas; evolui freqüentemente com falência do órgão e complicações locais, como necrose infectada, pseudocisto e abscesso pancreáticos.

ETIOPATOGENIA

Muitas das enzimas pancreáticas são secretadas sob a forma de pró-enzimas e o tripsinogênio, ativado por peptidases nos vilos do intestino delgado (enteropeptidases), é responsável pela ativação delas; com o intuito de prevenir a autodigestão da glândula pancreática, são conhecidos inúmeros mecanismos: (a) as enzimas proteolíticas e as que digerem as membranas celulares são produzidas sob a forma de pró-enzimas; (b) as enzimas digestivas são separadas em compartimentos dentro das células acinares, longe do contato com enzimas lisossomais; (c) o pâncreas produz um inibidor da tripsina juntamente com as enzimas proteolíticas; (d) a enzima de ativação das enzimas pancreáticas, a enteroquinase, encontra-se no duodeno, fisicamente separada do pâncreas (e) o fígado produz dois inibidores séricos da ativação enzimática pancreática, a alfa-1-antitripsina e a alfa-2-macroglobulina[56].

As PA decorrem da ativação de enzimas pancreáticas ainda dentro do pâncreas, iniciada sem que o verdadeiro agente desencadeador de tal processo seja devidamente conhecido, associada à perda dos compartimentos intra e extracelulares e à obstrução do transporte secretório pancreático[55]. Correspondem a processo inflamatório agudo no interior do pâncreas que pode evoluir para comprometimento dos tecidos peripancreáticos e/ou órgãos a distância. Os critérios que avaliam sua gravidade incluem a falência de órgãos (p. ex., manifestada por meio de choque, insuficiência pulmonar e falência renal) e/ou a presença de complicações locais, especialmente a necrose da glândula pancreática[4,22].

A partir da ativação de tripsinogênio em tripsina, inicia-se, precocemente, a transformação de enzimas, antes protegidas em grânulos de zimogênio, em enzimas ativas, como a elastase, a quimotripsina e a fosfolipase A, que passam a agir no interior da própria glândula pancreática, à sua volta e a distância, podendo-se avaliar a catástrofe que pode decorrer de tal processo.

O princípio fisiopatológico dessa ativação enzimática precoce está na alteração da microcirculação pancreática. A lesão isquêmica seguida de reperfusão é, ao que tudo indica, responsável por essa alteração da microcirculação nas PA[50], sendo os radicais livres de oxigênio[53] e os leucócitos polimorfonucleares produzidos no tecido isquêmico[27] os agentes da lesão celular. Paralelamente à agressão às células pancreáticas, causada pela isquemia seguida de reperfusão, o sistema cinina-calicreína age como mediador do processo inflamatório agudo, aumentando ainda mais a permeabilidade capilar e o acúmulo de leucócitos polimorfonucleares[9]; posteriormente, a aderência dos leucócitos aos vasos da microcirculação pancreática surge como evento secundário[22,23,50,55].

Além disso, endotoxinas e outros mediadores, como o fator de ativação plaquetária (PAF) e a fosfolipase A2, estão implicados tanto no desenvolvimento da PA grave como de quadros sépticos[36,42,53,58].

Radicais de oxigênio regulam fase importante da indução intracelular de fator de necrose tumoral (TNF), e alguns dos potentes ativadores da enzima indutora da síntese de óxido nítrico (NO) são as citocinas inflamatórias TNF e interleucina-1 (IL-1). Além disso, o fator de ativação plaquetária (PAF), importante vasodilatador e ativador de leucócitos, está implicado no surgimento da síndrome de resposta sistêmica inflamatória (SIRS) durante as PA, cuja produção se relaciona intimamente tanto ao TNF como à IL-1; evidentemente, a produção e a ação dos diversos mediadores inflamatórios não ocorrem separadamente, e as manifestações sistêmicas das PA devem-se à ação conjunta de todos esses mediadores[41,52,53,55].

Os primeiros relatos da correlação entre PA e citocinas surgiram com a demonstração de que níveis de IL-6 e IL-8 eram maiores nos pacientes com PA grave do que naqueles com quadro leve de comprometimento da glândula pancreática. Além disso, estudos iniciais demonstraram que o TNF e a IL-1 também se correlacionavam com a gravidade e a mortalidade nas PA e, como a IL-6, eram preditivos da falência pancreática.

Inúmeros fatores etiológicos para as pancreatites agudas são relatados[10,14,22-24,31,38,52], dentre os quais o mais importante é a litíase biliar; se esta não for detectada com os métodos de imagem habituais, a presença de microcristais na bile deve ser buscada com microscopia óptica e de luz polarizada[10,24,45,52].

Dentre as drogas, além dos corticosteróides, têm sido responsabilizados pelo envolvimento pancreático agudo os clortiazídicos, sulfapiridina, sulfasalazina, azatioprina, L-asparaginase, metronidazol, tetraciclinas, pentamidina, furosemida, estatinas, micofenolato mofetil (droga imunossupressora utilizada no tratamento de doenças auto-imunes, entre as quais a colangite esclerosante primária), olanzapina (medicamento utilizado para tratamento de esquizofrenia) quando associada ao anticonvulsivante divalproex (ácido valpróico e valproato de sódio), além de novas substâncias utilizadas no tratamento das leucemias agudas e da síndrome da imunodeficiência adquirida, especialmente a didanosina[19,23,29,31,49,51].

A incidência de casos de PA causados por drogas é estimada em 2% da população em geral, com proporção bem maior em subpopulações específicas, como crianças e pacientes HIV-positivos; as referências de literatura sobre PA droga-induzidas consistem, habitualmente, em relatos de casos isolados[57].

Evidências clínicas de associação de PA, baseadas em testes com readministração da droga, experiências em animais de experimentação ou *trials* adequados, existem com didanosina, ácido valpróico, aminossalicilatos, estrógenos, cálcio, anticolinesterase e estibogluconato sódico[57].

A associação de PA com tiazídicos, pentamidina, inibidores da ECA, asparaginase, alcalóides da vinca, alguns antiinflamatórios não-hormonais e clozapina é provável, mas não definitivamente comprovada[57].

A associação de PA com azatioprina, furosemida, tetraciclinas, metronidazol, isoniazida, rifampicina, sulfonamidas, ciclosporina e algumas drogas antineoplásicas é apenas possível, sem comprovação científica adequada[57].

A real ação dos corticosteróides sobre a glândula pancreática não está clara. Sabe-se que eles, quando usados por tempo prolongado, levam à precipitação de rolhas protéicas no interior dos ductos pancreáticos, à semelhança do que ocorre nas pancreatites crônicas alcoólicas. Em crianças com leucemia, tratadas com corticosteróides, demonstrou-se, à necropsia, incidência de 15% de inflamação aguda do pâncreas, não sendo observadas alterações histológicas da glândula naquelas crianças com a mesma afecção, mas que não tinham recebido corticoterapia[23].

A parotidite epidêmica, em função do tropismo do vírus pelo pâncreas, é a mais mencionada dentre as causas infecciosas das afecções agudas do órgão. O comprometimento pancreático surge geralmente 4 a 5 dias após o início da parotidite e desaparece em cerca de 1 semana. Habitualmente, corresponde à pancreatite aguda benigna, com evolução sem seqüelas, caracterizada clinicamente por dor abdominal, náuseas, vômitos e, excepcionalmente, por febre, diarréia e bradicardia. A hiperamilasemia não confirma o envolvimento pancreático, pois pode decorrer da própria parotidite; a determinação sérica das isoamilases e da lipase, além da história clínica, possibilita a confirmação diagnóstica.

Febre tifóide, escarlatina, varicela e hepatites a vírus podem, raramente, associar-se a envolvimento pancreático agudo[34,37].

Piora do prognóstico das PA em pacientes portadores do vírus da AIDS tem sido relatada naqueles casos em que há coinfecção pelo citomegalovírus.

A ascaridíase pode levar à PA por obstrução do confluente biliopancreático principal, sendo um dos principais fatores etiológicos para a afecção, na infância, em países em desenvolvimento[38].

O trauma é importante fator etiológico para as PA, especialmente na infância, evoluindo, com freqüência, com a formação de cistos de pâncreas. A lesão aguda se manifesta logo após o traumatismo, e o cisto pode surgir após período de latência assintomático de semanas a meses. Na sua vigência, as principais manifestações clínicas correspondem a distensão abdominal dolorosa, anorexia e perda de peso, além de tumor palpável e até visível no andar superior do abdome. Com o desenvolvimento de métodos de imagem, especialmente a ultra-sonografia, a tomografia computadorizada e a pancreatocolangiografia por ressonância magnética, o diagnóstico e o acompanhamento desses casos se tornaram mais fáceis[23].

O *pancreas divisum* corresponde à falha de fusão dos brotos pancreáticos dorsal e ventral, anomalia observada em 3% a 10 % da população[38]; o ducto pancreático principal drena, através da papila maior do duodeno apenas pequena porção da glândula pancreática posterior e inferior; o canal de Santorini comporta-se como ducto pancreático principal, drenando todo o restante do órgão pela papila menor do duodeno.

Essa variação anatômica tem sido aventada como possível causa de pancreatite aguda recorrente e de pancreatite crônica obstrutiva, com o pequeno diâmetro da papila menor do duodeno sendo insuficiente para drenar a maior parte da glândula, hipótese não aceita por todos os autores. Apesar disso, se há pancreatite na ausência de alcoolismo ou de outras causas conhecidas de comprometimento pancreático, a associação da afecção com *pancreas divisum* é de 42% a 45%, o que afastaria a hipótese do acaso na concomitância entre ambos[24]. Em estudo de Gelrud e cols.[17], detectou-se, em portadores de *pancreas divisum* com crises de pancreatite aguda, a presença de mutações no gene CFTR, habitualmente observadas em indivíduos com fibrose cística, sendo necessárias mais pesquisas relacionadas a essas informações.

Ainda como causa de pancreatite aguda, devem ser lembrados os procedimentos endoscópicos biliopancreáticos e os procedimentos cirúrgicos sobre as vias biliar e/ou pancreática ou a distância; dentre os primeiros, devem ser salientadas a pancreato-colangiografia endoscópica retrógrada (PCER), a papilotomia endoscópica e, recentemente, a manometria do esfíncter de Oddi, seguida de PCER[15,23,33,44,48].

A pancreatite aguda pode ser também a primeira manifestação clínica de tumores pancreáticos, como adenocarcinomas, neoplasias produtoras de mucina[21] e tumores neuroendócrinos[38], além de cistos de colédoco[28,30,54].

A relação entre hiperlipemia familiar e pancreatite aguda está bem estabelecida. Crianças homozigóticas, portadoras de mutação nos genes LP-lipase e/ou apo C-II, apresentam deficiência de LP-lipase, com metabolismo alterado de quilomícrons e VLDL, com hipertrigliceridemia grave, xantomas, hepatoesplenomegalia e episódios recorrentes de PA[47].

Em adultos, a PA relacionada às hiperlipemias é descrita pela literatura[11,12], sendo os mecanismos etiopatogênicos para ela pouco claros. Parece que os microêmbolos gordurosos comprometeriam a microcirculação pancreática. O diagnóstico pode ser difícil, já que o soro hiperlipêmico interfere na dosagem sérica da amilase, que pode apresentar, desse modo, resultados falsamente normais.

Esta hipótese diagnóstica deve ser sempre lembrada durante a observação de pacientes portadores de envolvimento agudo da glândula pancreática, especialmente quando de repetição, já que a orientação adequada para correção da hiperlipemia mudará a evolução do paciente a médio e longo prazos.

Na síndrome de Alstrom, alteração autossômica recessiva caracterizada por perda progressiva de visão e audição, obesidade mórbida, hipogonadismo nos pacientes do sexo masculino, diabetes insulino-resistente, falência renal e cardiomiopatia, a ocorrência de pancreatite aguda se deve à hipertrigliceridemia que esses pacientes apresentam[26,35].

Recentemente, a possibilidade de ocorrência de episódios de pancreatite aguda em adultos portadores de fibrose cística é cada vez mais lembrada; assim, em pacientes com histórico de infecções respiratórias recidivantes, bronquiectasias inexplicáveis, ausência congênita bilateral de vasos deferentes e que tenham crises de pancreatite aguda, a investigação deverá incluir pesquisa genética para fibrose cística[7,13,40].

Pacientes submetidos a transplantes cardíacos podem apresentar pancreatite aguda no pós-operatório imediato[32], atribuída às alterações circulatórias próprias deste procedimento cirúrgico, pois, como vimos, a base da lesão pancreática em todos os fatores etiológicos conhecidos para as PA é a lesão da microcirculação.

Outras causas raras que podem levar à PA, mencionadas episodicamente pela literatura, são a sarcoidose[5,8,46], a picada de escorpião[6] e a utilização de hormônio de crescimento[25].

Macroamilasemia

A macroamilasemia corresponde à elevação permanente da amilase sérica (uma a cinco vezes o valor normal), secundária à formação de macromoléculas entre a amilase e as globulinas (IgA e IgG), as quais, em função de sua grande massa molecular, não são filtradas pelos rins; é condição benigna e não acompanhada de sintomas clínicos, de alterações pancreáticas ou de insuficiência renal[39]. Pode ser encontrada, ainda, em pacientes portadores de doença celíaca[43] e, mais raramente, naqueles com lúpus eritematoso sistêmico [18,20] ou HIV-positivos[16].

A avaliação da razão entre a depuração da amilase e da creatinina (*ACR – amylase/creatinine clearance ratio*)[3], a partir da obtenção de amostras simultâneas de sangue e urina, foi proposta com o intuito de distinguir os quadros de PA de outras afecções; no entanto, tal razão, obtida utilizando-se a fórmula abaixo, pode permanecer normal em quadros de PA e mostrar-se elevada em processos não associados à PA, como cetoacidose diabética e comprometimento renal crônico [3]. Quando muito baixa, em níveis inferiores a um[39], sugere a existência de macroamilasemia:

$$\text{Depuração da amilase/creatinina} = \frac{\text{amilase creatinina (soro)}}{\text{amilase (soro)}} \times \frac{\text{creatinina (urina)}}{\text{creatinina (urina)}} \times 100$$

REFERÊNCIAS BIBLIOGRÁFICAS

1. Alves JG. Pancreatite aguda. *In*: Mincis M ed. *Gastroenterologia e hepatologia: diagnóstico e tratamento*. São Paulo: Lemos-Editorial, 1997: 505-16.
2. Banks PA. A new classification system for acute pancreatitis. *Am J Gastroenterol* 1994; 89:151-2 (editorial).
3. Banks PA. Acute and chronic pancreatitis. *In*: Sleisenger M, Fordtran M eds. *Gastrointestinal and liver disease*. Philadelphia, 1998:809-62.
4. Banks PA. Practice guidelines in acute pancreatitis. *Am J Gastroenterol* 1997; 92:377-86.
5. Baroni RH, Pedrosa I, Tavernaraki E, Goldsmith J, Rofski NM. Pancreatic sarcoidosis: MRI features. *J Magn Reson Imaging* 2004; 20(5):889-93.
6. Bartholomew C. Acute scorpion pancreatitis in Tobago. *Br Med J.* 1970; 1(697):666-8.
7. Bernardino AL, Guarita DR, Mott CB *et al*. CFTR, PRSS1 and SPINK1 mutations in the development of pancreatitis in Brazilian patients. *JOP* 2003; 4(5):169-77.
8. Boruchowicz A, Wallaert B, Cortot A *et al*. Idiopathic acute pancreatitis and sarcoidosis. *Gastroenterol Clin Biol* 1995; 19(4):439-41.
9. Bradley III EL. A clinically based classification system for acute pancreatitis. *Arch Surg* 1993; 128:586-90.
10. Chebli JM, Martins Junior EV, Gaburri AK *et al*. Microcristais biliares: papel no diagnóstico da pancreatite aguda idiopática. *Arq Gastroenterol* 1996; 33(4):232-43.
11. Chebli JM, de Souza AF, de Paulo GA *et al*. Pancreatite hiperlipêmica: aspectos clínico-evolutivos. *Arq Gastroenterol* 1999; 36:4-9.
12. Chebli JM, de Souza AF, Gaburri PD, Barbosa KVBD, Carvalho Fº RJ. Pancreatite aguda. *Rev Bras Med* 2000; 57:1272-80.

13. Cohn JA, Friedman KJ, Noone PG et al. Relation between mutations of the cystic fibrosis gene and idiopathic pancreatitis. *N Engl J Med* 1998; 339:653-8.
14. Dani R, Nogueira CED. Pancreatite aguda. *In*: Dani R, Castro LP. *Gastroenterologia clínica*. Rio de Janeiro: Guanabara-Koogan, 1993; 1635-49.
15. Demols A, Deviere J. New frontiers in the pharmacological prevention of post-ERCP pancreatits: the cytokines. *JOP* 2003; 4(1):49-57.
16. Eleccion CB, Hathaway AA. Macroamylasemia in HIV infection. *Tex Med* 1998; 94:77-9.
17. Gelrud A, Sheth S, Banerjee S et al. Analysis of cystic fibrosis gene product (CFTR) function in patients with pancreas divisum and recurrent acute pancreatitis. *Am J Gastroenterol* 2004;99(8):1557-62.
18. Gloor B, Schmidt O, Uhl W, Büchler MW. Acute pancreatitis: threat of fungal infection. *Arch Surg* 2001; 1: 213-6.
19. Gonzalez-Heydrich J, Raches D, Wilens TE, Leichtner A, Mezzacappa E. Retrospective study of hepatic enzyme elevations in children treated with olanzapine, divalproex, and their combination. *J Am Acad Child Adolesc Psychiatry* 2003; 42(10):1227-33.
20. Goto H, Wakui H, Komatsuda A et al. Simultaneous macroamylasemia and macrolipasemia in a patient with systemic lupus erythematosus in remission. *Int Med* 2000; 39:1115-8.
21. Grino P, Martinez J, Grino E et al. Acute pancreatitis secondary to pancreatic neuro-endocrine tumours. *JOP* 2003; 4(2):104-10.
22. Guarita DR, Mott CB. Etiopatogenia da pancreatite aguda. *In*: Dantas W, Coelho LGV, Gonçalves CS, Fonseca CS eds. *A gastroenterologia rumo ao terceiro milênio*. São Paulo: Lemos Editorial, 2000: 255-62.
23. Guarita DR, Mott CB. Pancreatite Aguda. *In*: Lopes AC ed. *Tratado de clínica médica*. São Paulo: Editora Roca, 2006: 1116-24.
24. Guarita DR, Mott CB. Pancreatites agudas: conhecendo melhor seus fatores etiológicos e sua fisiopatogenia. *Arq Gastroenterol* 1999; 36:1-3.
25. Halac I, Zimmerman D. Managing growth hormone treatment in pediatric patients. *Pediatric Ann* 2004; 33(3):183-8.
26. Hoffman JD, Jacobson Z, Young TL, Marshall JD, Kaplan P. Familial variable expression of dilated cardiomyopathy in Alstrom syndrome: a report of four sibs. *Am J Med Genet A* 2005; 135(1):96-8.
27. Hoffmann TF, Leiderer R; Harris AG, Messmer K. Ischemia and reperfusion in the pancreas. *Microsc Res Tech* 1997; 37:557-71.
28. Jeong JB, Whang JH, Ryu JK, Yoon YB, Kim YT. Risk factors for pancreatitis in patients with anomalous union of pancreatobiliary duct. *Hepatogastroenterology* 2004; 51(58):1187-90.
29. Johnson JL, Loomis IB. A case of simvastatin-associated pancreatitis and review of statin-associated pancreatitis. *Pharmacotherapy* 2006; 26(3):414-22.
30. Kamisawa T, Yoshiike M, Egawa N et al. Classification of choledochocele. *Hepatogastroenterology* 2005; 52 (61):29-32.
31. Kirian MA, Higginson RT, Fulco PP. Acute onset of pancreatitis with concomitant use of tenofovir and didanosine. *Ann Pharmacother* 2004; 38 (10):1660-3.
32. Luckraz H, Goddard M, Charman SC et al. Early mortality after cardiac transplantation: should we do better? *J Heart Lung Transplant* 2005; 24(4):401-5.

33. Maldonado ME, Brady PG, Mamel JJ, Robinson B. Incidence of pancreatitis in patients undergoing sphincter of Oddi manometry (SOM). *Am J Gastroenterol* 1999; 94:387-90.

34. Malhi NS, Dutta U, Sathyanarayana G, Singh K. Acute pancreatitis: presenting manifestation of varicella infection. *Trop Gatroenterol* 2004; 25(2):82-3.

35. Marshall JD, Bronson RT, Collin GB *et al*. New Alstrom syndrome phenotypes based on the evaluation of 182 cases. *Arch Intern Med* 2005; 165(6):675-83.

36. McKay CJ, Gallagher G, Brooks B *et al*. Increased monocyte cytokine production in association with systemic complications in acute pancreatitis. *Br J Surg* 1996; 83:919-23.

37. Mishra A, Saigal S, Gripta R, Sarin SK. Acute pancreatitis associated with viral hepatitis: a report of six cases with review of literature. *Am J Gastroenterol* 1999; 94:2292-5.

38. Mott CB, Cunha RM, Pedroso MRA, Guarita DR. Etiologia das pancreatites agudas. *In*: Nader F ed. *Gastroenterologia II*. Pelotas: Editora e Gráfica Universitária, 1999: 413-20.

39. Mott CB, Guarita DR. Pâncreas. *In*: Moraes Fº JPP, Borges DR eds. *Manual de Gastroenterologia* São Paulo: Roca, 2000: 475-506.

40. Nick JA, Rodman DM. Manifestations of cystic fibrosis diagnosed in adulthood. *Curr Opin Pulm Méd* 2005; 11(6):513-8.

41. Norman J. The role of cytokines in the pathogenesis of acute pancreatitis. *Am J Surg* 1998; 175:76-83.

42. Pezzilli R, Billi P, Migliori M, Gullo L. Clinical value of pancreatitis-associated protein in acute pancreatitis. *Am J Gastroenterol* 1997; 92:1887-90.

43. Rabsztyn A, Green PH, Berti I *et al*. Macroamylasemia in patients with celiac disease. *Am J Gastroenterol* 2001; 96:1096-100.

44. Rolny P, Andren-Sandberg A, Falk A. Recurrent pancreatitis as a late complication of endoscopic sphincterotomy for common bile duct stones: diagnosis and therapy. *Endoscopy* 2003; 35(4):356-9.

45. Sahoo SK, Tudu D. Role of duodenal bile crystal analysis in idiopathic pancreatitis. *Trop Gastroenterol* 2001; 22(4):205-6.

46. Sanchez-Losada R, Soriano-Rosas J, Gutierrez-Vega R. Acute pancreatitis, diabetes, and sarcoidosis. Case report and review of the literature. 2004; 140(3):343-5.

47. Sandhofer F. Physiology and pathophysiology of the metabolism of lipoproteins. *Wien Med Wochenschr* 1994; 144:286-90.

48. Sheehan SJ, Lee JH, Wells CK, Topazian M. Serum amylase, pancreatic stents, and pancreatitis after sphincter of Oddi manometry. *Gastrointest Endosc* 2005; 62(2):260-5.

49. Singh S, Nautiyal A, Dolan JG. Recurrent acute pancretitis possibly induced by atorvastatin ans rosuvastatin. Is statin induced pancreatitis a class effect? *JOP* 2004; 5(6):502-4.

50. Sunamura M, Yamauchi J, Shibuya K *et al*. Pancreatic microcirculation in acute pancreatitis. *J Hepatobilliary Pancreat Surg* 1998; 5:62-8.

51. Talwalkar JA, Angulo P, Keach JC *et al*. Mycophenolate mofetil for the treatment of primary sclerosing cholangitis. *Am J Gastroenterol* 2005; 100(2):308-12.

52. Toouli J, Brooke-Smith M, Bassi C *et al*. Guidelines for the management of acute pancreatitis. *J Gastroenterol Hepatol* 2002; 17(Suppl) S15-S39.

53. Tsai K, Wang SS, Chen TS *et al*. Oxidative stress: an important phenomenon with pathogenetic significance in the progression of acute pancreatitis. *Gut* 1998; 42:850-5

54. Visser BC, Suh I, Way LW, Kang SM. Congenital choledochal cysts in adults. *Arch Surg* 2004; 139(8):855-60.
55. Weber CK, Adler G. From acinar cell damage to systemic inflammatory response: current concepts in pancreatitis. *Pancreatology* 2001; 1:356-62.
56. Whitcomb DC. Anatomy and physiology of the pancreas. *In*: Rose S, Klaus MA eds. *Digestion & nutrition*. Pittsburgh: University of Pittsburgh School of Medicine, 1996: 78-91.
57. Wilmink T, Frick TW. Drug-induced pancreatitis. *Drug Saf* 1996; 14:406-23.
58. Wilson PG, Manji M, Neptolemus JP. Acute pancreatitis as a model of sepsis. *J Antimicrob Chemother* 1998; 41(Suppl A):51-63.

Afecções Císticas do Pâncreas

Capítulo 30

Paulo Cezar Galvão do Amaral
Thales Delmondes Galvão
João Eduardo Marques Tavares de Menezes Ettinger
Edvaldo Fahel

INTRODUÇÃO

Cistos pancreáticos são incomuns e estão presentes em 0,7% da população[60]. Tem sido cada vez mais freqüente a detecção casual de cistos pancreáticos com exames de imagem abdominal (ultra-sonografia [US], tomografia computadorizada [TC] e ressonância magnética [RM]) realizados por diversos motivos [17,30,42].

O diagnóstico por imagem é difícil. Por exemplo acurácia da TC para cistos pancreáticos varia de 25% a 60% [5,35,47].

Esses cistos representam 5% de todos os tumores pancreáticos[71] e podem ser classificados histologicamente como mostra o Quadro 30.1.

Quadro 30.1. Tipos histológicos dos cistos pancreáticos e sua incidência

Tipo histológico	Incidência (%)
1. Cistoadenoma seroso	10,8 a 32,6
2. Tumores mucinosos	20 a 43
a. Cistoadenoma mucinoso benigno	10 a 30
b. Cistoadenoma mucinoso *borderline*	5 a 7
c. Cistoadenocarcinoma mucinoso	5 a 15
3. Tumor mucinoso papilar intraductal	10 a 35
a. Ectasia ductal mucinosa benigna	6,6
b. Hiperplasia mucinosa intraductal	9,9
c. Carcinoma papilar intraductal	18,9
4. Pseudocisto	5 a 14
5. Tumor papilar sólido e cístico	2
6. Outros	0 a 2

Referências 17,35,38,67.

QUADRO CLÍNICO DOS PACIENTES PORTADORES DE CISTO PANCREÁTICO

Os cistos pancreáticos podem ser assintomáticos em 36,7% a 75% dos casos[17,68]. Os cistos assintomáticos são mais comuns em pacientes idosos, são menores que os sintomáticos e raramente são pseudocistos (Quadro 30.2).

Se o cisto é sintomático, obviamente este deve ser removido. A questão é: o que fazer no cisto assintomático?

Mais da metade dos cistos assintomáticos encontrados são pré-malignos ou malignos, não podendo ser ignorados, como os cistos renais ou hepáticos [17].

HISTÓRIA NATURAL DOS CISTOS PANCREÁTICOS MAIS COMUNS

Cistoadenoma seroso

O cistoadenoma seroso (CAS) é uma lesão benigna com potencial extremamente baixo de malignização[49] e que deve ser retirado quando causa manifestações clínicas[2,8]. Há relato na literatura, de tumores serosos malignos – cistoadenocarcinoma seroso – porém eles são muito raros, sendo relatados menos de dez casos na literatura [55,75,77].

Cistoadenoma mucinoso

O cistoadenoma mucinoso (CAM) é um tumor cístico benigno formado por epitélio colunar produtor de mucina, incluindo tumores *borderline*, definidos pela existência de displasia moderada. Os cistoadenomas mucinosos podem sofrer transformação para cistoadenocarcinoma[8,68].

Quadro 30.2. Manifestções clínicas dos cistos pancreáticos e sua incidência

Manifestações clínicas	Incidência (%)
Dor abdominal	69 a 73%
Perda de peso	27 a 38%
Dor lombar	18%
Náuseas	13 %
Pancreatite	36%
Diarréia	12,5%
Diabetes melito	10,9%
Refluxo	10%
Alteração do ritmo intestinal	8%
Distensão abdominal	8%
Fadiga	8%
Massa palpável	5 a 6,2%
Saciedade precoce	4 a 5%
Icterícia	2 a 18%

Referências 17,38,70.

Tumor mucinoso papilar intraductal

O tumor mucinoso papilar intraductal (TMPI) é caracterizado pela displasia do epitélio ductal, assemelhando-se ao adenoma viloso colorretal, com a papila coberta por epitélio colunar produtor de mucina.

Pacientes com cistos assintomáticos estão mais propensos a apresentar cisto mucinoso do que TMPI, provavelmente por causa da presença de mucina no ducto pancreático, o que aumenta a chance de causar sua obstrução[17].

QUANDO RESSECAR O CISTO ASSINTOMÁTICO?

Na literatura, existem várias classificações dos tipos de cistos pancreáticos. Do ponto de vista prático, no entanto, cabe ao médico, independentemente do tipo histológico, tentar diferenciar as lesões benignas (que, quando assintomáticas, podem ser observadas) das pré-malignas ou malignas, que devem ser obrigatoriamente ressecadas.

Para que esta decisão possa ser tomada, procuramos identificar dados clínicos, laboratoriais e de imagens capazes de ajudar na distinção entre os cistos serosos, benignos, não produtores de mucina (com incidência variando de 10% a 33%) dos malignos ou pré-malignos (produtores de mucina, que chegam a 60% dos casos)[17,30,43,62,63,69], (Quadro 30.3). Essa diferenciação é muito importante, já que 80% dos cistos assintomáticos ressecados podem ser benignos[60].

Toda lesão pré-maligna ou maligna deve ser ressecada, ou seja, todo cisto assintomático deve ser ressecado, a menos que apresente características indiscutíveis de cisto seroso.

COMO ESTABELECER O DIAGNÓSTICO DO CISTOADENOMA SEROSO?

Epidemiologia

Os cistoadenomas severos (CAS) são mais predominantes em mulheres, com apresentação típica no quinto decênio.

Localização

Mais da metade dos CAS estão localizados na cabeça do pâncreas[18].

Quadro 30.3. Cistos serosos e produtores de mucina. Incidência segundo diferentes autores

Autor(es) (ano)	Números de casos	Cisto seroso	Produtor de mucina (%)	Outros (%)
Le Borgne e Partensky (1999)	522	170 (33)	283 (54)	69 (13)
Lim e cols. (2005)	60	17 (28)	34 (57)	9 (15)
Fernandez-del Castilo e Narshaw (2003)	212	23 (11)	118 (56)	71 (33)
Walsh e cols. (2005)	35	8 (23)	17 (48)	10 (28)

Manifestações clínicas

Os CAS são assintomáticos em 30% dos casos[18].

O sistema mais freqüente é a dor abdominal (75%), referida por anorexia (16%), perda de peso (14%) e obstrução intestinal alta (7%)[5].

A obstrução biliar é infreqüente. Pancreatite aguda é rara, geralmente relacionada à obstrução ou comunicação com o ducto pancreático[19].

Exames laboratoriais

Os exames laboratoriais dos CAS são inespecíficos.

Imagem

O cistoadenoma seroso clássico é caracterizado por conglomerado de cistos (imagem em favo de mel), podendo variar, em tamanho, de alguns milímetros a 2 a 3cm de diâmetro. Cicatriz fibrosa central com padrão característico de calcificação é patognomônica. Porém, este sinal só é encontrado em 20% dos casos[34,39].

Pode também apresentar-se como imagem sólida ou como cisto único e grande, o que pode confundir o diagnóstico[3,48,53].

Bioquímica do líquido do cisto

Obtida através de punção percutânea ou US, a análise bioquímica geralmente revela líquido translúcido, com níveis baixos de amilase e dos marcadores tumorais, inclusive o CEA (< 20ng/dl)[9].

Citologia

O cistoadenoma seroso é composto por epitélio cubóide, com células ricas em glicogênio, produtoras de fluido seroso[23,36,59].

Biologia molecular

Alterações cromossômicas (deleção ou mutação) do gene localizado no cromossomo 3p25 (doença de von Hippel-Lindau) tem sido achado no DNA da maioria dos cistoadenomas serosos[44,66].

Pacientes portadores dessa doença têm incidência de cistos seroros que varia de 35% a 75%[24].

Acompanhamento

O tratamento conservador implica a realização anual de US[35]. Na ocorrência de mudança das características da imagem, ou caso o cisto se torne sintomático, está indicada a ressecção.

PRINCIPAIS CARACTERÍSTICAS DOS CISTOS PRODUTORES DE MUCINA

Cistoadenoma mucinoso

Epidemiologia

Os cistoadenomas mucinosos (CAM) são mais freqüentes em mulheres (90%), acometendo pacientes com média de idade inferior à dos portadores de CAS[11,69].

Manifestações clínicas

Vinte e cinco por cento dos casos costumam ser assintomáticos[35].

A apresentação clínica é muito parecida com a do CAS, sendo a pancreatite recorrente mais freqüente no CAM devido à presença de mucina, o que pode leva à obstrução do ducto, sugerindo possível comunicação entre o cisto e o ducto pancreático.

Localização

O CAM está localizado no corpo ou na cauda do pâncreas em mais de 75% dos casos[35,55].

Imagem

O achado tomográfico típico inclui cistos grandes, com septos, calcificação periférica e, às vezes, componente sólido dentro do cisto. Quando existem esses achados na TC ou na RM, qualquer exame adicional se torna desnecessário, pois nenhum impedirá a necessidade de exploração cirúrgica.

A TC com emissão de pósitron 18F-fluorodesoxiglicose ainda não está estabelecida para avaliação dos cistos pancreáticos[58].

Bioquímica sérica

Os achados da bioquímica sérica são inespecíficos.

Bioquímica do líquido cístico

A bioquímica do CAM geralmente evidencia níveis de amilase baixos, com altos níveis de CEA[23,36].

Níveis altos de CEA são quase exclusivos de lesões produtoras de mucina. Entretanto, cerca de 20% das lesões produtoras de mucina cursam com CEA baixo [17].

Citologia

A análise citológica pode revelar células contendo mucina[15].

Histopatologicamente, os achados do CAM são muito parecidos com os do TMPI, exceto pela presença de estroma denso mesenquimal tipo ovariano no CAM[76].

Pode ser realizada biópsia de congelação intra-operatória à procura de epitélio, porém a parede pode não ser totalmente revestida em 72% dos casos. Assim sendo, ausência de epitélio não exclui a possibilidade de CAM[18].

Tratamento

O tratamento da CAM é cirúrgico. A enucleação pode ser realizada, especialmente em lesões da cabeça e processo uncinado; no entanto, apesar da baixa taxa de recorrência, apresenta alta incidência de fístula[62].

Prognóstico

O prognóstico após ressecção pancreática é excelente, mesmo para CAM *borderlines*[18].

Cistoadenocarcinoma mucinoso

Epidemiologia

O cistoadenoma mucinoso (CACM) é mais comum no sexo masculino, sendo mais freqüente no quinto decênio de vida[8].

Localização

Em 46% dos casos, está localizado na cabeça do pâncreas[8].

Manifestações clínicas

A maioria dos pacientes é sintomática[4,22]. Icterícia obstrutiva e massa palpável estão presentes em cerca de 25% dos casos[14].

Imagem

A imagem típica do CACM mostra lesão macrocística, com parede espessada, componente sólido e calcificação periférica[69].

Dilatação do ducto principal ocorre em 87% dos casos[4].

Na prática, a predição correta do CACM alcança 32% a 43%.

O diagnóstico diferencial deve ser feito com pseudocisto. Muitas vezes, o erro implica tempo de observação prolongado, impedindo a chance de cura[18].

Bioquímica sérica

Níveis séricos elevados de CA19-9 têm sido reportados em 75% dos casos[57,59].

Bioquímica do líquido cístico

Níveis elevados de CEA (> 400ng/ml) e CA19-9 (> 50.000U/ml) têm boa especificidade para diferenciar cistos mucinosos de pseudocisto, mas não para determinar malignidade [23].

Citologia

A citologia é positiva em 30% dos casos.

Tratamento

O tratamento cirúrgico agressivo para o CACM é recomendado porque a ressecção pode ser curativa[54,69]. Se houver metástase passível de ressecção, deve ser removida junto com o tumor[18].

Tumores aparentemente irressecáveis sem metástase podem tornar-se ressecáveis após quimioterapia[72].

Prognóstico

O prognóstico após ressecção é muito melhor que o do adenocarcinoma do pâncreas[51,73], e a sobrevida para CACM ressecado em 5 anos supera os 50% [25,35,51,69].

Tumor mucinoso papilar intraductal

Epidemiologia

O tumor mucinoso papilar intraductal (TMPI) não apresenta predominância entre os sexos e é mais freqüente em pacientes no quinto decênio de vida.

Manifestações clínicas

As manifestações clínicas dos TMPI caracterizam-se por dor abdominal, pancreatite recorrente com dilatação do ducto ou manifestações similares às da pancreatite crônica.

Localização

Mais de 50% estão localizados na cabeça do pâncreas.
O TMPI pode envolver o ducto principal exclusivamente, um ducto secundário, ou ambos.

Imagem

A dilatação de mais de 10mm do ducto pancreático principal pode ser secundária a TMPI, pancreatite crônica ou outros tumores[55]. A TC helicoidal *multslice* pode diferenciar o TMPI dessas outras causas de dilatação do ducto pancreático.

O ducto pancreático pode ainda ser avaliado por meio da colangiorressonância (CPRM) quanto à extensão da dilatação, ao tamanho dos nódulos murais e à comunicação entre o ducto e o cisto[26,27,32].

A CPER tem-se mostrado excelente ferramenta no diagnóstico de TMPI pois, além de determinar sua extensão no sistema ductal pancreático[40], permite realizar citologia através do lavado e/ou escovado do ducto pancreático. Esta pode diferenciar TMPI de pancreatite pela presença de mucina no Wirsung[70].

A US pode, em mãos experientes, fornecer as mesmas informações que a CPER com a vantagem de ser menos invasiva.

Prognóstico

TMPI adenomatoso ou *borderline* tem excelente prognóstico depois de ressecado. Contudo, a presença de carcinoma *in situ* piora o prognóstico[31].

CISTO PANCREÁTICO ASSOCIADO A DILATAÇÃO DO WIRSUNG MODIFICA A CONDUTA PRÉ-OPERATÓRIA?

Sim, já que o TMPI tem propensão a se espalhar ao longo do sistema ductal pancreático, tornando-se necessário o conhecimento morfológico dele para o planejamento cirúrgico (extensão da ressecção)[1].

Na ressecção do TMPI deve ser realizado, no intra-operatório, congelação das margens de ressecção para verificar se as margens do ducto estão negativas, mesmo na ausência de adenocarcinoma invasivo, de modo a evitar a recorrência do tumor[10,46]. A despeito de ressecções com margens livres, muito desses tumores recorrem no pâncreas remanescente (7 a 42%)[1,13,16,56,61].

PROPEDÊUTICA DAS AFECÇÕES CÍSTICAS DO PÂNCREAS

Ultra-sonografia endoscópica (USE)

A USE é ferramenta importante na investigação de cistos pancreáticos[7,41]. Ela pode visualizar o sistema ductal e o parênquima pancreático, mostrando-se superior na detecção de lesões pequenas, quando comparada à tomografia.

Além disso, pode evidenciar características dos cistos, como presença de septo, nódulos, debris e a espessura da parede, e, ainda, o aspecto do ducto pancreático principal. Ela também propicia a coleta do fluido para estudos citológico e bioquímico. Pode ainda identificar outras lesões no pâncreas, a presença de linfadenopatia e envolvimento vascular[6,21,50,64].

Citopunção – PAAF

As citopunções pancreáticas percutâneas têm sido substituídas pelas endoscópicas guiadas por ultra-sonografia por conseguirem melhores amostras, com menores orifícios e trajetos, oferecendo menor chance para dispersão do fluido. O método, porém, não é isento de complicações.

Quando a patologia revela células colunares mucinosas, citologia atípica ou células francamente malignas, a cirurgia está indicada[29]. Na punção, são executados exame citológico e pesquisa da presença de mucina extracelular ou de células produtoras de mucina[45].

Marcadores tumorais nos cistos de pâncreas

Apesar de diversos marcadores poderem ser pesquisados no líquido (CEA, CA72-4, CA125 e CA19-9), nenhum tem acurácia suficiente para distinguir cistos pancreáticos benignos, potencialmente malignos ou malignos. De todos, o CEA é o mais útil [9,23,37,52].

Estudos recentes têm demonstrado resultados promissores com a análise molecular do líquido dos cistos pancreáticos (p16, p53, von Hippel-Landau, preproencefalina [ppENK] e a expressão oncogênica da mutação do *K-ras*)[20,28,33].

TRATAMENTO CIRÚRGICO

Quando indicar?

O tratamento cirúrgico está indicado para alívio dos sintomas ou nos casos em que é impossível estabelecer o diagnóstico pré-operatório de cisto seroso[12,65,68].

Opções técnicas

- Duodenopancreatectomia com ou sem preservação do piloro – cistos situados na cabeça do pâncreas.
- Ressecção da cabeça do pâncreas com preservação do duodeno – cistos situados na cabeça do pâncreas. É realizada em poucos serviços.
- Pancreatectomia distal com esplenectomia – cistos situados na cauda do pâncreas. Realizada em serviços que acreditam que a esplenectomia de princípio faz parte do tratamento oncológico.
- Pancreatectomia distal sem esplenectomia – cistos situados na cauda do pâncreas.
- Pancreatectoma medial – cistos situados no corpo do pâncreas, na tentativa de preservar maior extensão de parênquima pancreático.
- Pancreatectomia total – TMPI, quando não se conseguem margens livre de tumor.
- Enucleação – pode ser realizada em cistos pequenos, situados, na maioria das vezes, na cabeça do pâncreas, sobretudo em pacientes idosos e/ou portadores de comorbidades.

Em centros especializados, aproximadamente 15% dos pacientes submetidos à cirurgia curativa sobrevivem por 5 anos[74].

Quadro 30.4. Afecções císticas do pâncreas. Casuística do Hospital São Rafael – Salvador (BA) – período de 2001 a 2005) (n=22)

Tipo de lesão	Localização no pâncreas			
	Cabeça	Corpo	Cauda	Total
Cistoadenoma seroso	04	03	01	08
Cistoadenoma mucinoso	04	02	–	06
Tumor mucinoso papilar intraductal	01*	01	01**	03
Adenocarcinoma	–	–	01***	01
Papilífero	02	02	–	04
Total	11	08	03	22

*Óbito 3 anos após a ressecção.
** Ressecção por laparoscopia com preservação esplênica.
*** Óbito 2 anos após a ressecção.

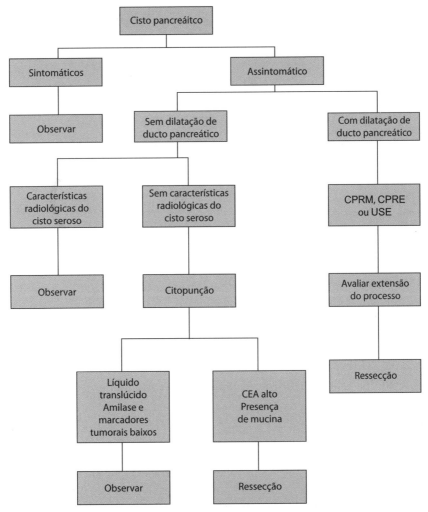

Figura 30.1. Afecções císticas do pâncreas. Organograma de conduta no Hospital São Rafael.

Cistos mucinosos com evidência de transformação para carcinoma *in situ* são curáveis pela ressecção cirúrgica completa[54,69].

Tumor mucinoso papilar intraductal benigno ou *borderline* tem excelente prognóstico, embora a presença do carcinoma *in situ* costume piorá-lo[31].

PSEUDOCISTO

A presença de cisto pancreático em paciente com história de pancreatite sugere pseudocisto, porém nem sempre isso é verdade. Fernandez e cols.[17], analisando 48 pacientes com história de pancreatite, relataram que 23 tinham pseudocisto e 25 cistos verdadeiros, principalmente TMPI. Sabe-se que os TPMI e, às vezes, o CAM ou mesmo o CAS podem levar à pancreatite.

CASUÍSTICA DO HOSPITAL SÃO RAFAEL – SALVADOR – BA

Entre 2001 e 2005 foram realizadas 22 ressecções de cistos pancreáticos no Hospital São Rafael, em Salvador, Bahia, conforme mostra o Quadro 30.4. A conduta adotada neste hospital é mostrada na Figura 30.1.

REFERÊNCIAS BIBLIOGRÁFICAS

1. Adsay NV, Conlon KC, Zee SY *et al*. Intraductal papillary-mucinous neoplasms of the pancreas: an analysis of in situ and invasive carcinomas in 28 patients. *Cancer* 2002; 94:62-77.
2. Allen PJ, Jaques DP, D'Angelica M *et al*. Cystic lesions of the pancreas: selection criteria for operative and nonoperative management in 209 patients. *J Gastrointest Surg* 2003; 7:970-7.
3. Balci NC, Semelka RC. Radiologic features of cystic, endocrine and other pancreatic neoplasms. *Eur J Radiol* 2001; 38:113-9.
4. Bartsch D, Bastian D, Barth P *et al*. K-ras oncogene mutations indicate malignancy in cystic tumors of the pancreas. *Ann Surg* 1998; 228:79-86.
5. Bassi C, Salvia R, Molinari E *et al*. Management of 100 consecutive cases of pancreatic serous cystadenoma: wait for symptoms and see at imaging or vice versa? *World J Surg* 2003; 27:319-23.
6. Brugge WR. The role of EUS in the diagnosis of cystic lesions of the pancreas. *Gastrointest Endosc* 2000; 52:S18-S22.
7. Brugge WR. The role of endoscopic ultrasound in pancreatic disorders. *Int J Pancreatol* 1996; 20:1-10.
8. Brugge WR, Lauwers GY, Sahani D *et al*. Cystic neoplasms of the pancreas. *N Engl J Med* 2004; 351:1218-26.
9. Brugge WR, Lewandrowski K, Lee-Lewandrowski E *et al*. Diagnosis of pancreatic cystic neoplasms: a report of the cooperative pancreatic cyst study. *Gastroenterology* 2004; 126:1330-6.
10. Chari ST, Yadav D, Smyrk TC *et al*. Study of recurrence after surgical resection of intraductal papillary mucinous neoplasm of the pancreas. *Gastroenterology* 2002; 123:1500-7.

11. Compagno J, Oertel JE. Mucinous cystic neoplasms of the pancreas with overt and latent malignancy (cystadenocarcinoma and cystadenoma). A clinicopathologic study of 41 cases. *Am J Clin Pathol* 1978; 69:573-80.

12. Corbally MT, McAnena OJ, Urmacher C et al. Pancreatic cystadenoma. A clinicopathologic study. *Arch Surg* 1989; 124:1271-4.

13. Cuillerier E, Cellier C, Palazzo L et al. Outcome after surgical resection of intraductal papillary and mucinous tumors of the pancreas. *Am J Gastroenterol* 2000; 95:441-5.

14. de Calan L, Levard H, Hennet H et al. Pancreatic cystadenoma and cystadenocarcinoma: diagnostic value of preoperative morphological investigations. *Eur J Surg* 1995; 161:35-40.

15. Dodd LG, Farrell TA, Layfield LJ. Mucinous cystic tumor of the pancreas: an analysis of FNA characteristics with an emphasis on the spectrum of malignancy associated features. *Diagn Cytopathol* 1995; 12:113-9.

16. Falconi M, Salvia R, Bassi C et al. Clinicopathological features and treatment of intraductal papillary mucinous tumour of the pancreas. *Br J Surg* 2001; 88:376-81.

17. Fernandez-del CC, Targarona J, Thayer SP et al. Incidental pancreatic cysts: clinicopathologic characteristics and comparison with symptomatic patients. *Arch Surg* 2003; 138:427-3.

18. Fernandez-del CC, Warshaw AL. Cystic tumors of the pancreas. *Surg Clin North Am* 1995; 75:1001-16.

19. Furukawa H, Takayasu K, Mukai K et al. Computed tomography of pancreatic adenocarcinoma: comparison of tumor size measured by dynamic computed tomography and histopathologic examination. *Pancreas* 1996; 13:231-5.

20. Gerdes B, Wild A, Wittenberg J et al. Tumor-suppressing pathways in cystic pancreatic tumors. *Pancreas* 2003; 26:42-8.

21. Gress F, Gottlieb K, Cummings O et al. Endoscopic ultrasound characteristics of mucinous cystic neoplasms of the pancreas. *Am J Gastroenterol* 2000; 95:961-5.

22. Grieshop NA, Wiebke EA, Kratzer SS et al. Cystic neoplasms of the pancreas. *Am Surg* 1994; 60:509-14.

23. Hammel P, Levy P, Voitot H et al. Preoperative cyst fluid analysis is useful for the differential diagnosis of cystic lesions of the pancreas. *Gastroenterology* 1995; 108:1230-5.

24. Hammel PR, Vilgrain V, Terris B et al. Pancreatic involvement in von Hippel-Lindau disease. The Groupe Francophone d'Etude de la Maladie de von Hippel-Lindau. *Gastroenterology* 2000; 119:1087-95.

25. Hodgkinson DJ, ReMine WH, Weiland LH. A clinicopathologic study of 21 cases of pancreatic cystadenocarcinoma. *Ann Surg* 1978; 188:679-84.

26. Irie H, Honda H, Aibe H et al. MR cholangiopancreatographic differentiation of benign and malignant intraductal mucin-producing tumors of the pancreas. *AJR Am J Roentgenol* 2000; 174:1403-8.

27. Itoh S, Ishiguchi T, Ishigaki T et al. Mucin-producing pancreatic tumor: CT findings and histopathologic correlation. *Radiology* 1992; 183:81-6.

28. Jimenez RE, Warshaw AL, Z'graggen K et al. Sequential accumulation of K-ras mutations and p53 overexpression in the progression of pancreatic mucinous cystic neoplasms to malignancy. *Ann Surg* 1999; 230:501-9.

29. Jones EC, Suen KC, Grant DR et al. Fine-needle aspiration cytology of neoplastic cysts of the pancreas. *Diagn Cytopathol* 1987; 3:238-43.

30. Kiely JM, Nakeeb A, Komorowski RA et al. Cystic pancreatic neoplasms: enucleate or resect? *J Gastrointest Surg* 2003; 7:890-7.

31. Kimura W, Sasahira N, Yoshikawa T et al. Duct-ectatic type of mucin producing tumor of the pancreas--new concept of pancreatic neoplasia. *Hepatogastroenterology* 1996; 43:692-709.

32. Koito K, Namieno T, Ichimura T et al. Mucin-producing pancreatic tumors: comparison of MR cholangiopancreatography with endoscopic retrograde cholangiopancreatography. *Radiology* 1998; 208:231-7.

33. Kosmahl M, Wagner J, Peters K et al. Serous cystic neoplasms of the pancreas: an immunohistochemical analysis revealing alpha-inhibin, neuron-specific enolase, and MUC6 as new markers. *Am J Surg Pathol* 2004; 28:339-46.

34. Le Borgne J. Cystic tumours of the pancreas. *Br J Surg* 1998; 85:577-9.

35. Le Borgne J, de Calan L, Partensky C. Cystadenomas and cystadenocarcinomas of the pancreas: a multiinstitutional retrospective study of 398 cases. French Surgical Association. *Ann Surg* 1999; 230:152-61.

36. Lewandrowski K, Lee J, Southern J et al. Cyst fluid analysis in the differential diagnosis of pancreatic cysts: a new approach to the preoperative assessment of pancreatic cystic lesions. *AJR Am J Roentgenol* 1995; 164:815-9.

37. Lewandrowski KB, Warshaw AL, Compton CC et al. Variability in cyst fluid carcinoembryonic antigen level, fluid viscosity, amylase content, and cytologic findings among multiple loculi of a pancreatic mucinous cystic neoplasm. *Am J Clin Pathol* 1993; 100:425-7.

38. Lim SJ, Alasadi R, Wayne JD et al. Preoperative evaluation of pancreatic cystic lesions: cost-benefit analysis and proposed management algorithm. *Surgery* 2005; 138:672-9.

39. MacCarty RL. Cyst fluid analysis and imaging of pancreatic cystic lesions. *AJR Am J Roentgenol* 1995; 164:820-1.

40. Madura JA, Wiebke EA, Howard TJ et al. Mucin-hypersecreting intraductal neoplasms of the pancreas: a precursor to cystic pancreatic malignancies. *Surgery* 1997; 122:786-92.

41. Maguchi H, Osanai M, Yanagawa N et al. Endoscopic ultrasonography diagnosis of pancreatic cystic disease. *Endoscopy* 1998; 30(Suppl 1):A108-A110.

42. Megibow AJ, Lombardo FP, Guarise A et al. Cystic pancreatic masses: cross-sectional imaging observations and serial follow-up. *Abdom Imaging* 2001; 26:640-7.

43. Moesinger RC, Talamini MA, Hruban RH et al. Large cystic pancreatic neoplasms: pathology, resectability, and outcome. *Ann Surg Oncol* 1999; 6:682-90.

44. Mohr VH, Vortmeyer AO, Zhuang Z et al. Histopathology and molecular genetics of multiple cysts and microcystic (serous) adenomas of the pancreas in von Hippel-Lindau patients. *Am J Pathol* 2000; 157:1615-21.

45. Nguyen GK, Suen KC, Villanueva RR. Needle aspiration cytology of pancreatic cystic lesions. *Diagn Cytopathol* 1997; 17:177-82.

46. Paye F, Sauvanet A, Terris B et al. Intraductal papillary mucinous tumors of the pancreas: pancreatic resections guided by preoperative morphological assessment and intraoperative frozen section examination. *Surgery* 2000; 127:536-44.

47. Procacci C, Biasiutti C, Carbognin G et al. Characterization of cystic tumors of the pancreas: CT accuracy. *J Comput Assist Tomogr* 1999; 23:906-12.

48. Procacci C, Graziani R, Bicego E et al. Serous cystadenoma of the pancreas: report of 30 cases with emphasis on the imaging findings. *J Comput Assist Tomogr* 1997; 21:373-82.

49. Pyke CM, van Heerden JA, Colby TV et al. The spectrum of serous cystadenoma of the pancreas. Clinical, pathologic, and surgical aspects. *Ann Surg* 1992; 215:132-9.

50. Recine M, Kaw M, Evans DB et al. Fine-needle aspiration cytology of mucinous tumors of the pancreas. *Cancer* 2004; 102:92-9.

51. Ridder GJ, Maschek H, Klempnauer J. Favourable prognosis of cystadeno- over adenocarcinoma of the pancreas after curative resection. *Eur J Surg Oncol* 1996; 22:232-6.

52. Sand JA, Hyoty MK, Mattila J et al. Clinical assessment compared with cyst fluid analysis in the differential diagnosis of cystic lesions in the pancreas. *Surgery* 1996; 119:275-80.

53. Santos LD, Chow C, Henderson CJ et al. Serous oligocystic adenoma of the pancreas: a clinicopathological and immunohistochemical study of three cases with ultrastructural findings. *Pathology* 2002; 34:148-56.

54. Sarr MG, Carpenter HA, Prabhakar LP et al. Clinical and pathologic correlation of 84 mucinous cystic neoplasms of the pancreas: can one reliably differentiate benign from malignant (or premalignant) neoplasms? *Ann Surg* 2000; 231:205-12.

55. Sarr MG, Murr M, Smyrk TC et al. Primary cystic neoplasms of the pancreas. Neoplastic disorders of emerging importance-current state-of-the-art and unanswered questions. *J Gastrointest Surg* 2003; 7:417-28.

56. Sho M, Nakajima Y, Kanehiro H et al. Pattern of recurrence after resection for intraductal papillary mucinous tumors of the pancreas. *World J Surg* 1998; 22:874-8.

57. Shyr YM, Su CH, Tsay SH et al. Mucin-producing neoplasms of the pancreas. Intraductal papillary and mucinous cystic neoplasms. *Ann Surg* 1996; 223:141-6.

58. Sperti C, Pasquali C, Chierichetti F et al. Value of 18-fluorodeoxyglucose positron emission tomography in the management of patients with cystic tumors of the pancreas. *Ann Surg* 2001; 234:675-80.

59. Sperti C, Pasquali C, Guolo P et al. Serum tumor markers and cyst fluid analysis are useful for the diagnosis of pancreatic cystic tumors. *Cancer* 1996; 78:237-43.

60. Spinelli KS, Fromwiller TE, Daniel RA et al. Cystic pancreatic neoplasms: observe or operate. *Ann Surg* 2004; 239:651-7.

61. Sugiura H, Kondo S, Islam HK et al. Clinicopathologic features and outcomes of intraductal papillary-mucinous tumors of the pancreas. *Hepatogastroenterology* 2002; 49:263-267.

62. Talamini MA, Moesinger R, Yeo CJ et al. Cystadenomas of the pancreas: is enucleation an adequate operation? *Ann Surg* 1998; 227:896-903.

63. Talamini MA, Pitt HA, Hruban RH et al. Spectrum of cystic tumors of the pancreas. *Am J Surg* 1992; 163:117-23.

64. Thuler FP, Costa PP, Paulo GA et al. Endoscopic ultrasonography and alcoholic patients: can one predict early pancreatic tissue abnormalities? *JOP* 2005; 6:568-74.

65. von Segesser L, Rohner A. Pancreatic cystadenoma and cystadenocarcinoma. *Br J Surg* 1984; 71:449-51.

66. Vortmeyer AO, Lubensky IA, Fogt F et al. Allelic deletion and mutation of the von Hippel-Lindau (VHL) tumor suppressor gene in pancreatic microcystic adenomas. *Am J Pathol* 1997; 151:951-6.

67. Walsh RM, Henderson JM, Vogt DP et al. Prospective preoperative determination of mucinous pancreatic cystic neoplasms. *Surgery* 2002; 132:628-33.

68. Walsh RM, Vogt DP, Henderson JM et al. Natural history of indeterminate pancreatic cysts. *Surgery* 2005; 138:665-70.

69. Warshaw AL, Compton CC, Lewandrowski K et al. Cystic tumors of the pancreas. New clinical, radiologic, and pathologic observations in 67 patients. *Ann Surg* 1990; 212:432-43.

70. Wiesenauer CA, Schmidt CM, Cummings OW et al. Preoperative predictors of malignancy in pancreatic intraductal papillary mucinous neoplasms. *Arch Surg* 2003; 138:610-7.

71. Wilentz RE, Bores-Saavedra J, Hruban RH. Mucinous cystic neoplasms of the pancreas. *Semin Diagn Pathol* 2000; 17:31-42.

72. Wood D, Silberman AW, Heifetz L et al. Cystadenocarcinoma of the pancreas: neo-adjuvant therapy and CEA monitoring. *J Surg Oncol* 1990; 43:56-60.

73. Yeo CJ, Cameron JL, Sohn TA et al. Six hundred fifty consecutive pancreaticoduodenectomies in the 1990s: pathology, complications, and outcomes. *Ann Surg* 1997; 226:248-57.

74. Yeo CJ, Sohn TA, Cameron JL et al. Periampullary adenocarcinoma: analysis of 5-year survivors. *Ann Surg* 1998; 227:821-831.

75. Yoshimi N, Sugie S, Tanaka T et al. A rare case of serous cystadenocarcinoma of the pancreas. *Cancer* 1992; 69:2449-53.

76. Zamboni G, Scarpa A, Bogina G et al. Mucinous cystic tumors of the pancreas: clinicopathological features, prognosis, and relationship to other mucinous cystic tumors. *Am J Surg Pathol* 1999; 23:410-22.

77. Zirinsky K, Abiri M, Baer JW. Computed tomography demonstration of pancreatic microcystic adenoma. *Am J Gastroenterol* 1984; 79:139-42.

Reposição Enzimática e Controle da Dor na Pancreatite Crônica

Capítulo 31

Júlio Maria Fonseca Chebli
André Luiz Tavares Pinto
Fábio Heleno de Lima Pace

DOR NA PANCREATITE CRÔNICA

Considerações gerais

A pancreatite crônica (PC) é processo inflamatório do tecido pancreático que resulta em alterações estruturais permanentes do parênquima pancreático que, por sua vez, podem comprometer sua capacidade funcional. O consumo excessivo de álcool é responsável por 70% a 80% dos casos de PC. Nos EUA, estima-se que a PC acomete 26,4 indivíduos a cada 100.000 habitantes e que oito novos casos de PC para cada 100.000 pessoas sejam identificados a cada ano[39].

A principal manifestação clínica da PC é a dor abdominal recorrente. Embora infreqüente, a dor pode estar ausente em 5% a 10% dos casos de PC [2]. Comumente, a dor é sintoma incapacitante e de difícil controle clínico, tendo impacto negativo sobre a qualidade de vida do portador de PC[16] e, não raro, levando à dependência de analgésicos narcóticos[43]. A dor representa a principal causa de indicação cirúrgica em portadores de PC. Em geral, ela é de moderada a forte intensidade, de caráter penetrante e de localização epigástrica com irradiação para o dorso. É habitualmente associada a náuseas e vômitos. A ingestão de álcool ou alimentos é freqüentemente fator desencadeante, e a posição genupeitoral pode diminuir a intensidade da dor.

O padrão da dor na PC é variável. Comumente, o caráter, a freqüência e a intensidade da dor mudam ao longo do tempo. Em geral, a fase inicial da doença é caracterizada por episódios recorrentes de dor abdominal que se tornam mais intensos e freqüentes com sua progressão. Entretanto, em fases avançadas da doença, quando se observa o comprometimento acentuado do parênquima pancreático e há o surgimento de sinais de insuficiência pancreática, não raro se observa redução da dor. Este fenômeno tem sido denominado *pancreatic burn-out syndrome*. A evidência mais contundente desse achado é o estudo conduzido por Ammann e cols., no qual 145 portadores de PC de etiologia alcoólica foram seguidos por período de 10,4 anos. Em 85% dos pacientes houve redução da dor. O alívio da dor foi relacionado ao surgimento de calcificações pancreáticas e sinais de insuficiência pancreática[2]. Entretanto, em estudo realizado por Lankisch e cols., que envolveu 335 portadores de PC seguidos, em média, por 10 anos, esses achados não foram ratificados[24]. Portanto, apesar de diversos estudos suportarem a hipótese da *pancreatic burn-out syndrome,* esse fenômeno tem sido motivo de intenso debate e ainda não se encontra definitivamente estabelecido.

Fisiopatologia

A fisiopatologia da dor na PC ainda não é completamente compreendida. Diversos fatores têm sido implicados na patogênese da dor pancreática. Entre estes, destaca-se a hipertensão intraductal, que se refere ao aumento da pressão no interior dos ductos e parênquima pancreáticos[28]. Elevações pressóricas no interior do sistema ductal pancreático, medidas durante a realização de colangiopancreatografia endoscópica retrógrada (CPER), têm sido documentadas em portadores de PC.

Possivelmente, as primeiras alterações morfológicas observadas na PC acontecem no sistema ductal pancreático[37], as quais culminam com o surgimento de estenoses, obstruções e dilatação do ducto pancreático principal. A presença de secreção pancreática contínua diante de um sistema ductal obstruído, incapaz de promover drenagem adequada, levaria a hipertensão intraductal e parenquimatosa e ao surgimento da dor. Esta hipótese é suportada pela melhora da dor após a descompressão de ducto pancreático dilatado. Além disso, a administração de enzimas pancreáticas parece reduzir a dor em parcela dos portadores de PC. A suplementação enzimática por mecanismo de *feedback* inibe a secreção excessiva de colecistocinina, o que diminui a secreção pancreática, a pressão intraductal e, conseqüentemente, a dor[29].

Entretanto, diversos estudos têm questionado a correlação entre alterações morfológicas do sistema ductal pancreático e a ocorrência de dor. Alguns autores têm demonstrado que a freqüência da dor é similar entre portadores de PC com e sem estenose ou obstrução dos ductos pancreáticos. Além disso, dor pancreática intensa tem sido observada em pacientes sem dilatação do ducto pancreático. Portanto, é lógico inferir que, apesar de ser este um mecanismo importante na gênese da dor pancreática, ele não é o único.

A isquemia pancreática parece ser co-responsável pelo aparecimento da dor pancreática estando possivelmente, ligada à hipertensão ductal. O aumento da pressão no interior dos ductos e parênquima pancreáticos levaria à redução do fluxo sanguíneo e à isquemia do tecido pancreático, gerando a dor, comportamento semelhante ao da síndrome do tipo compartimental[22,32].

Recentemente, a lesão inflamatória da inervação pancreática decorrente de infiltração eosinofílica foi implicada como fator relacionado ao surgimento da dor pancreática[11]. Alguns autores observaram que a agressão inflamatória dos nervos pancreáticos ocasiona a destruição da membrana perineural, permitindo o contato direto entre as enzimas pancreáticas ativas e os nervos pancreáticos, o que geraria a dor na PC[11,19]. Evidências atuais demonstram que o infiltrado inflamatório observado na inervação pancreática de portadores de PC é constituído, sobretudo, por linfócitos dos tipos CD4 e CD8[14,19]. Conjuntamente, esses achados sugerem que mecanismos complexos de interação neuroimune estejam relacionados com o surgimento da dor em portadores de PC.

Outro fator que tem sido estudado na busca de esclarecer a patogênese da dor na PC é a geração de radicais livres derivados do oxigênio. Assim, o estresse oxidativo decorrente do aumento de radicais livres estaria associado a resposta inflamatória, hipóxia tecidual e acidose[5]. Dentre outros fatores, a geração de radicais livres está associada ao consumo de álcool e ao tabagismo, e eles participariam na geração da dor pancreática, principalmente durante episódios de agudização da PC. Adicionalmente, a ativação de células estelares pancreáticas seria responsável pelo processo de fibrogênese pancreática. Por sua capacidade contrátil e localização perivascular, a ativação dessas células levaria ao dano da microvasculatura pancreática, ocasionando isquemia do tecido pancreático e dor[44]. Vale a pena salientar que diversas complicações (p. ex., o desenvolvimento de pseudocistos ou malignidade pancreática e obstruções de estruturas adjacentes) devem ser consideradas em portadores de PC com dor, especialmente nos pacientes assintomáticos que desenvolvem dor durante o curso da doença ou naqueles em que há mudança do padrão habitual de dor[2,21,26].

Podemos concluir que a patogênese da dor na PC é complexa e de natureza multifatorial. Assim, nas fases iniciais da doença, a liberação de radicais livres estimulada pelo consumo de álcool resultaria em hipóxia tecidual, acidose e resposta inflamatória com necrose tissular, ativação de células estelares pancreáticas e lesão dos nervos pancreáticos. À medida que a doença progride, iniciam-se alterações morfológicas sobre o sistema ductal pancreático que, juntamente com a fibrose peripancreática e intersticial, ocasionam hipertensão ductal e síndrome compartimental[4].

Tratamento

O manejo da dor na PC é complexo e desafiador. Embora haja vários estudos a respeito do tratamento da dor pancreática, muitas dúvidas permanecem. O entendimento limitado sobre a fisiopatologia da dor pancreática e sua natureza multifatorial contribuem para as incertezas quanto à abordagem ideal da dor na PC.

Parece óbvio, mas é de extrema importância que o diagnóstico esteja estabelecido de modo seguro e confiável, particularmente nos 3 primeiros anos de doença, quando grande parte dos exames diagnósticos pode resultar normal. Desse modo, em pacientes não responsivos à terapia adequada, outras afecções devem ser ativamente investigadas. Dentro da abordagem inicial da dor pancreática, é obrigatória a busca de complicações relacionadas ao surgimento da dor, como o pseudocisto pancreático, a compressão do colédoco ou duodeno, a gastroparesia, a doença ulcerosa péptica e o adenocarcinoma pancreático, que têm, na maioria das vezes, tratamento específico. A tomografia computadorizada do abdome e a CPER são exames úteis na investigação dessas complicações. Habitualmente, a resolução dessas condições resulta no controle da dor. Além disso, esses exames podem definir dois padrões de doença pancreática. A PC de *grandes ductos* (ducto pancreático principal $\geq$ 7mm) e a de *pequenos ductos*. Esta categorização tem importância no planejamento terapêutico.

É recomendável a cessação da ingestão de álcool, sobretudo nos portadores de PC de etiologia alcoólica. Entretanto, a melhora da dor após abstinência de álcool não tem evidências científicas sólidas. Há, pelo menos, dois estudos que demonstraram o efeito benéfico da abstinência alcoólica sobre o controle da dor. Em um estudo, a dor foi persistente em 26% dos abstinentes e em 53% dos portadores de PC que mantiveram a ingestão alcoólica[40]. Talamini e cols.[41] demonstraram que os episódios de dor pancreática foram mais freqüentes entre os portadores de PC com ingestão alcoólica continuada. Além disso, está estabelecido que portadores de PC de etiologia alcoólica que mantêm o consumo de álcool têm maiores taxas de mortalidade e progridem mais rapidamente para a insuficiência pancreática, quando comparados com os abstinentes[18].

Em um desses estudos, o tabagismo esteve associado com o aumento da mortalidade. Portanto, existem motivos suficientes para recomendar a abstinência de álcool e do fumo a todos os portadores de PC. Ainda como medidas gerais, a ingestão de refeições de pequeno volume e restrita em lipídios também pode auxiliar o controle da dor pancreática.

A maioria dos portadores de PC necessita alguma forma de analgesia, seja ela de forma episódica, seja contínua. Alguns pacientes podem ser conduzidos com apenas analgésicos simples, como o acetaminofen. Há estudos demonstrando risco aumentado de falência hepática aguda por acetaminofen entre indivíduos alcoolistas. Logo, em portadores de PC que mantêm o consumo de álcool, é recomendável o uso de doses dessa droga inferiores a 4 a 6g/dia. Entretanto, a maioria dos pacientes precisa de analgésicos mais potentes, como os narcóticos. O risco de dependência a narcóticos é em torno de 10% a 30%. A prescrição por um único médico, o aconselhamento continuado e consultas regulares são estratégias utilizadas para reduzir o risco de dependência.

Inicialmente, narcóticos menos potentes devem ser usados. No Brasil, a associação de acetaminofen e codeína é comumente prescrita. O tramadol é uma excelente escolha e, quando comparado à morfina, apresenta menos efeitos colaterais e menor risco de dependência. Se narcóticos mais potentes são necessários, é preferível o uso de agentes de liberação prolongada, como o fentanil transdérmico e a morfina de liberação lenta. O objetivo é a redução da dor para níveis aceitáveis com a menor dose possível. Para pacientes de difícil manejo, o tratamento da dor em clínicas especializadas pode ser boa opção. A associação com antidepressivos em doses baixas – tricíclicos e inibidores da recaptação de serotonina – pode auxiliar o controle da dor, embora seus efeitos benéficos não tenham sido comprovados de modo inconteste.

Como já discutido anteriormente, um dos mecanismos prováveis da dor pancreática é a hipertensão ductal. A secreção de enzimas pancreáticas na vigência de sistema ductal pancreático obstruído pode contribuir para o aumento da pressão no interior dos ductos pancreáticos e geração da dor. Estudos demonstraram que as proteases pancreáticas, quando chegam ao duodeno, são capazes de inibir a secreção pancreática. Isto se deve à inibição do fator liberador de colecistocinina pelas enzimas pancreáticas (proteases). A colecistocinina é potente estimulador da secreção exócrina pancreática. Em indivíduos normais, em jejum, a produção basal de proteases pancreáticas inibe a maior parte do fator liberador de colecistocinina. Em portadores de PC, quantidades menores de proteases chegam ao duodeno e, conseqüentemente, haverá maior estimulação da secreção pancreática devido à menor inibição do fator de liberação de colecistocinina. A administração de enzimas pancreáticas por mecanismo de *feedback* inibe a liberação de colecistocinina, o que diminui a secreção pancreática, reduz a pressão intraductal e pode melhorar a dor.

Há pelo menos seis estudos prospectivos de qualidade que avaliaram o efeito da reposição enzimática sobre o controle da dor. Somente dois demonstraram achados favoráveis[20,38]. A utilização de enzimas pancreáticas, sem revestimento de proteção entérica, em doses correspondentes a 30.000UI de protease junto às refeições e à noite, associadas ao uso de bloqueadores de bomba de prótons para reduzir a inativação das enzimas pancreáticas pelo suco gástrico, foi associada ao controle da dor pancreática. Provavelmente, as mulheres com PC idiopática com doença menos avançada, isto é, sem comprometimento de grandes ductos e esteatorréia, fazem parte do grupo que mais se beneficia com a reposição enzimática. Portanto, parece razoável recomendar a suplementação enzimática em pacientes com dor intensa sem resposta às outras medidas conservadoras, sobretudo se fizerem parte do grupo que mais se beneficia.

Raramente, a reposição enzimática é eficaz em portadores PC de etiologia alcoólica com ductos dilatados. O octreotide, análogo da somatostatina, reduz a secreção pancreática e diminui os níveis plasmáticos de colecistocinina. Portanto, pode reduzir a dor pancreática por mecanismo semelhante ao da suplementação enzimática. Embora alguns estudos tenham demonstrado benefício, outros apresentaram resultados negativos[27]. Portanto, o octreotide não pode ser formalmente indicado no tratamento da dor na PC. O estresse oxidativo parece estar envolvido na patogênese da dor e na fibrogênese pancreática. Desse modo, em alguns estudos, a combinação de antioxidantes (selênio, β-caroteno, vitamina C, vitamina E e metionina) apresentou efeito positivo sobre o controle da dor em portadores de PC[9,42]. Entretanto, outros estudos são necessários para confirmação desses achados.

Não está estabelecido até quando os pacientes devem ser mantidos em tratamento clínico antes de serem submetidos a terapias mais agressivas, o que depende, basicamente, do julgamento clínico. Segundo recomendações da Associação Americana de Gastroenterologia, esses tratamentos devem ser considerados em pacientes com piora expressiva da qualidade de vida e redução significativa da capacidade de trabalho e do relacionamento social, sobretudo nos indivíduos que necessitam uso continuado de narcóticos[43].

Uma das teorias é que a interrupção das vias de transmissão da dor (pâncreas-cérebro) seria capaz de auxiliar seu controle. A maioria dos nervos aferentes que sai do pâncreas atravessa o plexo celíaco e os nervos esplâncnicos. Portanto, o plexo celíaco e os nervos esplâncnicos são o alvo dessas intervenções. O bloqueio do plexo celíaco compreende a injeção de agente anestésico (bupivacaína), usualmente associada a esteróides. A combinação com esteróides proporciona tempo maior de anestesia, quando comparada com a injeção somente do agente anestésico (4 a 5 dias *versus* 1 a 8 meses)[30]. Neurólise é a injeção de agentes químicos tóxicos, como o álcool absoluto ou fenol, que, teoricamente, causam dano permanente ao plexo celíaco.

O acesso ao plexo celíaco pode ser obtido sob controle radiológico (tomografia computadorizada) ou endoscópico (ultra-som endoscópico). A neurólise orientada por tomografia resulta na melhora da dor em 75% dos pacientes; entretanto, os efeitos analgésicos não duram mais que 4 meses. Com o tratamento endoscópico, a maioria dos pacientes volta a sentir dor 1 mês após a realização do procedimento. Os que mais se beneficiam da terapia endoscópica são aqueles com menos de 45 anos de idade que nunca foram submetidos a intervenção cirúrgica para tratamento da dor pancreática[17]. A esplancnictomia laparoscópica, que é fundamentada nos mesmos princípios da neurólise e do bloqueio do plexo celíaco, tem sucesso limitado. Aproximadamente 50% dos pacientes tratados apresentam alívio da dor após 2 anos de seguimento[6].

Baseados na hipótese da hipertensão ductal como mecanismo de geração da dor na PC, diversos estudos têm sugerido que a terapia endoscópica, visando à extração de cálculos e à dilatação de estenoses, seja capaz de reduzir as pressões no sistema ductal e, conseqüentemente, a dor. A obstrução do ducto pancreático pode ser resultante da presença de cálculos, estenoses, ou ambos. Em importante estudo multicêntrico, estes foram responsáveis por 18%, 47% e 32% das obstruções pancreáticas, respectivamente[33].

Estima-se que cálculos pancreáticos estejam presentes em 22% a 60% dos portadores de PC. A extração de cálculos pancreáticos após esfincterectomia pancreática depende do tamanho (≤ 10mm), de número (≤ 3) e da localização dos cálculos (cabeça > corpo). A presença de estenoses pode dificultar a retirada dos cálculos[35]. Desde 1987, o advento da litotripsia por ondas de choque, que fragmenta milimetricamente os cálculos pancreáticos, tem facilitado sua extração. Nas diversas séries publicadas, a melhora parcial ou completa da dor após litotripsia, com esfincterectomia endoscópica, tem sido obtida em 48% a 85% dos pacientes[23]. Como recomendações gerais, cálculos pequenos e radiolucentes podem ser extraídos após esfincterectomia endoscópica e utilização de extratores convencionais. Por outro lado, na presença de cálculos maiores e calcificados, sem estenose do ducto pancreático principal e com função exócrina pancreática adequada, a litotripsia pode ser proposta como método terapêutico isolado. Nos casos sem sucesso com esta abordagem, a terapia endoscópica deve ser associada[10].

As estenoses pancreáticas podem ser resultantes de cálculos prévios ou processo inflamatório acometendo o ducto pancreático principal[8]. O tratamento endoscópico das estenoses envolve a dilatação e a colocação de próteses. É recomendável que, antes da inserção da prótese, a possibilidade de neoplasia subjacente seja excluída, especialmente se não houver calcificação pancreática. O êxito na colocação de próteses pancreáticas é alcançado em 90% a 100% dos casos. O alívio imediato da dor é obtido em 82% a 94% dos pacientes[8] e persiste em 74%, após 6 meses de seguimento[3,31]. A persistência da dor, logo após inserção da prótese, sugere que a hipertensão ductal não é o mecanismo dominante na geração da dor e autoriza a retirada da prótese. Comumente, a substituição da prótese é necessária em intervalos de 4 a 6 meses. Entretanto, em casos de recidiva da dor ou de dilatação do ducto pancreático principal (verificada por meio de métodos de imagem), a troca da prótese pode estar indicada mais precocemente. A longo prazo, a melhora da dor é experimentada por dois terços dos pacientes. Ela é observada, sobretudo, naqueles nos quais a inserção da prótese foi precoce, isto é, logo após o início dos sintomas da PC. A resolução da estenose após retirada da prótese ocorre na minoria dos pacientes. Felizmente, esta não é uma premissa para melhora da dor. Binmoeller e cols.[3] demonstraram que, após 16 meses de inserção da prótese, esta pôde ser removida em 53% dos pacientes e, destes, 73% permaneceram sem dor após 4 anos de seguimento.

A maioria dos portadores de PC é tratada de modo conservador. A dor intratável é causa da intervenção cirúrgica em 90% dos casos. De modo geral, o tratamento cirúrgico da dor na PC pode ser dividido em dois grupos: descompressão ductal com procedimentos de drenagem e ressecções pancreáticas. A escolha do método a ser empregado envolve diversas variáveis, como a anatomia pancreática, a presença ou não de dilatação e estenose do ducto pancreático principal e a experiência do cirurgião. Destes, possivelmente o diâmetro do ducto pancreático principal é o fator mais importante. O momento no qual a terapia cirúrgica deve ser implementada é motivo de intensa discussão na literatura e ainda está por ser definido.

O procedimento cirúrgico ideal é aquele que resulta no alívio da dor a longo prazo, preserva ao máximo a glândula pancreática, a fim de minimizar o aparecimento da insuficiência pancreática após a cirurgia, e apresenta taxas mínimas de morbidade e mortalidade. As operações de descompressão e drenagem do sistema ductal são indicadas quando há dilatação do ducto pancreático principal (*big duct disease*). A pancreatojejunostomia longitudinal (Puestow modificado) é a operação de escolha. O alívio da dor a curto prazo é obtido em 80% dos pacientes, e 60% destes se mantêm sem dor após 2 anos de seguimento[1].

As operações de ressecção pancreática são indicadas para pacientes sem dilatação do ducto pancreático principal (*small duct disease*) e naqueles nos quais há comprometimento da cabeça pancreática. Diversas modalidades de ressecção são descritas. Os procedimentos de ressecção são especialmente úteis quando a possibilidade de neoplasia pancreática deve ser excluída em paciente com massa dominante na cabeça pancreática. A operação de Wipple clássica e sua variante, em que há preservação do piloro, são atualmente muito utilizadas no tratamento da dor na PC e geralmente apresentam bons resultados. A pancreatectomia distal é indicada quando há comprometimento isolado de corpo e cauda pancreáticos. Nos casos em que houve falha dos procedimentos cirúrgicos anteriores, a pancreatectomia total poderá ser recomendada; entretanto, é associada a taxas de mortalidade e insuficiência pancreática elevadas no período pós-operatório. Novas técnicas na terapia cirúrgica da PC incluem a ressecção da cabeça pancreática com preservação do duodeno (Beger) e a ressecção da cabeça pancreática associada a pancreatojejunostomia (Frey). Estes procedimentos apresentam resultados comparáveis aos da operação de Wipple no que se refere ao alívio da dor e à manutenção da função pancreática. Portanto, atualmente, a tendência do tratamento cirúrgico da dor na PC de pequenos ductos está na aplicação de procedimentos de ressecção da cabeça pancreática com preservação do restante do parênquima, com os quais há, a longo prazo, alívio da dor em 90% dos pacientes[13,36].

REPOSIÇÃO ENZIMÁTICA NA PANCREATITE CRÔNICA

Considerações gerais

A insuficiência pancreática exócrina resulta da redução, generalizada ou isolada, na liberação de enzimas pancreáticas para o duodeno ou de falha na ativação dessas enzimas no intestino delgado. Mundialmente, a causa mais comum é a pancreatite crônica, principalmente associada ao consumo abusivo de álcool. A insuficiência exócrina do pâncreas, cursando com má absorção e esteatorréia, é, juntamente com a dor, uma das principais manifestações clínicas da pancreatite crônica.

No tratamento da insuficiência exócrina pancreática, o diagnóstico da causa, quando possível, é o primeiro passo. Se existe lesão obstrutiva (p. ex., obstrução da cabeça da glândula por tumor, lesão pós-operatória ou congênita na assim chamada pancreatite crônica obstrutiva), o alívio dessa obstrução pode ser curativo, de tal modo que o conhecimento da etiologia e a demonstração da anatomia são importantes para o tratamento adequado. Neste contexto, o tratamento da má absorção devida à insuficiência exócrina pancreática grave é classicamente representado pela terapia de suplementação ou reposição enzimática, sendo este o tratamento padrão até o momento. Essa terapia tem sido mais bem-sucedida no último decênio, graças ao melhor conhecimento da fisiologia dos processos digestivos, bem como da fisiopatologia da insuficiência pancreática.

Patogênese da insuficiência pancreática exócrina

A esteatorréia secundária à insuficiência exócrina do pâncreas em geral aparece tardiamente no curso da doença, ocorrendo, principalmente, nos pacientes que apresentam dano estrutural avançado (calcificação ou atrofia pancreática, ducto pancreático dilatado), geralmente 10 a 15 anos após o início da doença sintomática, só se desenvolvendo quando a secreção pancreática de lipase se reduz a cerca de 10% do normal[12]. Além disso, parece surgir mais precocemente na pancreatite alcoólica do que em outras causas não-alcoólicas. Entretanto, é possível que a insuficiência exócrina se desenvolva mais precoce e freqüentemente, mas que seu diagnóstico só seja confirmado tardiamente na evolução da doença. Curiosamente a esteatorréia é mais intensa e ocorre antes da má absorção de outros macronutrientes, como proteínas e carboidratos, sendo, portanto, a má absorção de gorduras a disfunção digestiva mais importante na pancreatite crônica. Isto explica também por que a suplementação adequada de lipase é o objetivo terapêutico principal no tratamento da insuficiência pancreática exócrina.

Vários mecanismos potenciais tentam justificar a ocorrência precoce da esteatorréia, quando comparada à má absorção dos outros nutrientes. Admite-se, por isso, que o prejuízo funcional de síntese e secreção da lipase ocorra antes e mais intensamente do que com outras enzimas no curso da pancreatite crônica. Além disso, a redução concomitante da secreção do bicarbonato pancreático, acidificando o meio intestinal, favorece a desnaturação das enzimas pancreáticas, e a lipase é mais sensível à destruição ácida do que, por exemplo, as enzimas proteolíticas. Adicionalmente, o pH intraduodenal baixo facilita a desnaturação de sais biliares, prejudicando a micelação das gorduras e agravando ainda mais a absorção lipídica. Finalmente, a atividade lipolítica extrapancreática, representada principalmente pela lipase gástrica, contribui apenas com cerca de 20% da atividade lipolítica geral, não sendo capaz de compensar efetivamente a atividade deficiente da lipase pancreática[25].

Por outro lado, antes do período de insuficiência exócrina clinicamente evidente, pode ocorrer uma fase *compensada* de insuficiência pancreática, na qual já existe redução do débito enzimático (cerca de 60% a 90%), porém não suficiente para induzir a má absorção de gordura[12]. Nesta fase, aceita-se que ocorram alterações na dinâmica da digestão e absorção dos nutrientes no ambiente intraluminal que induzem maior *pool* de ácidos biliares no íleo, levando a uma série de distúrbios das funções secretoras e motoras do TGI superior que, em última análise, podem contribuir para parte dos sintomas apresentados por esses doentes sem má absorção. Assim, essas mesmas alterações podem eventualmente explicar os efeitos do *alívio aparentemente paradoxal* das manifestações clínicas desses pacientes obtidos por meio da reposição enzimática.

Diagnóstico da insuficiência exócrina pancreática

Infelizmente, até o presente momento, ainda não existe método que seja simples e facilmente disponível para confirmar má absorção de gorduras. O diagnóstico da insuficiência exócrina tradicionalmente baseia-se na dosagem quantitativa da gordura fecal durante coleta de 72 horas, demonstrando a presença de mais de 7% da gordura ingerida nas fezes. Entretanto, esse exame exige que o paciente esteja em dieta com sobrecarga de gordura precisamente conhecida, o que é difícil em ambientes de enfermarias ou ambulatórios. Devemos lembrar que resultado anormal confirma a presença de esteatorréia, mas não garante que ela seja decorrente da insuficiência exócrina pancreática. Assim, devido à complexidade na realização da dosagem de gordura fecal na prática clínica, outros testes foram propostos. O mais simples deles é a pesquisa qualitativa de gordura fecal em amostra isolada de fezes, utilizando-se, para isto, a coloração Sudam III. Ressalte-se que, para boa acurácia deste exame, o paciente deve estar ingerindo, em sua dieta, quantidade significativa de gordura. A dosagem da elastase fecal ou do tripsinogênio sérico pode também confirmar o diagnóstico das formas avançadas de pancreatite crônica. Devemos estar a par da possibilidade de que muitos pacientes com pancreatite crônica podem ter insuficiência exócrina mesmo na ausência de diarréia ou esteatorréia.

Tratamento da insuficiência exócrina pancreática

Uma vez firmado o diagnóstico de esteatorréia na evolução da doença pancreática, na grande maioria dos pacientes com insuficiência exócrina do pâncreas clinicamente relevante, a suplementação contínua ou intermitente de pancreatina porcina é a terapia de escolha.

Dieta e hábitos de vida

Paralelamente à reposição de enzimas, a abstinência alcoólica exerce efeitos favoráveis no curso da doença, no caso de pancreatite alcoólica, com evidências demonstrando a preservação mais prolongada da função exócrina nos abstinentes[18].

Convencionalmente, pacientes com esteatorréia intensa beneficiam-se da redução de ingestão de gorduras da ordem de 25% do nível de ingestão diária habitual, o que representa, aproximadamente, diminuição para cerca de 75g de lipídios ao dia[34]. Além disso, na vigência de suplementação enzimática adequada, os triglicérides de cadeia média não melhoram a absorção lipídica[7]. Deve-se, também, proceder à reposição de vitaminas hidro e lipossolúveis.

Resumidamente, a dieta deve ser hipogordurosa, rica em proteínas e, se a causa do problema for o álcool, a abstinência alcoólica definitiva é a regra.

Tratamento farmacológico

O tratamento efetivo da má absorção relacionada à insuficiência exócrina pancreática grave necessita a liberação de atividade enzimática suficiente na luz duodenal, simultaneamente com a refeição. Para tanto, conceitos terapêuticos modernos recomendam a administração de 25.000 a 40.000UI de lipase por refeição, utilizando as preparações contendo pancreatina porcina protegida dentro de microesferas ácido-resistentes, pH-sensíveis.

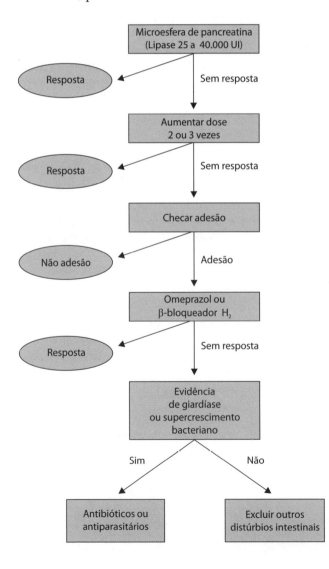

Figura 31.1. Seqüência terapêutica da reposição enzimática na pancreatite crônica. (Adaptada de Layer e Keller[25].)

O tratamento visa reduzir a esteatorréia, uma vez que é muito difícil abolir completamente esse quadro. Além disso, para aumentar a atividade da lipase, é fundamental a sincronização da ingestão de enzimas com as refeições. Por isso, as enzimas devem ser ingeridas ao longo da refeição, ou seja, logo após o início, durante a refeição e ao final, de modo que o efeito tampão do alimento se torne máximo. Se as doses padronizadas recomendadas não melhorarem a esteatorréia, a dosagem deverá ser aumentada em duas a três vezes. Entretanto, isso deve ser feito com cautela, em função do risco potencial de efeitos colaterais quando doses elevadas de enzima (> 75.000UI por refeição) são fornecidas. Esse risco se refere, principalmente, à chamada colonopatia fibrosante estenótica, que já foi descrita em crianças com fibrose cística sob suplementação de enzimas nessas circunstâncias[15].

Em adição, se mesmo assim não ocorrer melhora clínica, deve-se checar a adesão ao tratamento, podendo-se lançar mão da dosagem da quimotripsina fecal, em que baixas atividades sugerem ingestão insuficiente de enzimas. Não obstante, não existem valores normais padronizados para pacientes tratados com reposição enzimática, e este ainda não é exame universalmente disponível.

Não se detectando problema de adesão, em caso de falha terapêutica denunciada pela persistência da diarréia, ausência de ganho ponderal e de melhora nutricional, a combinação com agentes anti-secretores, como os inibidores de bomba de prótons ou bloqueadores H_2, pode ser benéfica.

A persistência de refratariedade clínica às medidas terapêuticas anteriores deve direcionar a avaliação com o objetivo de excluir a possibilidade de proliferação bacteriana excessiva, bem como infecções entéricas, como a giardíase, por exemplo. Finalmente, se persistir o quadro, devemos reavaliar o diagnóstico de insuficiência exócrina do pâncreas e tentar excluir outros distúrbios intestinais de absorção que exigem tratamento específico (p. ex., doença celíaca).

Na Figura 31.1, é apresentado algoritmo resumido da seqüência terapêutica de reposição enzimática na pancreatite crônica.

REFERÊNCIAS BIBLIOGRÁFICAS

1. Adloff M, Schloegel M, Arnaud JP, Ollier JC. Role of pancreaticojejunostomy in the treatment of chronic pancreatitis. A study of 105 operated patients. *Chirurgie* 1991; 117:251-6.

2. Ammann RW, Akovbiantz A, Largiader F, Schueler G. Course and outcome of chronic pancreatitis. Longitudinal study of a mixed medical-surgical series of 245 patients. *Gastroenterology* 1984; 86:820-8.

3. Binmoeller KF, Jue P, Seifert H *et al*. Endoscopic pancreatic stent drainage in chronic pancreatitis and a dominant stricture: long-term results. *Endoscopy* 1995; 27:638-44.

4. Bornman PC, Marks IN, Girdwood AW *et al*. Pathogenesis of pain in chronic pancreatitis: ongoing enigma. *World J Surg* 2003; 27:1175-82.

5. Braganza JM. The pathogenesis of chronic pancreatitis. *QJM* 1996; 89:243-50.

6. Buscher HC, Jansen JB, van Dongen R, Bleichrodt RP, van Goor H. Long-term results of bilateral thoracoscopic splanchnicectomy in patients with chronic pancreatitis. *Br J Surg* 2002; 89:158-62.

7. Caliari S, Benini L, Sembenini C et al. Medium-chain triglyceride absorption in patients with pancreatic insufficiency. *Scand J Gastroenterol* 1996; 31:90-4.

8. Cremer M, Deviere J, Delhaye M, Baize M, Vandermeeren A. Stenting in severe chronic pancreatitis: results of medium-term follow-up in seventy-six patients. *Endoscopy* 1991; 23:171-6.

9. De las Heras Castano G, Garcia de la Paz A, Fernandez MD, Fernandez Forcelledo JL. Use of antioxidants to treat pain in chronic pancreatitis. *Rev Esp Enferm Dig* 2000; 92:375-85.

10. Delhaye M, Matos C, Deviere J. Endoscopic technique for the management of pancreatitis and its complications. *Best Pract Res Clin Gastroenterol* 2004; 18:155-81.

11. Di Sebastiano P, di Mola FF, Bockman DE, Friess H, Buchler MW. Chronic pancreatitis: the perspective of pain generation by neuroimmune interaction. *Gut* 2003; 52:907-11.

12. DiMagno EP, Go VL, Summerskill WH. Relations between pancreatic enzyme ouputs and malabsorption in severe pancreatic insufficiency. *N Engl J Med* 1973; 288:813-5.

13. Duffy JP, Reber HA. Surgical treatment of chronic pancreatitis. *J Hepatobiliary Pancreat Surg* 2002; 9:659-68.

14. Ebert MP, Ademmer K, Muller-Ostermeyer F et al. CD8+CD103+ T cells analogous to intestinal intraepithelial lymphocytes infiltrate the pancreas in chronic pancreatitis. *Am J Gastroenterol* 1998; 93:2141-7.

15. FitzSimmons SC, Burkhart GA, Borowitz D et al. High-dose pancreatic-enzyme supplements and fibrosing colonopathy in children with cystic fibrosis. *N Engl J Med* 1997; 336:1283-9.

16. Glasbrenner B, Adler G. Evaluating pain and the quality of life in chronic pancreatitis. *Int J Pancreatol* 1997; 22:163-70.

17. Gress F, Schmitt C, Sherman S et al. Endoscopic ultrasound-guided celiac plexus block for managing abdominal pain associated with chronic pancreatitis: a prospective single center experience. *Am J Gastroenterol* 2001; 96:409-16.

18. Gullo L, Barbara L, Labo G. Effect of cessation of alcohol use on the course of pancreatic dysfunction in alcoholic pancreatitis. *Gastroenterology* 1988; 95:1063-8.

19. Hunger RE, Mueller C, Z'Graggen K, Friess H, Buchler MW. Cytotoxic cells are activated in cellular infiltrates of alcoholic chronic pancreatitis. *Gastroenterology* 1997; 112:1656-63.

20. Isaksson G, Ihse I. Pain reduction by an oral pancreatic enzyme preparation in chronic pancreatitis. *Dig Dis Sci* 1983; 28:97-102.

21. Jensen AR, Matzen P, Malchow-Moller A, Christoffersen I. Pattern of pain, duct morphology, and pancreatic function in chronic pancreatitis. A comparative study. *Scand J Gastroenterol* 1984; 19:334-8.

22. Karanjia ND, Widdison AL, Leung F et al. Compartment syndrome in experimental chronic obstructive pancreatitis: effect of decompressing the main pancreatic duct. *Br J Surg* 1994; 81:259-64.

23. Kozarek RA, Brandabur JJ, Ball TJ et al. Clinical outcomes in patients who undergo extracorporeal shock wave lithotripsy for chronic calcific pancreatitis. *Gastrointest Endosc* 2002; 56:496-500.

24. Lankisch PG, Lohr-Happe A, Otto J, Creutzfeldt W. Natural course in chronic pancreatitis. Pain, exocrine and endocrine pancreatic insufficiency and prognosis of the disease. *Digestion* 1993; 54:148-55.

25. Layer P, Keller J. Lipase supplementation therapy: standards, alternatives, and perspectives. *Pancreas* 2003; 26:1-7.
26. Malfertheiner P, Buchler M, Stanescu A, Ditschuneit H. Pancreatic morphology and function in relationship to pain in chronic pancreatitis. *Int J Pancreatol* 1987; 2:59-66.
27. Malfertheiner P, Mayer D, Buchler M et al. Treatment of pain in chronic pancreatitis by inhibition of pancreatic secretion with octreotide. *Gut* 1995; 36:450-4.
28. Manes G, Pieramico O, Uomo G. Pain in chronic pancreatitis: recent pathogenetic findings. *Minerva Gastroenterol Dietol* 1992; 38:137-43.
29. Manes G, Buchler M, Pieramico O, Di Sebastiano P, Malfertheiner P. Is increased pancreatic pressure related to pain in chronic pancreatitis? *Int J Pancreatol* 1994; 15:113-7.
30. Pap A, Topa L, Berger Z, Flautner L, Varro V. Pain relief and functional recovery after endoscopic interventions for chronic pancreatitis. *Scand J Gastroenterol* 1998; 228:98-106.
31. Ponchon T, Bory RM, Hedelius F et al. Endoscopic stenting for pain relief in chronic pancreatitis: results of a standardized protocol. *Gastrointest Endosc* 1995; 42:452-6.
32. Reber HA, Karanjia ND, Alvarez C et al. Pancreatic blood flow in cats with chronic pancreatitis. *Gastroenterology* 1992; 103:652-9.
33. Rosch T, Daniel S, Scholz M et al. Endoscopic treatment of chronic pancreatitis: a multicenter study of 1000 patients with long-term follow-up. *Endoscopy* 2002; 34:765-71.
34. Sarner M. Treatment of pancreatic exocrine deficiency. *World J Surg* 2003; 27:1192-5.
35. Sherman S, Lehman GA, Hawes RH et al. Pancreatic ductal stones: frequency of successful endoscopic removal and improvement in symptoms. *Gastrointest Endosc* 1991; 37:511-7.
36. Shrikhande SV, Kleeff J, Friess H, Buchler MW. Management of pain in small duct chronic pancreatitis. *J Gastrointest Surg* 2006; 10:227-33.
37. Singh SM, Reber HA. The pathology of chronic pancreatitis. *World J Surg* 1990; 14:2-10.
38. Slaff J, Jacobson D, Tillman CR, Curington C, Toskes P. Protease-specific suppression of pancreatic exocrine secretion. *Gastroenterology* 1984; 87:44-52.
39. Steer ML, Waxman I, Freedman S. Chronic pancreatitis. *N Engl J Med* 1995; 332:1482-90.
40. Strum WB. Abstinence in alcoholic chronic pancreatitis. Effect on pain and outcome. *J Clin Gastroenterol* 1995; 20:37-41.
41. Talamini G, Bassi C, Falconi M et al. Pain relapses in the first 10 years of chronic pancreatitis. *Am J Surg* 1996; 171:565-9.
42. Uden S, Schofield D, Miller PF et al. Antioxidant therapy for recurrent pancreatitis: biochemical profiles in a placebo-controlled trial. *Aliment Pharmacol Ther* 1992; 6:229-40.
43. Warshaw AL, Banks PA, Fernandez-Del Castillo C. AGA technical review: treatment of pain in chronic pancreatitis. *Gastroenterology* 1998; 115:765-76.
44. Wells RG, Crawford JM. Pancreatic stellate cells: the new stars of chronic pancreatitis? *Gastroenterology* 1998; 115:491-3.

Cistos de Colédoco

Capítulo 32

José Renan da Cunha Melo
João Baptista de Rezende Neto

INTRODUÇÃO

A denominação cisto do colédoco (CC) refere-se a dilatações ou cistos congênitos de vários segmentos dos ductos biliares, e não somente do colédoco. Por imprecisão da nomenclatura, são classificados sob a denominação única de cistos de colédoco para indicar tanto os cistos coledocianos como os extracoledocianos[13,24,31].

Em 1723, Vater e Ezier publicaram a descrição anatômica de um CC. Em 1852, Douglas[7] descreveu o caso de uma moça de 17 anos que apresentava febre, icterícia, dor abdominal intermitente e massa abdominal. A paciente faleceu 1 mês após a tentativa de drenagem percutânea da massa. Em 1959, Alonso-Lej[1] apresentou análise sistemática de cistos de colédoco, enfocando casuística de 88 casos. Propôs a classificação que dividia os CC em três categorias e esboçou estratégia terapêutica. Em 1977, os CC foram reclassificados por Todani em cinco tipos, incluindo a doença de Caroli como um dos tipos[1,3,7,27]. Nesta publicação, Todani reviu a incidência, a fisiopatologia, o diagnóstico e a conduta dos CC. A sua classificação é a mais utilizada nos dias atuais.

O conhecimento e a conduta terapêutica dos CC é fundamental pois, conquanto as crianças com CC possam ser adequadamente tratadas em hospitais especializados, adultos procuram hospitais gerais e, algumas vezes, apresentam-se com complicações agudas da doença[13], nem sempre dominadas pelo não especialista.

INCIDÊNCIA

A incidência de cistos congênitos do colédoco é muito variável, pois há relatos de que ocorrem em limite muito amplo de nascimentos (de 1:13.000 a 1:2.000.000 de nascidos vivos)[19,20]. Atualmente, são observados CC em 0,1% dos pacientes que, por algum motivo, são submetidos à colangiopancreatografia endoscópica retrógrada (CPER)[16,23].

A incidência de CC é três a quatro vezes maior nos pacientes do sexo feminino do que nos do sexo masculino[13,24]. Em 60% dos casos, o diagnóstico é feito durante o primeiro decênio de vida e, em 20%, na idade adulta[13,16,20,23,24]. Os países asiáticos apresentam a maior incidência mundial. Dos casos publicados na literatura, 33% a 50% foram descritos no Japão, país em que a freqüência, em algumas séries, está próxima de um caso para cada 1.000 nascidos vivos[13,16,17,23,24].

ETIOLOGIA

A patogênese do CC é, provavelmente, multifatorial. Em muitos pacientes com CC, a junção anômala o ducto biliar comum/ducto pancreático pode ser demonstrada. Isso ocorre quando o canal biliopancreático é longo, geralmente maior do que 15mm[16]. Isto significa que a junção do ducto pancreático ao colédoco ocorre mais de 15mm proximal à ampola. Do ponto de vista embriológico, esta alteração ocorre devido à origem muito proximal do divertículo do pâncreas ventral que, após a rotação posterior do mesmo, determina canal biliopancreático de maior comprimento. A junção biliopancreática anômala (JBP), ao contrário da situação normal, não se faz dentro do esfíncter de Oddi e, assim, a contração do esfíncter não é capaz de impedir o refluxo de enzimas pancreáticas para a via biliar com ativação de proenzimas pancreáticas, lesão do epitélio e enfraquecimento das paredes dos ductos biliares[14]. Como conseqüência ocorrem inflamação, hipertensão e dilatação ductal[11,16,23]. Estudos histopatológicos da parede dos CC demonstram que há aumento da espessura da mesma, variando de poucos milímetros a 1cm, com tecido fibroso denso, células musculares lisas e inflamatórias[13]. Apesar da alta incidência de JBP anômala em pacientes com CC, esta alteração não está presente em todos os casos. Outras hipóteses têm sido aventadas[15]. Entre elas, merecem destaque a disfunção isolada do esfíncter de Oddi e a alteração da inervação autônoma do colédoco terminal, provocando dilatações das vias biliares[8,12,16,23]. Há também hipótese de infecção viral para explicar a etiologia dos CC, já que foi detectado RNA retroviral nos tecidos de pacientes acometidos. Neste caso, a infecção viral provocaria agangliose do colédoco distal por mecanismo imunológico[16,23,30]. Padrão hereditário ou predisposição genética, para a formação de CC, ainda não estão bem definidos, apesar de ter sido demonstrado que vários membros da mesma família podem ser acometidos[19]. Defeitos na epitelização e na recanalização dos ductos biliares durante o desenvolvimento embrionário e fraqueza congênita das suas paredes também têm sido implicados. O resultado de todos os mecanismos acima descritos seria a formação de CC.

Em crianças, os CC podem estar associados a outras anomalias, como má rotação intestinal, criptorquidia, *pancreas divisum* e cardiomiopatias[13,15,20,23]. Apesar de a etiologia dos CC não ter sido ainda totalmente esclarecida, há evidências demonstrando que anomalias da JBP estão presentes em até 96% das crianças com CC e em até 94% dos adultos, quando examinados por CPER[2,11,13,23].

CLASSIFICAÇÃO

Os CC são classificados quanto à localização, ao tamanho e à forma. Atualmente, a classificação mais utilizada é a de Todani e cols.[27] (Figura 32.1). Nesta, os CC são divididos em cinco tipos com base nos achados de CPER, sendo os CC do tipo I os mais freqüentes (79% a 82%), seguidos pelos do tipo IV (3% a 9%)[16,24,27].

Na classificação de Todani os CC do tipo I são divididos em três subtipos (IA, IB, IC) e os do tipo IV, em dois subtipos (IVA, IVB)[16,24,27]. Cistos do tipo I são mais freqüentes em crianças. A subdivisão IA caracteriza dilatação do colédoco, acometendo parte ou toda a via biliar extra-hepática com via biliar intra-hepática normal. Cistos tipo IB são caracterizados por dilatação focal e segmentar do colédoco distal. O tipo IC apresenta dilatação fusiforme do colédoco com dilatação difusa cilíndrica do ducto hepático comum, associadas à via biliar intra-hepática normal[16,24].

Os CC do tipo II apresentam-se como divertículo sacular, sugerindo, também, duplicação da vesícula biliar[24,27,31]. Cisto do tipo III é também denominado coledococele. Neste tipo, o colédoco termina formando um pequeno cisto intramural no duodeno, herniando para a sua luz. É recoberto por mucosa duodenal. Alguns autores consideram esse tipo como sendo uma forma de duplicação duodenal e questionam se se tratar de CC[16,24,31,32].

Cistos do colédoco do tipo IV são mais freqüentes em adultos[4,23]. Estão associados à litíase intra-hepática complicada com dilatação das vias biliares e abscessos hepáticos[24]. O subtipo IVA, mais freqüente em estudos norte-americanos, corresponde a cistos múltiplos acometendo as vias biliares intra e extra-hepáticas, sendo os cistos intra-hepáticos mais freqüentes no lobo esquerdo do fígado[24,27,33]. Os CC do subtipo IVB são também múltiplos, porém acometem apenas as vias biliares extra-hepáticas[24,27]. Os CC do tipo V correspondem à doença de Caroli, que é resultado da malformação da placa biliar com persistência de estruturas biliares embriológicas intra-hepáticas, fibrose e dilatação de diferentes graus[3,14,27].

Apesar de ser a mais utilizada, a classificação de Todani e cols. tem sido questionada[23,24,31,33]. Uma das razões para esse questionamento é que os vários tipos descritos por esses autores podem ser, na verdade, fases evolutivas diferentes de menor número de tipos de cistos do que o proposto[13,33]. Outra razão é que os diferentes tipos de tratamento para os CC são definidos, principalmente, pela localização, e não pela sua forma[19]. Observa-se, por exemplo, que as dilatações fusiformes intra-hepáticas são geralmente secundárias, e não congênitas, pois se resolvem após o tratamento cirúrgico do CC. Uma classificação mais simples, excluindo os tipos II, III e V de Todani e cols., foi proposta. Nesta, os CC do tipo II são, na verdade, divertículos do colédoco ou duplicação da vesícula biliar, e o tratamento seria ressecção simples do cisto. Os do tipo III seriam coledococeles e os do tipo V, doença de Caroli[31]. De acordo com essa classificação, somente cistos dos tipos I e IV da classificação anterior seriam CC e, mesmo assim, os do tipo IV representariam forma tardia dos CC tipo I, pois os ductos intra-hepáticos se dilatariam com o tempo[31]. Além disso, o tratamento de ambos é idêntico – ressecção ampla com anastomose dos hepáticos com alça intestinal em "Y" de Roux[31,33].

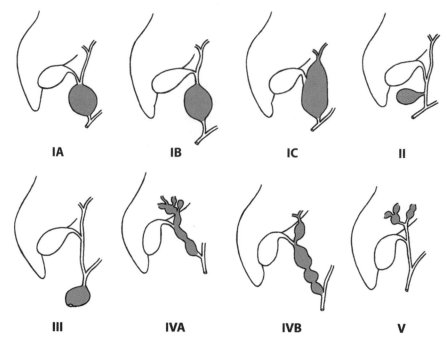

Figura 32.1. Classificação dos cistos do colédoco segundo Todani e cols.[27].
O tipo I, presente em 80% dos casos, é o mais comum; é subdividido em: IA – dilatação do colédoco com ducto hepático comum e via biliar intra-hepática normal; IB – dilatação focal do colédoco distal; IC – dilatação fusiforme do colédoco com dilatação cilíndrica do ducto hepático comum e via biliar intra-hepática normal. Tipo II – divertículo sacular do colédoco. Tipo III – cisto do colédoco distal intramural no duodeno. Tipo IVA – cistos múltiplos das vias biliares intra e extra-hepáticas. Tipo IVB: cistos múltiplos das vias biliares extra-hepáticas. Tipo V: doença de Caroli[3]. Esta é a classificação mais aceita, porém tem sido motivo de revisão por outros autores, que acreditam que apenas os tipos Todani I e IV seriam verdadeiros CC e, mesmo assim, com a ressalva de que os do tipo IV seriam uma forma tardia do tipo I (ver texto).

APRESENTAÇÃO CLÍNICA

A apresentação clínica dos pacientes com CC não é muito específica, e a duração dos sintomas varia de 1 semana a mais de 40 anos. As manifestações clínicas podem ter caráter agudo ou crônico.

A história clínica varia de acordo com a idade de apresentação. Crianças de até 2 anos podem apresentar manifestação dramática. Crianças maiores e adultos podem ter apresentação clínica mais variada.

Crianças de até 2 anos freqüentemente apresentam icterícia e fezes acólicas. O diagnóstico diferencial mais importante é com a atresia biliar. Além disso, a presença de massa palpável no quadrante superior do abdome e hepatomegalia são achados comuns.

Crianças maiores apresentam quadro clínico de obstrução biliar intermitente ou episódios recorrentes de pancreatite. Os que apresentam o padrão de obstrução biliar intermitente podem apresentar massa palpável no quadrante superior direito do abdome e icterícia. Os que apresentam pancreatite como manifestação primária podem causar dificuldades diagnósticas. Esses pacientes, freqüentemente, têm apenas crises intermitentes de cólica abdominal. Exames laboratoriais revelam aumento de amilase e de lipase, o que será o motivo de esclarecimento diagnóstico.

O sintoma mais comum no adulto é dor abdominal vaga, podendo desenvolver-se icterícia ou colangite. A tríade clássica em pacientes com CC, de dor abdominal, icterícia e massa palpável no abdome, foi descrita em pacientes adultos, mas estes achados só são encontrados em 10% a 20% dos pacientes.

Além das peculiaridades em relação ao tempo de apresentação das manifestações clínicas, estas podem ocorrer de forma aguda ou crônica.

Forma crônica

O período médio entre as manifestações clínicas e o diagnóstico final, em adultos, é de 6 anos[13,23]. Além disso, é comum CC serem achados incidentais nesse grupo[16]. A maioria dos pacientes (88%) apresenta dor abdominal, principalmente no hipocôndrio direito[33]. A tríade composta por icterícia, massa palpável no hipocôndrio direito e dor está presente em somente 25% dos adultos[23]. Alguns pacientes adultos relatam história de icterícia, febre ou dor abdominal intermitentes desde a infância. Em crianças, pelo menos dois componentes da tríade estão presentes em até 80% das casos[16,23]. Pelo fato de as manifestações serem pouco específicas, uma operação antes do diagnóstico de CC, comumente a colecistectomia, é realizada na metade dos pacientes adultos[13,23]. Colecistolitíase, coledocolitíase ou litíase biliar intra-hepática podem estar presentes em 70% dos pacientes, sendo esta última mais freqüente nos CC do tipo IV. Na criança, a icterícia isolada é achado muito comum. Vômitos podem ocorrer por infecção do cisto ou obstrução do duodeno. Febre pode ocorrer nos casos de infecção do cisto ou de colangite. Os exames bioquímicos não são específicos nos casos de CC, apesar de se notarem, com grande freqüência, hiperamilasemia sem pancreatite e alterações das provas de função hepática[23,28]. Esta última alteração pode ocorrer devido à cirrose biliar secundária com hipertensão porta.

Forma aguda

Episódios de pancreatite são observados em 30% a 70% dos pacientes com CC. O risco desta complicação tem relação direta com o tamanho do cisto, podendo chegar a 90% em pacientes com cistos iguais ou maiores do que 5cm de diâmetro[4,16,23]. Acredita-se que o principal fator responsável pela alta incidência de pancreatite seja a presença de alterações na JBP[16,23]. Embora sejam freqüentes os episódios de pancreatite aguda, eles são, na maioria das vezes, brandos[23]. Colangite e abscessos hepáticos são complicações, principalmente, dos adultos com CC. Os abscessos estão geralmente associados à litíase intra-hepática, principalmente no lobo esquerdo do fígado[4,23]. Ruptura do cisto com coleperitônio ocorre em 2% a 18% dos casos, sendo mais comum em crianças.

Em adultos, esta complicação tem a gravidez (por aumento da pressão intra-abdominal), e o traumatismo como fatores desencadeantes[16,24]. Complicações agudas raras dos CC são obstrução gástrica, intussuscepção e hemorragia. Esta última é mais comum em neonatos[16].

DIAGNÓSTICO POR IMAGEM

O diagnóstico pré-operatório adequado dos CC é fundamental para o tratamento[13,14,16,23,24]. A ultra-sonografia (US) abdominal é o exame complementar inicial da maioria dos pacientes[13,24]. Apresenta especificidade de 97% em crianças, auxiliando, nesse grupo de pacientes, o diagnóstico diferencial entre CC e atresia das vias biliares[16,24]. A ultra-sonografia é útil, também, no período pré-natal. CC pode ser diagnosticado já no início do segundo trimestre de gravidez[5]. A doença de Caroli pode, também, ser diagnosticada no período de vida intra-uterina[22]. As limitações mais importantes desse método para o diagnóstico de CC são vias biliares pouco dilatadas, gases em excesso e processos inflamatórios próximos à região examinada. Além disso, os CC podem ser confundidos ao US com pseudocisto do pâncreas[24].

A tomografia computadorizada (TC) demonstra imagem cística na região do hilo hepático ou do colédoco facilmente distinguível da vesícula biliar[13,16,23,24]. Serve para delinear a anatomia da lesão em relação às estruturas vizinhas, bem como a extensão do acometimento dos ductos intra-hepáticos. A TC pode, ainda, evidenciar as paredes espessadas do CC que dependem do grau de inflamação ou de colangites recorrentes[24]. Apesar de a TC ser menos confiável do que a colangiopancreatografia por ressonância magnética (CPRM) para o diagnóstico de CC, no pós-operatório a TC apresenta vantagens em relação à CPRM, pois demonstra melhor o local da anastomose biliodigestiva[16]. A CPRM é de valor inquestionável para definição da anomalia da JBP[34] (Figura 32.2).

A cintilografia hepatobiliar apresenta acurácia de 86% em número limitado de pacientes para CC dos tipos I e IV. Este exame pode demonstrar retardo no preenchimento da árvore biliar, com o meio de contrate persistindo no cisto em imagens tardias. Fornece, também, informação adicional sobre função hepática, permeabilidade das vias biliares e possível extravasamento de bile para o peritônio[16,24]. A CPRM é o exame não-invasivo padrão ouro para o diagnóstico dos CC[10,13,16,23]. Sua acurácia é de 86% a 100%, e ele não apresenta os riscos da CPER, como, por exemplo, pancreatite, que ocorre em 5% dos pacientes[10,23].

Quando os métodos não-invasivos (US, TC e RM) não conseguem delimitar a anatomia, eles podem ser suplementados pela colangiografia percutânea transepática ou pela CPER. Estes métodos invasivos são particularmente úteis para o diagnóstico de anomalias da JBP e para o diagnóstico de estenoses intra e extra-hepáticas da via biliar e de cálculos biliares[18].

A CPER apresenta a mesma eficácia da CPRM[16,23]. A colangiografia percutânea transepática pode auxiliar o diagnóstico de CC em alguns casos, como na dilatação muito expressiva da árvore biliar intra-hepática[13]. A colangiografia transoperatória é

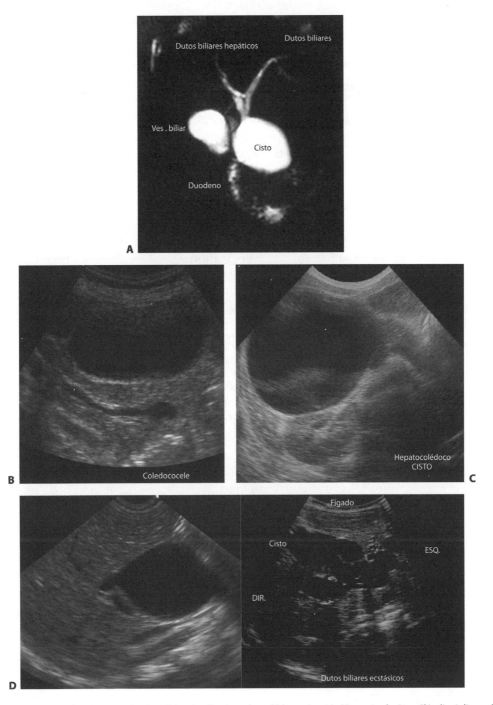

Figura 32. 2. A. Colangiorressonância evidenciando cisto de colédoco tipo IA. (Cortesia da Dra. Cláudia Juliana de Rezende.) **B**. Ultra-sonografia de cisto de colédoco tipo IC (coledococele) em adulto jovem. **C**. Ultra-sonografia demonstrando volumoso cisto de colédoco do tipo III deformando a cabeça pancreática em menina de 13 anos de idade. **D**. Cisto de colédoco tipo IVA. Dilatação de vias biliares intra-hepáticas. Aspecto ultra-sonográfico. (As imagens **B**, **C**, e **D** são do acervo do Dr. Rogério Augusto P. Silva.)

essencial para esclarecer o diagnóstico e permitir a utilização da tática cirúrgica mais adequada para o caso[13].

DIAGNÓSTICO DIFERENCIAL

Existem poucos diagnósticos diferenciais com CC. As principais afecções que precisam ser pensadas no diagnóstico diferencial são: tumores das vias biliares, obstrução biliar, colangiocarcinoma e pancreatite aguda. Talvez o mais comum seja a dilatação obstrutiva das vias biliares. Os CC provocam dilatação mais evidente e menos difusa do que as obstruções mecânicas[13,14]. Na diferenciação dessas duas entidades, é fundamental estudar a JBP e a cabeça do pâncreas para determinar se há processo obstrutivo[14,24]. Para isso, a CPRM é o exame de escolha[10,13,14,16,23].

Outras doenças císticas próximas à região do pedículo hepático, como tumores císticos ou pseudocistos da cabeça do pâncreas, tumores císticos biliares e cistos hidáticos, podem ser consideradas no diagnóstico diferencial[12,13,16]. Nos tumores, notam-se, às vezes, calcificação em forma de halo, septações hipercaptantes ou nódulos[14]. Os cistos hidáticos apresentam membranas internas e cistos menores que germinam do cisto mãe[14,19].

TRATAMENTO

O tratamento cirúrgico é recomendado. A conduta conservadora deve ser evitada, pois os CC costumam evoluir para graves complicações. O tipo de operação é, ainda, motivo de discussão. A mais recomendada para os CC é a ressecção primária precoce associada à colecistectomia, a não ser que haja coleperitônio ou alguma outra condição do paciente que não permita a ressecção[13,16,23,24]. Nesses casos, procedimentos de drenagem do cisto para o tubo digestivo ou de drenagem percutânea do coleperitônio podem ser realizados[13,23]. No entanto, tão logo as condições permitam, nova operação para ressecção completa do cisto e colecistectomia deve ser realizada, mesmo que o paciente esteja assintomático[13,16,23,24]. Esta conduta é justificada pela alta incidência de complicações tardias que ocorrem quando apenas operações de drenagem dos CC são realizadas. Aproximadamente 70% dos pacientes assim tratados são reoperados devido à hepatolitíase com colangite de repetição[13,16,23]. A mortalidade geral do tratamento cirúrgico dos CC é de 2,4%, e a incidência de complicação pós-operatória é de 18%[12]. As principais complicações são as infecções da ferida operatória, a fístula biliar, que geralmente se resolve com tratamento conservador, e a estenose da anastomose biliodigestiva, que ocorre em até 22% dos casos[13]. As estenoses podem necessitar de revisão cirúrgica, se não responderem à dilatação[13,14]. Colangite pós-operatória e cálculos residuais também ocorrem em até 11% dos casos, sendo mais comuns nos CC do tipo IV com litíase intra-hepática[13,16]. A realização de coledocoscopia peroperatória diminui a incidência de litíase residual[16]. A melhor opção cirúrgica consiste em ressecção do CC, colecistectomia e reconstrução por hepaticojejunostomia em "Y" de Roux[13,16,23,24]. Esta operação apresenta menor índice de estenose. Aderências entre a parede do cisto e estruturas vizinhas pode dificultar, tecnicamente, a ressecção[23].

Cistos do tipo I são tratados por ressecção intrapancreática do colédoco distal e secção da porção proximal da via biliar logo abaixo da bifurcação dos hepáticos[23]. Estudo histopatológico por congelação deve ser realizado, no peroperatório, para excluir malignidade. A duodenopancreatectomia é reservada para casos de CC com doença maligna associada[16,23].

Cistos do tipo II podem ser tratados por ressecção simples e colecistectomia. Nesses casos, a sutura primária do colédoco deve ser transversal, para evitar estenose[23].

Há controvérsias sobre a melhor forma de tratamento dos CC do tipo III (coledococele). Esfincterotomia por via endoscópica com drenagem do cisto para o duodeno é uma das opções de tratamento[23]. O procedimento é pouco invasivo, mas o risco de neoplasia periampular tardia é mais alto do que a ressecção do cisto[13,16,23]. Esta exige duodenotomia e canulação do ducto pancreático principal, seguidas da ressecção da porção terminal do colédoco. Na reconstrução, as mucosas do ducto pancreático e do colédoco devem ser suturadas separadamente à mucosa duodenal[23]. Deve-se deixar o ducto pancreático canulado temporariamente no pós-operatório para diminuir a incidência de pancreatite[11].

Nos casos de CC do tipo IV (IVA e IVB) pode ser necessária a ressecção total da via biliar extra-hepática, deixando apenas um *botão* da parede proximal do cisto, sempre associada a colecistectomia[13,14,16,23,24,26]. Quando há acometimento também da árvore biliar intra-hepática (CC tipo IVA) a conduta cirúrgica pode variar desde a tentativa de ressecar os ductos intra-hepáticos dilatados até a hepatectomia parcial, mais comumente à esquerda[13,16,23,24]. A reconstrução da drenagem biliar deve ser realizada por meio de hepaticojejunostomia em "Y" de Roux, término-lateral[13,16,23,24,26].

Outras opções de reconstrução são a hepaticoduodenostomia e a hepaticoantrostomia. Ambas permitem acesso endoscópico à arvore biliar para tratamento de complicações pós-operatórias, mas são pouco utilizadas, e a incidência de colangite pós-operatória é maior do que a reconstrução em "Y" de Roux[16,21,23]. A opção de confeccionar ostomia cutânea na alça da hepaticojejunostomia do "Y" de Roux permite, quando necessário, acesso endoscópico aos ductos biliares no pós-operatório[9,16]. O apêndice cecal também pode ser utilizado para restabelecer a drenagem biliar. No entanto, os índices de estenose e outras complicações são altos[6]. Tratamento por via laparoscópica dos CC com ressecção seguida de reconstrução em "Y" de Roux, já foi descrito na literatura. Embora o número de casos seja pequeno, essa alternativa técnica é atraente por ser factível e induzir menor agressão cirúrgica ao paciente[16,25].

O tratamento cirúrgico da doença de Caroli (CC do tipo V) segue padrão escalonado de intervenções, culminando nas hepatectomias ou no transplante hepático[13,23,26]. Independente do tipo de CC, cura duradoura poderá ser obtida se os seguintes princípios foram observados durante o tratamento cirúrgico:

- normalização do fluxo biliar;
- resolução do refluxo pancreático;
- redução do risco de neoplasia por meio da ressecção dos principais locais de ocorrência (as paredes do cisto e a vesícula biliar)[13,16,23,24,26].

NEOPLASIA E CISTOS DO COLÉDOCO

A incidência de neoplasia maligna da via biliar, incluindo a vesícula biliar, em pacientes com CC é 20 a 30 vezes maior do que a da população geral[13,23,26]. Dez a 30% dos adultos com CC irão desenvolver colangiocarcinoma[23]. A ocorrência de neoplasia, nesses pacientes, está relacionada com a idade. No primeiro decênio de vida, a incidência de neoplasia é de 0,7%, e aos 20 anos, de 14,3%. Essa ocorrência, quando comparada à encontrada na população em geral, revela que as neoplasias não apenas são mais freqüentes, mas acometem a população em faixa etária pelo menos 15 anos mais nova do que a da idade média da população geral[13,14]. Cerca de 84% dos pacientes submetidos à ressecção cirúrgica dos CC apresentam, ao exame histopatológico, displasia ou metaplasia da mucosa dos espécimes[13].

Cistos do colédoco dos tipos I e IV, pacientes com JBP longa (> 15mm) e aqueles nos quais permanece resquício da parede do cisto após ressecção cirúrgica são os que apresentam maior risco de desenvolver neoplasia[13,23,26]. Pacientes com JBP alterada exibem, na parede dos ductos biliares, mutações dos genes k-*ras* e *p53*, demonstrando alto risco de transformação maligna de todo o epitélio biliar[15]. Aproximadamente 50% dos tumores surgem nas vias biliares extra-hepáticas, 46% na vesícula biliar, 2% nas vias biliares intra-hepáticas, 1% no fígado e 1% no pâncreas[14]. Esses pacientes necessitam vigilância pós-operatória tardia rigorosa[23]. O prognóstico das neoplasias malignas da via biliar nos pacientes com CC é sombrio, como acontece com estas neoplasias incidentes na população em geral[13,23,26]. Pacientes submetidos apenas a drenagem dos CC, sem ressecção, apresentam incidência de neoplasia maligna de 18,6%[29]. Esta ocorre, em média, 10 anos após a operação[13,29]. Esses dados embasam a conduta de reoperar pacientes submetidos apenas à drenagem dos CC, objetivando ressecção completa, mesmo que assintomáticos[13]. O risco de neoplasia maligna das vias biliares após a ressecção completa do CC é de aproximadamente 0,7%[13,26].

Portanto, o tratamento cirúrgico é mandatório e visa tratar a ocorrência das complicações agudas dos CC, notadamente as infecciosas, e prevenir a ocorrência futura de neoplasias malignas das vias biliares.

REFERÊNCIAS BIBLIOGRÁFICAS

1. Alonso-Lej F, Rever Jr. WB, Pessagno DJ. Congenital choledochal cyst with a report of two and an analysis of 94 cases. *Int Abstr Surg* 1959; 108:1-30.

2. Babbitt DP. Congenital choledochal cysts: new etiological concept based on anomalous relationship of the common bile duct and pancreatic bulb. *Ann Radiol* (Paris) 1969; 12:231-40.

3. Caroli J, Soupault R, Kossakowski J, Plocker L, Paradowka M. La dilatation polikislique congenitale des vois biliaries intrahepatiques: essai de classification. *Semin Hosp Paris* 1958; 34:488-95.

4. Chaudhary A, Dhar P, Sachdev A *et al*. Choledochal cysts: differences in children and adults. *Br J Surg* 1996; 83:186-8.

5. Chen CP Cheng SJ Chang TY. Prenatal diagnosis of choledochal cyst using ultrasound and ressonance. *Ultrasound Obstet Gynecol* 2004; 23:93-4.

6. Delarue A, Chappuis JP, Esposito C et al. Is the appendix graft suitable for routine biliary surgery in children? *J Pediatr Surg* 2000; 35:1312-6.

7. Douglas A. Case of dilatation of the common bile duct. *Mon J Med* 1952; 14:97-100.

8. Graig AG, Chen LD, Saccone GT et al. Sphincter of Oddi dysfunction associated with choledochal cyst. *J Gastroenterol Hepatol* 2001; 16:230-4.

9. Htuh S, Chan KL, Mya GH et al. Cutaneous stoma in the Roux limb of hepaticojejunostomy (hepaticocutaneous jejunostomy): useful access for intrahepatic stone extraction. *J Pediatr Surg* 1996; 31:247-50.

10. Kim SH, Lim JH, Yoon HK et al. Choledochal cyst: comparison of MR and conventional cholangiography. *Clin Radiol* 2000; 55:378-83.

11. Kimura K, Ohto M, Ono T et al. Congenital cystic dilatation of the common bile duct: relationship to anomalous pancreatobiliary ductal union. *Am J Roentgenol* 1997; 128:571-7.

12. Kusunoki M, Saitoh N, Yamamura T et al. Choledochal cysts: oligogangliosis in the narrow portion of the choledochus. *Arch Surg* 1988; 123:978-86.

13. Lenriot JP, Gigot JF, Segol P et al. Bile duct cysts in adults: a multi-institutional retrospective study of the French association for surgical research. *Ann Surg* 1998; 228:159-66.

14. Levy AD, Rohrmann CA. Biliary cystic disease. *Curr Probl Diagn Radiol* 2003; 32:233-63.

15. Matsubara T, Sakurai Y, Zhil Z et al. K-ras p-53 gene mutations in noncancerous biliary lesions of patients with pancreaticobiliary maljunction. *J Hepatobiliary Pancreat Surg* 2002; 9:312-21.

16. Metcalfe MS, Holden SAW, Maddem GJ. Management dilemmas with choledochal cysts. *Arch Surg* 2003; 138:333-9.

17. Miyano T, Yamataka A. Choledochal cysts. *Curr Opin Pediatr* 1997; 9:283-8.

18. Nagi B, Kochhar R, Bhasin D. Endoscopic retrograde cholangiopancreatography in the evaluation of anomalous junction of the pancreaticobiliary duct and related disorders. *Abdom Imaging* 2003; 28:847-52.

19. Papadimitriou J, Kannas D, Papadimitriou L. Portal hypertension due to hydatic disease of the liver. *J R Soc Med* 1990; 83:120-1.

20. Pereira LH, Bustorff-Silva JM, Sbraggia-Neto L, Bittencourt DG, Hessel G. Choledochal cyst: a 10-year experience. *J Pediatr* 2000; 76:143-8.

21. Schimpl G, Aigner R, Soratin E, Mayr J, Sauer H. Comparison of hepaticoantrostomy and hepaticojejunostomy for biliary reconstruction after resection of choledochal cyst. *Pediatr Surg Int* 1997; 12:271-5.

22. Sgro M, Rossetti S, Barozzino T. Caroli's disease: prenatal diagnosis, postnatal outcome and genetic analysis. *Ultrasound Obstet Gynecol* 2004; 23:73-6.

23. Soreide K, Korner H, Havnen J, Soreide JA. Bile duct cysts in adults. *Br J Surg* 2004; 91:1538-48.

24. Stipsanelli E, Valsamaki P, Tsiouris S et al. Spontaneous rupture of type IVa choledochal cyst in a young adult during radiological imaging. *World J Gastroenterol* 2006; 12:982-6.

25. Tanaka M, Shimizu S, Mizumoto K et al. Laparoscopic assisted resection of choledochal cyst and Roux en Y reconstruction. *Surg Endosc* 2001; 15:545-52.

26. Taylor BR, Langer B. Biliary tract procedures. In: Souba WW, Fink MP, Jurkovich JJ et al. eds. *ACS surgery: principles and practice*. New York: WebMD Professional Publishing, 2005: 529-46.

27. Todani T, Watanabe Y, Narusue M *et al*. Congenital bile duct cysts: classification, operative procedures, and review of thirty-seven cases including cancer arising from choledochal cyst. *Am J Surg* 1997; 134:263-9.
28. Todani T, Urushihara N, Watanabe Y *et al*. Pseudopancreatitis in choledochal cyst in children: intraoperative study of amylase levels in the serum. *J Pediatr Surg* 1990; 25:303-6.
29. Todani T, Watanabe Y, Toki A, Urushihara N. Carcinoma related to choledochal cyst with internal drainage operations. *Surg Gynecol Obstet* 1987; 164:61-4.
30. Tyler KL, Sokol RJ, Oberhaus SM *et al*. Detection of reovirus RNA in hepatobiliary tissues from patients with extrahepatic biliary atresia and choledochal cysts. *Hepatology* 1988; 27:1475-82.
31. Visser BC, Suh I, Way LW, Mang SM. Congenital choledochal cysts in adults. *Arch Surg* 2004; 139:855-62.
32. Wearn FG, Wiot JF. Choledochocele: not a form of choledochal cyst. *J Can Assoc Radiol* 1982; 33:110-2.
33. Wiseman K, Andrzej KB, Chung SW *et al*. Epidemiology, prevention, diagnosis, and outcomes of choledochal cysts in adults in an urban environment. *Am J Surg* 2005; 189:527-31.
34. Yu ZL, Zhang LJ, Fu JZ. Anomalous pancreaticobiliary junction: image analysis and treatment principles. *Hepatobiliary Pancreat Dis Int* 2004; 3:136-9.

Colecistectomia no Cirrótico

Capítulo 33

Marcelo Dias Sanches
Soraya Rodrigues de Almeida
Paulo Roberto Savassi-Rocha

INTRODUÇÃO

A colecistolitíase é conhecida desde a Antiguidade e constitui a mais freqüente afecção biliar. Acomete 6% dos homens e 10% das mulheres. A prevalência aumenta com a idade, em média 3% a cada 5 anos, podendo ser encontrada em até 20% dos homens e 30% das mulheres no oitavo decênio de vida[3]. A colecistolitíase está associada com diabetes melito, doença de Crohn, doenças hemolíticas, fibrose cística e cirrose hepática, entre outras.

A incidência de colecistolitíase em cirróticos é até duas a três vezes maior que a da população em geral[6]. Fatores implicados incluem hiperesplenismo, hiperestrogenemia, aumento da hemólise intravascular e redução da motilidade e do esvaziamento da vesícula biliar[26]. Parece haver associação com o tempo de duração da doença hepática, hiperbilirrubinemia, escore de Child-Pugh e grau de hipertensão porta[14,33]. Desse modo, quanto mais grave a cirrose, maior a chance de aparecimento de cálculos. Cirróticos têm até 4,9% de chance ao ano de aparecimento de novos cálculos. Como a maioria dos cálculos é de bilirrubina, fatores relacionados com a gênese dos cálculos de colesterol, como a típica discrepância entre homens e mulheres, obesidade, hipertrigliceridemia e diferença em relação à idade, encontrados na população, parecem não existir nos cirróticos[14,33]. Apesar da maior incidência de colecistolitíase nos cirróticos, a maioria permanece assintomática[9,48].

COLECISTECTOMIA CONVENCIONAL

A introdução da colecistectomia por Langenbuch (colecistectomia aberta ou convencional), na Alemanha, em 1882, associada aos progressos na anestesia, transformou este procedimento no padrão ouro para o tratamento da colecistolitíase sintomática[29].

A cirrose hepática sempre foi considerada causa importante de complicações pós-operatórias, com mortalidade após operações abdominais variando de 10%, em pacientes Child A, a 30%, nos Child B, e até 82%, nos Child C[20,34,59]. Trabalhos realizados no início do decênio de 1980 consolidaram o conceito de que operações abdominais em cirróticos estão associadas com elevada morbimortalidade e devem ser evitadas[2,15,47]. Operações biliares realizadas em cirróticos cursam com mortalidade de 25% a 35%[15,47]. Schwartz[47] relatou sangramento excessivo, sendo necessárias transfusões de três ou mais concentrados de hemácias, em 57% das colecistectomias convencionais (CC), além de 9% de mortalidade. Aranha e cols.[2] concluíram que cirróticos com tempo de protrombina 2,5 segundos ou mais além do controle tinham risco aumentado de sangramento transoperatório com mortalidade de 83% após CC, em comparação com 9,3% entre os que tinham tempo de protrombina menor que 2,5 acima do controle. Apesar de resultados melhores terem sido obtidos, a partir do fim do decênio de 1980 (provavelmente em decorrência da melhora dos cuidados perioperatórios), permaneceu o conceito de que operações abdominais em cirróticos, realizadas por laparotomia, devem ser evitadas[7,23,27,50,52].

As principais complicações da CC, nesses pacientes, incluem sangramento transoperatório, infecção de sítio cirúrgico, infecção pulmonar e descompensação da cirrose com insuficiência renal e hemorragia digestiva[7]. Entretanto, a cirrose por si só não contra-indica uma operação. O risco de se realizar CC, no cirrótico, está diretamente relacionado com a gravidade da doença hepática, sendo a hipertensão porta fator agravante. Cirróticos Child A, com função hepática preservada e sem hipertensão porta têm baixo risco operatório, com mortalidade semelhante à dos indivíduos não-cirróticos[5,24].

COLECISTECTOMIA LAPAROSCÓPICA

A primeira colecistectomia laparoscópica (CL) foi realizada por Mühe, em 1985[36]. Nos dois últimos decênios, a CL firmou-se como novo padrão ouro para o tratamento da colecistolitíase. Inicialmente, as contra-indicações incluíam obesidade, gravidez, colecistite aguda, extremos de idade, doenças cardiovasculares e cirrose hepática. Uma das contra-indicações para a realização de CL, definidas pelo consenso do National Institutes of Health (EUA), em 1992, era a cirrose avançada[37]. Com o aprimoramento da técnica e a maior experiência dos cirurgiões, a CL tornou-se o procedimento de escolha, até mesmo nas situações citadas acima, com exceção da cirrose.

A taxa de mortalidade para a CL em pacientes não-cirróticos está em torno de 0,1%. Em cirróticos, varia de zero (17 publicações) a 10% (uma publicação)[8-10,13,17-19,21,22,25,32,35,41,44,45,51,54,55,57]. Entretanto, a maioria das publicações contém relatos de casos ou descrições de pequena série de cirróticos submetidos à CL. Somente oito comparam a realização de CL em cirróticos e não-cirróticos[8,17,32,40,42,51,56,57].

Analisamos 20 artigos que avaliaram a CL em cirróticos, totalizando 667 pacientes. A classificação de Child foi relatada em 18 deles (477 Child A, 121 Child B e 14 Child C). A mortalidade operatória global foi de 0,9% (um Child A, um Child B, quatro Child C)[1,12,13,17,19,21,22,25,26,28,30,32,35,40,41,44,51,55-57]. Em nosso meio, D'Albuquerque e cols.[13] e Fontes e cols.[19] concluíram que é seguro operar pacientes cirróticos Child A e B, desde que estejam clinicamente bem compensados.

O principal motivo para a contra-indicação da realização da CL em cirróticos é o alto risco de sangramento transoperatório[58]. Esse risco está ainda mais aumentado se coexistirem hipertensão porta e/ou distúrbios hemorrágicos, freqüentemente presentes na cirrose avançada.

Fernandes e cols.[17] compararam, retrospectivamente, os resultados da CL em cirróticos Child A/B (48 casos) e não-cirróticos (187 casos), não encontrando diferenças em relação ao tempo operatório, à permanência hospitalar e à mortalidade. Entretanto, os cirróticos apresentaram maior necessidade de hemotransfusão (0,156 *vs.* 0 unidade de concentrado de hemácias) e maior taxa de conversão (8,3% *vs.* 0%) e de complicações (12,5% *vs.* 4,2%).

Clark e cols.[8] compararam, prospectivamente, 25 cirróticos (14 Child A, nove Child B e dois Child C) com 1.275 pacientes não-cirróticos submetidos à CL, e encontraram maior incidência de sangramento e de problemas com a ferida operatória nos cirróticos, com um óbito (4%) em paciente Child C.

Yeh e cols.[56] publicaram a maior casuística individual de CL em cirróticos. Ao compararem, retrospectivamente, a realização de CL em cirróticos Child A/B (226 casos) e não-cirróticos (4.030 casos), não encontraram diferença em relação ao tempo operatório, à incidência de conversão, à morbidade pós-operatória e à permanência hospitalar. Entretanto, a incidência de sangramento transoperatório foi maior nos cirróticos (54,1ml *vs.* 30,1ml), como também foi maior a taxa de mortalidade (0,88% *vs.* 0,01%).

Puggioni e Wong[42] realizaram meta-análise para avaliar CL em cirróticos (Child A e B) e não-cirróticos. Houve maior taxa de conversão, maior tempo operatório, maior sangramento transoperatório e maior morbidade entre os cirróticos. Não houve diferença nas taxas de mortalidade ou de infecção de ferida operatória. Houve maior proporção de colecistite aguda entre os cirróticos, o que pode refletir retardo na indicação de colecistectomia nesse grupo de pacientes. Pacientes Child C não foram avaliados, pois o número era muito pequeno.

A taxa de conversão para a cirurgia convencional durante a CL em cirróticos varia, na literatura, de 0% a 19% (operações eletivas) até 36% (operações de urgência)[1,10,17,18,21,26,28,35,40-42]. Puggioni e Wong[42] encontraram taxa média de conversão de 7,1%. Taxas de 0% são encontradas somente em publicações com casuística muito pequena, o que pode refletir um viés. A taxa de conversão na série de Yeh e cols.[56], em 226 CL, foi de 4,4%, indicando que a taxa global de conversão pode diminuir com a experiência adquirida na realização de CL em cirróticos.

Embora a realização de CL seja segura em pacientes com cirrose hepática compensada, diversos cuidados devem ser tomados por causa da hipertensão porta e de alterações da anatomia hepática[8,19,26,41,43,44].

A operação deve ser feita por cirurgião experiente em técnicas laparoscópicas avançadas (compressão, ligadura, transfixação, sutura), pois o controle do sangramento, por via laparoscópica, na maioria das vezes, não é tão direto quanto nas CC. Além disso, devem estar disponíveis instrumentos para seu controle (bisturi ultra-sônico, cautério de argônio, cola biológica), especialmente quando existem hipertensão porta e veias colaterais dilatadas no hilo hepático. Na verdade, o controle sistemático do sangramento, inclusive o proveniente de pequenos vasos, é a chave para o sucesso da operação. De preferência, deve-se fazer hemostasia preventiva, com ligaduras ou clipagens antes da secção de tecidos e de pequenos vasos, pois estes podem ser causa de sangramento *em lençol*. O ducto cístico e a artéria cística devem ser clipados tão logo identificados. A dissecção romba e a dissecção excessiva devem ser evitadas, e a clipagem deve incluir o tecido adjacente. Na presença de veias varicosas calibrosas envolvendo o pedículo e/ou o infundíbulo da vesícula, ou na confluência desta com o leito hepático, pode-se optar pela realização de colecistectomia subtotal, pois lesão desses vasos é causa de sangramento volumoso[10,21,26]. A drenagem do leito vesicular por 24 a 48 horas pode ser útil no monitoramento de sangramento pós-operatório.

A cirrose freqüentemente provoca atrofia e/ou hipertrofia dos lobos hepáticos com distorção da anatomia. Mais comumente ocorre atrofia do lobo direito com rotação lateral do hilo hepático, dificultando a abordagem ao pedículo da vesícula. Além disso, o lobo direito costuma estar endurecido, o que impede que se dobre quando a vesícula biliar é tracionada em sentido cranial. Esses fatos impossibilitam a exposição adequada do triângulo de Calot. Quando isso ocorre, deve-se apreender a vesícula na sua porção central, em vez de apreendê-la no infundíbulo. Desse modo, consegue-se tracionar a vesícula e expor o triângulo de Calot, sem que seja necessário dobrar o lobo hepático direito. Outras vezes, o lobo caudado e/ou o segmento lateral esquerdo são proeminentes, dificultando a visão do hilo hepático. Nestes casos, podem ser usados afastadores de fígado introduzidos através de outros portos. Por fim, todo o fígado pode estar diminuído de tamanho, situando-se em posição mais cranial do que de costume, o que torna necessária a colocação dos portos em posição mais cranial do que a habitual. Deve-se sempre evitar a linha mediana para não ocorrer perfuração do ligamento falciforme, freqüentemente sede de exuberante circulação colateral. O primeiro trocarte deve ser introduzido fora da região umbilical, devido ao risco de lesão da circulação colateral periumbilical, que se forma com a recanalização da veia umbilical e que pode ser causa de sangramento volumoso (Figura 33.1). Preferencialmente,

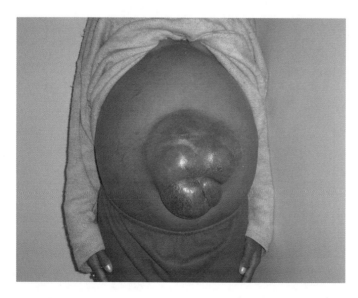

Figura 33.1. Paciente com cirrose hepática, ascite, hérnia umbilical e exuberante circulação colateral periumbilical.

devemos introduzi-lo abaixo e ligeiramente à esquerda do umbigo. Ao término do procedimento cirúrgico, é importante suturar todas as aberturas musculoaponeuróticas decorrentes da colocação dos trocartes para que não ocorra extravasamento de ascite no pós-operatório.

Alguns autores argumentam que a pressão intra-abdominal deve ser mantida em valores mais baixos do que os utilizados normalmente para operações laparoscópicas[9,26]. Em geral, o aumento da pressão intra-abdominal, decorrente do pneumoperitônio, provoca diminuição do fluxo sanguíneo porta para o fígado, a qual é compensada por aumento do fluxo sanguíneo arterial. Desse modo, o fluxo sanguíneo total para o fígado permanece constante[31]. Na cirrose, comumente já existe aumento do fluxo sanguíneo arterial para o fígado em resposta à hipertensão porta. Com isso, a resposta compensatória de aumento do fluxo sanguíneo arterial hepático pode ficar prejudicada, na cirrose, durante o pneumoperitônio[53]. Outro efeito deletério do pneumoperitônio é que ele pode desencadear lesão de isquemia-reperfusão no fígado por diminuir o fluxo sanguíneo periférico quando a pressão intra-abdominal se eleva, agravando a função de um órgão já comprometido[26]. Embora essas alterações fisiológicas possam ocorrer e constituir risco potencial para os cirróticos, não existem dados que comprovem que elas representem problema clínico. Mesmo assim, é prudente realizar procedimentos cirúrgicos laparoscópicos em cirróticos com pressão intra-abdominal mantida em torno de 10 a 11mmHg, desde que não haja comprometimento da visualização do campo operatório.

CONDUTA NO CIRRÓTICO

O diagnóstico de colecistolitíase em paciente com cirrose hepática torna obrigatória a análise de diversas variáveis antes de se tomar uma decisão. Duas questões principais devem ser respondidas:

1. A colecistectomia deve ou não ser realizada?
2. A colecistectomia deve ser feita por via laparotômica ou laparoscópica?

Tratamento conservador ou cirúrgico?

À primeira vista, o mais lógico seria contra-indicar qualquer abordagem cirúrgica eletiva, reservando a colecistectomia para situações de urgência. Entretanto, essa conduta não é tão simples assim, pois a taxa de mortalidade em cirróticos submetidos a operações de urgência é maior do que quando submetidos a operações eletivas[15,16,20]. Desse modo, ao se optar por tratamento conservador da colecistolitíase em pacientes cirróticos Child A e B, especialmente aqueles sem hipertensão porta importante, e realizar a colecistectomia somente na vigência de complicações, a taxa de morbimortalidade será significativamente maior.

Outro fato a ser considerado é que pacientes com função hepática descompensada apresentam maior morbimortalidade pós-operatória do que aqueles com função hepática compensada[5,16,20,34]. Desse modo, é importante quantificar o grau de disfunção hepática e de hipertensão porta antes de se optar pelo tratamento cirúrgico.

O método mais utilizado para estimativa da função hepática é o escore de Child-Pugh, que avalia encefalopatia hepática, ascite, bilirrubinas, albumina e atividade de protrombina (Quadro 33.1). Este método apresenta, como inconveniente, a utilização de duas variáveis subjetivas e de difícil quantificação precisa (ascite e encefalopatia hepática). Apesar de ser utilizado desde o decênio de 1960 para a estimativa do risco cirúrgico, ele não é bom para avaliar a sobrevivência.[16]

No início deste século, foi desenvolvido modelo matemático para avaliar a chance de óbito em 3 meses de pacientes com cirrose hepática, conhecido como MELD (*model for end-stage liver disease*). Este tem a vantagem de utilizar variáveis objetivas (bilirrubinas, RNI e creatinina). Atualmente, é utilizado para distribuição de fígado de doador cadáver nos EUA e no Brasil (Quadro 33.2). Recentemente, está sendo utilizado para avaliar o risco operatório dos pacientes com cirrose hepática[4,16,38,39,45].

Farnsworth e cols.[16] avaliaram, retrospectivamente, 40 cirróticos submetidos a diferentes procedimentos cirúrgicos eletivos e de urgência, encontrando alta correlação entre escore de Child-Pugh, MELD e mortalidade 1 e 3 meses após a operação. Befeler e cols.[4] avaliaram, retrospectivamente, 53 cirróticos com comprovação histológica submetidos a diferentes procedimentos cirúrgicos eletivos e de urgência e concluíram que MELD igual ou maior que 14 foi eficaz em predizer evolução desfavorável em 77% das vezes, enquanto Child C foi eficaz em somente 23% dos casos. Embora esses achados

Quadro 33.1. Escore de Child-Pugh

Variáveis	Pontuação		
	1	2	3
Encefalopatia	ausente	confusão mental	coma
Ascite	ausente	moderada	importante
Bilirrubinas	< 2mg/dl	2 a 3mg/dl	> 3mg/dl
Albumina	> 3,5g/dl	2,8 a 3,5g/dl	< 2,8g/dl
Atividade de protrombina	> 50%	40% a 50%	< 40%

Observações:
Child A = 5 ou 6 pontos.
Child B = 7 a 9 pontos.
Child C = 10 a 15 pontos.
Na cirrose biliar: bilirrubina = 1 ponto se < 4mg/dl; 2 pontos se entre 4 e 10mg/dl; 3 pontos se > 10mg/dl.

Quadro 33.2. Fórmula do MELD *

$$MELD = (0{,}957 \times Log_e (\text{creatinina [mg/dl]}) + 0{,}378 \times Log_e (\text{bilirrubina [mg/dl]}) + 1{,}120 \times Log_e (RNI) + 0{,}643) \times 10$$

Observações:
Arredondar para valor inteiro.
Caso os valores de laboratório sejam menores que 1,0, arredondar para 1,0.
A creatinina poderá ter valor máximo de 4,0; caso seja maior que 4,0, considerar 4,0.
Caso a resposta seja sim para a questão da diálise (realiza diálise mais de duas vezes por semana?), o valor da creatinina automaticamente se torna 4,0.
* Extraído da Portaria do Ministério da Saúde do Brasil, MS nº 1.160, de 29/05/2006, publicada no Diário Oficial da União em 31/05/2006.

sejam interessantes, existem poucos estudos que avaliam o MELD, e os dados atuais são insuficientes para se chegar a uma conclusão.

O tratamento não-operatório da colecistolitíase é preconizado para pacientes com cirrose descompensada, devido à alta mortalidade. Provavelmente, a melhor indicação para o tratamento não-operatório seja para os pacientes que estão em lista de espera para transplante hepático[12]. Nos casos sintomáticos, pode-se introduzir, por via endoscópica, prótese transcística até a vesícula biliar, com alívio dos sintomas até a realização do transplante[46,49]. Na vigência de colecistite aguda, pode-se realizar aspiração percutânea transepática da vesícula biliar, guiada por ultra-som, com ou sem colocação de cateter de drenagem biliar externa[11].

Colecistectomia convencional ou laparoscópica?

As vantagens teóricas da CL em cirróticos, em relação às CC, incluem: operação minimamente invasiva, com pouca influência no estado do paciente, permitindo recuperação mais rápida; menor chance de contaminação da ascite; capacidade de magnificação e melhor identificação de ramos portais dilatados no pedículo hepático e leito da vesícula biliar, com menor risco de lesão desses vasos e menor sangramento; menor incidência de complicações pós-operatórias, como hérnia incisional e infecção de sítio cirúrgico, urinária e respiratória; menor possibilidade de transmissão de doenças virais para a equipe cirúrgica devido ao menor contato com sangue do paciente; menor chance de desenvolvimento de aderências pós-operatórias, facilitando a realização de transplante hepático posteriormente[11,26].

Muito poucos estudos compararam a realização de CL e de CC em cirróticos, sendo difícil chegar à conclusão definitiva sobre qual é a melhor opção[26,30,41,42,44,57]. O que se percebe é uma mudança gradativa nas indicações de CL. Ao longo dos anos, a cirrose hepática mudou de contra-indicação absoluta para contra-indicação relativa à realização da CL. Mais recentemente, a CL está se tornando o procedimento de escolha em cirróticos Child A e B sem hipertensão porta significativa.

Saeki e cols.[44] compararam, retrospectivamente, CL (sete casos) e CC (seis casos) em cirróticos, não encontrando diferença em relação a tempo operatório, sangramento transoperatório e mortalidade. Os pacientes submetidos à CL apresentaram nível sérico menor de proteína C reativa e menor tempo de permanência hospitalar. Um paciente submetido à CL teve ascite intratável no pós-operatório. Os autores concluíram que mais estudos seriam necessários para definir indicações de CL em cirróticos.

Yerdel e cols.[57] compararam, prospectivamente, CL (sete casos) e CC (sete casos) em cirróticos e relataram vantagens da primeira em relação à segunda. Estas incluem menor sangramento transoperatório, menor incidência de complicações pós-operatórias e menor tempo de permanência hospitalar. Concluíram que, ao contrário do que se acreditava anteriormente, a cirrose, por si só, não é contra-indicação à CL.

Lausten e cols.[30] avaliaram, prospectivamente, a resposta inflamatória induzida pelo estresse cirúrgico da CL (sete casos) e da CC (sete casos), em cirróticos, e concluíram que a resposta imune é menos pronunciada após a CL. Houve redução do nível sérico do fator de necrose tumoral alfa e da interleucina 1 beta, e não houve diminuição do número de linfócitos CD3, CD4 e CD8 após CL.

Poggio e cols.[41] compararam, retrospectivamente, CL (26 casos) e CC (24 casos) em pacientes com cirrose compensada (Child A e B). Concluíram que a CL é segura e tem vantagens em relação à CC. Estas incluem menor tempo operatório, menor sangramento transoperatório, menor necessidade de hemotransfusão, menor incidência de complicações relacionadas com a ferida operatória e menor tempo de permanência hospitalar.

Puggioni e Wong[42] realizaram meta-análise para avaliar CL e CC em cirróticos Child A e B. Houve menor tempo operatório, menor sangramento transoperatório e menor tempo de permanência hospitalar entre os cirróticos submetidos à CL. Não houve diferença nas taxas de morbimortalidade ou de infecção de sítio cirúrgico. Pacientes Child C não foram avaliados, pois o número era muito pequeno. Os autores concluíram que a CL, quando realizada em cirróticos, está associada a maior incidência de complicações do que em não-cirróticos. Entretanto, cirróticos submetidos à colecistectomia, têm menor incidência de complicações quando feita por via laparoscópica do que por laparotomia.

Ji e cols.[26] avaliaram, prospectivamente, os resultados da CL (38 casos) e da CC (42 casos) em cirróticos com hipertensão porta (41 Child A, 32 Child B e sete Child C). Eles tentavam, antes da operação, compensar os pacientes Child C para se tornarem Child B. Não encontraram diferença em relação ao tempo operatório. Entretanto, a incidência de sangramento transoperatório, morbidade pós-operatória e permanência hospitalar foi menor na CL.

CONCLUSÕES

Podemos concluir que a colecistectomia laparoscópica é segura em cirróticos, classificados como Child A ou Child B, sem hipertensão porta significativa, apresentando vantagens em relação à colecistectomia convencional, desde que alguns cuidados sejam tomados, visando evitar, principalmente, sangramento transoperatório. Até o momento, não existem dados suficientes que permitam definir a melhor conduta em pacientes Child C, se tratamento conservador ou colecistectomia, bem como se convencional ou laparoscópica.

REFERÊNCIAS BIBLIOGRÁFICAS

1. Angrisani L, Lorenzo M, Corcione F, Vincenti R. Gallstones in cirrhotics revisited by a laparoscopic view. *J Laparoendosc Adv Surg Tech* A 1997; 7(4):213-20.

2. Aranha GV, Sontag SJ, Greenlee HB. Cholecystectomy in cirrhotic patients: a formidable operation. *Am J Surg* 1982; 143(1):55-60.

3. Beckingham IJ. ABC of diseases of liver, pancreas, and biliary system. Gallstone disease. *BMJ* 2001; 322(7278):91-4.

4. Befeler AS, Palmer DE, Hoffman M *et al*. The safety of intra-abdominal surgery in patients with cirrhosis: model for end-stage liver disease score is superior to Child-Turcotte-Pugh classification in predicting outcome. *Arch Surg* 2005; 140(7):650-4.

5. Bloch RS, Allaben RD, Walt AJ. Cholecystectomy in patients with cirrhosis. A surgical challenge. *Arch Surg* 1985; 120(6):669-72.

6. Bouchier IA. Postmortem study of the frequency of gallstones in patients with cirrhosis of the liver. *Gut* 1969; 10(9):705-10.

7. Carmona R, Suazo J, Mercado MA, Orozco H. Open cholecystectomy in cirrhotic patients. Experience at the Salvador Zubiran National Institute of Nutrition. *Rev Gastroenterol Mex* 1996; 61(3):220-5.

8. Clark JR, Wills VL, Hunt DR. Cirrhosis and laparoscopic cholecystectomy. *Surg Laparosc Endosc Percutan Tech* 2001; 11(3):165-9.

9. Cobb WS, Heniford BT, Burns JM et al. Cirrhosis is not a contraindication to laparoscopic surgery. *Surg Endosc* 2005; 19(3):418-23.

10. Cucinotta E, Lazzara S, Melita G. Laparoscopic cholecystectomy in cirrhotic patients. *Surg Endosc* 2003; 17(12):1958-60.

11. Curro G, Cucinotta E. Percutaneous gallbladder aspiration as an alternative to laparoscopic cholecystectomy in Child-Pugh C cirrhotic patients with acute cholecystitis. *Gut* 2006; 55(6):898-9.

12. Curro G, Iapichino G, Melita G, Lorenzini C, Cucinotta E. Laparoscopic cholecystectomy in Child-Pugh class C cirrhotic patients. *JSLS* 2005; 9(3):311-5.

13. D'Albuquerque LA, de Miranda MP, Genzini T, Copstein JL, de Oliveira e Silva A. Laparoscopic cholecystectomy in cirrhotic patients. *Surg Laparosc Endosc* 1995; 5(4):272-6.

14. da Silveira EB. Outcome of cirrhotic patients undergoing cholecystectomy: applying Bayesian analysis in gastroenterology. *J Gastroenterol Hepatol* 2006; 21(6):958-62.

15. Doberneck RC, Sterling Jr. WA, Allison DC. Morbidity and mortality after operation in nonbleeding cirrhotic patients. *Am J Surg* 1983; 146(3):306-9.

16. Farnsworth N, Fagan SP, Berger DH, Awad SS. Child-Turcotte-Pugh versus MELD score as a predictor of outcome after elective and emergent surgery in cirrhotic patients. *Am J Surg* 2004; 188(5):580-3.

17. Fernandes NF, Schwesinger WH, Hilsenbeck SG et al. Laparoscopic cholecystectomy and cirrhosis: a case-control study of outcomes. *Liver Transpl* 2000; 6(3):340-4.

18. Flores Cortes M, Obispo Entrenas A, Docobo Durantez F et al. Laparoscopic treatment of cholelithiasis in cirrhotic patients. *Rev Esp Enferm Dig* 2005; 97(9):648-53.

19. Fontes PR, de Mattos AA, Eilers RJ, Nectoux M, Pinheiro JO. Laparoscopic cholecystectomy in patients with liver cirrhosis. *Arq Gastroenterol* 2002; 39(4):212-6.

20. Franzetta M, Raimondo D, Giammanco M et al. Prognostic factors of cirrhotic patients in extra-hepatic surgery. *Minerva Chir* 2003; 58(4):541-4.

21. Friel CM, Stack J, Forse A, Babineau TJ. Laparoscopic cholecystectomy in patients with hepatic cirrhosis: a five-year experience. *J Gastrointest Surg* 1999; 3(3):286-91.

22. Gugenheim J, Casaccia Jr. M, Mazza D et al. Laparoscopic cholecystectomy in cirrhotic patient. *HPB Surg* 1996; 10(2):79-82.

23. Iannuzzi C, Cozzolino G, Negro G. Elective cholecystectomy in selected cirrhotic patients. *Acta Chir Belg* 1993; 93(4):147-50.

24. Ishizaki Y, Bandai Y, Shimomura K et al. Management of gallstones in cirrhotic patients. *Surg Today* 1993; 23(1):36-9.

25. Jan YY, Chen MF. Laparoscopic cholecystectomy in cirrhotic patients. *Hepatogastroenterology* 1997; 44(18):1584-7.

26. Ji W, Li LT, Wang ZM et al. A randomized controlled trial of laparoscopic versus open cholecystectomy in patients with cirrhotic portal hypertension. *World J Gastroenterol* 2005; 11(16):2513-7.

27. Kogut K, Aragoni T, Ackerman NB. Cholecystectomy in patients with mild cirrhosis. A more favorable situation. *Arch Surg* 1985; 120(11):1310-1.

28. Lacy AM, Balaguer C, Andrade E et al. Laparoscopic cholecystectomy in cirrhotic patients. Indication or contradiction? *Surg Endosc* 1995; 9(4):407-8.

29. Langenbuch CJA. Ein fall von exstirpation der gallenblase wegen chronischer cholelithiasis. *Heilung-Berlinerklin-Wochenschr* 1882; 9:725-7.

30. Lausten SB, Ibrahim TM, El-Sefi T et al. Systemic and cell-mediated immune response after laparoscopic and open cholecystectomy in patients with chronic liver disease. A randomized, prospective study. *Dig Surg* 1999; 16(6):471-7.

31. Lautt WW. Mechanism and role of intrinsic regulation of hepatic arterial blood flow: hepatic arterial buffer response. *Am J Physiol* 1985; 249(5):549-56.

32. Leone N, Garino M, De Paolis P et al. Laparoscopic cholecystectomy in cirrhotic patients. *Dig Surg* 2001; 18(6):449-52.

33. Maggi A, Solenghi D, Panzeri A et al. Prevalence and incidence of cholelithiasis in patients with liver cirrhosis. *Ital J Gastroenterol Hepatol* 1997; 29(4):330-5.

34. Mansour A, Watson W, Shayani V, Pickleman J. Abdominal operations in patients with cirrhosis: still a major surgical challenge. *Surgery* 1997; 122(4):730-5.

35. Morino M, Cavuoti G, Miglietta C, Giraudo G, Simone P. Laparoscopic cholecystectomy in cirrhosis: contraindication or privileged indication? *Surg Laparosc Endosc Percutan Tech* 2000; 10(6):360-3.

36. Muhe E. Long-term follow-up after laparoscopic cholecystectomy. *Endoscopy* 1992; 24(9):754-8.

37. NIH Consensus conference. Gallstones and laparoscopic cholecystectomy. *JAMA* 1993; 269(8):1018-24.

38. Northup PG, Wanamaker RC, Lee VD, Adams RB, Berg CL. Model for End-Stage Liver Disease (MELD) predicts nontransplant surgical mortality in patients with cirrhosis. *Ann Surg* 2005; 242(2):244-51.

39. Perkins L, Jeffries M, Patel T. Utility of preoperative scores for predicting morbidity after cholecystectomy in patients with cirrhosis. *Clin Gastroenterol Hepatol* 2004; 2(12):1123-8.

40. Pezzolla F, Lorusso D. Morbidity after video-laparoscopic cholecystectomy in cholelithiasis associated with liver cirrhosis. A case-control study. *Ann Ital Chir* 1997; 68(6):837-40.

41. Poggio JL, Rowland CM, Gores GJ, Nagorney DM, Donohue JH. A comparison of laparoscopic and open cholecystectomy in patients with compensated cirrhosis and symptomatic gallstone disease. *Surgery* 2000; 127(4):405-11.

42. Puggioni A, Wong LL. A metaanalysis of laparoscopic cholecystectomy in patients with cirrhosis. *J Am Coll Surg* 2003; 197(6):921-6.

43. Radu H, Osian G, Vlad L, Vieru V, Mutelica L. Comparative study of accidents and complications of laparoscopic cholecystectomy in cirrhotic and non cirrhotic patients. *Rom J Gastroenterol* 2002; 11(1):13-7.

44. Saeki H, Korenaga D, Yamaga H et al. A comparison of open and laparoscopic cholecystectomy for patients with cirrhosis. *Surg Today* 1997; 27(5):411-3.

45. Schiff J, Misra M, Rendon G, Rothschild J, Schwaitzberg S. Laparoscopic cholecystectomy in cirrhotic patients. *Surg Endosc* 2005; 19(9):1278-81.

46. Schlenker C, Trotter JF, Shah RJ et al. Endoscopic gallbladder stent placement for treatment of symptomatic cholelithiasis in patients with end-stage liver disease. *Am J Gastroenterol* 2006; 101(2):278-83.

47. Schwartz SI. Biliary tract surgery and cirrhosis: a critical combination. *Surgery* 1981; 90(4):577-83.

48. Schwesinger WH, Kurtin WE, Levine BA, Page CP. Cirrhosis and alcoholism as pathogenetic factors in pigment gallstone formation. *Ann Surg* 1985; 201(3):319-22.

49. Shrestha R, Trouillot TE, Everson GT. Endoscopic stenting of the gallbladder for symptomatic gallbladder disease in patients with end-stage liver disease awaiting orthotopic liver transplantation. *Liver Transpl Surg* 1999; 5(4):275-81.

50. Sirinek KR, Burk RR, Brown M, Levine BA. Improving survival in patients with cirrhosis undergoing major abdominal operations. *Arch Surg* 1987; 122(3):271-3.

51. Sleeman D, Namias N, Levi D et al. Laparoscopic cholecystectomy in cirrhotic patients. *J Am Coll Surg* 1998; 187(4):400-3.

52. Thulstrup AM, Sorensen HT, Vilstrup H. Mortality after open cholecystectomy in patients with cirrhosis of the liver: a population-based study in Denmark. *Eur J Surg* 2001; 167(9):679-83.

53. Tsuboi S, Kitano S, Yoshida T et al. Effects of carbon dioxide pneumoperitoneum on hemodynamics in cirrhotic rats. *Surg Endosc* 2002; 16(8):1220-5.

54. Tuech JJ, Pessaux P, Regenet N et al. Laparoscopic cholecystectomy in cirrhotic patients. *Surg Laparosc Endosc Percutan Tech* 2002; 12(4):227-31.

55. Urban L, Eason GA, ReMine S et al. Laparoscopic cholecystectomy in patients with early cirrhosis. *Curr Surg* 2001; 58(3):312-5.

56. Yeh CN, Chen MF, Jan YY. Laparoscopic cholecystectomy in 226 cirrhotic patients. Experience of a single center in Taiwan. *Surg Endosc* 2002; 16(11):1583-7.

57. Yerdel MA, Koksoy C, Aras N, Orita K. Laparoscopic versus open cholecystectomy in cirrhotic patients: a prospective study. *Surg Laparosc Endosc* 1997; 7(6):483-6.

58. Yerdel MA, Tsuge H, Mimura H et al. Laparoscopic cholecystectomy in cirrhotic patients: expanding indications. *Surg Laparosc Endosc* 1993; 3(3):180-3.

59. Zarski JP, Bichard P, Rachail M. Extrahepatic digestive surgery in the cirrhotic patient. *J Chir* (Paris) 1988; 125(10):597-600.

Lesões Iatrogênicas das Vias Biliares na Colecistectomia Laparoscópica: Como Proceder?

Capítulo 34

Aloísio Cardoso-Júnior
Soraya Rodrigues de Almeida
Marcelo Dias Sanches
Paulo Roberto Savassi-Rocha

INTRODUÇÃO

A colecistolitíase é conhecida desde a Antiguidade e constitui a mais freqüente afecção biliar. Escavações arqueológicas demonstraram a presença de cálculos biliares em jovem mulher egípcia, remontando sua ocorrência há mais de 2.000 anos[51]. A colecistolitíase sintomática e suas complicações são as indicações mais freqüentes para colecistectomia.

Ao longo do tempo, o tratamento clínico da colecistolitíase sintomática permaneceu ineficaz. Posteriormente, John Bobbs (Índia) propôs seu tratamento através da colecistolitotomia[32]. Entretanto, a recorrência dos sintomas devido à formação de novos cálculos tornou sua técnica desacreditada.

Em 1882, Karl Langenbuch (Alemanha) realizou a primeira colecistectomia bem-sucedida[7]. Desde então, e principalmente a partir da segunda metade do século XX, esse procedimento tornou-se a intervenção cirúrgica mais comum sobre o trato biliar, tendo sido considerado o padrão ouro no tratamento da colecistolitíase[49]. Em 1985, Mühe (Alemanha) realizou a primeira colecistectomia laparoscópica (CL). Esta nova via de acesso teve rápida aceitação. As contra-indicações à sua realização foram, gradativamente, cedendo espaço à sua adoção rotineira. Atualmente, considera-se a CL a operação de escolha para o tratamento da litíase vesicular sintomática e suas complicações, na maioria dos casos.

A prevalência da colecistolitíase varia de acordo com as nações e os grupos étnicos estudados, sugerindo que fatores genéticos estejam fortemente associados à formação dos cálculos. Nos EUA, a prevalência estimada é de 10% a 15% da população, sendo extremamente alta nos índios PIMA do Arizona, nos quais 70% das mulheres acima de 25 anos têm cálculos biliares[5,8]. No Brasil, levantamento realizado em Curitiba revelou prevalência de 14,8% em população de idade igual ou superior a 20 anos[16]. Por outro lado, na África e nos países orientais, a prevalência é muito baixa devido a fatores genéticos e/ou dietéticos[14].

Vários estudos epidemiológicos acerca da história natural da litíase biliar têm sido conduzidos. Mais recentemente, Attili e cols.[4] avaliaram a história natural da colecistolitíase em 151 (118 assintomáticos) pacientes durante 10 anos. Naqueles inicialmente assintomáticos, a incidência de dor biliar aos 2, 4 e 10 anos foi de 12%, 17% e 26%, respectivamente. Ocorreram 3% de complicações biliares no curso do seguimento. Considerando-se esse estudo, um quarto dos pacientes portadores de litíase assintomática apresentará sintomas dentro de um período de 10 anos. Este fato, associado aos maiores riscos (especialmente de LVB) relacionados à realização da CL, na vigência de complicações como a colecistite aguda litiásica, tem gerado novas discussões acerca do papel da CL nos portadores de colecistolitíase assintomática[46].

Controvérsias à parte, em relação à indicação cirúrgica em portadores de colecistolitíase assintomática[10,17], a alta prevalência da colecistolitíase sintomática e suas complicações[4,5,8,16,17,46] e, conseqüentemente, o considerável universo de candidatos à colecistectomia tornam imperioso o estudo das complicações operatórias desse procedimento a fim de se estabelecerem condutas bem padronizadas para sua prevenção e tratamento. Nesse sentido, o presente capítulo versará a respeito da mais temida complicação da CL – a lesão intra-operatória da via biliar extra-hepática (LVB). Trata-se de tema antigo que, no entanto, sempre se renova, nas inúmeras discussões, devido à dificuldade em se estabelecer, em alguns pontos de seu manejo, as opções mais adequadas. É provável que a impossibilidade natural da realização de estudos prospectivos controlados, com casuística adequada, para a definição de tais dilemas seja a maior responsável pela perpetuação de algumas controvérsias. Tentaremos descrever as condutas já bem estabelecidas na literatura, mostrando os pontos mais conflitantes entre os diversos autores.

EPIDEMIOLOGIA

A discussão acerca da incidência das lesões iatrogênicas das vias biliares durante a CL perdura até o presente momento, apesar de o método ser, atualmente, considerado padrão ouro no tratamento da doença litiásica da vesícula biliar. No entanto, para ser assim considerada, é necessário que a incidência de tais lesões seja igual ou inferior àquela observada na colecistectomia convencional. Este assunto assume especial importância devido à grande freqüência desse procedimento cirúrgico, o que faz com que pequenos incrementos na taxa dessas lesões se traduza em significativo número de pacientes acometidos.

Vários estudos reportaram que a incidência das LVB durante a CL era maior que aquela observada na cirurgia aberta[9,15,16]. Deziel e cols.[21] publicaram, em 1993, estudo no qual analisaram 77.604 colecistectomias laparoscópicas realizadas nos EUA e em Porto Rico. A taxa de LVB encontrada (0,6%, excluídas as lesões do ducto cístico) foi aproximadamente três vezes maior que aquela verificada em relatos históricos de colecistectomias abertas (0,1% a 0,2%). Este achado assemelha-se à incidência de 0,5%

de LVB obtida em grandes séries publicadas, respectivamente, em 1991 e 1998, pelo Southern Surgeons Club[14] e por Vechio e cols.[59]. O Quadro 34.1 mostra a incidência de LVB na colecistectomia convencional em diferentes séries.

Por outro lado, Savassi-Rocha e cols.[47,48] publicaram dois estudos multicêntricos brasileiros, em 1997 e 2003, nos quais analisaram, respectivamente, 33.563 e 91.232 colecistectomias laparoscópicas. A incidência de LVB encontrada nos dois estudos – 0,19% e 0,18%, respectivamente – foi semelhante àquela descrita nas colecistectomias convencionais. O Quadro 34.2 revela a incidência de LVB na CL em diferentes séries.

Por sua vez, a repercussão dos efeitos da curva de aprendizado do cirurgião na CL (50 primeiros casos operados), em relação à incidência de LVB, tem sido objeto

Quadro 34.1. Incidência de LVB na colecistectomia convencional

Série selecionada/ano	Casuística	LVB (%)
Profession A. S. Comission, 1973	63.252	336 (0,53)
Gililand e Traverso, 1990	671	3 (0,44)
Morgenstern e cols., 1992	1.200	2 (0,16)
Caputo e cols., 1992	1.617	8 (0,19)
Cox e cols., 1992	457	1 (0,22)
Shiveley e cols., 1990	579	0

LVB, lesão intra-operatória de vias biliares.

Quadro 34.2. Incidência de LVB na colecistectomia laparoscópica

Série selecionada/ano	País	Casuística	LVB (%)
Sue e cols., 1992	França	3.606	0,70
Verucken, 1992	Bélgica	3.244	0,50
Litwin e cols., 1992	Canadá	2.201	0,10
Berci & Sackier, 1993	EUA	1.771	0,20
Schlumpf e cols., 1993	Suíça	3.722	0,80
Richardson e cols., 1996	Escócia	5.913	0,60
Southern Surgeons, 1995	EUA	8.839	0,20
Buanes e cols., 1995	Noruega	1.699	0,50
Hjelmquist & Gustavson, 1995	Suécia	11.164	0,50
Russel e cols., 1996	EUA	15.221	0,20
Savassi-Rocha e cols., 1997	Brasil	33.563	0,19
Vecchio e cols., 1998	EUA	114.005	0,49
Savassi-Rocha e cols., 2003	Brasil	91.232	0,18
Nuzzo e cols., 2005	Itália	56.591	0,48

LVB, lesão intra-operatória de vias biliares.

de bastante debate. Muitos estudos têm sugerido que a ocorrência de LVB diminui quando a curva de aprendizado é ultrapassada[37,42]. No entanto, em outras publicações, houve aumento da incidência de LVB após a curva de aprendizado. Em artigo no qual foram analisados 91.232 CL, Savassi-Rocha e cols.[47] verificaram que 43,8% das lesões sucederam após a centésima CL (Quadro 34.3). Este fato pode ser explicado, em parte, pelo aumento da segurança e da autoconfiança do cirurgião à medida que se vai habilitando para a realização do procedimento laparoscópico. Inicialmente, o cirurgião tende a selecionar casos mais simples e contar com o auxílio de colegas mais experientes. À medida que avança em sua capacitação, torna-se capaz de lidar com casos de maior complexidade que, por si mesmos, predispõem à ocorrência de LVB.

Ainda no contexto da experiência *versus* incidência de LVB, alguns estudos analisaram a ocorrência de tais lesões em relação ao número de casos operados em cada serviço/unidade de cirurgia, em diversos hospitais (Quadro 34.4)[42,47]. Observou-se que a taxa de LVB diminuiu à medida que o número de CL foi aumentando naqueles serviços (Figura 34.1), sugerindo que a ocorrência de LVB tem causa multifatorial e, portanto, a curva de aprendizado não atua como variável isolada.

Quadro 34.3. Incidência de LVB em relação à experiência do cirurgião (n=162)*

Número de operações realizadas antes da lesão	Freqüência Número de lesões	%
1 a 10	14	8,6
11 a 50	56	34,6
51 a 100	21	13,0
>100	71	43,8
Total	162	100,0

LVB, lesão intra-operatória de vias biliares.
*Savassi-Rocha PR e cols.[47].

Quadro 34. 4. Relação entre experiência dos serviços de cirurgia e LVB*

Experiência (nº operações)	Nº de serviços n (%)	Nº total de operações n (%)	LVB n (%)
1 a 50	13 (7,6)	390 (0,4)	3 (0,77)
51 a 100	18 (10,6)	1364 (1,5)	7 (0,51)
101 a 500	74 (43,5)	18.561 (20,3)	45 (0,24)
501 a 1.000	37 (21,8)	27.091 (29,7)	42 (0,16)
1.001 a 3.200	28 (16,5)	43.826 (48)	70 (0,16)
Total	170 (100)	91.232 (100)	167 (0,18)

LVB, lesão intra-operatória das vias biliares.
*Savassi-Rocha PR e cols.[47].

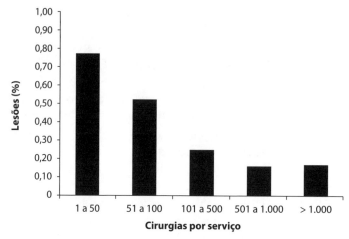

Figura 34.1. Incidência de LVB de acordo com o número total de CL realizado em cada serviço de cirurgia. (Retirada de Savassi-Rocha e cols.[18].)

ANATOMIA APLICADA

O conhecimento da anatomia das vias biliares e vasculares do pedículo hepático é fundamental para que o cirurgião consiga identificar, durante a CL, a presença de variações anatômicas nos ductos biliares e nas estruturas vasculares e, assim, minimizar a ocorrência da LVB. Por outro lado, o próprio reparo das lesões, uma vez ocorridas, carece do conhecimento adequado da disposição das vias biliares e de sua irrigação sanguínea para que as anastomoses sejam confeccionadas em situação de boa irrigação de sua porção ductal, evitando-se a formação de fístulas e/ou estenoses.

Anatomia normal

O conhecimento de quatro conceitos fundamentais da anatomia biliar normal é necessário para que se possa estudar a LVB na CL, sua prevenção e seu tratamento:

- a disposição das vias biliares extra-hepáticas normais (Figura 34.2);
- as referências anatômicas dos triângulos hepatocístico e de Calot, dissecados durante a CL;
- a situação anatômica do ducto hepático esquerdo, utilizado na reconstrução do trânsito biliar em lesões proximais das vias biliares extra-hepáticas;
- a vascularização das vias biliares extra-hepáticas, cujos ensinamentos norteiam a dissecção das estruturas biliares, a escolha do sítio anastomótico e o tipo de reconstrução do trânsito biliodigestivo, nas LVB.

As vias biliares extra-hepáticas estão localizadas além do parênquima hepático, a partir da porta do fígado. A porta hepática, por sua vez, corresponde ao hilo do órgão e contém os elementos do pedículo (ductos hepáticos, ramos da veia porta, artéria hepática própria e seus ramos, vasos linfáticos, linfonodos e nervos), situando-se entre

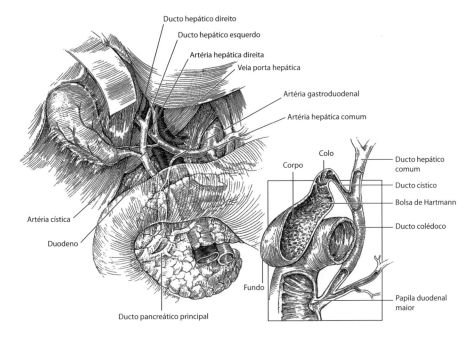

Figura 34.2. Anatomia da região hepatopancreática. (Modificada de Nahrwold DL. The biliary system. *In*: Sabinston DC, Liverly HK eds. *Sabinston Textbook of Surgery*. Philadelphia: W.B. Saunders Company, 1997:1118.)

os lobos quadrado (segmento IV) e caudado (segmento I)[22]. A drenagem biliar dos segmentos II, III e IV dá-se no ducto hepático esquerdo, enquanto que os segmentos V, VI, VII e VIII desembocam no ducto hepático direito (a drenagem do segmento I é bastante variável)[24]. Na porta do fígado, os ductos hepáticos direito e esquerdo convergem para formar o ducto hepático comum que, após receber a inserção do ducto cístico, proveniente da vesícula biliar, continua-se como ducto colédoco. O ponto de entrada do ducto cístico, na via biliar principal, é bastante variável e, como conseqüência, o comprimento dos ductos hepático comum e colédoco também o será. A vesícula biliar, por sua vez, é irrigada pela artéria cística proveniente da artéria hepática direita, e a drenagem venosa deriva para o plexo venoso que aflui ao fígado e a veias do duodeno e do pâncreas. Sua drenagem linfática faz-se para os vasos linfáticos coletores do fígado e do pâncreas e a inervação, pelo plexo hepático[22].

O ducto colédoco é divido, didaticamente, nas seguintes porções (Figura 34.3):

1. *Supraduodenal (omental)* – corresponde ao trecho contido no omento menor, junto à margem livre do ligamento hepatoduodenal, ao nível do forame omental. A veia porta encontra-se posteriormente e à esquerda do ducto colédoco supraduodenal. A artéria hepática está localizada medialmente ao referido ducto e anteriormente à veia porta hepática.

2. *Retroduodenal* – situação posterior à transição entre a primeira e segunda porções do duodeno.

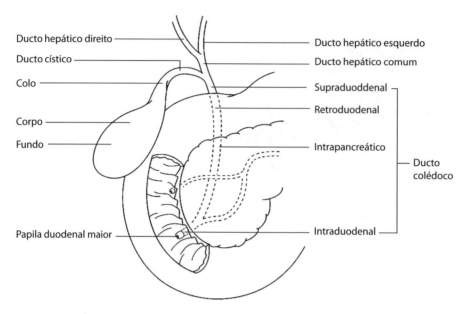

Figura 34.3. Anatomia da vesícula biliar e vias biliares extra-hepáticas. (Modificado de Gadacz TR. Biliary anatomy and physiology. In: Greenfield LJ, Mulholland MW, Oldham KT eds. *Surgery: scientific principles and practice.* Philadelphia: J.B. Lippincott, 1993:931.)

3. *Intrapancreática (retropancreática)* – nesta localização, o ducto colédoco situa-se em um sulco ou, às vezes, em um canal próximo à margem direita da face posterior da cabeça pancreática.

4. *Intraduodenal (intramural, intraparietal)* – trecho do ducto colédoco que atravessa a parede do duodeno, na qual se torna estreito, com parede espessa e luz reduzida. O ducto colédoco intramural e o ducto pancreático principal estão unidos por tecido conjuntivo e confluem para formar a ampola hepatopancreática, que termina no ápice da papila duodenal maior.

O triângulo hepatocístico e o triângulo de Calot são dois importantíssimos reparos anatômicos durante a CL (Figura 34.4). O primeiro consiste em uma região delimitada pela margem inferior do lobo direito do fígado (superiormente), pelo ducto hepático comum (medialmente) e pelo ducto cístico (lateralmente). O segundo (Calot) difere apenas por ter como limite superior a artéria cística, em vez da margem inferior do lobo hepático direito. A dissecção precisa do triângulo hepatocístico, durante a CL, permite a visualização do ducto cístico, da artéria cística e, freqüentemente, de variações anatômicas. A exposição clara dessas estruturas permite ao cirurgião o entendimento da anatomia do pedículo cístico antes de sua clipagem e secção, evitando-se, dessa forma, a LVB, especialmente quando houver alguma variação anatômica.

Normalmente, a artéria cística é ramo da artéria hepática direita e pode ser visualizada na margem superior do triângulo hepatocístico, medialmente ao ducto cístico. Ela dá origem a pequeno ramo para o ducto cístico e, ao aproximar-se do infundíbulo

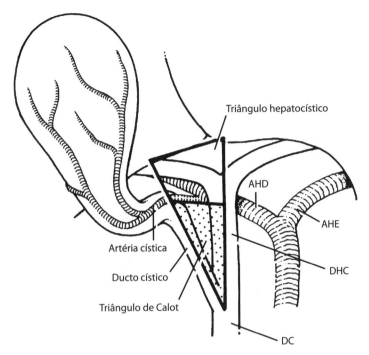

Figura 34.4. Anatomia dos triângulos hepatocístico e de Calot. *AHD*, artéria hepática direita; *AHE*, artéria hepática esquerda; *DHC*, ducto hepático comum; *DC*, ducto colédoco. (Modificada de Skandalakis JE, Gray SW eds. *Anatomical complications in general surgery.* New York: McGraw-Hill, 1983:31.)

da vesícula biliar, divide-se em ramo superficial, que cursa ao longo de sua superfície, e em outro, profundo, que sobe em sua parede junto à fossa vesicular. Por sua vez, a artéria hepática direita cruza, posteriormente, o ducto hepático comum em direção ao lobo direito do fígado. Eventualmente, posiciona-se anteriormente ao mesmo.

A disposição anatômica dos ductos biliares extra-hepáticos tem importante aplicação na reconstrução do trânsito biliar após LVB. Enquanto o ducto hepático direito apresenta-se curto e verticalizado em seu trajeto extra-hepático (hilar) – dificultando sua utilização em anastomoses biliodigestivas –, o ducto hepático esquerdo apresenta trajeto extra-hepático horizontalizado de cerca de 3cm de comprimento, o que facilita sua dissecção a partir de incisão na placa hilar e seu aproveitamento nas reconstruções das lesões mais proximais das vias biliares – operação de Hepp-Couinaud (Figura 34.5)[28].

Ainda em relação à anatomia aplicada à LVB, é preciso compreender a irrigação das vias biliares extra-hepáticas para que se conduzam as reconstruções biliodigestivas de modo adequado, evitando-se o comprometimento da irrigação sanguínea dos ductos biliares pela dissecção inadequada e realização de anastomoses em regiões, naturalmente, mal irrigadas. Tal fato pode levar a formação de fístulas biliares e/ou estenoses anastomóticas tardias.

A irrigação sanguínea dos ductos hepáticos direito e esquerdo, bem como do ducto hepático comum proximal, é derivada das artérias hepáticas direita e esquerda e

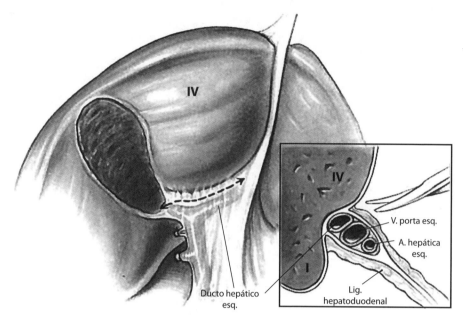

Figura 34.5. Aspectos anatômicos do ducto hepático esquerdo. (Modificada de Lahey Clinic, 1994.)

da artéria cística. Por sua vez, o ducto colédoco supraduodenal é nutrido por ramos arteriais das artérias hepática direita, cística, pancreatoduodenal súpero-posterior e retroduodenal. Forma-se, então, circulação axial na via biliar principal supraduodenal que se encontra disposta paralelamente ao longo do ducto, em suas paredes lateral e medial, nas posições de 3 e 9 horas (Figura 34.6).

Aproximadamente 60% do suprimento sanguíneo do colédoco supraduodenal provém, inferiormente, das artérias pancreatoduodenal superior e retroduodenal, enquanto que 38% originam-se, superiormente, das artérias hepática direita e cística. Os 2% restantes derivam de pequenos ramos segmentares, não-axiais, da artéria hepática própria para o ducto colédoco supraduodenal. O suprimento das porções retroduodenal, intrapancreática e intramural é fornecido pelas artérias pancreatoduodenais superior e retroduodenal[25]. A Figura 34.7 ilustra a irrigação da via biliar principal.

As implicações práticas oriundas da anatomia vascular das vias biliares extra-hepáticas, no manejo da LVB, são concernentes à sua dissecção – (a qual não deve lesar os vasos axiais e, portanto, precisa evitar as suas proximidades, às 3 e às 9 horas, preservando-se a vascularização do ducto proximal à lesão) e ao sítio e a técnica ideal de realização da anastomose biliodigestiva, para que a boa irrigação da porção ductal da anastomose possa favorecer o sucesso da operação, minimizando a ocorrência de fístulas e estenoses. Nesse sentido, a porção do ducto biliar proximal circunvizinha ao local da lesão inadvertida (nas lesões Bismuth tipo I) é vulnerável à isquemia, porque se encontra distante da fonte proximal de irrigação axial da via biliar, a qual só corresponde a 38% do débito sanguíneo total, estando privada do sangue proveniente da

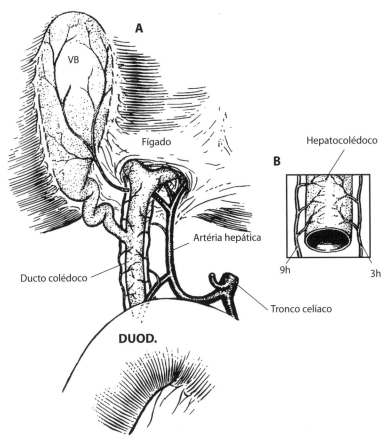

Figura 34.6. A. Irrigação dos ductos biliares extra-hepáticos. **B.** Detalhe da circulação axial da via biliar principal. *VB*, vesícula biliar. (Modificada de Bolton JS, Braasch JW, Rossi RL. Management of benign biliary stricture. *Surg Clin North Am* 1980; 60:323.)

porção distal da circulação axial coledociana, que contribui com 60% do débito total da circulação axial da via biliar principal.

Assim sendo, encontra-se justificado o melhor resultado, a longo prazo, da hepaticojejunostomia em relação à anastomose T-T direta da via biliar, especialmente quando a secção inadvertida interessar segmento maior que a metade do perímetro da via biliar, devido à isquemia ductal proximal. O mesmo princípio é reconhecido na preferência pela hepaticojejunostomia em detrimento à coledocojejunostomia, já que uma anastomose mais proximal (alta) na via biliar, junto à porta do fígado, apresenta melhor vascularização ductal[18]. Mercado e cols.[40] recomendam a realização de anastomoses altas *de princípio*, junto ao hilo, nas lesões agudas com ductos de diâmetros normais ou subnormais, independente do nível topográfico da lesão. Ressalte-se, no entanto, que tal conduta, se adotada, restringir-se-á aos cirurgiões com experiência em operações hepatobiliares, uma vez que o insucesso de anastomose alta traz consigo enormes dificuldades de resolução.

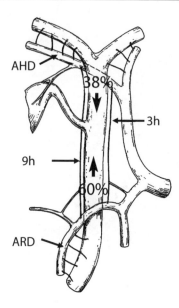

Figura 34.7. Suprimento sanguíneo arterial das vias biliares extra-hepáticas. Observar que 38% do débito origina-se proximalmente e 60% distalmente. *AHD*, artéria hepática direita; *ARD*, artéria retroduodenal; *h*, horas. (Modificada de Terblanche J, Allisson HE, Northover JMA. An isquemic basis for biliary strictures. *Surgery* 1983; 94:56.)

Variações anatômicas

A alta freqüência de variações anatômicas encontradas na região do pedículo cístico/hepático e o risco potencial de LVB durante a CL, nesses casos, impõem a necessidade do aprofundamento de seu estudo como forma de diminuir a ocorrência de LVB. Em se tratando de anatomia arterial e biliar extra-hepática, a variação anatômica é regra.

Vesícula biliar

As variações anatômicas da vesícula biliar podem ser divididas em alterações de forma, número e posição (Quadro 34.5). As Figuras 34.8 a 34.10 mostram estas alterações.

Ductos biliares extra-hepáticos

As variações anatômicas dos ductos biliares extra-hepáticos podem localizar-se no ducto cístico, no ducto hepático comum e no colédoco. A incapacidade de reconhecê-las, durante a CL, pode resultar em LVB. As Figuras 34.11 e 34.12 mostram, respectivamente, as variações encontradas na formação dos ductos hepáticos e sua confluência, bem como as variações de implantação do ducto cístico.

Portanto, sendo as interpretações equivocadas da anatomia biliar responsáveis pela ocorrência da maior parte das LVB[29,43], seu estudo é fundamental para a profilaxia dessa complicação operatória.

Quadro 34.5. Variações anatômicas da vesícula biliar

Forma	Número	Posição
Vesícula bilobulada	Agenesia	Lobo esquerdo
Vesícula em ampulheta	Duplicação	Transversa
Divertículo de vesícula		Livre (meso)
Vesícula rudimentar		Intra-hepática

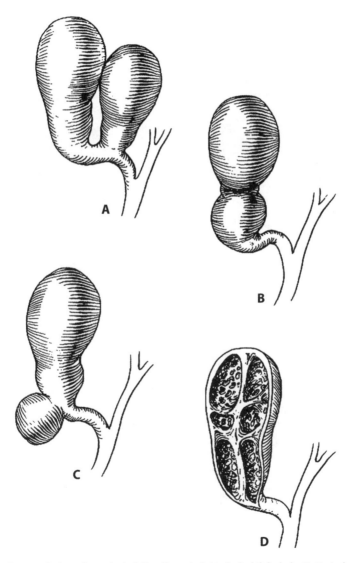

Figura 34.8. Variações anatômicas da vesícula biliar (forma). **A.** Vesícula bilobulada. **B.** Vesícula em ampulheta. **C.** Divertículo congênito do infundíbulo. **D.** Vesícula septada. (Retirada de Linder HH. Embriology and anatomy of the biliary tree. In: Way LW, Pellegrini CA eds. *Surgery of the gallblader and bile ducts*. Philadelphia: WB Saunders, 1987:5.)

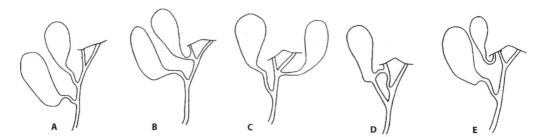

Figura 34.9. Variações anatômicas da vesícula biliar (número). **A-C e E.** Duplicação. **D.** Ducto cístico acessório. (Retirado de Glassman JA ed. *Biliary tract surgery: tatics and techniques*. New York: Macmillian, 1989:18.)

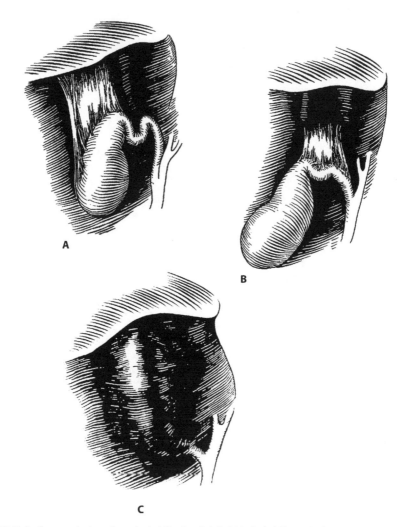

Figura 34.10. Variações anatômicas da vesícula biliar (posição). **A.** Vesícula biliar móvel com meso. **B.** Ducto cístico com meso. **C.** Vesícula biliar intra-hepática. (Retirada de Linder HH. Embriology and anatomy of the biliary tree. *In*: Way LW, Pellegrini CA eds. *Surgery of the Gallblader and Bile Ducts*. Philadelphia: WB Saunders, 1987, p. 5.)

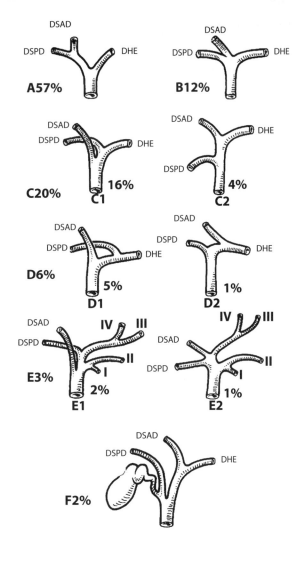

Figura 34.11. Variações anatômicas dos ductos hepáticos e sua confluência (A-F). DHE, ducto hepático esquerdo. DSAD, ducto segmentar anterior direito. DSPD, ducto segmentar posterior direito. Os números arábicos I a IV referem-se aos ductos hepáticos segmentares. (Modificada de Smadja C, Blumgart LH. The biliary tract and the anatomy of biliary exposure. In: Blumgart, LH. Surgery of the Liver and Biliary Tract. Edinburgh: Churchill Livingstone, 1988, p.17.)

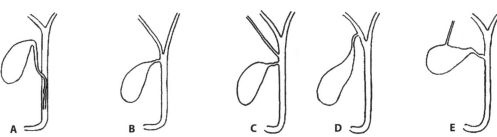

Figura 34.12. Variações anatômicas ductais. **A.** Ducto cístico longo com inserção baixa no ducto hepático comum. **B.** Inserção alta do ducto cístico no ducto hepático comum. **C.** Ducto hepático comum acessório. **D.** Ducto cístico inserindo-se no ducto hepático direito. **E.** Ducto colecistoepático. (Retirada de Benson EA, Page RE eds. A practical reappraisal of the anatomy of the extrahepatic bile ducts and arteries. *Br J Surg* 1976; 63:854.)

Vasculares

Variações anatômicas das artérias cística e hepática direita são mais freqüentes que as variações do sistema ductal (Figuras 34.13 e 34.14). A situação dessas estruturas no triângulo hepatocístico, na área nobre de dissecção durante a CL, torna o estudo de suas diversas formas de apresentação imprescindível para que o cirurgião possa reconhecê-las adequadamente. Não é incomum a ocorrência de lesões combinadas da via biliar e da artéria hepática direita durante a CL.[1] Sua repercussão será comentada adiante.

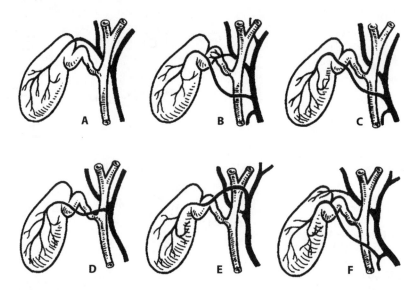

Figura 34.13. Variações anatômicas da artéria cística. **A.** Origem e trajeto normais. **B.** duplicidade da artéria cística. **C.** Artéria cística cruzando, anteriormente, o ducto hepático comum. **D.** Artéria cística originando-se da artéria hepática direita e cruzando, anteriormente, o ducto hepático comum. **E.** Artéria cística originando-se da artéria hepática esquerda e cruzando, anteriormente, o ducto hepático comum. **F.** Artéria cística originado-se da artéria gastroduodenal. (Retirada de Smadja C, Blumgart LH. The biliary tract and the anatomy of biliary exposure. *In*: Blumgart LH ed. *Surgery of the liver and biliary tract*. Edinburgh: Churchill Livingstone, 1988:16.)

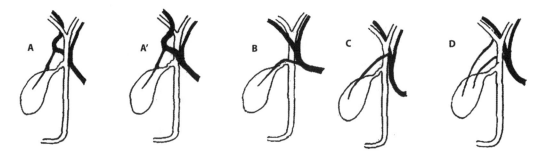

Figura 34.14. Variações anatômicas vasculares do pedículo hepático. **A e A'.** Artéria hepática direita em *lagarta*. **B.** Artéria hepática direita anterior ao ducto hepático comum (ou ducto colédoco). **C.** Artéria cística anterior ao ducto hepático comum (ou ducto colédoco). **D.** Artéria cística acessória. (Retirada de Benson EA, Page RE. A practical reappraisal of the anatomy of the extrahepatic bile ducts and arteries. *Br J Surg* 1976; 63:854.)

MECANISMOS DE LESÃO E PREVENÇÃO

Vários mecanismos foram descritos para explicar a ocorrência das LVB, alguns deles já conhecidos da era convencional e outros inerentes à via de acesso laparoscópica. A partir de seu conhecimento, podem-se traçar recomendações para a profilaxia dessas lesões. Os principais mecanismos de LVB na CL incluem:

- Identificação incorreta da anatomia da junção cístico-infundíbulo ou de variações anatômicas biliares e vasculares. A dissecção da junção cístico-hepático é causa de lesão e deve ser evitada.

- Tração excessiva da vesícula biliar em direção cranial, levando ao alinhamento dos ductos cístico e colédoco e à confusão na interpretação da anatomia, causando clipagem e secção do ducto colédoco e/ou do ducto hepático comum, eventualmente associada à lesão da artéria hepática direita. Outras possibilidades são a clipagem tangencial da via biliar principal devido à formação de tenda e a desinserção do ducto cístico da via biliar principal, ambas ocasionadas pela tração cranial inadequada do fundo vesicular.

- Desvascularização da via biliar principal devido à dissecção próxima à sua circulação axial.

- Uso inadequado do eletrocautério, nas proximidades da via biliar principal, levando à dissipação de energia térmica e à formação de fístulas e/ou estenoses tardias. Usualmente, os pacientes recebem alta em boas condições e retornam, alguns dias após, apresentando coleções subepáticas de bile (ou abscessos), no caso das fístulas. Por sua vez, as estenoses podem suceder o fechamento das fístulas ou aparecer, independentemente, meses ou anos após o procedimento laparoscópico.

- Aplicação inadequada dos clipes no ducto cístico, levando a sua soltura no período pós-operatório. Eventualmente, os clipes não apresentam comprimento suficiente para ocluir ductos císticos de diâmetros alargados, freqüentemente edemaciados, levando a escape de bile na extremidade da ligadura.

Os tipos de LVB se correlacionam com os diversos mecanismos de lesão e consistem em fístulas, lacerações, transecções e excisões da via biliar, além de estenoses precoces e tardias. A Figura 34.15 mostra vários padrões de injúria encontrados nas LVB.

Os mecanismos de lesão descritos acima são resultantes de subversões técnicas durante a CL ou de má interpretação anatômica. No entanto coexistem, na gênese de tais lesões, fatores de risco que, muitas vezes, são inerentes à condição do próprio doente ou, até mesmo, do material cirúrgico empregado. A fibrose presente no triângulo hepatocístico em pacientes com formas graves de colecistite crônica, a inflamação encontrada na colecistite aguda, a obesidade e o sangramento intra-operatório são considerados fatores de risco para LVB[3,58]. O Quadro 34.6 mostra a freqüência desses fatores de risco encontrada em extensa casuística publicada por Savassi-Rocha e cols.[47].

Portanto, a prevenção da LVB, como salientado por Hunter e cols.[30] e Troidl e cols.[57], passa pela observância das seguintes premissas:

- Utilizar óptica de 30°.

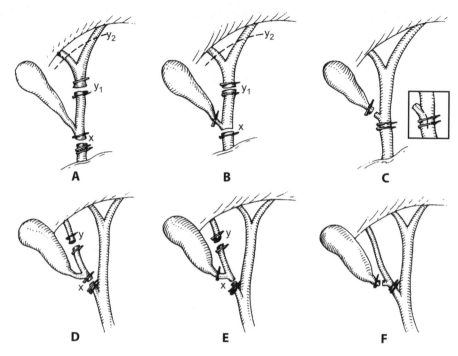

Figura 34.15. Padrões de lesão das vias biliares extra-hepáticas. **A**. Lesão clássica. **B** e **C**. Variações da lesão clássica. **D** e **E**. Diferentes lesões causadas pela variação da origem do ducto cístico de ducto hepático direito aberrante. (Retirada de Strasberg SM, Hertl M, Soper NJ. An analysis of the problem of biliary injury during laparoscopic cholecystectomy. *J Am Coll Surg* 1995; 180:101.)

- Não aplicar eletrocautério nas proximidades da via biliar principal. Utilizá-lo com parcimônia em outras regiões.
- Dissecar o pedículo cístico junto à região infundíbulo-cística, identificando bem as estruturas do triângulo hepatocístico antes da clipagem. Para tal, realizam-se o afastamento no sentido látero-caudal da bolsa de Hartman e a tração cefálica do fundo da vesícula biliar.

Quadro 34.6. Fatores de risco associados à LVB (n = 167)*

Fatores de risco	Nº de pacientes	%
Laparoscópico de 0°	90	53,9
Inflamação/fibrose	60	35,9
Colecistite aguda	49	29,3
Variações anatômicas	27	16,2
Obesidade	11	6,6
Hemorragia	3	1,8

LVB, lesão intra-operatória de vias biliares.
Alguns casos tiveram mais de um fator de risco.
*Savassi-Rocha PR e cols.[47]

- Não dissecar a junção cístico-hepático comum.
- Liberar o colo da vesícula do leito hepático antes da clipagem.
- Evitar pinçamentos, cauterizações e ligaduras às cegas nos casos de sangramento.
- Tratar adequadamente o ducto cístico. Nos casos de ductos calibrosos em que houver dúvida a respeito da bilestasia proporcionada pelo clipe, realizar a ligadura do coto cístico com fio cirúrgico ou *endoloop*.
- Realizar colangiografia peroperatória quando houver dúvidas sobre a anatomia em questão. O papel da colangiografia peroperatória na prevenção da LVB é motivo de controvérsia. Os argumentos contrários se baseiam no fato de que a maior parte das lesões inadvertidas ocorre antes do exame, No potencial iatrogênico inerente ao próprio exame e na incidência de falso-positivos e negativos.
- Proceder à conversão para a via convencional no momento oportuno.

DIAGNÓSTICO

O manejo adequado das lesões iatrogências das vias biliares depende, principalmente, do momento em que o diagnóstico é obtido e da classificação topográfica da lesão. Melhor seria se o diagnóstico intra-operatório dessas lesões fosse a regra, resultando em tratamento precoce e menor morbimortalidade. No entanto, por ser grande parte das lesões secundária à interpretação equivocada da anatomia ou a lesões térmicas que irão manifestar-se *a posteriori*, o diagnóstico, em percentual expressivo dos casos, será estabelecido no período pós-operatório. Em estudo multicêntrico, um dos autores[47] encontrou 67,7% de diagnósticos intra-operatórios. Porém, a maioria dos trabalhos revela índices de diagnóstico intra-operatório das LVB inferiores a 50% dos casos[18,40,44].

Os pacientes nos quais o diagnóstico não é realizado durante a CL podem apresentar:
- *Coleperitônio* – o extravasamento de bile, não bloqueado, pode ser detectado pelos sinais sistêmicos (taquicardia, febre, taquipnéia) e abdominais (irritação peritoneal, distensão abdominal). A icterícia pode acompanhar o quadro clínico mas, inicialmente, é de baixa intensidade. A ultra-sonografia do abdome poderá detectar a presença de líquido livre na cavidade peritoneal. Pacientes com evolução atípica, no primeiro pós-operatório de CL, devem ser cuidadosamente investigados.
- *Coleções circunscritas de bile (biliomas)* – o acúmulo localizado de bile na cavidade peritoneal, mais freqüente na região subepática, pode ocorrer lentamente. Nesses casos, os pacientes recebem alta e retornam alguns dias depois com sintomas e sinais infecciosos e/ou icterícia, sugestivos de LVB. O atraso diagnóstico pode variar de poucos dias até 1 a 2 semanas.
- *Fístula biliar externa* – alguns pacientes apresentam-se com drenagem espontânea de bile através da incisão cirúrgica, de drenos sentinelas ou das feridas de tais drenos, quando os mesmos já tiverem sido retirados. Esses trajetos biliocutâneos tendem a manter o paciente anictérico ou subictérico por algum tempo mas, ao cicatrizarem,

podem levar os pacientes com estenoses ao desenvolvimento de icterícia mais proeminente.

- *Icterícia* – pode acompanhar os quadros de coleperitônio e bilioma, como descrito. Porém, sua expressão máxima não se dá nos pacientes com fístulas biliares, e sim naqueles que apresentam clipagem ou estenose da via biliar principal ou de ductos segmentares. Por este motivo, pode aparecer meses ou até anos após a CL. Eventualmente, manifesta-se como crises de colangite recorrente que, quando não tratadas, poderão evoluir para cirrose biliar secundária. O aparecimento de icterícia mais intensa, precocemente, após a CL, sugere a clipagem total ou parcial da via biliar principal.

Os exames laboratoriais podem ajudar no diagnóstico. Leucocitose e aumento das bilirrubinas, das enzimas canaliculares (fosfatase alcalina e GGT) e da alanina aminotransferase, que persistirem 24 a 48 horas após a CL devem motivar o aprofundamento da propedêutica.

A ultra-sonografia abdominal, quando realizada precocemente, pode levar a equívocos diagnósticos, já que pequenas coleções restritas à fossa da vesícula biliar podem ocorrer, normalmente, em 10% a 14% dos pacientes[18]. Caso a coleção se estenda além desses limites, a investigação deverá prosseguir com aspiração e/ou drenagem da mesma. A obtenção de bile, na punção da coleção, corrobora o diagnóstico de LVB e torna necessário o estudo morfológico da árvore biliar extra-hepática (colangiografia) para localização e classificação da lesão.

A colangiografia pós-operatória pode ser realizada por via transparietoepática (quando as vias biliares intra-hepáticas estiverem dilatadas), por via endoscópica retrógrada (CPER) e, mais recentemente, por ressonância nuclear magnética. As duas primeiras são invasivas e sujeitas a complicações significativas. Porém, permitem a instrumentalização terapêutica da via biliar (inserção de próteses, dilatações, papilotomia). A última é um exame não-invasivo que, no entanto, se presta apenas ao diagnóstico e à classificação da lesão, podendo ser utilizada para triagem dos pacientes que se beneficiarão da endoscopia terapêutica.

CLASSIFICAÇÃO DAS LESÕES

Muitas classificações topográficas das LVB têm sido propostas para orientar a conduta terapêutica e prognosticar a evolução dos pacientes, mas nenhuma delas foi universalmente aceita[12,19,33,50,54,55]. Inicialmente, as classificações se referiam apenas a aspectos relacionados às lesões biliares (fístulas e estenoses). A que mais se utilizou, até então, foi a proposta por Bismuth, na era da colecistectomia aberta (Figura 34.16)[12]. Apesar de apresentar boa correlação com a evolução pós-operatória das reconstruções biliares, essa classificação tem sido, gradativamente, substituída pela classificação de Strasberg[55]. Esta última apresenta-se mais completa por incluir, em seu detalhamento, pacientes portadores de fístulas e lesões isoladas do ducto hepático direito (Figura 34.17).

Mais recentemente, tem surgido interesse especial no tocante à concomitância de lesões vasculares arteriais, principalmente da artéria hepática direita, e sua repercus-

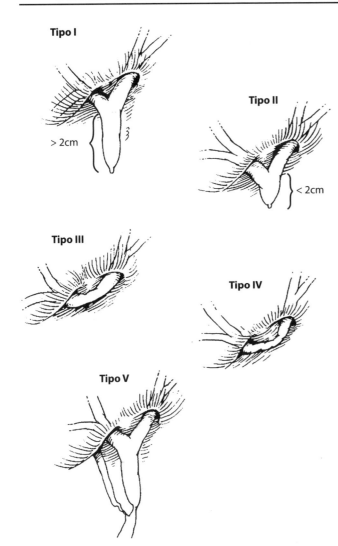

Figura 34.16. Classificação de Bismuth das estenoses biliares benignas. Tipo I, coto > 2cm. Tipo II, coto < 2cm. Tipo III, teto da confluência preservado (há comunicação entre ductos hepáticos direito e esquerdo). Tipo IV, ausência de comunicação entre os ductos hepáticos direito e esquerdo. Tipo V, tipos I, II ou III + estenose do ducto hepático direito. (Retirada de Bismuth LH. Postoperative strictures of the bile ducts. *In*: Blumgart LH ed. *The biliary tract*. Clinical Surgery International Series, vol. 5. Edinburgh: Churchill Livingstone, 1982:209.)

são na evolução das LVB[1]. Nesse sentido, as classificações das LVB começaram a considerar, também, a possibilidade de lesões vasculares associadas. A Figura 34.18 mostra a classificação de Stewart-Way, que inclui em seu escopo a possibilidade de lesão associada da artéria hepática direita[54].

CONDUTA TERAPÊUTICA

O sucesso no tratamento da LVB depende de vários fatores, como:
- Momento do diagnóstico: intra-operatório ou pós-operatório precoce e tardio.
- Tipo da lesão.
- Classificação da lesão.

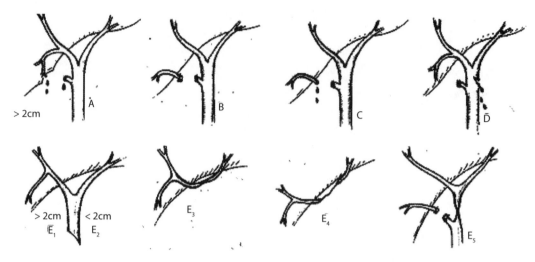

Figura 34.17. Classificação de Strasberg das lesões iatrogênicas das vias biliares. **A.** Fístula do ducto cístico ou do ducto Luschka. **B.** Obstrução do ducto hepático posterior direito (clipagem e secção de um ducto hepático direito anômalo). **C.** Fístula do ducto hepático posterior direito. **D.** Fístula biliar do ducto hepático comum ou ducto colédoco. **E$_1$.** Estenose do ducto hepático comum com coto > 2cm. **E$_2$.** Estenose do ducto hepático comum com coto < 2cm. **E$_3$.** Estenose hilar com confluência intacta. **E$_4$.** Estenose hilar com perda da confluência. (Retirada de Strasberg SM, Hertl M, Soper NJ. An analysis of the problem of biliary injury during laparoscopic cholecystectomy. *J Am Coll Surg* 1995; 180:101-25.)

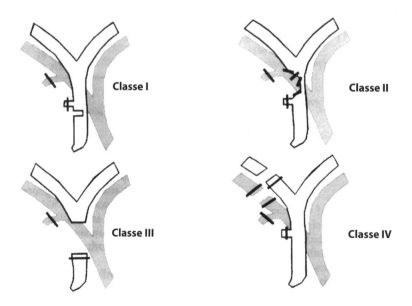

Figura 34.18. Classificação de Stewart-Way das lesões laparoscópicas dos ductos biliares. Classe I, incisão para colangiografia estendida para o ducto hepático comum. Classe II, lesão lateral do ducto hepático comum por eletrocautério ou aplicação de clipes. Classe III, transecção ou ressecção do ducto hepático comum ou ducto colédoco ou ducto hepático direito ou ducto hepático esquerdo. Classe IV, ducto hepático direito confundido com ducto ducto hepático direito por eletrocautério ou aplicação de clipes. (Modificada de Stewart T, Robinson TN, Lee CM *et al*. Right hepatic artery injury associated with laparoscopic bile duct injury: incidence, mechanism, and consequences. *J Gastrointest Surg* 2004; 8:523-31.)

- Presença de lesões arteriais associadas.
- Experiência do cirurgião em operações hepatobiliares.
- Disponibilidade de abordagem multidisciplinar (endoscopia, radiologia intervencionista, gastroenterologia, nutrição).

O diagnóstico adequado e a disponibilidade dos recursos humanos e materiais acima descritos são condições fundamentais para o reparo adequado das LVB e, conseqüentemente, para a prevenção de estenoses pós-operatórias, colangite, cirrose biliar, hipertensão porta e insuficiência hepática terminal.

A esse respeito, convém ressaltar a importância da experiência do cirurgião que intervém para reconstruir tais lesões[39]. Segundo Stewart e cols.[53], apenas 17% dos reparos primários conduzidos pelos cirurgiões laparoscópicos, responsáveis pelas lesões, foram bem sucedidos. Por outro lado, o experiente grupo do Johns Hopkins Institutes, liderado por Cameron, publicou taxa de sucesso de 94% em 5 anos de acompanhamento[35]. Baseando-se nesses dados, recomenda-se o encaminhamento dos pacientes com LVB para centros terciários, dotados de equipes com experiência adequada em cirurgia hepatobiliar, para que o reparo da lesão se faça em uma única tentativa, reduzindo-se, sobremaneira, a morbimortalidade[52].

Tratamento endoscópico

Fístulas biliares

Tradicionalmente, as fístulas biliares que não se resolviam espontaneamente, com tratamento clínico, eram submetidas a tratamento operatório. Entretanto, o advento da endoscopia intervencionista tem modificado o algoritmo de manejo dessas fístulas. A possibilidade de realização de esfincterotomia e/ou inserção de próteses na via biliar principal (cateteres nasobiliares, *stents*) facilita o trânsito biliar para o duodeno por meio da diminuição da pressão na papila duodenal maior e do desvio do fluxo biliar para o lúmen do *stent*/dreno[44]. Isso reduz o escape de bile através da fístula, proporcionando sua cicatrização e, consequentemente, seu fechamento.

Por ser abordagem recente, ainda existem vários pontos controversos no manejo endoscópico das fístulas biliares iatrogênicas que carecem de estudos comparativos para esclarecê-los de maneira convincente. Kaffes e cols.[31] publicaram, em 2005, estudo retrospectivo incluindo 100 casos de fístulas biliares pós-colecistectomia, abordados endoscopicamente, e concluíram que, nessa casuística, a resolutividade da inserção de *stent* biliar mostrou-se superior àquela da esfincterotomia isolada. Entretanto, seu desenho retrospectivo pode ter causado algum viés de seleção. O fato é que pacientes com via biliar de diâmetro normal apresentam maiores riscos de complicações da esfincterotomia endoscópica e devem, a princípio, ser submetidos à inserção de *stents* ou cateteres nasobiliares[44]. Aqueles favoráveis aos *stents* ressaltam o incômodo causado pelos cateteres nasobiliares, enquanto os que advogam o uso dos drenos nasobiliares ressaltam a possibilidade de controle colangiográfico periódico através do dreno e a facilidade de sua retirada[23,31,44].

A eficácia da terapêutica endoscópica das fístulas biliares pós-colecistectomia varia de 66% a 100% dos casos tratados[44]. Uma complicação tardia, possível nesses casos, é o aparecimento de estenoses no local de cicatrização da fístula.

Estenoses ductais biliares benignas

A estenose benigna das vias biliares pode ocorrer como complicação da CL. Pode ser secundária à cicatrização de fístulas biliares ou aparecer isoladamente. Sua ocorrência varia de meses a anos após a CL.

Como no caso das fístulas biliares, o manejo endoscópico das estenoses biliares benignas também encontra-se em fase de maturação. Usualmente, realiza-se esfincterotomia endoscópica seguida de colangiografia para classificação da lesão e planejamento terapêutico. A seguir, insere-se um fio-guia pelo qual serão introduzidas sondas dilatadoras de calibres gradativamente maiores, sob controle fluoroscópico. Outra opção é a utilização de balões pneumáticos para dilatação da estenose. Finalmente, *stents* são inseridos na via biliar principal e deixados ultrapassando a região da estenose por um período médio de 12 meses, sendo trocados a cada 3 a 4 meses[44].

Csendes e cols[19] reportaram resultados satisfatórios do tratamento endoscópico das estenoses ductais, secundárias à LVB, iguais a 84% e 76% após 2 e 3 anos de seguimento, respectivamente. Nos casos de falha da terapêutica endoscópica, o tratamento cirúrgico não é afetado negativamente. Aliás, a presença de *stent* ou dreno nasobiliar ultrapassando a região estenosada facilita a identificação da via biliar durante a dissecção do pedículo hepático.

Estudos comparativos dos resultados obtidos pelo tratamento cirúrgico e endoscópico das estenoses biliares benignas, observando-se a resolutividade, as complicações e a morbimortalidade, são necessários para que se possa definir o real papel da endoscopia no contexto dessa doença.

Tratamento operatório

A abordagem cirúrgica das LVB depende do momento no qual o diagnóstico da lesão é estabelecido[6]. Consideram-se como fatores determinantes do êxito logrado pela reconstrução do trânsito biliar o estado funcional hepatocelular, o grau de comprometimento da via biliar ao diagnóstico (lesões mais próximas à porta do fígado são de reparo mais difícil) e a técnica de reconstrução empregada. Esta última é a única que pode ser alterada pela pertinácia do cirurgião e, ademais, deve-se ressaltar que o bom resultado dependerá, sobretudo, do primeiro reparo. Isto porque, a cada reoperação para tratamento de uma LVB, as condições anatômicas tornam-se mais hostis à confecção da anastomose biliodigestiva.

Diagnóstico intra-operatório

Durante a CL, a presença de escape de bile na fossa da vesícula biliar ou na região do pedículo hepático leva à suspeita de LVB. Apesar de grande parte das lesões ocorrer antes da realização da colangiografia intra-operatória e, portanto, não ser prevenida pelo exame, sua utilidade em reconhecer lesões não suspeitadas, durante a operação, tem sido pontuada. O estudo de Savassi-Rocha e cols.[47] demonstrou que, em 47,8% dos pacientes submetidos à colangiografia intra-operatória de rotina, a lesão já havia sido diagnosticada quando se realizou tal exame. No entanto, Archer e cols.[2] reportaram que 81% das LVB na CL foram diagnosticadas no intra-operatório, quando a colangiografia foi realizada, ao passo que apenas 45% das LVB foram detectadas nos casos em que não se realizou essa propedêutica. Sabe-se que o prognóstico é melhor quando se realiza o reparo da lesão precocemente, durante a própria operação que a originou[45].

Contudo, nas lesões diagnosticadas no período intra-operatório da CL, deve-se contar com a participação de cirurgião experiente nas operações hepatobiliares, conforme salientado anteriormente[18,44,53]. Havendo impossibilidade desse concurso, a drenagem ampla da região subepática e o direcionamento da fístula através de cateter (silastic), introduzido gentilmente através da lesão, em sentido cranial, e exteriorizado na parede ântero-lateral direita do abdome, devem ser considerados. Nesse caso, o paciente será referido a centro terciário para que a reconstrução seja realizada. Tentativas de correção da LVB por cirurgiões pouco experimentados podem agravar a própria lesão, como conseqüência de dissecção intempestiva (causando perda de estensão ductal proximal à lesão), tornando a reintervenção, *a posteriori*, mais laboriosa e, dessa forma, resultando em maior morbimortalidade. Heise e cols.[27] estudaram 175 casos de reparo primário de LVB e concluíram que o número de operações realizadas por paciente, antes da referência dos pacientes a centros terciários, foi preditor significativo de mau prognóstico.

Optando-se pelo reparo imediato da LVB, a conduta técnica irá depender do tipo da lesão. Na maioria das vezes, será mais segura a conversão do procedimento laparoscópico para a via convencional. Vejamos as táticas cirúrgicas recomendadas:

- *Lesão dos ductos cístico, de Luchtska e setoriais (Strasberg A)* – a oclusão desses ductos será conseguida por sua ligadura ou sutura continente. Ductos setoriais, de pequeno diâmetro, menores que 2 a 3mm, podem ser ligados, principalmente, se a colangiografia intra-operatória demonstrar que o ducto lesado não se comunica com um ducto biliar de maior calibre. Contudo, a ligadura de ductos biliares setoriais mais calibrosos poderá levar à atrofia de parte significativa do lobo hepático correspondente, por serem responsáveis pela drenagem biliar de vários segmentos daquele lobo. Se possível, a reconstrução deverá ser realizada.

- *Lesão dos ductos hepático comum ou colédoco, sem perda de substância ductal, interessando perímetro menor ou igual a 50% do ducto biliar (Strasberg D)* – as lesões tangenciais menores devem ser reparadas com sutura simples de fio absorvível monofilamentar, podendo-se, opcionalmente, drenar a via biliar por meio de coledocostomia (dreno de Kehr) a montante ou a jusante da lesão. Naqueles casos em que as lesões forem transversais e acometerem porção maior do perímetro ductal, limitando-se a 50% de seu diâmetro, é recomendada a sutura término-terminal com coledocostomia (dreno de Kehr) a montante ou a jusante da sutura (Figura 34.19).

- Lesão dos ductos hepático comum ou colédoco, com perda de substância e/ou acometimento superior a 50% do perímetro do ducto biliar:

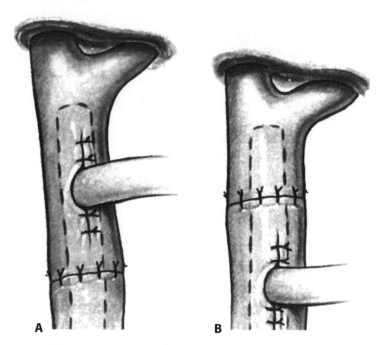

Figura 34.19. Anastomose biliar término-terminal e coledocostomia com dreno de Kehr a montante (**A**) e a jusante (**B**) da rafia.

- coto proximal > 2cm – anastomose término-terminal, acompanhada de coledocostomia com dreno em T a montante ou a jusante da lesão, tem sido muito utilizada nessa situação. Contudo, o seguimento a longo prazo tem mostrado uma incidência muito alta de estenoses tardias[36,61]. É possível que fatores anatômicos, anteriormente discutidos, e isquemia da porção ductal associados à tensão na linha anastomótica (mesmo quando se realiza manobra de Kocher) sejam responsáveis pelo mau êxito, a longo prazo, nessa situação. Devido ao exposto, reconhecidos cirurgiões hepatobiliares têm recomendado, nesses casos, a confecção de hepaticojejunostomia em Y de Roux de princípio (Figura 34.20)[36,52,61];
- *coto proximal < 2cm* – hepaticojejunostomia em Y de Roux término-lateral com prolongamento para ducto hepático esquerdo (Figura 34.21).
• *Lesões altas, na confluência dos ductos hepáticos, com perda do ducto hepático comum* – quando o teto da confluência dos ductos hepáticos direito e esquerdo estiver intacto, pode-se realizar a anastomose biliodigestiva em Y de Roux com o ducto hepático esquerdo, através do rebaixamento da placa hilar (Figuras 34.22 e 34.23). Caso os ductos hepáticos direito e esquerdo estejam desconectados, a opção será anastomosá-los, separadamente, à alça jejunal ou reconstruir o teto da confluência e proceder à técnica de Hepp-Couinaud. Entretanto, boa parcela dos pacientes que sofrem LVB durante a CL apresenta vias biliares de calibre normal. Por isso, eles apresentam pior prognóstico quando anastomoses altas, como as descritas, são realizadas

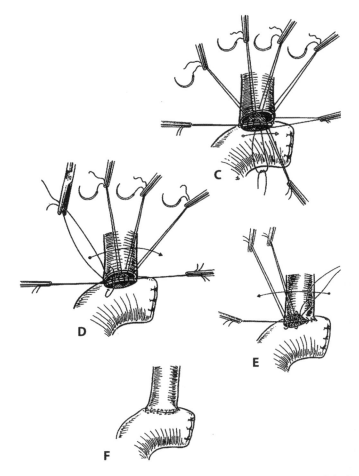

Figura 34.20. Hepaticojejunostomia término-lateral em Y de Roux. Detalhe da anastomose biliodigestiva. (Retirada de Mattheus JB, Blumgart LH. Benign biliary strictures. *In*: Zinner MJ, Schwartz SI, Ellis H eds. *Maingot's abdominal operations*. 3 ed. Stamford: Appleton & Lange, 1997:1821.)

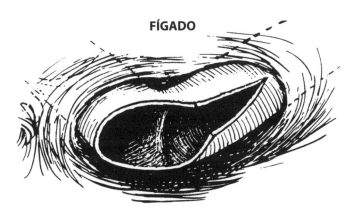

Figura 34.21. Prolongamento da incisão para a parede anterior do ducto hepático esquerdo.

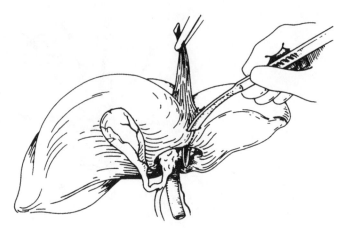

Figura 34.22. Anastomose biliodigestiva (abordagem ao ducto hepático esquerdo).

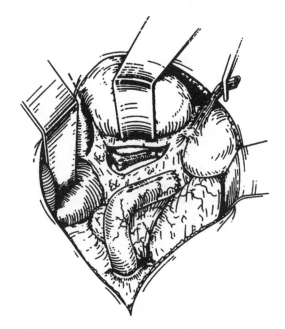

Figura 34.23. Anastomose biliodigestiva no ducto hepático esquerdo.

em ductos tão pouco calibrosos. A drenagem adequada da região subepática e o superdirecionamento da fístula com dreno de silastic, possibilitando o reparo retardado, após dilatação das vias biliares, terá melhores resultados segundo alguns autores[44].

As anastomoses biliodigestivas coledocoduodenais foram praticamente abandonadas no tratamento da LVB na CL devido à ocorrência de fístulas duodenais e crises repetidas de colangite. O papel da coledocostomia com dreno de Kehr nas anastomoses término-terminais da via biliar merece ser mais bem estudado, mas a maioria dos cirurgiões a utiliza.

Diagnóstico pós-operatório precoce

Significativa parcela dos pacientes terá o diagnóstico da LVB postergado por alguns dias ou semanas. Esses pacientes devem ser distribuídos em dois grupos, por apresentarem lesões, manifestações clínicas e condutas terapêuticas distintas. No primeiro grupo estão aqueles que se apresentam com sintomas e sinais infecciosos decorrentes de fístulas biliares. O segundo contempla os casos em que a lesão causa obstrução total ou parcial da via biliar principal, por clipagem ou ligadura, nos quais a manifestação clínica principal é a icterícia obstrutiva, eventualmente acompanhada de colangite aguda.

Fístulas biliares

Os pacientes nos quais o tipo de lesão é a fístula biliar apresentarão sintomas decorrentes de coleperitônio, biliomas e/ou fístulas biliares externas.

O tratamento inicial deverá ser dirigido para ressuscitação do paciente, antibioticoterapia, drenagem de coleções, nutrição e estabelecimento de uma fístula biliocutânea. Desse modo, a infecção poderá ser controlada e o reparo retardado. Nos casos de coleperitônio, pode-se realizar nova laparoscopia para irrigação e limpeza da cavidade peritoneal seguida de drenagem da região subepática ou laparotomia exploradora com o mesmo propósito. Quando possível, deve-se superdirigir a fístula através da inserção de dreno de silastic cranialmente ao orifício de escape biliar e exteriorização pela parede ântero-lateral do abdome.

Após controlada a infecção, o paciente será observado. Na maioria dos casos, após tempo médio de 2 a 3 semanas, o trajeto fistuloso biliocutâneo estará organizado e os drenos poderão ser retirados. Boa parte das fístulas fechará espontaneamente, mas o processo cicatricial do ducto lesado levará à formação de estenoses biliares tardias em muitos desses pacientes.

Naqueles doentes com fístulas biliocutâneas persistentes, o tratamento endoscópico ou cirúrgico será indicado. Provavelmente, tais fístulas são secundárias a transecções completas do ducto biliar, ou existe obstrução a jusante da fístula, impedindo o fluxo preferencial para o duodeno.

Enfim, controlando-se a fase séptica, os pacientes serão operados, posteriormente, devido à presença de fístulas persistentes ou estenoses. O reparo definitivo na vigência de peritonite, coleções intraperitoneais e ductos biliares inflamados e pouco calibrosos não deve ser tentado. Táticas e técnicas cirúrgicas a serem empregadas no reparo retardado estão apresentadas mais adiante.

Clipagem da via biliar principal

Os pacientes que tiverem o fluxo de bile total ou parcialmente obstruído por clipagem, inadvertida, durante a CL apresentar-se-ão colestáticos algum tempo após o procedimento laparoscópico.

Nesses casos, como não houve escape de bile na região do pedículo hepático, as condições locais apresentam-se boas para o reparo precoce da lesão. Ademais, a colestase, por si mesma, leva a alterações renais, hepáticas e imunológicas, devendo ser tratada o mais brevemente possível.

Portanto, esse grupo de pacientes deverá ser preparado para reconstrução biliodigestiva tão logo o diagnóstico seja realizado. Contudo, exceção deve ser feita nos casos em que houver colangite aguda associada. Nesta situação, os pacientes serão submetidos à antibioticoterapia pré-operatória e, se necessário, à descompressão endoscópica ou transepática da via biliar (colangite aguda supurativa) e, posteriormente, operados.

As técnicas operatórias a serem utilizadas para reconstrução do trânsito biliar estão descritas na seção seguinte.

Diagnóstico pós-operatório tardio

Os pacientes que se apresentam com icterícia obstrutiva secundária a estenoses biliares causadas por LVB durante a CL têm ductos biliares dilatados e, portanto, mais adequados à confecção de anastomoses biliodigestivas. Além disso, não há o intenso processo inflamatório encontrado quando o diagnóstico é estabelecido precocemente. Os princípios fundamentais dessas anastomoses são a exposição de ducto biliar proximal sadio e bem vascularizado, a utilização de alça jejunal excluída em Y de Roux, a orientação término-lateral da anastomose, a utilização de fio monofilamentar absorvível (PDS) e a sutura mucosa a mucosa. Entendemos, bem como a maioria dos autores[10,36], que não existe lugar para a anastomose término-terminal do ducto biliar nos casos de intervenção tardia porque os resultados a longo prazo das anastomoses biliodigestivas mostram-se muito superiores.

A colangiografia pré-operatória, seja por via endoscópica retrógrada, seja pelo dreno biliar, seja ainda por ressonância nuclear magnética, é fundamental para avaliação do tipo da lesão e, conseqüentemente, para guiar a conduta a ser empregada. As técnicas adotadas irão depender do tipo de lesão encontrado na colangiografia segundo a classificação de Bismuth[10]. Contudo, a lesão é sempre mais alta que a estimativa dada pela colangiografia, haja vista que é preciso avançar com a dissecção acima da área estenosada para exposição da porção sadia do ducto biliar proximal.

As principais técnicas de reparo das estenoses biliares benignas, de acordo com classificação de Bismuth, incluem:

- *Bismuth I ou Strasberg E1* – anastomose biliodigestiva em Y de Roux, término-lateral; a ressecção da área de estenose e anastomose término-terminal da via biliar é possível, mas os resultados a longo prazo são inferiores, apresentando altas taxas de recidiva das estenoses.
- *Bismuth II ou Strasberg E2* – anastomose biliodigestiva em Y de Roux estendida ao ducto hepático esquerdo. O rebaixamento da placa hilar (Hepp-Couinaud) não é obrigatório, mas pode ajudar na exposição do ducto hepático esquerdo.
- *Bismuth III ou Strasberg E3* – rebaixamento da placa hilar e anastomose biliodigestiva em Y de Roux estendida ao ducto hepático esquerdo.
- *Bismuth IV ou Strasberg E4* – rebaixamento da placa hilar, reconstrução do teto da confluência dos ductos hepáticos e anastomose biliodigestiva em Y de Roux esten-

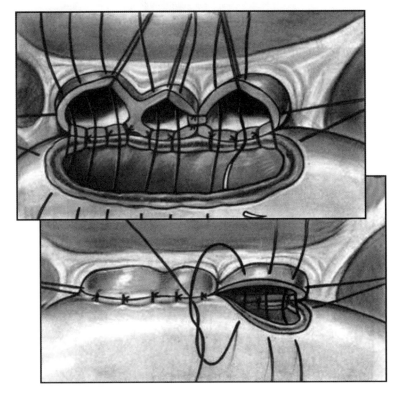

Figura 34.24.
Colangiojejunostomia hilar.
(Retirada de Lahey Clinic,
1994.)

dida ao ducto hepático esquerdo ou anastomoses separadas entre os ductos biliares e a alça jejunal (Figura 34.24).

- *Bismuth V ou Strasberg B* – como as anteriores (I, II ou III), acrescentando-se a anastomose do ducto hepático direito na alça excluída.
- *Estenose isolada do ducto hepático direito ou Strasberg E5* – anastomose biliodigestiva, término-lateral, em Y de Roux, no ducto hepático direito.

A utilização de drenos transanastomóticos nas anastomoses biliodigestivas ainda é tema controvertido, embora alguns cirurgiões os utilizem rotineiramente (Figura 34.25). Parece que naqueles casos em que a anastomose é realizada junto à porta do fígado (Bismuth III e IV), em ductos biliares pouco calibrosos, sua utilização pode ser benéfica. Quanto à forma de exteriorização – transepática ou através da alça excluída – dependerá da experiência do cirurgião com cada uma das duas técnicas. As vantagens preconizadas são: servir de molde para a anastomose, reduzindo as taxas de estenoses anastomóticas; descomprimir a árvore biliar e drenar a bile infectada; proporcionar a realização de colangiografias de controle; permitir a aspiração biliar em casos de fístulas pós-operatórias. No entanto, deve-se pesar também as complicações causadas pelos referidos drenos, como, por exemplo, os abscessos subfrênicos secundários a seu deslocamento, com exteriorização intraperitoneal de seus orifícios e vazamento de bile[52].

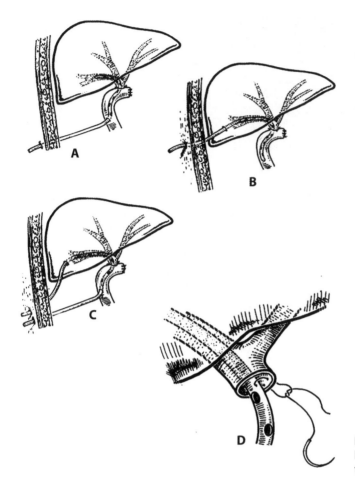

Figura 34.25. Anastomose biliodigestiva (tubos transanastomóticos).

Tratamento percutâneo

A abordagem percutânea é indicada para diagnóstico e tratamento de casos selecionados de LVB. A presença de continuidade entre a árvore biliar e o trato gastrointestinal é condição necessária para essa abordagem. Tal procedimento coloca-se como opção para o tratamento primário das estenoses biliares benignas e para dilatação e inserção de *stents* em anastomoses biliodigestivas estenosadas, especialmente quando as reconstruções foram realizadas em Y de Roux, o que dificulta muito, e praticamente impossibilita, a abordagem endoscópica retrógrada (Figura 34.26A a C).

Misra e cols.[41], em estudo prospectivo de 51 pacientes submetidos ao tratamento percutâneo de estenoses biliares benignas, relataram taxa de sucesso dessa terapêutica de 58,8%, em seguimento médio de 76 meses. Obviamente, se comparada à taxa de sucesso de 94% nos casos de LVB operados pelo mesmo grupo, percebe-se que o tratamento cirúrgico oferece resultados não igualáveis por quaisquer outros métodos[41] Nesse sentido, a abordagem percutânea deve ser considerada em casos selecionados, levando-se em conta, também, o risco operatório e o desejo do paciente. Havendo falha da terapêutica percutânea, indica-se o reparo cirúrgico.

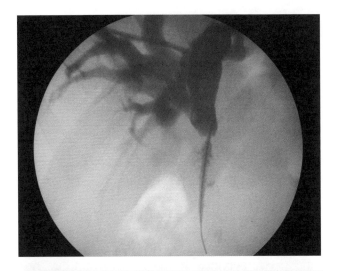

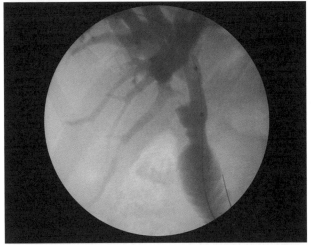

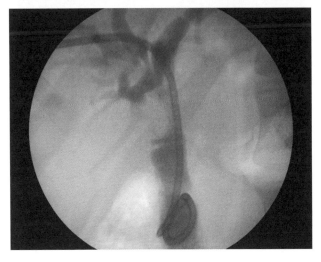

Figura 34.26. Dilatação percutânea transepática de estenose de hepaticojejunostomia em Y-de-Roux. **A.** Colangiografia evidenciando passagem de fio-guia pela anastomose e contrastação de alça intestinal. **B.** Dilatação da estenose com balão. **C.** Colocação de prótese plástica transanastomótica.

LESÃO COMBINADA: VIA BILIAR E ARTÉRIA HEPÁTICA

As lesões vasculares são também descritas na CL, sendo a artéria hepática direita a mais acometida, devido à sua relação com o triângulo hepatocístico[29]. A incidência dessa lesão, em pacientes que sofreram LVB, parece ser da ordem de 12% a 39%[11,20,60]. É mais comum nos casos de LVB classe III (35%) e IV (64%), em relação às classes I e II (6% a 17%), de acordo com a classificação de Stewart-Way[54]. Apesar de suas conseqüências em portadores de LVB não estarem claramente definidas, estudos não-controlados sugerem que podem ocorrer necrose hepática, formação de abscessos, hemobilia e necessidade de hepatectomia, além da maior incidência de estenose recorrente dos reparos[26,34].

Alves e cols.[1] conduziram estudo prospectivo em 55 pacientes portadores de LVB pós-colecistectomia. Foram realizadas angiografias celíaca e mesentérica superior, rotineiramente, nesses pacientes. Os autores encontraram taxa de lesões vasculares de 47%, com 36% das lesões ocorrendo na artéria hepática direita. Concluíram que, nos pacientes submetidos à anastomose biliodigestiva no ducto hepático esquerdo (Hepp-Couinaud), não houve influência negativa da lesão da artéria hepática direita na evolução pós-operatória, em comparação aos casos em que tal lesão inexistia. Por sua vez, outros estudos mostraram pior evolução da anastomose biliodigestiva em pacientes com lesões da artéria hepática direita[50]. Parece que os dados da literatura ainda não são consistentes no sentido de orientar a adoção da revascularização rotineira da artéria hepática direita nos pacientes com lesões combinadas. Obviamente, ao ser estudada sua relação com a evolução dos reparos das LVB, vários fatores, como a experiência do cirurgião, o tipo de lesão, a função hepatocelular dos pacientes e a patência pós-operatória da anastomose vascular, têm de ser adequadamente controlados.

QUALIDADE DE VIDA PÓS-OPERATÓRIA

A qualidade de vida após a reconstrução bem sucedida das LVB na CL tem sido investigada[13]. Melton e cols.[38], do grupo de Cameron e Yeo, observaram a evolução desses pacientes em relação aos domínios físico, psicológico e social, por meio da aplicação de questionários padronizados de qualidade de vida. Em relação aos domínios físico e social, não houve diferença em relação ao grupo de controle. Contudo, a dimensão psíquica foi significativamente afetada devido à natureza prolongada, complicada e inesperada da evolução dessas lesões.

CONCLUSÃO

Independente, de a real incidência atual de LVB na CL ser maior ou não que aquela verificada na cirurgia convencional, a laparoscopia é avanço que não vai, nem pode, retroceder. Logo, maiores esforços devem ser despendidos para a difusão dos princípios técnicos seguros, salientados neste texto, para que sua prevenção, seu reconhecimento precoce, bem como seu tratamento adequado, sejam implementados para minimizar a ocorrência e a morbimortalidade dessas lesões. Atualmente, o manejo multidisciplinar e individualizado no tratamento das LVB, contando com a participação da radiologia intervencionista (tratamento percutâneo), da endoscopia terapêutica e do cirurgião, é o que obtém os melhores resultados na resolução dessa doença.

Savassi-Rocha e cols.[47], analisando 167 LVB ocorridas em 91.232 CL realizadas no Brasil, relataram mortalidade de 4,2%, ou seja, 60 vezes maior que aquela encontrada na CL sem lesão de via biliar (0,07%). Este dado reforça a necessidade de prevenção dessa complicação.

REFERÊNCIAS BIBLIOGRÁFICAS

1. Alves A, Farges O, Nicolet J et al. Incidence and consequence of an hepatic artery injury in patients with postcholecystectomy bile duct strictures. *Ann Surg* 2003; 328:93-6.

2. Archer SB, Brown DW, Smith CD, Branum GD, Hunter JG. Bile duct injury during laparoscopic cholecystectomy: results of a national survey. *Ann Surg* 2001; 234:549-59.

3. Asbun HJ, Rossi RL, Lowell JA, Munson JL. Bile duct injury during laparoscopic cholecystectomy: mechanism of injury, prevention, and management. *World J Surg* 1993; 17:547-52.

4. Attili AF, Desantis A, Capri R et al. The natural history of gallstones. *Hepatology* 1995; 21:655-60.

5. Bárbara L, Sama C, Labate AMM et al. A population study on the prevalence of gallstone disease: the Sermione Study. *Hepatology* 1987; 7:913-7.

6. Bauer TW, Morris JB, Lowenstein A et al. The consequences of a major bile duct injury during laparoscopic cholecystectomy. *J Gastrointest Surg* 1998; 2:61-6.

7. Beal JM. Historical perspective of gallstone disease. *Surg Gynecol Ostet* 1984; 158:181-9.

8. Bilhartz LE, Horton JD. Gallstone disease and its complications. In: Feldman M, Scharschmidt BF, Sleisenger MH eds. *Gastrointestinal and liver disease*. 6 ed. Philadelphia: Saunders, 1988:948-72.

9. Bismuth H, Lazorthes F. Le traumatismes operatoires de la voie biliaire principale. *J Chir* 1981; 118:601-9.

10. Bismuth H, Pietro EM. Biliary strictures: classification based on the principles of surgical treatment. *World J Surg* 2001; 25:1241-4.

11. Bismuth H. How to treat a postoperative stenosis? In: Bismuth H, Lazorthes F eds. *Operative injury to the common bile duct*. 1 ed. Paris: Masson, 1981:47-107.

12. Bismuth H. Postoperative strictures of the bile ducts. In: Blumgart LH ed. *The biliary tract*. 1 ed. Edinburgh: Churchill Livingstone, 1982:209-18.

13. Boerma D, Rauws EAJ, Keleumans YCA et al. Impaired quality of life 5 years after bile duct injury during laparoscopic cholecystectomy: a prospective analysis. *Ann Surg* 2001; 234:750-7.

14. Cardoso-Jr A, Savassi-Rocha PR. Colecistopatia crônica calculosa. In: Lopes AC, Amato Neto V eds. *Tratado de clínica médica*. 1 ed. São Paulo: Rocca, 2006; 1:1435-44.

15. Carroll BJ, Friedman RL, Liberman MA, Phillips EH. Routine cholangiography reduces sequelae of common bile duct injuries. *Surg Endosc* 1996; 10:1194-7.

16. Coelho JCU, Marchesini JB, Wiederkher JC. Complicações gerais em videocirurgia. *In*: Coelho JCU, Marchesini JB, Malafaia O eds. *Complicações da videocirurgia*. 1 ed. Rio de Janeiro: Medsi, 1995:27-47.

17. Coelho LGV. Colecistolitíase assintomática: por que não operar. *In*: Savassi-Rocha PR, Coelho LGV, Sanches MD, Rausch M eds. *Tópicos em gastroenterologia* 14. Rio de Janeiro: Medsi-Guanabara Koogan, 2004:297-310.

18. Connor S, Garden OJ. Bile duct injury in the era of laparoscopic cholecystectomy. *Br J Surg* 2006; 93:158-68.

19. Csendes A, Navarrete C, Burdiles P, Yarmuch J. Treatment of common bile duct injuries during laparoscopic cholecystectomy: endoscopic and surgical management. *World J Surg* 2001; 25:1346-51.

20. Davidoff AM, Pappas TN, Murray EA et al. Mechanisms of major biliary injury during laparoscopic cholecystectomy. *Ann Surg* 1992; 215:196-208.

21. Deziel DJ, Millikan KW, Economou SG et al. Complications of laparoscopic cholecystectomy: a national survey of 4.292 hospitals and an analysis of 77.604 cases. *Am J Surg* 1993; 165:9-14.

22. Di Dio LJA, Habr-Gama A, Gama JR, Laudanna AA. Sistema Digestório. *In*: Di Dio LJA ed. *Tratado de anatomia sistêmica aplicada*. 2 ed. São Paulo: Atheneu, 2002:452-582.

23. Farshad E, Silverman WB. Nasobiliary tube management of postcholecystectomy bile leaks. *J Clin Gastroenterol* 2005; 39:441-4.

24. Gadacz TR. Anatomy, embryology, anomalies, and physiology of the gallbladder and biliary ducts. *In*: Zuidema GD, Yeo CJ eds. *Shackelford's surgery of the alimentary tract*. 15 ed. Philadelphia: W.B. Saunders Company, 2002:144-55.

25. Gardner E. Fígado, vias biliares, pâncreas e baço. *In*: Gardner E, Gray DJ, Rahilly RO eds. *Anatomia: estudo regional do corpo humano*. 4 ed. Rio de Janeiro: Guanabara Koogan, 1998:385-96.

26. Gupta N, Soloman H, Fairchild R, Kaminski DL. Management and outcome of patients with combined bile duct and hepatic artery injuries. *Arch Surg* 1998; 133:176-81.

27. Heise M, Schmidt SC, Adler A et al. Management of bile ducts injuries following laparoscopic cholecystectomy. *Zentralbl Chir* 2003; 128:944-51.

28. Hepp J, Couinaud C. L'utilization du canal hépatique dans les réparations de la voie biliaire principale. *Presse Med* 1956; 64:947-8.

29. Hugh TB. New strategies to prevent laparoscopic bile duct injury – surgeons can learn from pilots. *Surgery* 2002; 132:826-35.

30. Hunter JG. Avoidance of bile duct injury during laparoscopic cholecystectomy. *Am J Surg* 1991; 162:71-6.

31. Kaffes AJ, Hourigan L, Nicolas L et al. Impact of endoscopic intervention in 100 patients with suspected postcholecystectomy bile leak. *Gastrointest Endosc* 2005; 61:269-75.

32. Karam J, Roslyn JJ. Cholelithiasis and cholecystectomy. *In*: Zinner MJ, Schwartz SI, Ellis H eds. *Maingot's abdominal operations*. 10 ed. Stamford: Appleton & Lange, 1997:1717-38.

33. Keulemans VC, Bergman JJ, de Wit LT et al. Improvement in the management of bile duct injuries. *J Am Coll Surg* 1998; 187:246-54.

34. Koffron A, Ferrario M, Parsons W et al. Failed primary management of iatrogenic biliary injury: incidence and significance of concomitant hepatic arterial disruption. *Surgery* 2001; 130:722-8.

35. Lillemoe KD, Melton GB, Cameron JL et al. Postoperative bile duct strictures: management and outcome in the 1990s. *Ann Surg* 2000; 232:430-41.

36. Mattheus JB, Blumgart LH. Benign biliary strictures. *In*: Zinner MJ, Schwartz SI, Ellis H eds. *Maingot's abdominal operations*. 3 ed. Stamford: Appleton & Lange, 1997:1803-34.

37. Mc Fayden Jr BV, Vecchio R, Ricardo AE, Mathis CR. Bile duct injury after laparoscopic cholecystectomy: the United States experience. *Surg Endosc* 1998; 12:315-21.

38. Melton GB, Lillemoe KD, Cameron JL et al. Major bile duct injuries associated with laparoscopic cholecystectomy: effect of surgical repair on quality of life. *Ann Surg* 2002; 235:888-95.

39. Melton GB, Lillimoe KD. The current management of postoperative bile duct strictures. *Adv Surg* 2002; 36:193-221.

40. Mercado MA, Chan C, Orozco H, Tielve M, Hinojosa CA. Acute bile duct injury: the need for a high repair. *Surg Endosc* 2003; 17:1351-5.

41. Misra S, Melton GB, Geschwind JF et al. Percutaneous management of bile duct strictures and injuries associated with laparoscopic cholecystectomy: a decade of experience. *J Am Coll Surg* 2004; 198:218-26.

42. Nuzzo G, Giuliante F, Giovannini I et al. Bile duct injury during laparoscopic cholecystectomy: results of an italian national survey on 56.591 cholecystectomies. *Arch Surg* 2005; 140:986-92.

43. Olsen D. Bile duct injuries during laparoscopic cholecystectomy. *Surg Endosc* 1997; 11:133-8.

44. Rauws EAJ, Gouma DJ. Endoscopic and surgical management of bile duct injury after laparoscopic cholecystectomy. *Best Practice & Res Clin Gastroent* 2004; 18:829-46.

45. Savader SJ, Lillemoe KD, Prescott GA et al. Laparoscopic cholecystectomy-related bile duct injuries: a health and financial disaster. *Ann Surg* 1997; 225:268-73.

46. Savassi-Rocha AL, Rausch M, Savassi-Rocha PR. Colecistolitíase assintomática: por que operar? *In*: Savassi-Rocha PR, Coelho LGV, Sanches MD, Rausch M eds. *Tópicos em gastroenterologia*. 14. Rio de Janeiro: Medsi-Guanabara Koogan, 2004:311-20.

47. Savassi-Rocha PR, Almeida SR, Sanches MD et al. Iatrogenic bile duct injuries: a multicenter study of 91.232 laparoscopic cholecystectomies performed in Brazil. *Surg Endosc* 2003; 17:1356-61.

48. Savassi-Rocha PR, Ferreira JT, Diniz MTC, Sanches SR. Laparoscopic cholecystectomy in Brasil: analysis of 33.563 cases. *Int Surg* 1997; 82:208-12.

49. Savassi-Rocha PR. Colecistectomia laparoscópica. *In*: Pereira-Lima L ed. *Condutas em cirurgia hepatobiliopancreática*. Rio de Janeiro: Medsi, 1995:139-71.

50. Schimidt SC, Settmacher U, Langrehr JA, Neuhaus P. Management and outcome with combined bile duct and hepatic arterial injuries after laparoscopic cholecystectomy. *Surgery* 2004; 135:613-8.

51. Shehadi WH. The biliary system through the ages. *Int Surg* 1979; 64:63-78.

52. Siklick JK, Camp MS, Lillemoe KD et al. Surgical management of bile duct injuries sustained during laparoscopic cholecystectomy. *Ann Surg* 2005; 241:786-95.

53. Stewart L, Way LW. Bile duct injuries during laparoscopic cholecystectomy: factors that influence the results of treatment. *Arch Surg* 1995; 130:1123-8.

54. Stewart T, Robinson TN, Lee CM et al. Right hepatic artery injury associated with laparoscopic bile duct injury: incidence, mechanism, and consequences. *J Gastrointest Surg* 2004; 8:523-31.

55. Strasberg SM, Hertl M, Soper NJ. An analysis of the problem of biliary injury during laparoscopic cholecystectomy. *J Am Coll Surg* 1995; 180:101-25.

56. The Southern Surgeons Club. A prospective analysis of 1518 laparoscopic cholecystectomies. *N Engl J Med* 1991; 324:1075-8.

57. Troidt H. Disasters of endoscopic surgery and how to avoid them: error analysis. *World J Surg* 1999; 23:846-55.

58. Vecchio R, MacFadyen BV, Latteri S. Laparoscopic cholecystectomy: an analysis on 114.005 cases of United States series. *Int Surg* 1998; 83:215-9.

59. Vecchio R, MacFadyen BV, Ricardo AE. Bile duct injury: management options during and after the gallblader surgery. *Semin Laparosc Surg* 1998; 5:135-44.

60. Wudel LJ, Wright JK, Pinson CW *et al*. Bile duct injury following laparoscopic cholecystectomy: a cause for continued concern. *Am Surg* 2001; 67:557-63.

61. Yeo CJ, Lillemoe KD, Ahrendt AS, Pitt HA. Operative management of strictures and benign obstructive disorders of the bile duct. *In*: Zuidema GD, Yeo CJ eds. *Skackelford's surgery of the alimentary tract*. Philadelphia: W.B. Saunders Company, 2002:247-61.

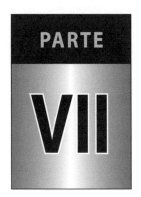

PARTE VII

MISCELÂNEA

Doença do Refluxo Gastroesofágico e Colecistolitíase na Gravidez

Capítulo 35

José Mauro Messias Franco

DOENÇA POR REFLUXO GASTROESOFÁGICO NA GRAVIDEZ

Aproximadamente 30% a 50% das gestantes queixam-se de pirose, sintoma cardinal da doença por refluxo gastroesofágico (DRGE). Esse sintoma, de modo geral, aparece no final do primeiro ou durante o segundo trimestre de gestação. Estudos de prevalência sugerem que a DRGE esteja presente em 22% das gestantes no primeiro trimestre de gestação, e em 72% delas no final da gestação[3].

A DRGE pode limitar-se ao período gestacional ou ser anterior a ele. Apesar de a sintomatologia poder ser intensa, a esofagite erosiva é pouco freqüente e usualmente ocorre nos casos de doença do refluxo que antecediam a gravidez[10].

Patogênese

Estudos avaliando o esfíncter esofágico inferior evidenciam diminuição de sua pressão basal nos dois últimos trimestres da gravidez, com normalização desses valores em 1 a 4 semanas após o parto.

Durante a gravidez, o aumento da pressão intra-abdominal e alterações do esvaziamento gástrico e da motilidade do intestino delgado são possíveis fatores associados à DRGE[3].

Diagnóstico

Como na população em geral, o diagnóstico da DRGE é inicialmente feito pela avaliação de sintomas. O relato de pirose, associado ou não à regurgitação, permite o diagnóstico clínico de DRGE.

O estudo radiológico contrastado do esôfago não é necessário, e deve ser evitado. A pHmetria e a manometria esofágicas não são contra-indicadas, mas têm pouca utilidade nesse grupo de pacientes.

Quadro 35.1. Classificação de risco no uso de drogas durante a gravidez – Food and Drug Administration (FDA)

Categorias	Definição de risco
A	Estudos bem controlados em seres humanos não mostram risco para o feto
B	Estudos demonstram segurança em animais, mas estudos em seres humanos são inadequados, ou estudos em animais demonstram risco não confirmado em humanos
C	Estudos em animais demonstram risco, mas os estudos em seres humanos são inadequados ou inexistentes, ou não existem estudos em animais e humanos
D	Malformação confirmada em seres humanos, mas os potenciais benefícios podem superar os riscos
X	Contra-indicado na gravidez, anomalias fetais em animais e seres humanos; riscos superam benefícios

Quadro 35.2. Recomendações sobre o uso de sedativos durante período gestacional – Food and Drug Administration (FDA)

Droga	Categoria
Diazepam, midazolam	D
Fentanil	C
Meperidina, propofol	B

A endoscopia digestiva alta pode ser, se necessário, realizada sem riscos para a paciente ou para o feto. Controle cauteloso da pressão sanguínea e oxigenação materna, bem como uso judicioso de sedativos, devem ser observados. A segurança para uso, durante a gravidez, de diferentes drogas sedativas utilizadas no preparo endoscópico está ilustrada nos Quadros 35.1 e 35.2[8].

Tratamento

Na gravidez, devemos adotar estratégia de tratamento visando ao controle da principal queixa da paciente, a pirose. Por motivos de segurança, é recomendável que se estabeleça uma progressão de medidas, iniciando por alterações de dieta e postura, uso de medicamentos pouco ou não absorvidos e, se necessário, utilização de drogas anti-secretoras.

A correção do estilo de vida é o foco principal do tratamento da paciente com sintomas leves, observados no início da gestação. Recomendações gerais incluem: elevar a cabeceira da cama, evitar bebidas gasosas e excesso de líquidos durante as refeições, ingestão de alimentos gordurosos e condimentados e decúbito pós-prandial.

A abstinência de álcool e de fumo tem dupla finalidade: reduzir o refluxo gastroesofágico e evitar a exposição do feto a substâncias tóxicas.

Devido ao grande número de pacientes que se queixam de pirose, o problema chega a ser considerado *normal* por obstetras e pacientes. Entretanto, o uso de medicamentos para tratamento da DRGE durante a gravidez deve ser cuidadoso, por causa do risco de possíveis efeitos teratogênicos.

O maior risco de malformação fetal está compreendido entre o 31º e o 71º dia após o último período menstrual, nas mulheres com ciclos de 28 dias. Quando o feto é exposto a medicamentos teratogênicos antes do 31º dia, pode ocorrer o abortamento, ou a criança se desenvolve normalmente[2].

Quando os sintomas são mais acentuados, o uso de medicamentos deve ser avaliado e a paciente informada sobre riscos e benefícios de seu uso. Por motivos éticos, não dispomos de estudos prospectivos sobre a segurança de medicamentos em grávidas, e os dados encontrados na literatura são baseados em relatos de casos e experiências

Quadro 35.3. Classificação e recomendações sobre uso de drogas no tratamento da DRGE durante a gravidez – Food and Drug Administration (FDA)

Drogas	Categoria	Comentários
Antiácidos		
Contendo alumínio, cálcio	Sem dados	A maioria é segura para uso na gestante e para prevenir aspiração durante o trabalho de parto – absorção mínima
Tricilicato de magnésio	Sem dados	Evitar uso prolongado e dose elevada na gravidez
Bicarbonato de sódio	Sem dados	Risco de sobrecarga de líquidos e alcalose metabólica – não é seguro
Protetor de mucosa		
Sucralfato	B	Sem efeito teratogênico em animais; aceito para uso em humanos por sua baixa absorção
Antagonistas H$_2$		
Cimetidina	B	Estudo prospectivo – aceitável para humanos
Ranitidina	B	Mesma opinião – eficácia estabelecida
Famotidina	B	Mesma opinião – menos dados
Nizatidina	B	Poucos dados em humanos – Efeitos colaterais em animais. Deve ser evitado
Procinéticos		
Cisaprida	C	Embriotóxico e fetotóxico em animais. Provoca arritmias. Aceitável em humanos
Metoclopramida	B	Sem efeitos teratogênicos em humanos e animais
Inibidores de bomba de prótons		
Omeprazol	C	Embriotóxico e fetotóxico em animais. Relato de casos em humanos com mesmo efeito. Aceitável no parto
Lansoprazol	B	Sem relato de teratogenicidade ou perigo
Rabeprazol	B	Poucos estudos em humanos
Pantoprazol	B	As quatro drogas aceitáveis para profilaxia de aspiração durante a gravidez

Mododificado de Richter.[10]

prévias. A Agência Federal de Medicamentos da América do Norte apresenta uma classificação de drogas e o risco de seu uso no período gestacional[12] (Quadro 35.3).

Antiácidos

Os antiácidos são a primeira opção de tratamento medicamentoso em grávidas com DRGE. Funcionam como substância tampão, neutralizando a acidez gástrica, e têm início de ação rápido. Aproximadamente 50% dessas pacientes conseguem controle sintomático adequado com o uso dessas drogas.

Estudos em animais sugerem que os antiácidos contendo magnésio, alumínio e cálcio não têm efeito teratogênico, embora 15% a 30% do magnésio e uma pequena parte do alumínio sejam absorvidos.

Em recente simpósio europeu, discutiu-se que o uso de antiácidos contendo cálcio durante a gravidez poderia prevenir a hipertensão arterial e a pré-eclampsia. Antiácidos contendo alumínio evitariam a eclampsia e diminuiriam a mortalidade materna. Apesar destas ponderações, a recomendação atual é de que essas drogas devam ser usadas apenas para alívio da pirose[12].

Sucralfato

O sucralfato é também medicamento de efeito local, que protege a mucosa do aparelho digestivo. É o único medicamento não absorvível que foi objeto de estudo randomizado e controlado na gravidez. Nesse trabalho, 42 mulheres grávidas com sintomas de DRGE foram medicadas com sucralfato e outras 24 foram mantidas apenas com medidas comportamentais. O grupo que usou o medicamento teve maior taxa de controle da pirose e da regurgitação, não tendo sido descritos efeitos adversos com as pacientes e seus filhos. Estudos em animais não observam aumento na incidência de malformação nem alterações de fertilidade com o uso de sucralfato[2].

Drogas procinéticas

Metoclopramida

Estudos em animais não evidenciam efeito teratogênico ou alterações de fertilidade associados ao uso de metoclopramida. O *Michigan Medicaid Surveillance Study* avaliou 992 recém-nascidos expostos a essa medicação e não observou potencial teratogênico associado a essa droga[2].

Cisaprida

Estudos em animais e humanos sugerem ser seguro o uso da cisaprida durante a gravidez. Entretanto, devido a possíveis efeitos colaterais cardíacos, essa droga tem seu uso restrito a casos excepcionais[2].

Antagonistas dos receptores H_2

Este grupo de medicamentos é considerado o mais usado e seguro nas pacientes grávidas que não tiveram seus sintomas controlados por medidas gerais e medicamentos de ação local.

Cimetidina e ranitidina têm sido avaliadas nos últimos 30 anos. A cimetidina apresentou fraco efeito androgênico em estudos feitos em animais. A ranitidina teve sua eficácia demonstrada em estudo específico em gestantes. Estudo duplo-cego, controlado com placebo, demonstrou redução significativa da pirose nas gestantes tratadas com ranitidina, 150mg duas vezes ao dia. Atualmente, a segurança da ranitidina e da cimetidina está comprovada por meio de avaliação de mais de 2.000 gestações registradas em banco de dados.

Famotidina e nizatidina são também consideradas drogas seguras para uso na gravidez, apesar de menos estudadas que as anteriores[2].

Inibidores de bomba de prótons

Nos dias atuais, os inibidores da bomba de prótons (IBP) são os medicamentos mais usados para controle da esofagite por refluxo. Na gravidez, entretanto, os IBP são reservados para uso em situações especiais.

O omeprazol, precursor desse grupo de medicamentos, é a droga mais avaliada entre mulheres grávidas. Devido a relatos de morte fetal em animais, associado ao uso de omeprazol, esta medicação é classificada como categoria C pelo FDA para uso na gravidez (Quadros 35.1 e 35.3). Entretanto, estudo de metanálise, incluindo 593 crianças expostas aos IBP (534 delas ao omeprazol), não constatou risco maior que o habitual de malformação fetal[4]. Apesar dessas evidências, o FDA não alterou as recomendações referentes ao uso do omeprazol durante a gravidez.

Os outros IBP são classificados como categoria B pelo FDA (Quadros 35.1 e 35.3). A segurança dos IBP na gravidez foi avaliada por meio do acompanhamento de gestantes medicadas com essas drogas. Nesse estudo foram incluídas 295 pacientes medicadas com omeprazol, 62 com lansoprazol e 53 com pantoprazol, pareadas com 868 gestantes que não usaram medicamentos. O resultado final mostrou incidência de anomalias congênitas semelhantes entre esses grupos[4]. Apesar desses achados, ainda é mantida a recomendação de reservar os IBP apenas para gestantes com DRGE refratária a medidas comportamentais e ao uso de drogas pouco absorvidas.

O uso inadvertido de IBP no primeiro trimestre da gestação não deve causar preocupação excessiva, de acordo com relatos de literatura[4].

Uso de medicamentos para tratamento da DRGE durante a amamentação

Apesar de, em geral, os sintomas da DRGE melhorarem após o parto, algumas pacientes continuam com queixas, necessitando tratamento. O Quadro 35.4 orienta sobre o uso de medicamentos durante o período de amamentação.

Quadro 35.4. Segurança de medicamentos utilizados para tratamento da DRGE durante período de amamentação

Drogas	Segurança	Comentários
Antiácidos	Sim	Não são excretados no leite materno
Sucralfato	Sim	Mínima ou desprezível excreção no leite materno
Cimetidina	Sim	A Academia Americana de Pediatria a considera compatível com amamentação
Ranitidina	Sim	Concentração no leite materno semelhante à da cimetidina
Famotidina	Sim	Menor concentração no leite dentre os ARH_2
Nizatidina	Não	Retarda crescimento em fetos de ratos
IBP	Não	Poucos dados sobre excreção no leite materno; omeprazol e rabeprazol deprimem crescimento em fetos de ratos

Modificado de Richter.[10]

Os antiácidos à base de alumínio e magnésio não são excretados no leite materno, sendo, portanto, seguros na lactação. Não há estudos sobre o sucralfato ou o Gaviscon no período de amamentação mas, em vista de sua pequena ou nula absorção, são considerados seguros.

Os antagonistas de receptores H_2 são excretados no leite materno. A concentração de cimetidina e ranitidina no leite é, aproximadamente, quatro a sete vezes maior que no plasma. Esta relação é menor com a famotidina. A nizaditina também tem pequena excreção no leite, mas estudo em animais sugere que esta droga possa alterar o crescimento do neonato.

Pouco se conhece sobre os IBP na lactação. Desse modo, mulheres que estejam amamentando e com sintomas importantes de DRGE devem ser medicadas, inicialmente, com antagonistas dos receptores H_2 e, caso seja imprescindível o uso dos IBP, a interrupção da amamentação deve ser considerada[2].

COLECISTOLITÍASE NA GRAVIDEZ

Queixas relativas às vias biliares são problemas não-obstétricos que ocorrem com relativa freqüência entre as gestantes. Os cálculos de vias biliares são mais freqüentes entre mulheres do que entre homens, principalmente na adolescência e na idade reprodutiva.

Hormônios femininos favorecem a formação de cálculos vesiculares. Níveis elevados de estrogênio no período gestacional aumentam a secreção de colesterol pelo fígado, elevando sua concentração na bile. Esse aumento da concentração de colesterol supera a capacidade de solubilização da bile, favorecendo a litogênese. A progesterona elevada, por sua vez, favorece a estase da bile na vesícula e diminui sua contração[1].

A incidência de cálculos de vesícula entre as grávidas varia de 3,3% a 12,2%; dentre estas, de 30% a 40% vão apresentar sintomas. Durante a gravidez, a prevalência de complicações associadas à colecistolitíase sintomática, como pancreatite, colecistite e colangite, é inferior a 11%[7].

A doença biliar litiásica manifesta-se por dor em cólica no epigástrio ou no hipocôndrio direito, podendo irradiar-se para escápula ou o flanco direitos. Febre, muitas vezes com calafrios, e sinal de Murphy positivo sugerem o diagnóstico de colecistite. Alterações das provas de função hepática podem sugerir acometimento das vias biliares, mas níveis aumentados de fosfatase alcalina são achado normal e fisiológico em pacientes grávidas[9].

Diagnóstico

A ultra-sonografia abdominal tem acurácia de, aproximadamente, 95% no diagnóstico de cálculos biliares. Durante a gravidez, o diagnóstico de colecistolitíase pode ser feito por meio de exames de ultra-som realizados para acompanhamento da gestação ou indicados para propedêutica de dor abdominal. Cálculos biliares são evidenciados ao exame de ultra-som como estruturas móveis que condicionam sombra acústica. Achados sugestivos de colecistite incluem distensão da vesícula, espessamento de sua parede e presença de coleções líquidas em sua periferia[7].

Diagnóstico diferencial

Hepatite aguda, pielonefrite, cólica renal, pancreatite aguda, infarto agudo do miocárdio, DRGE, úlcera péptica e abscesso hepático são considerados diagnósticos diferenciais da colecistolitíase. Afecções próprias da gestação, como a HELLP síndrome, a colestase gestacional e a esteatose aguda da gravidez, também devem ser consideradas[9].

Conduta

A cólica biliar deve ser tratada de modo conservador, por meio de hidratação venosa, repouso alimentar (se necessário), restrição de alimentos colecistocinéticos, uso de analgésicos e controle do feto. A colecistectomia é raramente necessária durante a gestação, sendo indicada em 0,01% das vezes[5].

A abordagem inicial da colecistite também é conservadora. Além das medidas descritas anteriormente, recomenda-se, nesse caso, o uso de antibióticos. O Quadro 35.5 fornece informações sobre a segurança do uso de diferentes antibióticos durante a gestação. Essas medidas são eficientes no controle do quadro clínico em 84% das vezes, adiando a colecistectomia para período pós-parto[7].

Uma intervenção cirúrgica imediata estaria indicada nas seguintes situações: falha do tratamento clínico, doença recorrente, náusea intratável, perda de peso da mãe, retardo de desenvolvimento do feto, icterícia obstrutiva, pancreatite litiásica e peritonite. Provas de função hepática e dosagem sérica de amilase devem ser acompanhadas durante o tratamento clínico[5].

Quadro 35.5. Classificação de risco sobre uso de antibióticos durante a gravidez Food and Drug Administration (FDA)

Antibiótico	Categoria
Penicilinas e sulfactâmicos, cefalosporinas, clindamicina, metronidazol	B
Quinolonas	C
Aminoglicosídeos	X

A realização de colecistectomia no primeiro trimestre da gravidez associa-se a incidência de abortamento de até 12%. O parto prematuro é o principal risco associado a esse procedimento, no terceiro trimestre de gestação. Portanto, o período mais seguro para execução dessa intervenção cirúrgica é o segundo trimestre da gravidez[5].

A colecistectomia pode ser realizada por via laparatômica ou laparoscópica. Estudo que acompanhou a evolução de 14 gestantes submetidas à colecistectomia laparoscópica não evidenciou complicações maternas ou fetais.

Pacientes com quadro de coledocolitíase muitas vezes necessitam abordagem mais imediata. A colangiografia endoscópica retrógrada (CPER), com retirada de cálculos do colédoco, tem-se mostrado método seguro, desde que observados os cuidados de menor exposição à radiação ionizante, proteção do feto com aventais de chumbo e monitoração fetal. Durante acompanhamento de 15 gestantes submetidas à CPER, uma no primeiro, cinco no segundo e nove no terceiro trimestre, não foram observados abortamentos, malformação fetal ou parto prematuro[7,11].

A colangite é complicação grave da coledocolitíase e exige uma drenagem do colédoco em caráter de urgência. Nesses casos, havendo falha do tratamento endoscópico, a colecistectomia aberta, com drenagem percutânea, está indicada[9].

A avaliação radiológica das vias biliares no peropertório deve ser reservada para casos com alta probabilidade de cálculo em vias biliares.

REFERÊNCIAS BIBLIOGRÁFICAS

1. Braverman DZ, Johnson ML, Kern Jr. F. Effects of pregnancy and contraceptive steroids on gallbladder function. *N Eng J Med* 1980; 302:362-4.
2. Briggs GG, Freeman RY, Yale SJ. *Drugs in pregnancy and lactation: a reference guide to fetal and neonatal risk*. Baltimore, USA: Williams and Wilkins, 2002.
3. Castro LP. Reflux esophagitis as the cause of heartburn in pregnancy. *Am J Obstet Gynecol* 1967; 98:1-10.
4. Diav-Citrin O, Arnon J, Shechtman S et al. The safety of proton pump inhibitors in pregnancy; a multicenter prospective controlled study. *Aliment Pharmacol Ther* 2005; 21:269-75.
5. Gouldman JW, Sticca RP, Rippon MB et al. Laparoscopic cholecystectomy in pregnancy. *Am Surg* 1998; 64:93-7.
6. Kahaleh M, Hartwell GD, Arseneau KO et al. Safety and efficacy of ERCP in pregnancy. *Gastrointest Endosc* 2004; 23:287-92.

7. Mulvihill SJ, Glasgow RE, Visser BC *et al*. Changing management of gallstones disease during pregnancy. *Surg Endosc* 1998; 12:241-6.

8. Qureshi WA, Rajan E, Adler DJ *et al*. ASGE guideline. Guideline for endoscopy in pregnant and lactating women. *Gastrointest Endosc* 2005; 61:357-62.

9. Ramin KD, Ramsey PS. Disease of the gallbladder and pancreas in pregnancy. *Obstet Gynaecol Clin N Am* 2001; 28:571-80.

10. Richter JE. Review article: the management of heartburn in pregnancy. *Aliment Pharmacol Ther* 2005; 22:749-7.

11. Tham TCK, Vandervoot J, Wong RCK *et al*. Safety or ERCP during pregnancy. *Am J Gastroenterol* 2003; 98:308-11.

12. Tytigat GN, Heading RC, Muller-Lissner S *et al*. Contemporary understanding and management of reflux and constipation in the general population and pregnancy: a consensus meeting. *Aliment Pharmacol Ther* 2003; 18:291-301.

Síndromes Eosinofílicas do Trato Digestório

Capítulo 36

Eduardo Garcia Vilela
Aloísio Sales da Cunha

INTRODUÇÃO

As síndromes eosinofílicas do trato digestório são caracterizadas pela presença de eosinofilia tecidual que envolve qualquer uma de suas camadas e, assim como acontece com a doença de Crohn, pode acometer qualquer local do trato digestório. Para o diagnóstico definitivo, tornam-se necessários os seguintes elementos: (1) presença de manifestações clínicas gastrointestinais; (2) evidência de infiltrado eosinofílico em uma ou mais áreas do trato digestótio; (3) ausência de envolvimento eosinofílico em outros órgãos; (4) ausência de infecção parasitária. A eosinofilia periférica não é considerada critério diagnóstico, pois está ausente em, pelo menos, 20% dos pacientes[23]. A intolerância ou alergia alimentar, de modo geral, também não é considerada elemento para o diagnóstico, visto que muitos pacientes não apresentam evidências objetivas dessas afecções.

A primeira descrição da síndrome eosinofílica é atribuída a Kaijser, em 1937, e o infiltrado localizava-se no jejuno[24]. Apesar do número crescente de casos registrados na literatura médica, acredita-se que sua incidência seja rara[24]. As manifestações ocorrem comumente nos terceiro e quarto decênios de vida, e é igual a distribuição entre os sexos.

PATOGÊNESE

A patogênese das síndromes eosinofílicas é pouco compreendida e sua causa desconhecida. É possível que várias afecções manifestem-se por meio de quadros histopatológicos semelhantes.

Em indivíduos saudáveis, os eosinófilos compõem a população de células inflamatórias que, habitualmente, se distribuem por todo o trato digestório, especialmente no estômago e no intestino. Em seu citoplasma, existem grânulos que contêm proteínas catiônicas, incluindo a proteína básica maior, a neurotoxina derivada de eosinófilo e a peroxidase eosinofílica. Uma vez secretadas, essas proteínas provocam destruição tecidual e, talvez, a síntese de leucotrienos. Em 1985, Keshavarzian e cols.[10] observaram que, após o uso de anticorpo monoclonal contra proteínas catiônicas, a presença de eosinófilos ativados degranulados correlacionava-se com o grau de destruição tecidual no intestino delgado de gêmeos com gastroenterite eosinofílica[10]. No entanto, a razão pela qual ocorrem a infiltração e a degranulação eosinofílica com dano tecidual subseqüente é ainda desconhecida.

Vários autores[1,3,7,26] postulam uma origem alérgica para as síndromes eosinofílicas. A eosinofilia tecidual e sanguínea aumenta a incidência de afecções alérgicas e eleva os níveis de IgE. Além do mais, a resposta a glicocorticóides, nesses pacientes, fortalece a hipótese do envolvimento da reação de hipersensibilidade tipo I a certos alimentos. Em indivíduos sensibilizados, a imunoglobulina E (IgE) liga-se a mastócitos, resultando em degranulação e secreção de produtos celulares, como o fator quimiotáxico eosinofílico de anafilaxia e o fator ativador de plaquetas, responsáveis pela migração de eosinófilos. Por outro lado, as proteínas catiônicas liberadas pelos eosinófilos também podem ativar o processo de degranulação de mastócitos[14,15,27]. Supõe-se que, de maneira hipotética, em pacientes com predisposição, ocorra perda da integridade da mucosa, promovendo então a passagem de antígenos e a ligação deles ao complexo mastócito-IgE. Em etapa seguinte, haveria a degranulação de mastócitos e seus produtos promoveriam a migração de eosinófilos que, uma vez degranulados, causariam a liberação de proteínas catiônicas e também do fator de necrose tumoral alfa, responsável pela reação inflamatória tecidual, como está demonstrado na Figura 36.1.

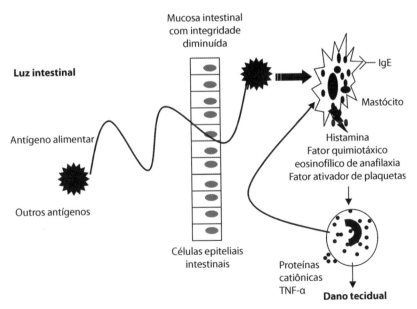

Figura 36.1. Mecanismo proposto para explicar a etiopatogênese das síndromes eosinofílicas: a diminuição da integridade da mucosa intestinal permite a permeação de antígenos que, por sua vez, induzem a degranulação de mastócitos e, secundariamente, a secreção de proteínas catiônicas e do fator de necrose tumoral alfa pelos eosinófilos.

Apenas pequeno número de pacientes adultos com essa síndrome apresenta inequívoca alergia a antígenos alimentares. Nos pacientes pediátricos, por outro lado, a dieta assume papel fundamental[14]. Para que seja estabelecido o diagnóstico de alergia alimentar, alguns critérios devem ser considerados: (1) ocorrência de sintomas invariavelmente após o contato com o alimento específico; (2) envolvimento de mecanismos imunológicos e ausência de outros possíveis processos patogênicos; (3) lesões ou alterações funcionais após contato com o alergeno[24]. No entanto, quando a alergia alimentar está associada à gastroenterite eosinofílica, raramente a retirada do alimento específico resulta na resolução total da doença[17].

Essa constatação torna factível que o defeito primário das síndromes eosinofílicas seja uma alteração da integridade do epitélio permitindo, assim, a permeação de antígenos e a indução da eosinofilia. A modulação imunológica necessária para a migração de eosinófilos, em detrimento de outras células inflamatórias, como acontece nas doenças celíaca e de Crohn, permanece desconhecida.

Por fim, as infecções parasitárias ocultas podem também explicar alguns casos, como foi descrito na Austrália, onde o *Ancylostoma caninum* foi identificado por meio da técnica de ELISA em surto de gastroenterite eosinofílica[2]. O *Enterobius vermicularis* (em homossexuais masculinos) e o HIV, por causar alterações na IgE, também são exemplos de infecções ocultas associadas às síndromes eosinofílicas[12,13].

MANIFESTAÇÕES CLÍNICAS

As formas de apresentação clínica dependem do órgão acometido e do local onde predomina a infiltração eosinofílica, ou seja, as camadas mucosa e submucosa, a muscular e a subserosa. O estômago e o intestino delgado são os órgãos mais acometidos, seguidos pelo intestino grosso, esôfago e, raramente, o trato biliar e o pâncreas.

Os sintomas são, habitualmente, intermitentes, mas com freqüência de longa duração. Em até um terço dos pacientes as manifestações são autolimitadas (4 semanas ou menos) e não necessitam tratamento[9].

A despeito de o quadro histopatológico ser dividido de acordo com as camadas que compõem a parede do tubo digestivo, habitualmente mais de uma camada está acometida. Na apresentação mais comum, quando há predomínio do envolvimento da mucosa e da submucosa, a doença se manifesta por meio de dor abdominal, náuseas, vômitos, diarréia, perda de peso, anemia e, por vezes, sob a forma de enteropatia perdedora de proteína (Figura 36.2). Quando ocorrem edema e tumefação no duodeno, ao redor da ampola de Vater, pancreatite aguda pode desenvolver-se. Cerca de 50% dos pacientes apresentam história prévia ou familiar de alergia, incluindo atopia, asma brônquica e pólipos nasais. Na doença que acomete predominantemente a camada muscular, pode ocorrer obstrução pilórica ou intestinal e, quando acomete a camada subserosa, surge a ascite. Nesta forma mais incomum, todas as camadas costumam estar envolvidas. Na esofagite eosinofílica, a mucosa apresenta-se intensamente infiltrada por eosinófilos e a disfagia, bem como a dor torácica, é o sintoma mais observado[24].

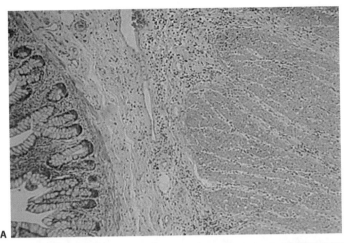

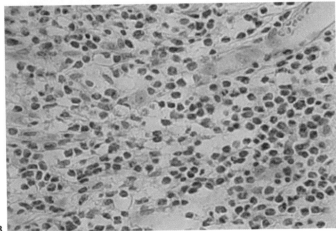

Figura 36.2. Biópsia jejunal de paciente com má absorção intestinal evidenciando alterações discretas na arquitetura da mucosa, mas com intenso infiltrado inflamatório de eosinófilos, que pode ser mais bem observado em maior aumento. (Gentilmente cedida pelo Dr. Rodrigo Macedo Rosa.)

EXAMES COMPLEMENTARES

A alteração laboratorial mais freqüente é a eosinofilia periférica, presente em 80% dos pacientes. A média da contagem absoluta de eosinófilos situa-se em torno de 2.000 células/mm^3 e, quando a doença acomete a serosa, este número eleva-se a 8.000 células/ mm^3. Tais valores podem variar bastante na evolução natural da doença. Outras alterações menos comuns incluem a anemia ferropriva, a hipoalbuminemia e a elevação dos níveis de IgE.

O exame parasitológico de fezes deve ser realizado de rotina com a finalidade de excluir infecções parasitárias. A pesquisa dos cristais de Charcot-Leyden (resultantes da secreção da lisofosfolipase da membrana plasmática dos eosinófilos), de esteatorréia e da presença de sangue oculto nas fezes pode ser útil na triagem diagnóstica, mas apresenta baixas sensibilidade e especificidade.

Em relação aos métodos de imagem, as alterações radiológicas são variáveis e inespecíficas. Quando presentes, predominam no estômago e no intestino delgado.

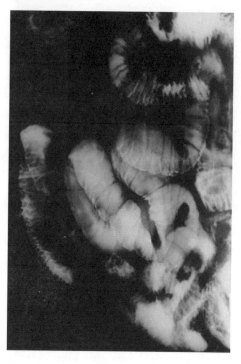

Figura 36.3. Estudo contrastado do intestino delgado demonstrando alças dilatadas, espessamento de pregas e áreas com formação de espículas. (Gentilmente cedida pelo Dr. Rodrigo Macedo Rosa.)

No estômago, as pregas gástricas tornam-se alargadas, podendo ou não apresentar defeitos nodulares de enchimento[11]. Subversões do pregueado mucoso, defeitos de enchimento e até mesmo dilatação das alças intestinais podem ser observados no estudo contrastado do intestino delgado, como demonstrado na Figura 36.3. Na esofagite eosinofílica, o esofagograma pode revelar incoordenações motoras e, por vezes, sugerir quadro semelhante ao da acalásia[19].

Com referência à endoscopia digestiva (alta ou baixa), a mucosa pode estar normal ou apresentar-se com espessamento de pregas, hiperemia, ulcerações e nodosidades. Durante o procedimento, torna-se necessária a realização de várias biópsias, pois a doença pode afetar diferentes camadas da parede intestinal em áreas também distintas, e algumas áreas podem estar mais afetadas que outras[23]. Talley e cols.[23] recomendam a retirada de pelo menos seis fragmentos por biópsia. O exame endoscópico é útil ainda na possibilidade diagnóstica de giardíase e estrongiloidíase, por meio da realização do aspirado duodenal. Ocasionalmente, a colonoscopia pode documentar a presença de parasitos intactos na luz intestinal. Em situações nas quais o acometimento se restringe à camada muscular, a realização de biópsias, por via laparoscópica, faz-se necessária.

DIAGNÓSTICO DIFERENCIAL

Várias condições causam eosinofilia periférica e/ou tecidual e, dentre elas, destacam-se as doenças parasitárias, as drogas e as vasculites[12]. Algumas infecções por helmintos estão associadas à eosinofilia periférica isolada, como ascaridíase (*A. lumbricoides*), enterobíase (*E. vermicularis*), tricocefalíase (*T. trichiurus*) e sarcosporíase (*S. hominis*). Tais parasitos induzem resposta imunológica transitória durante sua migração e, habitualmente, a eosinofilia não é duradoura. Outras infecções parasitárias associam-se a eosinofilia periférica e tecidual:

1. Angiostrongilíase (*Angiostrongylus costaricensis* e *A. cantonensis*), que determina quadro abdominal pela localização dos vermes adultos no sistema arterial mesentérico. Exige hospedeiro intermediário, no caso moluscos terrestres como o *escargot*, encontrado mais freqüentemente no Sul do país. A forma de apresentação é caracterizada tipicamente por dor abdominal, massa abdominal com eosinofilia tecidual intensa e febre.

2. Lagoquiloscaríase, mais encontrada na região amazônica. O parasito (*Lagoschilascaris minor*) provoca lesões (nódulos, abscessos e fístulas) quase sempre na região cervical, na mastóide e no ouvido. Sob o ponto de vista histopatológico, são observadas áreas de infiltração eosinofílica e reação granulomatosa com vermes adultos, ovos e larvas no centro dessas lesões[12].

3. Estrongiloidíase sistêmica, causada pelo trânsito larvário pulmonar do *Strongyloides stercoralis* que, através de larvas filarióides, determina a eosinofilia pulmonar com manifestações clínicas (síndrome de Loefler), intestinal e sanguínea.

4. Esquistossomose *mansoni* determina eosinofilia periférica e intestinal, quando se apresenta sob a forma aguda, habitualmente 2 a 3 semanas após o contato com as cercárias, em coleções de água.

5. *Larva migrans* visceral (toxocaríase), causada por *T. canis*, *T. cati* e *T. leonina*. Com freqüência, ocorrem hepatomegalia, manifestações respiratórias, febre, adenomegalia, além de acentuada leucocitose com eosinofilia periférica.

6. Anisaquíase (*Anisakis* sp.), secundária à ingestão de peixe cru, cuja larva pode ser identificada por meio de endoscopia digestiva alta, no estômago em áreas de edema mucoso e, em alguns casos, em ulcerações. Em 1998, Gómez e cols.[6] observaram que havia exposição ao *Anisakis* sp., em até 80% dos casos de eosinofilia idiopática na Espanha. Por fim, a giardíase (*Giardia lamblia*) pode associar-se à densa infiltração do jejuno, sem determinar eosinofilia periférica.

Com referência às drogas, os sais de ouro, a azatioprina, o gemfibrozil, a carbamazepina e a clofazimina podem induzir síndromes eosinofílicas[18]. Entre as vasculites, a angiite alérgica e granulomatosa (síndrome de Churg-Strauss) e a poliarterite nodosa são as mais freqüentes. No entanto nesses casos, as manifestações extra-intestinais predominam. Doenças do tecido conjuntivo, como esclerodermia, dermatomiosite e poliomiosite, também podem causar infiltrado de eosinófilos entre as criptas e na muscular da mucosa. Já a mastocistose sistêmica conduz a infiltrado na submucosa e serosa.

TRATAMENTO

A dieta, isoladamente, é medida de pouca importância no tratamento das síndromes eosinofílicas. Em casos especiais, quando apenas a mucosa é acometida, e na existência de alergia alimentar, a retirada de alimentos suspeitos pode proporcionar algum benefício, mas de modo temporário[8]. Em crianças com proctite alérgica, quando não é identificada sensibilidade alimentar específica, pode ser tentada a eliminação seqüencial de leite, carne de boi e de porco, ovos e glúten. Existem situações ainda nas quais a dieta elementar ou mesmo a nutrição parenteral total podem ser utilizadas, especialmente em pacientes cuja dieta oral associa-se a manifestações clínicas debilitantes, não controladas como uso de glicocorticóides ou, então, naqueles em que o próprio glicocorticóide causa efeitos colaterais graves[8].

Os glicocorticóides continuam sendo a medicação de escolha no tratamento das várias formas de apresentação da doença, principalmente quando ocorrem sintomas obstrutivos ou ascite eosinofílica. A dose inicial de prednisona, em adultos, é de 20 a 40mg/dia, e os esquemas de redução de dose são variados. Apesar de não haver nenhum ensaio clínico, sabe-se que a resposta, em sua maioria, é rápida. Nesses casos, doses menores são então administradas. Contudo, após a retirada da medicação, a taxa de recidiva é da ordem de 35%. Mesmo antes de atingir doses mais baixas, o índice de recidiva é de 15%, o que justifica a utilização de doses que variam de 5 a 10mg/dia como terapia de manutenção[20]. Em situações especiais, nas quais doses mais elevadas de prednisona são necessárias, a azatioprina pode ser associada, com a finalidade de diminuir as doses do glicocorticóide[11].

Mais recentemente, tem sido proposta a utilização do propionato de fluticasona[19,25]. Esta medicação inalatória é empregada sob a forma de *spray* por via oral, isto é, 250µg são aplicados na orofaringe. Em vez de ser inalado, o medicamento deve ser deglutido. Deve-se evitar a ingestão de alimentos e líquidos durante os 30 minutos subseqüentes à aplicação. Após esse período, recomenda-se a lavagem da boca com água, visando minimizar a incidência de moniliase oral. Em uma série de 19 pacientes estudados após a utilização do propionato de fluticasona durante 4 semanas, houve melhora dos sintomas e o número de eosinófilos intra-epiteliais diminuiu nos controles endoscópicos posteriores[19].

Outras drogas também podem ser utilizadas como alternativa ao uso dos glicocorticóides, como o cromoglicato de sódio e o cetotifeno. O primeiro é classificado como antagonista dos receptores H_1 e tem como efeito principal a diminuição da liberação de mediadores tóxicos de mastócitos, como a própria histamina, o fator ativador de plaquetas e os leucotrienos. É descrita, ainda, ação sobre a mucosa intestinal, diminuindo a absorção de antígenos[16]. Se, por um lado, seu efeito benéfico é observado em menos da metade dos pacientes, por outro, menos de 1% da droga é absorvida quando utilizada por via oral[20], justificando, assim, seu emprego antes do uso do glicocorticóide em casos especiais. A dose varia de 200 a 300mg a cada 6 horas e, uma vez alcançado o objetivo inicial, podem ser administrados 200mg três vezes ao dia, na manutenção do tratamento. O cetotifeno, substância estabilizadora de mastócitos, seria a outra opção ao uso do corticóide. A dose varia de 1 a 2mg por dia, sendo habitualmente bem tolerada. Efeitos colaterais ocorrem em 1% a 10% dos casos e, em sua maioria situam-se ao nível do globo ocular (conjutivite, ceratite, lacrimejamento e fotofobia)[20].

Existem ainda outros medicamentos, como o montelukast, o mesilato de imatinib e o anticorpo anti-IgE (omalizumab), que têm sido utilizados em casos selecionados.

No entanto, ainda são considerados medicamentos experimentais no tratamento da síndrome eosinofílica. O monteluklast é antagonista dos receptores de leucotrienos, que bloqueia seletiva e ativamente os receptores de leucotrienos D4 nos eosinófilos diminuindo, portanto, o recrutamento de eosinófilos no tecido inflamado[21]. A despeito dessa propriedade, seu emprego foi asssociado ao aparecimento da síndrome de Churg-Strauss[22]. Com relação ao mesilato de imatinib, seu efeito está relacionado à inibição da atividade da enzima tirosinocinase, essencial para o crescimento e desenvolvimento dos mastócitos[20]. Seu uso no Brasil está restrito às doenças neoplásicas.

O tratamento cirúrgico, se possível, deve ser evitado. As principais indicações consistem no sangramento digestivo e na perfuração intestinal. Contudo, complicações são raras[4,5]. Habitualmente, as formas clínicas associadas aos sintomas obstrutivos respondem às medidas conservadoras e ao uso de glicocorticóides.

PROGNÓSTICO

A história natural das síndromes eosinofílicas não é bem conhecida. A esofagite exige tratamento prolongado; caso contrário, pode haver desenvolvimento de fibrose e disfunção secundária do órgão. Do mesmo modo, quando não tratadas, a gastrite e a gastroenterite eosinofílica podem evoluir com desnutrição protéico-calórica e quadros obstrutivos. Com relação à colite que se manifesta no primeiro ano de vida, o prognóstico é muito bom. A maioria dos pacientes tolera os alimentos inicialmente alergênicos 1 a 3 anos após a retirada deles. A associação de colite eosinofílica com doença inflamatória intestinal é controversa. O risco de neoplasia maligna não está aumentado para quaisquer formas de apresentação das síndromes eosinofílicas[20].

REFERÊNCIAS BIBLIOGRÁFICAS

1. Cello JP. Eosinophilic gastroenteritis – a complex disease entity. *Am J Med* 1979; 67:1097-104.
2. Croese J, Loukas A, Opdebeek J, Farley S, Procou P. Human enteric infection with canine hookworms. *Ann Intern Med* 1994; 20:369-74.
3. Fang J, Viksman MY, Ebisawa M, Bochner BS. Increased circulating levels of interleukin-5 in a case of steroid-resistant hypereosinophilic syndrome with ileal involvement. *J Allergy Clin Immunol* 1994; 94:129-31.
4. Felt-Bersma RJ, Meuwissen SGM, van Velzen D. Perforation of the small intestine due to eosinophilic gastroenteritis. *Am J Gastroenterol* 1984; 79:442-5.
5. Fraile G, Rodriguez-Garcia JL, Beni-Perez R, Beni-Perez R, Redondo C. Localized eosinophilic gastroenteritis with necrotizing granulomas presenting as acute abdomen. *Postgrad Med* 1994; 70:510-2.
6. Gomez B, Tabar AL, Tunon T et al. Eosinophilic gastroenteritis and Anisakis. *Allergy* 1998; 53:1148-54.
7. Jaffe JS, James SP, Mullins GE et al. Evidence for an abnormal profile of interleukin-4 (Il-4), IL-5 and gamma-interferon (gamma-IFN) in peripheral blood T cells from patients with eosinophilic gastroenteritis. *J Clin Immunol* 1994; 14:299-309.

8. Justinich C, Katz A, Gurbindo C et al. Elemental diet improves steroid-dependent eosinophilic gastroenteritis and reverses growth failure. *J Pediatr Gastroenterol Nutr* 1996; 23:81-5.
9. Kalantar SJ, Marks R, Lambert JR, Badou D, Talley NJ. Dyspepsia due eosinophilic gastroenteritis. *Dig Dis Sci* 1997; 42:2327-32.
10. Keshavarzian A, Saverymuttu SH, Tai PC et al. Activatad eosinophilis in familial eosinophilic gastroenteritis. *Gastroenterology* 1985; 88:1041-9.
11. Lee CM, Changshein CS, Chen PC et al. Eosinophilic gastroenteritis: 10 years experience. *Am J Gastroenterol* 1993; 88:70-4.
12. Liu LX, Chi J, Upton MP, Ash LR. Eosinophilic colitis associated with pinworm *Enterobius vermicularis*. *Lancet* 1995; 246:410-2.
13. Mazza DS, O'Sullivan M, Grieco MH. HIV-1 infection complicated by food allergy and allergenic gastroenteritis: a case report. *Ann Allergy* 1991; 66:436-40.
14. O'Donnell MC, Ackman SJ, Gleich GJ, Thomas LL. Activation of basophil and mast cell histamine release by eosinophil granule major basic protein. *J Esp Med* 1983; 157:1981-9.
15. Oyaizu N, Uemura Y, Isumi H et al. Eosinophilic gastroenteritis: immunohistochemical evidence for IgE mast cell-mediated allergy. *Acta Pathol Jpn* 1985; 35:759-66.
16. Paganelli R, Levinsky RJ, Brostoff J, Wraith DG. Immune complexes containing food proteins in normal and atopic subjects after oral challenge and effect of sodium cromoglycate on antigen absorption. *Lancet* 1979; 1:1270-2.
17. Pfaffenbach B, Adamek RJ, Bethke B, Stolte M, Wegener M. Eosinophilic gastroenteritis in food allergy. *Z Gastroenterol* 1996; 34:490-3.
18. Ravi S, Holubka J, Veneri R, Younk K, Khatib R. Clofazimine-induced eosinophilic gastroenteritis in AIDS (Letter). *Am J Gastroenterol* 1993; 88:612-3.
19. Remedios M, Campbell C, Jones D, Kerlin P. Eosinophilic esophagitis in adults: clinical, endoscopic, histologic findings, and response to treatment with fluticasone propionate. *Gastroint Endosc* 2006; 63:13-5.
20. Rothenberg ME. Eosinophilic gastrointestinal disorders. *J Allergy Clin Immunol* 2004; 113:11-28.
21. Schwartz DA, Pardi DS, Murray JA. Use of monteluklast as steroid-sparing agent for recurrent eosinophilic gastroenteritis. *Dig Dis Csi* 2001; 46:1787-90.
22. Siewert E, Lammert F, Koppitz P, Schmidt T, Matern S. Eosinophilic gastroenteritis with severe protein-losing enteropathy: successful treatment with budesonide. *Dig Liv Dis* 2006; 38:55-9.
23. Talley NJ, Shorter RG, Phillips SF, Zinsmeister AG. Eosinophilic gastroenteritis: a clinicopathological study of patients with disease of the mucosae, muscle layer, and subserosal tissues. *Gut* 1990; 31:54-8.
24. Talley NJ. Eosinophilic gastroenteritis. *In*: Feldman M, Friedman LS, Sleisenger MH eds. *Gastrointestinal and liver disease*. Philadelphia: Saunders, 2002: 1972-82.
25. Teitelbaum JE, Fox VL, Twarog FG et al. Eosinophilic esophagitis in children: immunopathological analysis and response to fluticasone propionate. *Gastroenterology* 2002; 122:1216-25.
26. Verdaguer J, Corominas M, Bas J et al. IgE antibodies against bovine serum albumin in a case of eosinophilic gastroenteritis. *Allergy* 1993; 48:542-6.
27. Zheutlin LM, Ackerman SJ, Gleich GJ, Thomas LL. Stimulation of basophil and rat mast cell histamine release by eosinophil granule-derived cationic proteins. *J Immunol* 1984; 133:2180-5.

Índice Remissivo

A
AAS, 274
Abdome
    radiografia simples do, 184
    tomografia computadorizada do, 185
Abertura esofágica, 60
Acalasia, 19
Acidente vascular encefálico, 7
Acidez duodenal, equação da, 123
Ácido
    fólico, 278
    graxo
        ligado a proteína no intestino humano, 184
        metabolismo hepatocitário do, 359
    ursodesoxicólico, 280
Acupuntura, 264
Adenocarcinoma, 51
Adenomas, 138
    hepatocelular, 331
Ádito da laringe, 5
Agente(s)
    antioxidantes, 190
    formadores de bolo fecal, 250
AINH, ver Antiinflamatórios não-hormonais
Alergia alimentar, 204
Alfa glutationa S-transferase, 184
Amiloidose, 223
Amputação abdominoperineal
    indicações, 312
    nova abordagem, 312
    peça cirúrgica ideal, 314
    plano de dissecção, 313
Anastomose
    biliar, 518
    biliodigestiva, 520, 524
Angiodisplasias, 219
Angioectasias, 219
    de delgado, 221

Angiogênese alterada, 221
Angiografia, 186
Angiorressonância, 186
Ângulo
    de His, 62
    esofagogástrico, 62
Anticoagulantes, 190
Antiinflamatórios não-hormonais, 274
    mecanismo de ação, 275
Antiinflamatórios, uso de, 112
Antimicrobianos, esquema de, 215
Antro, pólipo pedunculado de, 134
APC, gene, 131
Argônio, plasma de, 42
Artéria cística, variações anatômicas da, 508
Arteriografia seletiva, 189, 190
Arteriotomia
    longitudinal proximal, 198
    transversa, 197
Ascite quilosa, 418-426
    anatomia, 418
    diagnóstico, 421
    etiologia, 419
        congênitas, 419
        inflamatórias, 420
        miscelânea, 421
        neoplásicas, 420
        trauma cirúrgico, 421
        traumatismo, 421
    patogenia e fisiopatologia, 419
    prognóstico, 425
    tratamento, 423

B
Barostato, 90
Bile, coleções circunscritas de, 511
Biliomas, 511
Biocampos, 267

Biópsia hepática, 362
Bochechas, mobilidade das, na produção da saliva, 5
Boerhave-like, 19
Bolo
    alimentar, 4
    fecal, agentes formadores de, 250

C

Cálcio, 278
Calot, triângulo de, 501
Camada muscular, grampeamento e fechamento da, 23
Cameron, úlcera de, 218
Câncer
    colorretal, 295
        risco familiar, 295
    de reto baixo, 305
        qual a melhor abordagem?, 305-319
    do esôfago
        classificação, 49
        disseminação linfonodal, 49
        sobrevivência de pacientes com, 55
        superficiais, 47-58
    quimioprevenção do, 273
    superficial do estômago, 164-174
        acompanhamento, 173
        classificação endoscópica, 164
        complicações, 173
        correlação do aspecto endoscópico com a possibilidade de invasão linfática, 166
        resultados, 168
        técnicas endoscópicas disponíveis, 168
        tratamento endoscópico, critérios, 168
Cândida
    causadoras de esofagite, espécies mais freqüentes, 29
Candidíase
    esofágica no paciente imunocompentente, 29-36
    classificação endoscópica, 32
    diagnóstico, 31
        diferencial, 33
    fatores
        de virulência, 30
        predisponentes, 30, 31
    quadro clínico, 31
    tratamento, 34
    fatores de virulência, 30
CAP (cap-fitted panendoscope), 170
Cápsula endoscópica, 228, 229
Carcinogênese gástrica, 142
    condições e lesões pré-cancerosas no processo de, 142
    modelo da, proposto por Correa, 143
Carcinóide(s), 150
    duodenais, 154
        tratamento, 160
    esporádicos argirófilos, 154

    gástricos, 150
        tratamento, 158
Carcinoma
    colorretal, 288
        fatores de risco, 291
        pacientes de risco habitual para, 290
        rastreamento para, 289, 296
        vigilância pós-operatória, 298
    espinocelular, 51
    fibrolamelar, 338, 340
    gástrico superficial, 168
        critérios de expansão para o tratamento, 168
    hepatocelular, 332
        diagnóstico precoce, 333, 334
        etapas para diagnóstico, 337
        fatores de risco, 333
        no segmento IV do fígado, 336
        prevenção, 338
        prognóstico (grupo Barcelona), 338
        prognóstico, 335
        quando realizar biópsia, 337
        tratamento do tumor, 337
    neuroendócrino
        bem diferenciado, 150
        mal diferenciado, 150
    superficial, classificação da Sociedade Japonesa de Doenças do Esôfago, 49
    tratamento do tumor, 337
Células de Ito
    hiperplasia das, 351
    hipertrofia das, 351
Child-Pugh, escore de, 488
Cirrose, 386
    hepática, paciente com, 486
Cirrótico
    colecistectomia no, 483-490
    conduta no, 487
Cisto(s)
    de colédoco, 471-480
        apresentação clínica, 474
        classificação, 473, 474
        diagnóstico diferencial, 478
        diagnóstico por imagem, 476
        etiologia, 472
        incidência, 471
        neoplasias e, 480
        tipo IA, colangiorressonância evidenciando, 477
        tratamento, 478
    líquido do, bioquímica do, 443
    pancreáticos, 440
        associado a dilatação do Wirsung, 447
        história natural, 441
        manifestações clínicas, 441
        marcadores tumorais, 448
        quadro clínico dos pacientes portadores de, 441
        tipos histológicos, 440
Cistoademocarcinoma mucinoso, 445

Cistoadenoma
  mucinoso, 441
  seroso, 441
    como estabelecer o diagnóstico?, 442
    produtores de mucina,
      incidência, 442
Classificação
  de Bismuth, 513
  de Stewart-Way, 514
  de Strasberg, 514
  de Viena, de tumores do esôfago, 48
  Roma III, dos distúrbios
    funcionais, 259
Coagulação
  multipolar, 42
  térmica de tecido, 42
Coagulograma, 183
Colangiojejunostomia hilar, 523
Colchicina, 253
Colecistectomia
  convencional, 483
    incidência de lesão da via biliar, 496
  laparoscópica, 484
    incidência de lesão da via biliar, 496
  no cirrótico, 483-490
Colecistolitíase na gravidez, 538
Coleperitônio, 511
Colestase crônica, 350
Colonoscopia, 184
  risco acumulado de complicações após, 293
Condições
  e lesões pré-cancerosas, 142
    no processo de carcinogênese
      gástrica, 142
  pré-cancerosas, 137
    adenomas, 138
    doença de Menétrier, 138
    estômago operado, 138
    gastrite crônica atrófica multifocal, 138
    pólipos adenomatosos, 138
    úlcera péptica gástrica, 138
Constipação
  achados na manometria, 249
  funcoional, critérios para
    diagnóstico, 244
  intestinal, 245
    causas, 245
    crônica, 246, 251
    medicamentos relacionados à, 246
    orientação da abordagem da,
      fluxograma, 250
  refratária, 243-255
    abordagem terapêutica da, 249
    definição, 244
Constipação refratária, 243-255
  definição, 244
Corpo esofágico, dismotilidade do, 19
Crohn, doença de, 121
Cromogranina A, determinação
  plasmática, 157

D

Defecografia, 247
Deglutição
  fases da, 4
    esofágica, 5
    faríngea, 5
    oral preparatória, 4
    oral propriamente dita, 5
  fibronasolaringoscopia da, 10
  fisiopatologia da, 5
Demência, 7
DES, ver Dissecção endoscópica da submucosa,
  técnicas de, 171
Diafragma, parte membranosa do, 22
Dieta(s), 91
  de eliminação, 267
  rica em fibras, 278
Dieulafoy, lesão de, 218
Dilatação perissinusoidal, 351
Disfagia orofaríngea, 3-17
  avaliação instrumental, 10
    videofluoroscopia da deglutição, 11
  casos clínicos, 14
  causas da, 7
  fases da deglutição, 4
  fisiopatologia da deglutição, 5
  fisiopatologia da, 5
  intervenção fonoaudiológica, 13
Dismotilidade do corpo esofágico, 19
Displasia(s)
  de alto grau, 141, 142
  de baixo grau, 141
  epitelial, 140
  gástrica e lesões relacionadas, classificação de
    Pádua, 141
  intra-epitelial, 140
  de alto grau, 40
    tratamentos endoscópicos, 41
    vigilância endoscópica intensiva, 40
  de baixo grau, 38, 40
  no esôfago de Barrett, 37-46
    condutas, 40
    diagnóstico, dificuldades no, 38
    história natural, 38
Dissecção endoscópica da submucosa, técnicas
  de, 171
  utilizando
    estilete de ponta triangular, 173
    estilete em gancho, 172
    estilete flexível, 172
    hialuronato de sódio e cap
      cilíndrico, 172
    o *IT-knife*, 171
Distúrbio(s)
  motor do esôfago, 19
  de motilidade intestinal, 211
  funcionais, classificação, Roma III dos, 259
  gastrointestinais funcionais, opções
    terapêuticas não-convencionais, 258-268
  pró-trombóticos, 382

Divertículo(s)
  colônicos, 224
  de Meckel, 224
  de tração, 24
    visão endoscópica, 25
  de Zenker, 18, 19
  epifrênico, 18
    radiografia de esôfago demonstrando, 20
    visão endoscópica, 21
  esofágicos dos terços médio e inferior, 18-28
    de tração, 24
    pseudodiverticulose intramural, 25
    volumoso, 20
    radiografia do esôfago com, 20
Doença(s)
  associada à sobrecarga de ferro, 372
  de Crohn, 121, 223
  de Menétrier, 138
  do refluxo gastroesofágico, 59, 533-539
    na gravidez, 533
  hepática
    aguda, 347
    gordurosa não-alcoólica, 351, 362
    subclínica, 346
  neurodegenerativa, 7
  venoclusiva, 69
  dois golpes, modelo dos, 358
Domperidona, 92
Doppler, 192
Dosagens enzimáticas, 184
DRGE, ver Doença do refluxo gastroesofágico
Droga(s)
  disponíveis para tratamento da constipação intestinal crônica, 251
  hepatites por, 342-354
Ducto(s)
  biliares extra-hepáticos, irrigação dos, 503
  hepático esquerdo, aspectos anatômicos do, 502
  variações anatômicas, 507
Ductopenia, 350
Dutch National Medical Registry, 43

E
Ectasia
  vascular antral, 218
EDA, ver Endoscopia digestiva alta
Eletrogastrografia, 90
Eletromiografia, 192, 248
Embolectomia, 196
Embolia arterial mesentérica, aspecto peroperatório, 194
Embolização porta, 406
Endogrampeador, dissecção, grampeamento com, 23
Endoscopia digestiva alta
  hérnias hiatais volumosas, em, 68
Enteroscopia
  com sistema de duplo balão, 229
  intra-operatória, 227
  no sangramento gastrointestinal obscuro, 237
Enteroscópio de duplo balão, 230
  controle da progressão do, 232
  seqüência de manobras, ilustrações, 231
Enzima cicloxigenase-2, inibidores seletivos da, 274
Ervas, 262
  chinesas, 263
Esclerodermia, 211
Esclerose
  lateral amiotrófica, 7
  múltipla, 7
Escore de Child-Pugh, 488
Esfíncter faríngeo, 11
Esofagectomia, 40, 41
  com linfadenectomia, 56
  radical com linfadenectomia, 53
  sem toracotomia, 53, 54
Esofagite, espécies de *Candida* causadoras de, 29
Esôfago, 1-84
  adenocarcinoma de, 39
  câncer superficial do, 47-58
    classificação dos tumores, 47
    diagnóstico, 48
    pacientes de alto risco, vigilância em, 51
    tratamento, 52
  candidíase esofágica no paciente imunocomprometido, 29
  de Barrett
    displasia do, 37
    seguimento do, 52
  disfagia orofaríngea, 3
  distúrbio motor do, 10
  divertículos esofágicos dos terços médio e inferior, 18
  hérnias hiatais volumosas, 59
  tumores superficiais do, classificações, 47
  varizes de, 224
Estatinas, 277
Esteatoepatite não-alcoólica, 351, 357-364
  apresentação clínica, 360
  diagnóstico, 361
  epidemiologia, 358
  fisiopatologia, 358
  história natural, 360
  tratamento, 363
Estenoses
  biliares benignas, classificação de Bismuth, 513
  de hepaticojejunostomia em Y-de-Roux, dilatação percutânea de, 525
  ductais biliares benignas, 516
  isolada do ducto hepático direito, 523
Estilete endoscópico, 170
Estômago
  e duodeno, 85-176
    gastroparesia, 87
    polipose gástrica, 129
    tumores carcinóides do, 150-174

úlcera péptica não relacionada a
   H. pylori, 112
vólvulo gástrico, 95
operado, 138
torácico, 60
Esvaziamento gástrico
   de sólidos, 77
   medicações e substâncias que
      retardam o, 88
Exame(s)
   radiológico contrastado do esôfago, do
      estômago e do duodeno, 66
   hérnia hiatal volumosa, em, 67, 68

F
Fármacos, disfagia induzida pelo uso de, 8
Farmacoterapia, 91
Ferro
   sobrecarga de, 372
      classificação, 372
      doenças associadas à, 372
Ferroportina, sobrecarga de ferro relacionada
   à, 370
Fibrinolíticos, 188
Fibronasolaringoscopia
   aspiração de saliva, 11
   da deglutição, 10
   estase alimentar em recessos faríngeos, 11
Fibrose
   cística, 204
   perissinusoidal, 351
Fígado, 323-426
   ascite quilosa, 418
   esteatoepatite não-alcoólica, 357
   hemocromatose, 367
   hepatites por drogas, 342
   nódulos hepáticos não-hemangiomatosos, 325
   tratamento cirúrgico de metástases hepáticas
      múltiplas, 400
   trombose de veia porta, 380
Fístula(s)
   aortoentérica, 218
   biliares, 511, 521
   esofagotraqueais, 24
Flex knife, 172
Flora gastrointestinal, mecanismos de controle
   da, 211
Fluoresceína, 192
Fórmula do MELD, 488
Função colorretoanal, testes de, 245

G
Gasometria arterial, 184
Gastrina, 156
Gastrinoma, 150
Gastrite auto-imune, cortes histológicos da
   mucosa do corpo gástrico na, 152
Gastrite crônica atrófica multifocal, 138

Gastroparesia
   avaliação diagnóstica, 89
      cintilografia gástrica com tecnécio^{99m}, 90
      outros testes, 90
      radiografia contrastada do TGI alto, 89
      ressonância magnética, 90
      teste respiratório com carbono 13 ou 14, 909
      ultra-sonografia, 909
   causas, 88
   definição e generalidades, 87
   fisiopatologia e etiopatogenia, 87
   manifestações clínicas, 89
   medicamentos usados no tratamento da, 92
   pacientes com, fluxograma para manejo de, 93
   tratamento, 91
      dieta, 91
      farmacoterapia, 91
      outras modalidades terapêuticas, 92
Gastropatia diabética, 24
Gene HFE, hemocromatose relacionada ao, 367
Glândulas fúndicas, pólipos de, 131
Glucagonoma, 150
Grande colateral esplenorrenal, 382

H
H. pylori, úlcera péptica não associada a, 112
Hemangiomas, 222
Hemobilia, 218
Hemocromatose
   hereditária, 367
      achados clínicos, 374
      avaliação do paciente, algoritmo para, 375
      clássica, 367
      classificação da sobrecarga de ferro, 372
      classificação, 368
      critérios para diagnóstico, 376
      diagnóstico, 373
      juvenil, 369
      manifestações clínicas, 374
      patogênese da, 371
      quadro clínico, 373
      relacionada ao receptor 2 da
         transferrina, 370
      tratamento, 377
Hemograma, 183
Hemorragia do intestino delgado, freqüência
   de, 220
Hemosuccus pancreaticus, 218
Hepaticojejunostomia término-lateral, 519
Hepatite(s)
   aguda
      grave, 349
      tipo citotóxica, medicamentos responsáveis
         por, 349
   colestática, 349
   crônicas, 349
   granulomatosa, 351
   por drogas, 342-354
      diagnóstico, 353

epidemiologia, 342
manifestações clínicas, 346
patogenia, 343
prevenção, 354
tratamento, 355
tipo colestática ou mista, medicamentos responsáveis por, 350
Hérnia(s)
hiatais, 59
principais fatores relacionados, 73
tipos de, 64, 66
volumosas, 59-84
Hernioplastia hiatal com tela, 79
Hiato esofágico, 60, 63
configurações anatômicas mais comuns, 63
Hiatoplastia
anterior sem tensão, desenho esquemático, 77
com prótese, 72
aspectos técnicos da, 76
esofágica, 74
posterior laparoscópica, 76
uso de tela na, complicações do, 75
laparoscópica por sutura primária, 79
Hipercloridia, 120
Hipergastrinemia, causas de, 118
Hipergastrinemia, diagnóstico diferencial, 120
Hiperplasia
endócrina, 151
nodular focal, 329, 330
Hiperplasia das células de Ito, 351
Hiperproliferação foveolar, 141
Hipertrofia das células de Ito, 351
Hipnoterapia, 266
Hipoperfusão crônica, 221
Histoplasmose, 24, 223
Homeopatia, 267
Homo
abilis, 3
erectus, 3
Hook knife, 172

I
Icterícia, 512
Imunodeficiência, estados de, 204
Incisão para a parede anterior de ducto hepático, prolongamento da, 519
Inibidor(es)
do receptor do fator de crescimento epitelial, 280
seletivos da enzima cicloxigenase-2, 274
Inject, lift and cut, 170
Inject, precut and cut, 170
Insulina, papel da, no metabolismo hepatocitário dos ácidos graxos, 359
Interposição jejunal, técnica de, 53
Intestinos, 177-319
câncer de reto baixo, qual a melhor abordagem?, 305
constipação refratária, 243

delgado
hemorragia no, 220
supercrescimento bacteriano, 204, 209
distúrbios gastrointestinais funcionais, 258
isquemia mesentérica aguda, 179
quimioprevenção de tumores gastrointestinais, 272
rastreamento e seguimento das neoplasias colorretais, 288
sangramento gastrointestinal obscuro, 218
Isquemia
lesão tecidual secundária a, 181
mesentérica aguda, 179-200
agentes vasodilatadores empregados na, 188
alças intestinais na, aspecto peroperatório, 192
diagnóstico, 182
diferentes, características clínicas, 183
fisiopatologia, 180
prevenção, 199
prognóstico, 199
tratamento, 187

J
Junção
escamocolunar, 63
esofagogástrica, anatomia da, 62

L
Lábios, mobilidade dos, na produção de saliva, 5
Lactase
deficiência de, 204
exógena, 208
líquida, 208
Lactato D, 184
Lactose
intolerância à, 203
diagnóstico, 205
fisiopatologia, 205
padrões de atividade enzimática, 204
prevalência, 204
quadro clínico, 205
tratamento, 206
nos laticínios mais comuns, teor de, 207
Lactulose, 214
Laparoscopia, 184
Laringe, ádito da, 5
Laser, 42
Laser-Doppler, 192
Laxativos, 250
emolientes, 252
estimulantes, 253
osmóticos, 252
Lei de Laplace, 221
Lesão(ões)
aguda hepatocelular, 347
altas, 518

combinada: via biliar e artéria
  hepática, 526
das vias biliares, 510
  classificação das, 512
  fatores de risco associados, 510
  padrões das, 510
de Dieulafoy, 218, 219, 222
de Luchtska, 517
displasia epitelial, 140
  de alto grau, 141
  de baixo grau, 141
dos ductos císticos, 517
e condições pré-cancerosas, 127-146
hepática aguda colestática, 348
hepática aguda mista, 349
iatrogênicas das vias biliares na
  colecistectomia laparoscópica como
  proceder?, 494-527
iatrogênicas das vias biliares, 494
indefinida para displasia, 141
mecanismo de, 509
metaplasia intestinal, 139
  completa tipo I, 139
  intestinal incompleta, 139
por reperfusão, 181
pré-cancerosas, significado biológico das e suas
  implicações práticas, 144
prevenção, 509
setoriais, 517
suspeita para carcinoma invasor, 141
tecidual secundária à isquemia, 181
vasculares, 219, 351
Ligamento de Treitz, secção completa
  do, 196
Ligamento frenoesofágico, disposição anatômica
  do, 65
Linfonodos no pedículo hepático, 405

M
Macroamilasemia, 436
Mandíbula, mobilidade da, na produção da
  saliva, 5
Manometria
  anorretal, 248
  antroduodenal, 90
Massas inflamatórias mediastinais, 24
Massoterapia, 267
Mastigação, 4
Meckel, divertículo de, 223
Medicações que retardam o esvaziamento
  gástrico, 88
MELD, fórmula do, 488
Metaclopramida, 91
Metaplasia
  intestinal, 139
    completa ou tipo I, 139, 140
    incompleta, 139
Metástases
  colorretais, fatores preditivos, 402

hepáticas múltiplas, tratamento cirúrgico,
  400-413
  doença metastática extra-hepática, 408
  embolização porta, 406
  fatores limitantes à ressecção, 404
  fatores prognósticos, 401
  linfonodos no pedículo hepático, 405
  margens cirúrgicas, 408
  quimioterapia adjuvante, 412
  quimioterapia neo-adjuvante, 410
  radiofreqüência, 406
  re-ressecção, 411
  ressecção em dois tempos, 412
  ressecção regrada ou não-regrada, 409
  tomografia computadorizada com emissão
    de pósitrons, 403
  ultra-som intra-operatório, 404
Metástases linfonodais, 55, 167
Microcarcinoma hepatocelular, 336
Microcirurgia endoscópica transanal, 318
Miopatias, 7
Miotomia, 22
Miscelânea, 531-549
  doença por refluxo gastroesofágico e
    colecistolitíase na gravidez, 533
  síndromes eosinofílicas do trato
    digestivo, 542
Misoprostol, 253
Modelo dos dois golpes, 358
Mucina, produtores de, características, 444
Mucosectomia
  endoscópica, 4252
  princípios técnicos básicos, 169
  técnicas de, 169
Músculo puborretal, contração paradoxal
  do, 247

# N
Neoplasia(s)
  abdominais, 385
  colorretais, rastreamento e seguimento,
    288-302
Neuropatia autonômica diabética, 211
Nódulo(s)
  cirróticos, 326
  displásicos, 326
  hepáticos não-hemangiomatosos, 325-340
    caracterização por métodos de
      imagem, 327
    diagnóstico, 329
    displásicos ou neoplásicos, 326
    quadro clínico, 329
    regenerativos, 326
    tratamento, 329
  macrorregenerativos, 326
  monoacinares, 326
  multiacinares, 326
  neoplásicos, 326
  regenerativos, 326

O

Obstrução de saída, 247
Octreotide, 234
Ondasetron, 92
Overtube, 230
Oximetria, 192

P

Paciente imunocompetente, candidíase esofágica no, 29-36
Pâncreas, 429-465
    afecções císticas do, 440-450
        casuística, 449
        organograma de conduta, 449
        propedêutica, 447
    pancreatite aguda sem causa aparente, 431
    reposição enzimática e controle da dor na pancreatite crônica, 455
Pancreatite
    aguda sem causa aparente, 431-436
        definição e classificação, 431
        etiopatogenia, 432
    crônica
        dor na, 455
        reposição enzimática e controle da dor na, 455-465
Papaverina, infusão de, 188
Paralisia cerebral, 7
Pedículo hepático
    linfonodo no, 405
    variações anatômicas do, 508
Peliose hepática, 352
Pesquisa histológica, 116
Pilares diafragmáticos, composição musculotendinosa dos, 64
Pirose, 19
Plantas medicinais, 352
    potencialmente hepatotóxicas, 353
Plantas naturais, 262
Polietilenoglicol, 253
Polipectomia, vigilância pós-operatória para, 298
Pólipo(s)
    adenomatosos, 131, 138
        familial, 131
    associados a síndromes polipóides, 132
    de glândulas fúndicas, 131
    gástricos hiperplásicos, condições associadas ao desenvolvimento de, 130
    hiperplásicos, 130
    inflamatório fibróide, 131
    pedunculado de antro, 134
Polipóide, 165
Polipose gástrica, 129-135
    características endoscópicas, 133
    classificação e potencial dos, segundo Yamada, 129
    conduta nos, 134
    manifestações clínicas, 133

Preservação esfinteriana, técnicas para aumentar a, 317
Probióticos, 267
Processos inflamatórios e infecciosos, 384
Procinéticos, 254
Prometazina, 92
Propulsão faríngea, 5
Pseudocisto, 450
Pseudodiverticulose intramural, 25
    evolução e tratamento, 26
    saculações observadas em, radiografia, 26
Pseudo-obstrução intestinal, 211
Psicoterapia dinâmica, 266
Push-enteroscopia, 226

Q

Quimioprevenção
    de tumores gastrointestinais, 272-284
        aspectos conceituais e epidemiológicos, 272
    do câncer, 273
        da vesícula, 283
        das vias biliares, 283
        de esôfago, 281
        gástrico, 281
        uso de AAS, AINH e inibidores seletivos de enzima cicloxigenase-2, 274
Quimioterapia
    adjuvante, 412
    neo-adjuvante, 410

R

Radiofreqüência, 406
Radiografia simples do abdome, 184
Radiologia intervencionista, 235
Rastreamento
    para carcinoma colorretal, 289
Recessos faríngeos, estase alimentar em, 11
REED, ver Exame radiológico contrastado do esôfago, do estômago e do duodeno
Reflexologia, 267
Refluxo gastroesofágico, 19
Região hepatopancreática, anatomia da, 499
Regurgitação ácida, 19
Regurgitação nasal, 5
Relaparotomia, 193
Relaxamento, terapia de, 266
Re-ressecção, 411
Ressecção(ões)
    abdominoperineal, 324
    em dois tempos, 412
    fatores limitantes à, 404
    interesfincteriana, 318
    regrada ou não-regrada, 409
    limitada, 53
    intestinais, 204
Ressonância magnética, 90

S

Saliva, 5
   aspiração de, 11
   produção, da, 5
      bochechas, mobilidade das, na, 5
      lábios, mobilidade dos, na, 5
      mandíbula, mobilidade da, na, 5
   viscosidade da, 7
Sangramento
   gastrointestinal obscuro, 218-238
      aspectos de abordagem do
         paciente, 224
      causas, 220
      classificação, 219
      diagnóstico, 224
      enteroscopia intra-operatória no, 237
      métodos de investigação, 225
      sugestão para abordagem,
         algoritmo, 232
      tratamento, 233
   obscuro-oculto, 219
   obscuro-visível, 219
   oculto, 219
Selênio, 278
Seriografia, 89
Síndrome(s)
   carcinóide, 204
   de Budd-Chiari, 352
   de Guillain-Barré, 7
   de Osler-Rendu-Weber, 219, 222
   de Zollinger-Ellison, 117, 153, 204, 223
   eosinofílicas do trato digestório, 542-549
   polipóides, 132
      do trato gastrointestinal com envolvimento
         do estômago, 132
      pólipos associados a, 132
Sistema(s)
   de duplo balão, enteroscopia com, 229
   nervoso central, alterações no, 7
   nervoso periférico, alterações no, 7
   porta, alterações do, 385
Sobrecarga de ferro
   classificação, 372
   doenças associadas à, 372
Sociedade Japonesa das Doenças do Esôfago,
   classificação da, 49
Sonda enteroscópica, 226
ST hood, 172
Substâncias
   naturais, 278
   que retardam o esvaziamento gástrico, 88
Supercrescimento bacteriano no intestino
      delgado, 209
   diagnóstico, 312
   etiopatogenia, 210
   quadro clínico, 212
   tratamento, 214
      esquemas de antimicrobianos, 215
Suplementação dietética, 280

T

Tatuagem endoscópica com nanquim, 231
Taxa de extração de oxigênio, 180
Tecnécio^{99m}, cintilografia gástrica com, 90
Técnica(s)
   de dissecção endoscópica da submucosa, 171
   de Metcalf, 246
   de *piecemeal*, 169
   de sucção e ligadura elástica, 171
   helicoidal, 186
   injeção e corte, 169
   injeção, pré-corte e corte, 170
   injeção, tração e corte, 170
   multislice, 186
   para aumentar a preservação esfincteriana, 317
Tegaserode, 92, 254
Tela
   de colar, 78
   em reparo sem tensão, 79
   em U, 78
   formatos, 77
   retangular, 78
   uso de, na hiatoplastia esofágica, 75
Tensão, reparo sem, 76
Terapia(s)
   cognitiva-comportamental, 265
   combinadas, 266
   de relaxamento, 266
   de reposição hormonal, 278
   energéticas, 267
   psicológicas, 265
Terços médio e inferior, divertículos esofágicos
   dos, 18-28
Termometria, 192
Teste(s)
   da urease, 116
   de função colorretoanal, 245
   respiratório com carbono 13 e 14, 90
TGI alto, radiografia contrastada do, 89
Tolerância, 347
Tomografia computadorizada do abdome, 185
Tonometria intestinal, 184
Toxina botulínica, 92
Trânsito colônico, tempo de, 246
   com padrão de inércia colônica, 247
Tratamentos endoscópicos, 41
   mucosectomia endoscópica, 42
   terapia endoscópica ablativa, 41
Trato digestório, síndromes eosinofílicas do, 542
Trauma cirúrgico, 421
Traumatismo, 421
   craniano, 7
Triangle-tip knife, 173
Triângulo
   de Calot, anatomia do, 501
   hepatocístico, anatomia do, 501
Trocarte, posicionamento na fossa ilíaca, 193
Trombo, 184
   no interior da veia porta, 391

Tromboendarterectomia, 193
Tromboendarterectomia/*bypass*, 196
Trombofilia, 383
Trombose
    da veia porta, 380-396
        anatomia patológica, 387
        e transplante hepático, 390
        em paciente transplantado, 392
        endoscopia digestiva alta, 387
        etiologia, 382
        fatores locais relacionados à, 384
        fisiopatologia, 380
        manifestações clínicas, 386
        manifestações laboratoriais, 387
        métodos de imagem, 387
        prognóstico, 390
        técnicas operatórias para tratamento, 393
        tomografia computadorizada evidenciando, 394
        transplante hepático associado, resultado de, 395
        tratamento, 389
Tuberculose, 24, 233
Tumor(res), 222
    carcinóides do estômago e do duodeno, 150-174
        diagnóstico e conduta, 155
        endoscopia e ecoendoscopia, 157
        métodos de imagem, 158
        tratamento, 158
    de reto inferior, 325
        indicações para radioterapia e quimioterapia, 315
    do esôfago, classificação de Viena dos, 48
    do reto, 305
        evolução e tratamento, 305
        possíveis fatores envolvidos na recorrência, 306
    gastrointestinais, quimioprevenção de, 272-284
    hepáticos, 352
        classificação, 325
    mucinoso papilar intraductal, 442, 446
    neuroendócrino bem diferenciado, 150

U
Úlcera
    de Cameron, 218
    gastroduodenal *H. pylori*-negativa, 117
    não relacionada à infecção por *H. pylori*, 113
    péptica
        gástrica, 138
        não relacionada a *H. pylori*, 112-125
Ultra-sonografia, 90
    abdominal com ecodoppler bidimensional, 184

V
Vacinação para o vírus da hepatite B, impacto da, 339

Varizes de esôfago, 224
Vasodilatadores, 187
Vasoespasmo reflexo, 181
Vasos
    mesentéricos
        ecodoppler bidimensional dos, 185
    sutura contínua dos, 200
Veia porta, trombose da, 380-396
Vesícula biliar
    anatomia da, 500
    variações anatômicas das, 505, 506
Vias biliares, 469-527
    anatomia aplicada, 498
    anatomia da, 500
    cirurgia e, 497
    cistos de colédoco, 471
    colecistectomia no cirrótico, 483
    extra-hepáticas, suprimento sanguíneo arterial das, 504
    incidência de lesões na, em relação à experiência do cirurgião, 497
    lesões iatrogênicas das, na colecistectomia laparoscópica, 494
Videodeglutograma, 11
Videofluoroscopia
    da deglutição, 11
    fases preparatória oral e oral da deglutição, 6
    realização da, monitor de TV e videocassete para, 12
Vipoma, 150
Vólvulo
    agudo, 101
    combinado, 97
    crônico, 101
    do estômago, eixos de rotação dos, 96
    gástrico, 95-111
        classificação, 96
        complicações, 104
        defeitos congênitos ou adquiridos associados ao, 98
        diagnóstico, 101
        epidemiologia, 95
        histórico, 95
        prognóstico, 108
        radiografia de abdome evidenciando, 102
        secundário, em adultos, 100
        terapêutica, 104
    mesenterioaxial, 96
        radiografia evidenciando, 103
    organoaxial, 96
        representação esquemática do, 97
    subagudo, 101

Z
Zenker, divertículo de, 18